SpringerWienNewYork

Margherita Spagnuolo Lobb
Nancy Amendt-Lyon (Hrsg.)

Die Kunst der Gestalttherapie

Eine schöpferische Wechselbeziehung

Aus dem Amerikanischen
von Luna Gertrud Steiner

SpringerWienNewYork

Margherita Spagnuolo Lobb
Istituto di Gestalt, Syrakus, Italien

Nancy Amendt-Lyon
Österreichischer Arbeitskreis für Gruppentherapie
und Gruppendynamik (ÖAGG), Wien, Österreich

Gefördert durch die Kulturabteilung der Stadt Wien,
Wissenschafts- und Forschungsförderung

Springer-Verlag Wien New York ist ein Unternehmen von
Springer Science+Business Media
springer.at

Umschlagbild: © Lotte Lyon
Satz: H. Meszarics • Satz & Layout • 1200 Wien
Gedruckt auf säurefreiem, chlorfrei gebleichtem Papier – TCF
Mit 7 teils farbigen Abbildungen
SPIN: 11514251

Bibliografische Information der Deutschen Bibliothek
Die Deutsche Bibliothek verzeichnet diese Publikation in der Deutschen Nationalbibliografie; detaillierte bibliografische Daten sind im Internet über
http://dnb.ddb.de abrufbar.

ISBN-10 3-211-27091-4 SpringerWienNewYork
ISBN-13 978-3-211-27091-2 SpringerWienNewYork

Für unsere Kinder,
mit denen wir nie aufhören zu lernen

Vorwort

Die Zeit ist reif, mehr als fünfzig Jahre nach der Veröffentlichung des Opus Magnum von Perls, Hefferline & Goodman ein Buch zum Thema Kreativität in der Gestalttherapie herauszubringen. Geboren wurde die Idee im März 2001 auf der Insel Sizilien bei der Ersten Europäischen Konferenz gestalttherapeutischer Autoren und Autorinnen[1], welche von der *Europäischen Vereinigung für Gestalttherapie* abgehalten wurde. Den Auftakt bildete ein Artikel über Kunst und Kreativität in der Gestalttherapie, der dort von einer der Herausgeberinnen präsentiert wurde und der seine würdige Vollendung durch die Vision der anderen Herausgeberin erfuhr: Kollegen und Kolleginnen aus der ganzen Welt sollten zusammengeführt werden, um ihren Beitrag zu einem qualifizierten Sammelband zum Thema Kreativität im Fachbereich Gestalttherapie zu leisten. Wir wollten unseren professionellen Diskurs auf internationaler Ebene fortsetzen und uns die Synergieeffekte durch die Überlegungen erfahrener Kolleginnen zu verschiedenen Aspekten unseres Themas zunutze machen. Ferner wollten wir der Frage nachgehen, wie eine theoretische Reflexion der eigenen Praxis wirksame Interventionen inspirieren kann, und wie eine Erörterung praktischer Erfahrung ihrerseits neue theoretische Richtungen mitzubestimmen imstande ist.

Ziel dieses Buchs ist somit die Schaffung eines Forums, das sich dem Begriff Kreativität in der Gestalttherapie widmet. Es steht nicht in unserer Absicht, den Begriff hermeneutisch zu definieren, sondern ihn vielmehr als Gruppe neu zu überdenken und dabei eine Reihe von namhaften gestalttherapeutischen Praktikern zu Wort kommen zu lassen, die die Kreativität in den letzten Jahrzehnten ins Zentrum ihrer Arbeit gerückt haben. Da es sich bei unserem Ansatz um ein grundlegendes Konzept handelt, ist uns sehr wohl bewusst, um welch eine komplexe Materie es sich dabei handelt, und dass es gewissermaßen ein Umschreiben der epistemologischen Prinzipien der Gestalttherapie selbst nahe legt. Um unsere Orientierung in der Bedeutungsvielfalt des gestalttherapeutischen Begriffs der Kreativität zu finden, müssen unsere Überlegungen unbedingt der Tatsache gelten, dass wir laufend zwischen Adjektiv und Hauptwort unterscheiden, siehe ‚kreative Anpassung' und ‚Kreativität'. Das Wort ‚Kreativität' ist einerseits inspirierend und fesselnd, besonders dann, wenn es in Verbindung mit einer psychotherapeutischen Methode genannt wird; andererseits hat dieses Wort in

[1] Um Längen wie diese bzw. die Sperrigkeit eines Binnen-Ichs zu vermeiden, setze ich – wie die Autoren selbst – abwechselnd die männliche und weibliche Form stets stellvertretend für beide Geschlechter ein, es sei denn, der Kontext macht deutlich, dass eines von beiden zur Diskussion steht (A. d. Ü.).

unserer Sprache eine solche Inflation erfahren, dass jeglicher Definitionsversuch ins Wirrwarr semantischer Sprachverwirrung führt, dem man sich kaum mehr zu entwinden vermag. Nur allzu bereitwillig belegen wir in der Praxis jedes x-beliebige Ereignis mit dem Adjektiv ‚kreativ', wenn wir es als konform mit der Geisteshaltung unseres Ansatzes sehen möchten oder wenn es uns eine angenehme Überraschung beschert. Das Fehlen einer epistemologischen Definition der Kreativität in unserer Herangehensweise führt mithin nur allzu leicht zu seiner Zweckentfremdung, wenn nicht gar zu seinem Missbrauch. Der Hauptzweck dieses Buches liegt demnach darin, ein Ausgangspunkt sein zu wollen: Der syntaktischen Abklärung des Begriffes ‚Kreativität' folgt eine Reihe von Beiträgen, die uns, in Summe gesehen, befähigen, die gestalttherapeutische Kreativität in der Gesellschaft, die die unsere ist und solch radikale Veränderungen erfahren hat, neu zu lesen.

Der Gestaltansatz ist vor allem für sein mannigfaltiges Spektrum an psychotherapeutischen Interventionen bekannt und hoch geschätzt, wozu künstlerische Materialien und Methoden aus den bildenden wie darstellenden Künsten gehören. Dieser besondere Reiz der Methode, welchen Joseph Zinker einst so treffend als die *Lizenz zum Kreativsein* bezeichnet hat, gilt sowohl für die Praktizierenden als auch für deren Klientel. Das Hauptaugenmerk des vorliegenden Bandes liegt auf dem schöpferischen Vorgang innerhalb der therapeutischen Beziehung, dem, was im ‚Dazwischen' geschieht. Wir wollen uns eingehend der Interaktion von Individuen im Feld widmen, mit dem jene untrennbar verwoben sind. Der schöpferische Prozess ist eine Funktion des Feldes! Es erscheint uns als Fingerzeig des Schicksals, dass unser Projekt ausgerechnet in Sizilien das Licht der Welt erblickte, auf einer Insel, die über die Jahrtausende die unterschiedlichsten Kulturen in sich vereint hat und auf klassische Weise beispielgebend für die einzigartigen Auswirkungen hochproduktiver wechselseitiger Stimulation und Assimilation gewesen ist.

Unsere Eingebung, dieses anspruchsvolle Buch herauszubringen, wurzelt in der Überzeugung, dass die Gestalttherapie etwas Einmaliges zu bieten hat, und dass dieses einmalige Etwas in der *schöpferischen Lizenz* besteht, welcher wir Praktikerinnen uns bei der Arbeit erfreuen dürfen und welche sich aus unserer Theorie herleitet. Der Begriff Kreativität ist integraler Bestandteil unseres anthropologischen Verständnisses, welches besagt, dass Kreativsein ein Synonym für Normalität in der menschlichen Natur ist. Kreativität charakterisiert die spontane Anpassung des Individuums an seine Umgebung. Während wir uns über die berechtigte Frage Gedanken machten, welche Besonderheiten es denn sind, die die Gestalttherapie von anderen psychotherapeutischen Schulen unterscheiden, und wie diese es mit unseren Themen Kreativität, Ästhetik und Vielfalt therapeutischer Interventionen halten, haben wir uns erneut etlicher Begriffe besonnen.

Historisch gesehen ist der erste dieser Begriffe jener der *dentalen Aggression*, welchen Fritz Perls in Zusammenarbeit mit seiner Frau Laura in *Das Ich, der Hunger und die Aggression* vorgestellt und damit eine revolutionäre Wende im psychoanalytischen Denken jener Zeit eingeläutet hat. Mit der dentalen Aggression betonten sie die produktive Rolle, welche die Aggression in der Interaktion spielt, in die das Individuum, untrennbar Teil seiner Umgebung, involviert ist. Die dentale Aggression gründet in den sorgfältigen Beobachtungen, die Laura Perls machte, als sie ihre eigenen Kinder stillte und sie der Brust entwöhnte; die dentale Aggression wird als entwicklungsbedingte und lebensbejahende Fähigkeit, und nicht als zerstörerisch angesehen.

Das zweite gestalttherapeutische Spezifikum ist die *kreative Anpassung*, welche besagt, dass das Individuum in seinem Feld danach strebt, die bestmöglichen Ergebnisse unter den Gegebenheiten einer Situation zu erzielen. Unter bestimmten Umständen können diese Organismus-Umfeld-Wechselbeziehungen zu Symptomen und Leidenszuständen führen, in denen die Energie und der spontane Fluss des Figur/Grund-Prozesses eines Menschen fehlgeleitet und abgesperrt wurden, statt ihre ursprünglich angestrebten Ziele, nämlich die des Kontaktherstellens, zu erreichen. In diesem Licht dürfen Symptome als kreative Lösungen schwieriger Situationen gelten. Die Gestalttherapie konzentriert sich darauf, den spontanen Energiefluss, welcher im Symptom gefangen ist, freizusetzen und zu unterstützen und ihn seinem eigentlichen Ziel der Kontaktnahme zuzuführen, und stellt das Experimentieren mit alternativen Beziehungsmustern in den Mittelpunkt.

Wie von Laura Perls eindringlich beschrieben, machen die drei „E" der Gestalttherapie ihren dritten Faktor aus. Sie behauptete, die Gestalttherapeuten dürften die enorme Vielfalt therapeutischer Interventionen in ihre Arbeit einbeziehen, so lange sie *existenziell*, *erlebnisorientiert* und *experimentell* seien, und unter der Voraussetzung, dass angemessene Stützung (Support) für das Experiment mobilisiert würde. Es ist daher nötig, phänomenologisch zu arbeiten, indem wir einmal erkannte Muster zu sinnvollen Ganzheiten organisieren, und gegenwartsbezogen vorzugehen sowie spontan maßgeschneiderte Experimente zu erfinden, welche der Figurbildung in der therapeutischen Interaktion Stützung bieten. Diese Interventionen müssen wiederum so organisiert und umgesetzt sein, dass der Patient sie ganzheitlich, d.h. nicht nur kognitiv, sondern auch sensomotorisch und emotional erleben kann.

Ein viertes und damit eng verbundenes Spezifikum ist der Begriff des *Stils*. Laura Perls deutete an, dass es so viele gestalttherapeutische Stile wie Gestalttherapeuten gäbe, und sie legte den Therapeuten nahe, die Talente, Fertigkeiten und Interessen, welche ihr Leben geprägt haben, in ihre therapeutische Arbeit hineinzunehmen. Wenn wir ihre Aussage auf unsere Arbeit mit Klientinnen übertragen, impliziert sie damit ferner, dass diejenigen, die Stil haben – d.h. zu ihrer unverwechselbaren Weise des In-der-Welt-Seins gefunden haben (ein Verweis auf die Selbst-Verwirklichung also) – keine Therapie mehr brauchen.

Das fünfte ist das Konzept der *dialogischen Beziehung* in der Psychotherapie, wie es von Martin Buber in *Ich und Du* beschrieben wird. Angelegenheiten, die wir herkömmlicherweise der Übertragung und Gegenübertragung zugerechnet haben, werden ins Hier und Jetzt geholt und in der Gegenwart bearbeitet. Die derzeitigen Lebenskontexte sowohl von Therapeut als auch Patient finden in die Überlegungen Eingang. Der therapeutische Standpunkt stützt mit Bedacht die *Präsenz* der Therapeutin und deren selektive Authentizität in ihrer Interaktion mit jeder Patientin.

Eine sechste wesentliche Eigenart ist das Heranziehen von *Polaritäten*, eine Sichtweise, die sich von Salomo Friedlaenders philosophischer Theorie der schöpferischen Indifferenz herleitet. So wie aufeinander bezogene Gegensätze von der fruchtbaren Leere dazwischen abgeleitet werden können, so besteht auch unsere Persönlichkeit jeweils aus vielen einander polar entgegengesetzten Zügen, die oft vom Gewahrsein abgespalten sind oder subjektiv als unausgewogen erlebt werden. Die Gestalttherapie hat sich der Auffassung verschrieben, dass das Eingehen auf diese fruchtbare Leere die schöpferische Integration dieser scheinbar unverbundenen Pole ermöglicht.

Ein siebentes und letztes Konzept unserer Zielsetzung bezieht sich auf die schöpferische Qualität der *Ich-Funktion*: sich willentlich mit bestimmten Teilen des Organismus/Umwelt-Feldes zu identifizieren beziehungsweise sich von ihnen loszusagen. Otto Rank verdanken wir den Begriff des schöpferischen Willens und die Umwälzung der psychologischen Ansichten über den Künstler. Von seiner Warte aus ist derjenige ein Künstler, dem das Wagnis gelingt, sich von den Massen abzuheben und sich mit dieser Unterscheidung zu identifizieren, und der folglich mit der Fülle unser aller Existenz erfolgreich zu Rande kommt, dank seines Mutes, ans Leben zu glauben trotz seines vollen Wissens um seine Sterblichkeit.

Die Kreativität, die traditionell als besondere Begabung bemerkenswerter und außergewöhnlicher Persönlichkeiten galt, wird in der Gestalttherapie als günstige Auswirkung spontaner Anpassung in zwischenmenschlichen Vorgängen und als wichtiges Ingrediens gesunden gesellschaftlichen Lebens betrachtet. Wir glauben fest daran, dass die gegenwärtige Rolle, die der Begriff Kreativität in den helfenden Berufen spielt, neu entdeckt werden muss. Welchen Beitrag können Therapeuten heute in der postmodernen Gesellschaft leisten, die den Prozessen der Fragmentation und der Komplexität so sehr ausgesetzt ist, dass sie Selbsterkenntnis anhand einmal festgelegter Richtwerte verunmöglicht und uns in einem fort das Finden neuer Lösungen für ständig neue Probleme abnötigt, darunter solche, die fundamentale Entscheidungen bedingen, wie zum Beispiel ein Kind zu zeugen oder seinen Lebensraum mit einem Partner zu teilen? Mit anderen Worten: Was halten wir von der praktischen Anwendung kreativer Anpassung an die Probleme unserer Gesellschaft heute? Wie wird dieses anthropologische und klinische Prinzip der Gestalttherapie von zeitgenössischen Gestalttherapeuten rezipiert und angewandt?

Wir legen hiermit ein Buch vor, das einen Weg bahnen möchte, auf dem sich die Wanderer selbst finden mögen – über seine Attraktionen als auch über seine Leerstellen –, und vielleicht werden sie eines Tages neben der von uns befahrenen Straße eine neue – ihre – Spur ziehen. Dieses Buch richtet sich ganz klar nicht nur an professionelle Psychotherapeuten, sondern an all jene, die die Kunst und die Neugier an der menschlichen Natur zu einem wichtigen Teil ihres Lebens gemacht haben. Auf dem Pfad der Kreativität wandeln viele. Die Förderung menschlicher Kreativität ist eine Art Berufung, die vielen Professionen, allen voran der des Künstlers, innewohnt; er hinterlässt der gesamten Menschheit eine kraftvolle Botschaft, die das Wachstum der menschlichen Art gerade dadurch weiterbringt, dass sie Aufruhr stiftet. Aber die Kreativität gehört auch zum Pädagogen – denn gerade diesem vertrauen wir die heikelste aller Aufgaben an: die Erziehung der Männer und Frauen von morgen; sie gehört zum Berater, der aufgerufen ist, die Vorgänge kreativer Anpassung in Gruppen, die mit kritischen

Lebenssituationen konfrontiert sind, anzuregen, *und* zu den Politikern, die sich in ihren Entscheidungen weit mehr von ästhetischen als von ökonomischen Überlegungen leiten lassen sollten. Und zu guter Letzt natürlich zum Psychotherapeuten, dessen Aufgabe man als eine „intim politische" definieren könnte.

Unser Dank gilt den Teilnehmern und Teilnehmerinnen der Ersten Europäischen Konferenz gestalttherapeutischer Autorinnen und Autoren im Jahre 2001, da sie uns von allem Anfang an Mut zu unserem Projekt gemacht haben. Zu tiefer Dankbarkeit sind wir unserer Lektorin Laurie Cohen für ihre unschätzbare Hilfe bei der Erstellung der Manuskripte verpflichtet. Unseren Ehemännern Mario Lobb und Gerhard Amendt, welche geduldig dabei zugesehen haben, wie Urlaube und Wochenende um Wochenende im Dienste der redaktionellen Tätigkeit dahinschwanden, schulden wir aufrichtigen Dank für ihre Unterstützung und ihren Zuspruch. Unsere Zusammenarbeit als Herausgeberinnen, in sich eine kreative Anpassungsleistung, verdient unsere freudige Anerkennung nicht minder.

Syrakus und Wien im März 2003

Margherita Spagnuolo Lobb
Nancy Amendt-Lyon

Vorwort zur deutschen Ausgabe

Es geschieht nicht alle Tage, dass ein psychotherapeutisches Fachbuch aus dem Englischen ins Deutsche übersetzt wird. So möchte ich an dieser Stelle meiner Freude Ausdruck verleihen, dass *Creative License: The Art of Gestalt Therapy* auf Deutsch erscheint, zumal Übersetzungen des Buches ins Französische und Italienische ebenfalls in Vorbereitung sind.

Die bisherigen Reaktionen auf die englischsprachige Ausgabe waren zahlreich. Die Buchbesprechungen und Rezensionsessays in Europa, Israel und den USA zeugten von einer kritischen Auseinandersetzung mit den Inhalten wie auch davon, dass man sich auf die Fragestellungen des kreativen Prozesses besinnt und eigene Überlegungen zu Papier bringt, die über unsere Ausführungen hinausgehen. Der internationale Diskurs, den die Herausgeberinnen mit ihren Fachkollegen sowie mit Künstlern anzukurbeln hofften, ist tatsächlich zustande gekommen. Damit ist eines unserer Ziele erreicht, denn das rege Interesse der Rezensenten an diesem Buch spiegelt den Wunsch wider, schöpferische Prozesse als komplexe Phänomene von Individuen in Beziehungsgefügen zu begreifen. Wir setzen damit einen Kontrapunkt zu jener Auffassung, die Kreativität als Eigenschaft von Waren und Produkten ausgibt und dem Einzelnen vorgaukelt, kreativ zu sein, wenn er diese Waren konsumiert. Nach unserem Verständnis von schöpferischen Prozessen und Neuerungen spielen aber zwischenmenschliche Ressourcen die Hauptrolle. An die Stelle der Beteiligung an einfallsreicher Warenwerbung und der Förderung einer passiven Erwartungshaltung, die die schöpferischen Potenziale von Personen im Beziehungsfeld ausblendet, setzen wir die Haltung gesunder und gelingender Aggression im Sinne eines „Auf-das-Leben-zu-Gehens", welche dem Passiven und Resignativen im Menschen entgegensteht.

Die Kooperation mit der Übersetzerin, meiner Kollegin Luna Gertrud Steiner, war sprachlich und fachlich anregend und erfreulich. Ihre Übersetzung hat bereits im Vorfeld der Veröffentlichung eine Auszeichnung in Form eines Werkstipendiums vom Kulturamt der Stadt Wien erhalten. Diethard Leopold danke ich für das sorgfältige Lektorat. Der Regionalgruppe Wien der Fachsektion für Integrative Gestalttherapie im ÖAGG sei für die großzügige Mitfinanzierung des Lektorats gedankt.

Wien, November 2005 Nancy Amendt-Lyon

Zur Übersetzung

Das vorliegende Buch in die deutsche Sprache zu übertragen ist mir terminologische wie philologische Herausforderung gewesen. Der Übergang zur literarischen Übersetzung war durchaus fließend, da die Autoren, dem Thema dieses Bandes auch in ihrem Schreibstil Rechnung tragend, oft die trockene Fachsprache verlassen und ins Poetisch-Literarische übergleiten, ja im Fall Joseph Zinkers sogar eigene Gedichte beisteuern, deren deutsche Erstfassung ich kreieren durfte.

Zum Procedere nur so viel: Die Zitate in diesem Buch sind, gemäß dem fachübersetzerischen Usus, den deutschen Ausgaben, so vorhanden, wortgetreu entnommen. Sie tragen die ihnen je eigene übersetzerische Handschrift, und mein Eingreifen beschränkte sich lediglich darauf, im Fall sinnstörender Auslassungen das Fehlende in geschwungener Klammer einzufügen und die Rechtschreibung um der Einheitlichkeit des Gesamttextes willen der neuen anzugleichen.

In diesem ko-kreativen Unterfangen, das eine Buchübersetzung ist, habe ich nicht zuletzt inhaltlich (als Gestalttherapeutin) eine große Bereicherung erfahren; durch die intensive Bearbeitung und Re-Kreation dieses Buches in meiner Muttersprache bin ich erneut mit dem aufrührerischen, lebens- und beziehungsbejahenden Geist der Gestalttherapie in Berührung gekommen, weswegen ich mich seinerzeit für sie entschieden hatte. Hier kommen fundierte Stellungnahmen zu neueren Strömungen, aber auch kritische Stimmen zu Fehlinterpretationen und der stets so wohltuende und bereichernde Diskurs von und mit nahestehenden psychotherapeutischen Schulen zu Wort.

Nahezu sämtliche hierorts erörterten Schlüsselbegriffe der Gestalttherapie lassen sich auf den Akt des Übersetzens anwenden, deren sinnfälligster wohl die Assimilation, die Ähnlichmachung, ist. Eine an der Psychotherapie geübte Empathie ist gefragt, die den Intentionen der Autorinnen nachspürt und sie in Anlehnung an deren Sprachduktus und deren Bilder in einer vergleichbaren Melodie wiederzugeben sucht. Um in der Metaphorik der Musik fortzufahren, oblag mir gewissermaßen das Umschreiben einer Komposition für ein anderes Instrument, die deutsche Sprache, deren Klang naturgemäß ein anderer ist und der demnach, um einen weiteren Gedanken dieses Buches vorwegzunehmen, nicht komparativ, sondern intrinsisch gewertet werden will.

Dem Ansinnen des Buches gemäß nicht nur Brücken zwischen den therapeutischen Schulen, zwischen Psychotherapie und Kunst, zwischen Psychotherapie und Philosophie zu bauen, sondern auch innovativ zu sein und sich gleichzeitig der Gewährsleute besinnen zu wollen, auf deren Schultern die Gestalttherapie ruht, hoffe ich, meinen Vermittlungsbeitrag zwischen Sprachräumen und somit (therapeutischen) Kulturen geleistet zu haben und meiner Aufgabe, so wie ich sie verstehe, gerecht geworden zu sein: dem Übersetzen als Brückenschlag und Sinnstiftung.

Mein Dank gilt den Autoren und Herausgeberinnen für ihre Auskunftsfreudigkeit, allen voran Nancy Amendt-Lyon, mit der mich viel mehr als nur die Wahlheimat Wien verbindet; ich möchte sogar behaupten, dass unser kollegiales Verhältnis durch das entgegengebrachte Vertrauen, die Zusammenarbeit und die Ko-Anpassung in der Diskussion strittiger Fragen in Freundschaft umgeschlagen ist. Zweitens danke ich meinem Lektor, Diethard Leopold, dessen Enthusiasmus für das Buch mich durch die unvermeidlichen Mühen der Ebene getragen hat, und dessen fachliche Anregungen und Korrekturen dafür gesorgt haben, dass das druckreife Manuskript rechtzeitig vorlag. Zusammenfassend meine ich, dass wir drei die Fruchtbarkeit des Irrtums weidlich auszukosten wussten. *Last, but not least* bin ich Frau Christine Zimmer von der Österreichischen Nationalbibliothek zu großem Dank verpflichtet, da ohne deren bereitwillige, prompte und unbürokratische Hilfe bei der Literatursuche der enorme Zitatenschatz nicht zu bewältigen gewesen wäre.

Wien und Ágios Nikólaos im November 2005 — Luna Gertrud Steiner

Inhaltsverzeichnis

Adressen der Autoren und Autorinnen XIX

Einführung *(Margherita Spagnuolo Lobb und Nancy Amendt-Lyon)* 1

Teil I
Wie das kreative Feld entsteht

1. Auf dem Weg zu einem gestalttherapeutischen Konzept zur Förderung des schöpferischen Prozesses *(Nancy Amendt-Lyon)* 7
2. Auf der anderen Seite des Mondes: Die Bedeutung impliziten Wissens für die Gestalttherapie *(Daniel Stern)* 27
3. Die therapeutische Begegnung – eine improvisierte Kokreation *(Margherita Spagnuolo Lobb)* 45
4. Schöpferische Fähigkeiten und die Lebenskunst *(Malcolm Parlett)* 61
5. „Tiger! Tiger! Hell entfacht!" – Ästhetische Werte als klinische Werte in der Gestalttherapie *(Daniel Bloom)* 77

6 Die Neurowissenschaft der Kreativität: Eine gestalttherapeutische Perspektive *(Todd Burley)* 95

Teil II
Die Definition kreativer Konzepte – eine Herausforderung

1. Therapie, eine Sache der Ästhetik: Kreativität, Träume und Kunst in *Gestalttherapie* (PHG) *(Antonio Sichera)* 109
2. Kreativität als Gestalttherapie *(Richard Kitzler)* 117
3. Das weltenschwangere Nichts: Salomo Friedlaenders „Schöpferische Indifferenz" *(Ludwig Frambach)* 129
4. Otto Ranks schöpferischer Wille und sein Einfluss auf die Gestalttherapie *(Bertram Müller)* 145
5. Schönheit und Kreativität in zwischenmenschlichen Beziehungen *(Joseph Zinker)* 159
6. Die Ästhetik des Commitments: Was Gestalttherapeuten von Cézanne und Miles Davis lernen können *(Michael Vincent Miller)* 173

7. Kontakt und Kreativität: Der Gestaltzyklus im Kontext *(Gordon Wheeler)* ... 185

Teil III
Das Zusammenspiel von Theorie und Praxis: Fallbeispiele

1. Kreativität verkörpern und Erfahrung entwickeln: Der therapeutische Prozess und seine entwicklungspsychologische Grundlage *(Ruella Frank)* ... 205
2. Eine Therapiesitzung: Dialog und Kokreation in der Kindertherapie *(Sandra Cardoso-Zinker)* ... 229
3. Denkwürdige Augenblicke in der therapeutischen Beziehung *(Nancy Amendt-Lyon)* ... 241

Teil IV
Das Feld in der Praxis: Eine Kostprobe

1. Kreativität in intimen Langzeitbeziehungen *(Joseph Melnick und Sonia March Nevis)* ... 259
2. Kreativität in der Familientherapie *(Edward und Barbara Lynch)* ... 273
3. Schöpferische Prozesse in der Gestalt-Gruppentherapie *(Carl Hodges)* .. 285
4. Kreative Anpassung auf Irrwegen: Ein gestalttherapeutisches Modell für Patienten mit schweren Störungen *(Margherita Spagnuolo Lobb)* 297
5. Das Psychoporträt: Eine kreative Arbeitstechnik für psychiatrische Institutionen *(Giuseppe Sampognaro)* ... 317
6. Kreativitätshemmnisse in Organisationen *(Edwin C. Nevis)* ... 331

Biografischer Anhang ... 345

Stichwortindex ... 351

Autorenadressen

Nancy Amendt-Lyon
Kundmanngasse 13/23
A-1030 Wien
Österreich
amendtlyon@aon.at

Daniel J. Bloom
35 West Ninth Street
New York, NY 10011
USA
Dan@Bloom.com

Todd Burley
1900 Royalty Dr., Suite 210
Pomona, CA 91767
USA
T1burley@cs.com

Sandra Cardoso Zinker
P.O. Box 861
Wellfleet, MA 02667
USA
sandrazinker@aol.com

Ludwig Frambach
Kriemhildstraße 4
D-91207 Lauf
Deutschland
l.frambach@gmx.de

Ruella Frank
124 West 93rd Street #2C
New York 10025
USA
ruellafrank@nyc.rr.com

Carl Hodges
80 Cranberry Street
Brooklyn, NY 11201
USA
cwhvosge@aol.com

Richard Kitzler	140 West 16th Street, Apt. 2E New York, NY 10011 USA Lycidas2@aol.com
Edward J. and Barbara Lynch	Southern Connecticut State University New Haven, CT USA EJ52@aol.com
Sonia March Nevis	PO Box 515 South Wellfleet, MA 02663 USA smnevis@aol.com
Joseph Melnick	17 South St. Portland, ME 04101 USA gestaltrev@aol.com
Michael Vincent Miller	863 Massachusetts Avenue – Suite 54 Cambridge, MA 02139 USA mvmiller39@aol.com
Bertram Müller	Cranachstr. 32 D-40235 Düsseldorf Deutschland bmueller@tanzhaus-nrw.de
Edwin C. Nevis	PO Box 515 South Wellfleet, MA 02663 USA ECNevis@aol.com
Malcolm Parlett	The Coach House Nether Skyborry, Knighton Powys LD7 1TW United Kingdom malcolm.parlett@virgin.net
Guiseppe Sampognaro	Via Gela, 68 96100 Siracusa Italy dmmksa@tin.it

Antonio Sichera	Via Carlo Papa, 29 97015 Modica (RG) Italien asichera@unict.it
Margherita Spagnuolo Lobb	Via San Sebastiano, 38 96100 Siracusa Italien training@gestalt.it
Luna Gertrud Steiner	Rathausstraße 21/16 A-1010 Wien Österreich luna.steiner@chello.at
Daniel N. Stern	14, Ch. de Clairejoie CH-1225 Chène-Bourg Geneva Schweiz
Gordon Wheeler	66 Orchard St. Cambridge, MA 02140 USA GestaltPress@aol.com
Joseph C. Zinker	P.O. Box 861 Wellfleet, MA 02667 USA jczink@aol.com

Einführung

Margherita Spagnuolo Lobb und Nancy Amendt-Lyon

Wir haben uns dem Thema Kreativität in der Gestalttherapie aus vier verschiedenen Richtungen genähert:

Teil I. *Wie das kreative Feld entsteht* handelt von neueren theoretischen Überlegungen über die Fähigkeit, kreative Prozesse zu begünstigen. Nancy Amendt-Lyon führt den Gedanken näher aus, kreative Prozesse würden im Niemandsland der Kontaktgrenze ausgelöst, und bietet einen Überblick über jene theoretischen Prinzipien an, die hinter unserem Kreativsein in der Praxis stehen. Daniel Stern, bekannt als Säuglingsforscher, bestätigt die gestalttherapeutische Kerntheorie indirekt kraft seiner revolutionären Auffassung davon, was in der Psychotherapie Veränderung bewirke, und stellt mit seinem Konzept des impliziten Wissens Gestalttherapeuten durchaus vor eine Herausforderung. Margherita Spagnuolo Lobb treibt die Theorie der klassischen Gestalttherapie in Richtung einer äußerst vitalen postmodernen Perspektive weiter und geht dem gestalttherapeutischen Beitrag zu Sterns Theorie nach, wobei sie sich von dem bekannten Konzept improvisierter Kokreation leiten lässt. In Fortführung des Gedankens, dass Leben die Kunst des Improvisierens sei, stellt Malcom Parlett fünf kreative Fertigkeiten vor, die er als unsere adaptive und spontane Antwort auf die Tatsache, dass wir in dieser Welt sind, ansieht. Daniel Bloom zeigt, inwiefern gestalttherapeutische Schlüsselbegriffe (Kontaktgrenze, Kontakt, Selbst, kreative Anpassung) an sich ästhetische Werte sind, und räumt provokanterweise dem amerikanischen Pragmatismus und dessen Beitrag zur Entwicklung der Gestalttherapie den Vorzug vor der Gestaltpsychologie ein. Indem er sich auf jüngste neurowissenschaftliche Forschungen stützt, zeigt Todd Burley, wie sehr es sich bei der Kreativität um ein Phänomen handelt, das eine Funktion des gesamten menschlichen Gehirns ist, und wie individuell verschieden dieser ganze Vorgang jeweils ist.

Teil II. *Die Definition kreativer Konzepte – eine Herausforderung* befasst sich mit verschiedenen Ebenen der Definition von Kreativität in der Gestalttherapie. Den Anfang macht ein Kapitel von Antonio Sichera, einem Philosophen, der ein dem Grundwerk *Gestalttherapie* (PHG)[1] inhärentes syntaktisches Problem zu klären sucht, nämlich dass der Kreativitätsbegriff eher als wesentliches Attribut der Kontakterfahrung denn als Substantiv verwendet wird; von dieser Grundlage aus geht Sichera zu einer Analyse der Träume und der Kunst über. Richard

Kitzler lässt uns an seiner Erzählung teilhaben, wie die Gestalttherapie erlebt wurde, als sie sich in New York zu etablieren begann. Ludwig Frambach offeriert ein Resumé von Salomo Friedlaenders Theorie der schöpferischen Indifferenz, welche Fritz Perls' Begriff der Polaritäten und die Idee der fruchtbaren Leere entscheidend beeinflusste, und die die Möglichkeit der Differenzierung von Polen in sich birgt, welche miteinander verwandt und in einem Spannungsverhältnis begriffen sind. Bertram Müller setzt uns auseinander, wie Otto Ranks Begriff des schöpferischen Willens sich auf das Fundament gestalttherapeutischer Theorie auswirkte, und rundet damit die ersten vier Beiträge ab, die der Umgrenzung der geschichtlichen Entwicklung der Gestalttherapie gewidmet sind. Die nächsten drei Autoren gehen an die Kreativität unter Berücksichtigung zusätzlicher Facetten wechselseitiger Bezogenheit heran. Joseph Zinker betont, wie sehr die Schönheit, die menschlichen Beziehungen innewohnt, zu den Seiten gehört, denen Therapeuten bei ihren Patienten zum Durchbruch verhelfen sollten. Michael Vincent Miller beschreibt die Haltung des Commitments als ästhetischen und therapeutischen Wert, den uns die Arbeitsweise der Künstler lehrt. Gordon Wheeler zeichnet die Entwicklung der Kreativität im Kontext der Kontakt-Rückzug-Erfahrung und der menschlichen Evolution nach.

Teil III. *Das Zusammenspiel von Theorie und Praxis: Fallbeispiele* präsentiert drei Beiträge, die anhand der Beschreibung klinischer Beispiele die Wichtigkeit dieser fruchtbaren Wechselbeziehung in unserer beruflichen Praxis herausstellen. Ruella Frank beschreibt die entwicklungspsychologisch mitbestimmten körperlichen und relationalen Muster aus phänomenologischer Perspektive. Sandra Cardoso-Zinker referiert, wie eine Therapeutin die spontane Entstehung kreativer Anpassung in einer kindertherapeutischen Sitzung zu stützen vermag. In ihrer Beschreibung denkwürdiger Augenblicke einer Einzeltherapie und einer Ausbildungsgruppe zeigt Nancy Amendt-Lyon, wie sie ihre Inspiration aus dem fruchtbaren Wechselspiel zwischen Theorie und Praxis bezieht.

Teil IV. *Das Feld in der Praxis: Eine Kostprobe.* In diesem Teil sind einige Anwendungsmöglichkeiten gestalttherapeutischer Kreativitätskonzepte in besonderen klinischen Settings zusammengetragen. Joseph Melnick und Sonia March Nevis stellen ihre Methode vor, mit der sie der Kreativität in intimen Langzeitbeziehungen zur Entfaltung verhelfen; sie führen aus, wie wichtig die Rolle der Kreativität ist, wenn sich Paare Vitalität und Wachstumsfähigkeit erhalten wollen. Edward und Barbara Lynchs Schwerpunkt liegt auf den schöpferischen Kräften, die innerhalb des familientherapeutischen Systems wirken, und mahnen die Würdigung dieser kreativen Kräfte ein, da sie sowohl den Versuch, Störungen des Feldes zu heilen, als auch die spontanen Bemühungen zur Schaffung neuer Lösungen beinhalten. Carl Hodges präsentiert sein Modell der Arbeit mit Gruppen als eines der vielen wesentlichen Teilgebiete der Forschung, die das New Yorker Institut für Gestalttherapie in den letzten beiden Jahrzehnten durchgeführt hat. In ähnlicher Weise legt Margherita Spagnuolo Lobb ihre Methode im Umgang mit Psychosen dar, und zwar sowohl in privat geführten als auch in öffentlichen psychiatrischen Institutionen, wie sie sich aus der Forschungstätigkeit in ihrem Institut ergeben hat. Giuseppe Sampognaro stellt eine neue Technik zur kreativen Arbeit in psychiatrischen Institutionen vor: das Psychoporträt. Das Buch schließt mit einem Beitrag von Edwin Nevis, der, ausgehend von einer pragmatischen Analyse sich erfolgreich entwickelnder großer Organisationen, die gestalttherapeutische Perspektive bei der Handhabung der sechs vordringlichen Kreativitätshemmnisse in Organisationen erläutert.

Es erfüllt uns mit Freude und Dankbarkeit, Ihnen hiermit die Beiträge anerkannter Praktiker und Praktikerinnen vorlegen zu dürfen, die einen repräsentativen Querschnitt zeitgenössischer europäischer wie amerikanischer Gestalttherapeuten darstellen. Diese Auswahl überbrückt die Gräben zwischen den verschiedenen Richtungen innerhalb unserer Methode und zeugt von einem lebendigen aktuellen Diskurs.

[1] Im gesamten folgenden Text benutze ich, wie die Autoren auch, die Abkürzung PHG bzw. *Gestalttherapie* für das gestalttherapeutische Standardwerk von Perls F, Hefferline R, Goodman P (1997) Gestalttherapie. Bd. 1: Gestalttherapie. Grundlagen, Bd. 2: Gestalttherapie. Praxis. Deutscher Taschenbuchverlag, München (A. d. Ü.).

Teil I
Wie das kreative Feld entsteht

Auf dem Weg zu einem gestalttherapeutischen Konzept zur Förderung des schöpferischen Prozesses

Nancy Amendt-Lyon

Wenn ein Therapeut Spiel und künstlerische Produktion anregt oder mit einem Patienten arbeitet, der über außergewöhnliches künstlerisches Talent verfügt, ist damit Kreativität in der therapeutischen Beziehung noch keineswegs hinreichend definiert. Eine angemessene Begriffsbestimmung dieser spezifischen gestalterischen Kraft muss interpersonelle Aspekte wie etwa risikofreudige kreative Interaktion beziehungsweise das, was sich im zwischenmenschlichen Niemandsland ereignet, mit einschließen. Das bedeutet fernerhin, dass wir über den Selbstausdruck als Selbstzweck hinausgehen und uns auf die Dynamik fruchtbarer Komplexität einlassen müssen, wie sie der therapeutischen Beziehung innewohnt. Kreativer Austausch lässt sich in einer Gestalttherapie am besten dadurch fördern, dass die am therapeutischen Prozess Beteiligten schöpferische Neugierde und Experimentierfreudigkeit an den Tag legen, was wiederum die Chancen, unter den jeweiligen Gegebenheiten einer Situation optimale Ergebnisse zu erzielen, erheblich steigert. Durch meine Erfahrungen als Therapeutin bin ich zu dem Schluss gekommen, dass man zur Erreichung dieses Ziels genau jene individuell abgestimmten Experimente braucht, die einerseits auf die Einzigartigkeit jedes Patienten Bezug nehmen und andererseits dem Therapeuten innovative Sprünge abverlangen. Dies läuft auf ein leidenschaftliches Plädoyer dafür hinaus, dass wir auf den jeweiligen Klienten zugeschnittene Interventionen entwickeln, welche Neuartiges, Unerwartetes oder regelrecht Exzentrisches riskieren, wobei es unerheblich ist, ob wir dies in Einzel-, Paar- oder Gruppentherapie tun. Nur solch einzigartige, aus dem Prozess der therapeutischen Beziehung geborenen „Experimente" sind in der Lage, die Lebendigkeit, die Innovativkraft und die Sinnhaftigkeit in der Weise anzuspornen, dass sie der Bezeichnung *kreativ* im gestalttherapeutischen Sinn des Wortes würdig sind.

Die Vielzahl therapeutischer Interventionen in der Gestalttherapie gehört zu ihren herausragenden Besonderheiten. Die Freiheit dieser Profession beim Ersinnen „maßgeschneiderter" Interventionen mithilfe einer Fülle von Medien und Materialien und die Faszination, die von den einmaligen Lebensgeschichten meiner Patienten ausgeht, haben mein Interesse an verschiedenen Kreativitätsbereichen und am schöpferischen Prozess selbst über die Jahre lebendig erhalten.

Wenn wir nun versuchen, den *kreativen Prozess* als solchen innerhalb der Gestalttherapie zu definieren, müssen wir zunächst den längerfristigen, interindividuellen Kontaktvorgang und die Entwicklung von Beziehungen – in spezifischen Formen des In-der-Welt-Seins mit anderen als Teil des Organismus/Umwelt-Feldes – als schöpferischen Selbstausdruck in Beziehungen auffassen. Die anthropologische Ausrichtung der Gestalttherapie geht davon aus, dass die Menschen bemüht sind, ihre Erfahrungen in einem sinnvollen, strukturierten und geregelten Ganzen zu organisieren, und dass dieser schöpferische Akt die Grundlage gesunden Funktionierens bildet. Guter zwischenmenschlicher Kontakt kann als ästhetischer Vorgang verstanden werden, welcher sinnvoll organisiert und gut integriert ist und den speziellen Anforderungen eines bestimmten Feldes genügt. So entwickeln sich individuelle Interaktionsstile zu interpersonellen Beziehungen von unterschiedlicher ästhetischer Qualität.

Und wenn wir schon von der therapeutischen Beziehung reden, so hängt die Förderung des kreativen Prozesses nicht gerade wenig davon ab, wie gut Therapeuten erkennen können, welche Sinnesmodalitäten bei ihren Patienten am stärksten vertreten sind. Demnach achten Psychotherapeuten auf die „gute Form", wenn sie sich ihren Patienten zuwenden und einen Kommunikationsmodus wählen. Jüngsten neurowissenschaftlichen Studien zufolge funktionieren weder Gehirn noch Körper zweier Individuen völlig gleich.[1] So wenig es identisch funktionierende Gehirne gibt, so sehr sind wir als Therapeutinnen gefordert, zwischen den sinnlichen Wahrnehmungsfähigkeiten unserer Patienten zu differenzieren. Manche sind visuell wohlorientiert, d.h. nach Bildern, Formen, Farben und Mustern; manche reagieren bereitwillig auf akustische Signale; manche wiederum sind äußerst empfänglich für räumliche Kommunikationsmodi und benötigen einen Interaktionsstil, der sich um Richtungsgebung, Bewegung und Raum dreht. Andere kommunizieren mühelos über Metaphern oder haben ihre Freude am Spiel mit sprachlichen Fügungen. Der Gebrauch von Metaphern und sprachlichen Bildern zeitigt jedoch oft nicht die gewünschte Wirkung, während Bewegungen wie zum Beispiel Gesten, Mimik und Gruppen-„Skulpturen" das Ihre tun. Hat man einmal eruiert, in welcher Sinnesmodalität die Stärke eines Patienten liegt, empfiehlt es sich, die Interventionen in die Richtung der bevorzugten Erlebnisweise des Patienten zu lenken. Ein wichtiger Aspekt der Kunst der Gestalttherapie liegt darin, die besonderen Sinnesstärken unserer Patienten erfolgreich „anzusprechen" und dafür geeignete therapeutische Interventionen zu erfinden. Das bildet die Voraussetzung für den Grundsatz, den ich salopp so formuliere: „Man muss die Patientin dort abholen, wo sie steht."

Ferner benötigen wir genügend diagnostisches Know-how, um den Entwicklungsstand des Patienten, seine vordringlichen Konflikte und seinen Umgang mit zwischenmenschlichen Problemen korrekt einzuschätzen. Hierfür ist nicht nur der schöpferische Sinn vonnöten, mit dem wir sämtliche vorhandenen Muster und Informationspuzzleteile zu einem sinnvollen Ganzen fügen, sondern auch die Bereitschaft, diese Einzelteile immer wieder neu zusammenzusetzen, während der diagnostisch-therapeutische Prozess seinen Lauf nimmt. Sollten unsere Patienten auf unsere Interventionen nicht vorteilhaft reagieren, mag das

---

[1] Siehe das Kapitel Todd Burleys in diesem Band.

daran liegen, dass wir ihnen in einem sensorischen Modus zu begegnen suchen, auf den sie nur schwerfällig reagieren oder den sie nicht entsprechend verarbeiten können. Gehen wir von der Annahme aus, dass Wahrnehmung und Emotionen untrennbar miteinander verbunden sind, so stimme ich mit Burley überein, der in der Kreativität ein Phänomen erblickt, das eine Funktion des *gesamten* menschlichen Gehirns ist, wohl mit unterschiedlicher Schwerpunktsetzung, je nachdem, ob die betreffende Handlung eine des Musikkomponierens, des Schreibens, Tanzens oder Malens ist (Burley, 1998, S. 133).

I. Praxisbezogene theoretische Einflüsse

Die praxisbezogenen theoretischen Einflüsse, die ich hier zur wirksamen Anwendung künstlerischer Methoden und Materialien in der Gestalttherapie in Erinnerung bringe, entstammen der Tradition der Begründer der Gestalttherapie (F. und L. Perls, Goodman), der „Pioniere und Pionierinnen" der Gestalttherapie, welche in den Vereinigten Staaten künstlerische Methoden und Materialien zur Anwendung brachten (Rhyne, Zinker, Polster, Oaklander, Rapp), und anderen kompatiblen psychotherapeutischen Herangehensweisen an die Kreativität. Ausgehend von Kurt Lewins Worten, nichts sei so praktisch wie eine gute Theorie, werden sechzehn verschiedene Einflüsse, über die ich zunächst einen Überblick gebe und die ich anschließend detailliert beschreiben werde, als Orientierungshilfe geboten (siehe Tabelle 1). Diese einander überschneidenden und miteinander in Beziehung stehenden Einflüsse beginnen bei der praktischen Umsetzung solcher Prinzipien der Gestalttheorie wie Figur/Hintergrund, denen der guten Gestalt, der Prägnanz und der Gestaltschließung; sie drehen sich ferner um Wahrnehmung als aktiven Prozess. Diesen Grundsätzen selbst liegt ein prozessorientierter Ansatz bei der Arbeit mit künstlerischen Methoden zugrunde. Eine weitere Einflussgröße betrifft das produktive Denken, das in den Augen mancher der schöpferischen Anpassung analog ist. Produktives oder „unabhängiges" Denken führt uns zum Verständnis der Beziehung zwischen Figur und Hintergrund, erlaubt uns, unsere Erfahrungen mit Sinn auszustatten, und gewährt uns Einblick in die Konsequenzen unseres Handelns. Zu diesem Zweck bemühen wir uns um die „gute Gestalt" im Sinne eines ästhetischen Selbstausdrucks und unseres unverwechselbaren Stils, welcher stets innerhalb eines Beziehungsgefüges zu verstehen gesucht werden sollte.

Eine weitere Einflussgröße begreift den Prozess der schöpferischen Anpassung mit ein, der auf die Umwandlung von etwas Vertrautem in Neuartiges und Wertvolles abzielt. Der prozessorientierte diagnostische Ansatz der Gestalttherapie stützt das Konzept der Wahrnehmung und des Verstehens ab. Durch und anhand der schöpferischen, expressiven Erzeugnisse richten wir unsere Aufmerksamkeit vor allem auf den Prozess ihres Entstehens. Das Anerkennen der Tatsache, dass Erkenntnisvermögen und Emotion eng miteinander verwoben sind, fördert das Erfassen der Beziehung zwischen Figur und Hintergrund, dessen, was wir unter Sinn verstehen. Die Muster unseres Verhaltens und unserer emotionalen Befindlichkeit sowie deren Platz im Kontext unseres gegenwärtigen Lebens treten ins Blickfeld.

Tabelle 1. Einflussfaktoren auf schöpferische therapeutische Interventionen in der Gestalttherapie im Überblick

- Das Anregen produktiven Denkens, der Einsicht und der schöpferischen Anpassung
- Das Anwenden der Prinzipien der Gestalttheorie
- Reorganisieren des Feldes auf der Suche nach der „guten Form"
- Prozessorientierter Ansatz
- Wahrnehmen und Verstehen
- Ansprechen der strukturellen Beziehung zwischen Ausdruck und Erfahrung
- Das Auffinden des persönlichen Bedeutungsgehalts innerhalb des je eigenen Lebenskontextes
- Verwandeln des Vertrauten in Neuartiges und Schätzenswertes
- Risikofreude und die Bereitschaft, sich überraschen zu lassen
- Produktives Einsetzen von Humoristischem, von Metaphern und Fehlleistungen
- Kenntnis der Indikationen und Kontraindikationen beim Einsatz der verschiedenen Methoden und Materialien
- Das Sich-Einlassen auf eine dialogische Beziehung
- Das Praktizieren einer prozessorientierten Diagnostik
- Das Fördern authentischen Selbstausdrucks und eines unverwechselbaren Stils in der Beziehung
- Das Schaffen eines Raumes zur Ermöglichung spielerischer Erfahrungen zwischen Therapeut und Patient
- Die persönliche Vertrautheit mit Methoden und Materialien

Ein weiterer Faktor schöpferischer therapeutischer Praxis bezieht sich auf das Rekonfigurieren und Umstrukturieren des Feldes auf der Suche nach der guten Gestalt. Wenn wir vertraute und chronisch unterkonfigurierte Elemente in etwas Neues und Wertvolles und daher Schönes verwandeln, spricht das die Einbettung der Gestalttherapie in die Gestalttheorie an. Sobald man vertraute Elemente eines Feldes umstellt und die neue Konfiguration plötzlich Sinn ergibt und „passend" erscheint, dann spiegelt die Wirkkraft eines einsichtsreichen Aha-Erlebnisses die Kräfte des Feldes wider.

Weitere einflussreiche Parameter beziehen sich auf die Fähigkeit, den persönlichen Bedeutungsgehalt wertzuschätzen und einen persönlichen Stil zu entwickeln, und zwar als Lernziel innerhalb einer Kultur schnelllebiger Massen-Moden und zunehmender Komplexität. Desgleichen hat meine Auseinandersetzung mit dem Isomorphismus beziehungsweise der strukturellen Bezogenheit zwischen innerer Erfahrung und *Ausdruck* meine Verbindung zwischen Praxis und Theorie der Gestalttheorie vertieft. Das Praktizieren einer prozessorientierten Diagnostik und das Unterhalten einer dialogischen Beziehung in sämtlichen Phasen des therapeutischen Prozesses gibt *dem* Gewicht, was sich zwischen Therapeut und Patient *er-eignet*. Beim Beschreiben interpersoneller Verhaltensmuster, der Art des Wahrnehmens, Denkens und Fühlens, der Symptome und Störungen sowie der Stärken und Ressourcen erstellen wir unsere Arbeitshypothesen. Prozessorientierte Diagnostik kann metaphorisch als die Summe von Zwischenstopps beschrieben werden, die man während einer Reise einlegt, wobei die Dauer jeweils variiert. Diagnostik darf demnach als besonderer Stil oder als besondere Weise des In-der-Welt-Seins mit anderen gelten.

Der Lebenskontext, die interpersonellen Muster und die unmittelbaren emotionalen Reaktionen des Therapeuten (i.e. die Gegenübertragung) sind integraler Bestandteil des diagnostischen Prozesses und wirken sich nicht minder auf die schöpferische therapeutische Praxis aus. Der Raum, der spielerische Erfahrungen innerhalb der therapeutischen Beziehung ermöglicht – eine weitere Einflussgröße –, fördert authentischen Selbstausdruck, dessen Sinngehalt wir miteinander im Lebenskontext der betreffenden Person ergründen. Indem wir eine Atmosphäre schaffen, in der sich Impulse entfalten und entwickeln dürfen, fördert die Gestalttherapie die Fähigkeit der Menschen, sich in spielerischer und erfinderischer Weise aufeinander zu beziehen. Wenn die therapeutische Interaktion den authentischen Ausdruck innerer Erfahrungen mit künstlerischen Materialien in die Wege leitet, beeinflusst dies die Dynamik dessen, was „zwischen" dem Therapeuten und dem Patienten stattfindet. Wenn man an so einem Prozess teilhat, macht man ihn zu etwas, was über den bloßen Selbstausdruck hinausgeht. Schöpferischer Ausdruck in Beziehung setzt ein relationales Feld, Kokreationen – gemeinschaftliches Schaffen – und wechselseitige Abhängigkeiten voraus. Er findet zwischen zwei oder mehr Personen statt.

Schließlich ist noch der Faktor der persönlichen Vertrautheit mit den Materialien und Methoden, die ich zur Anwendung bringe, zu erwähnen. Diese Vertrautheit bildet die Voraussetzung dafür, dass man Attraktivität und Wirkung, die sie auf andere ausüben können, abschätzen kann. Die Ressourcen, die ich mir dadurch geschaffen habe, dass ich meine eigenen Erfahrungen mit den Wirkungen und Risiken der Materialien gemacht habe, haben sich für eine effektive Anwendung als wesentlich erwiesen.

II. Das Entwickeln ästhetischer und kreativer Dimensionen in der Gestalttherapie

In der Anfangsphase ihrer Entwicklung spiegelt die Gestalttherapie ihren Rückzug aus der Triebtheorie der klassischen Psychoanalyse und die Entwicklung eines Ansatzes wider, der dem umfassenden Ausdrucksvermögen des Menschen auf verschiedenen Erfahrungsebenen Rechnung trägt. Wenn wir auf die kulturellen Interessen und Aktivitäten Fritz und Laura Perls' zurückblicken, verwundert es einen nicht, dass sie, die Begründer der Gestalttherapie, mithilfe einer Fülle von Medien und Materialien das schöpferische Ausdrucksvermögen ihrer Studenten und Patienten angeregt und inspiriert haben. Fritz Perls arbeitete an Theaterstücken unter der Regie von Max Reinhardt mit, integrierte Elemente von Morenos Psychodrama in seine neue psychotherapeutische Methode und er liebte die dramatische Darstellung. Der deutsche Expressionismus und die moderne Literatur übten starken Einfluss auf die beiden Perls'[2] aus. Paul Goodman erhielt zwar als Sozialkritiker und als Philosoph die größere Anerkennung, er war aber in mehreren Genres zu Hause, und seine literarische Schreibweise tritt im theo-

---

2 Srekovic liefert einen detaillierten und lebendigen Bericht von der Entwicklungsgeschichte der Gestalttherapie in: Geschichte und Entwicklung der Gestalttherapie. In: Fuhr R, Srekovic M, Gremmler-Fuhr M (Hrsg) (1999) Handbuch der Gestalttherapie. Hogrefe, Göttingen, S. 673–683.

retischen Teil unseres „Urtextes" über Gestalttherapie klar zu Tage: „Das Gegenteil neurotischen Verbalisierens ist jedoch die vielgestaltige und kunstvolle Rede, nicht die Wissenschaft der Semantik und auch nicht das Schweigen, sondern die Poesie" (Perls et al., 1997, S. 111 f). Laura Perls legte den Gestalttherapeuten nahe, ein breites Spektrum von Techniken in ihre Interventionen einzubeziehen, natürlich je nach deren persönlichem und professionellem Erfahrungshintergrund (Perls L, 1971, 1978, 1989). Die von ihr formulierte Grundvoraussetzung lautete, deren Arbeit möge sich nach den drei „E" der Gestalttherapie richten, die da sind: existenziell-phänomenologisch, erlebnisorientiert und experimentell, vorausgesetzt dass genügend Stützung (Support) für ein Experiment vorhanden sei.

Wiewohl Laura Perls die Bezeichnung *Gestaltungstherapie* für zutreffender hielt, da das Wort *Gestaltung* einen Prozess beschreibt und nichts Statisches wie eine fixierte Gestalt etwa, erhielt der neue Ansatz den Namen Gestalttherapie. Laura Perls beschrieb nicht nur die *Gestalt* als philosophisches und ästhetisches Konzept (Kitzler et al., 1982, S.13), sie beklagte überdies den engstirnigen Bildungshintergrund mancher Psychotherapeuten, der die Möglichkeiten ihrer therapeutischen Praxis einschränke. Sie vertrat die Auffassung, dass viele zwischenmenschliche Phänomene, die als pathologisch oder psychotisch bezeichnet werden, oft nicht verstanden würden oder manchen Therapeuten nicht zugänglich seien (Kurdirka und Perls, 1982, S. 32): „Psychotherapie ist so sehr Kunst wie sie Wissenschaft ist. Die Intuition und Unmittelbarkeit des Künstlers sind für einen guten Therapeuten ebenso nötig wie eine wissenschaftliche Ausbildung" (Perls L und Rosenfeld, 1982, S. 27). Auch gab Laura Perls zu verstehen, dass gute Therapeuten gute Künstler seien, auch wenn sie nicht als solche bekannt sind oder nicht als künstlerisch tätig angesehen werden. Deshalb erweiterten ein solcher Hintergrund und die kontinuierliche Erfahrung der Therapeutin in den Künsten als Einflussfaktor deren kommunikative Fähigkeiten und vertieften ihr Verständnis zahlreicher Persönlichkeitsaspekte.

Diese einflussreiche Rolle der Künste, welche den therapeutischen Einblick in das Wesen des Menschen fördern, manifestiert sich darin, dass die Gestalttherapie es sich angelegen sein lässt, Wesentliches intuitiv zu erfassen und einen prozessualen Zugang zu den Dingen zu pflegen. In der Praxis ist damit etwa die Kunst gemeint, ein größeres Bild als Ganzes in den Blick zu nehmen, sich auf eine Detailansicht zu konzentrieren, es perspektivisch zu betrachten, eine Situation aus verschiedensten und einander entgegengesetzten Blickwinkeln zu begutachten, einen Sinn für Atmosphären und Stimmungen zu entwickeln, imaginär „in die Haut eines anderen zu schlüpfen" und an der unglaublichen Einzigartigkeit eines jeden menschlichen Wesens Freude zu empfinden.

III. Das Vermächtnis der Pioniere und Pionierinnen

Es würde den Rahmen dieses Beitrages sprengen, mich den bedeutendsten schöpferischen Praktikern und Theoretikern, welche ich als die Pioniere in den Vereinigten Staaten bezeichne, im Hinblick auf diese Facette der Gestalttherapie gebührend zu widmen, noch kann ich die wichtigsten theoretischen Einflüsse, der die Begründer der Gestalttherapie unterlagen, ausreichend würdigen. Im vorliegenden Artikel will ich indes eine Reihe von außergewöhnlichen Kollegen und Kolleginnen vorstellen, die den Weg zu einem besseren Verständnis der kreativen Seiten der Gestalttherapie geebnet haben.[3]

Als eine der fruchtbarsten Pionierinnen darf Janie Rhyne gelten (1971, 1973, 1980, 1996; Vich und Rhyne, 1967), deren Begriff *Gestalt art experience – Gestalt-Kunst-Erleben*, ein Terminus, den sie zur Beschreibung ihres Ansatzes prägte – uns Richtlinien zur Anwendung künstlerischer Materialien bei der Exploration eigener (und fremder), individuell einzigartiger Eigenschaften zur Verfügung stellt. Ihr Hauptaugenmerk liegt auf der Erweiterung und der Vertiefung der Wahrnehmung durch das Bilden von Formen aus künstlerischen Materialien und auf dem Verstehen der visuellen Botschaften, die diese Formen vermitteln. Rhynes Ansatz fußt auf den Gesetzen der Gestaltpsychologie (Prägnanz, Geschlossenheit, Figurbildung, Ähnlichkeit und Nähe) und auf der Überzeugung, dass unsere Wahrnehmung von aktuellen Bedürfnissen, Erfahrungen und der Persönlichkeit des Einzelnen beeinflusst wird. Entscheidend beim therapeutischen Tun ist das Geschick, mit dem der Therapeut seine Erkenntnisse und Wahrnehmungen des Gesamtprozesses auf die Art und Weise, wie die Patienten ihr Leben und ihre Beziehung strukturieren und erleben, umzulegen vermag. Rhyne bricht eine Lanze dafür, dass Gestalttherapeuten das sensorische Gedächtnis effizienter nutzen, indem sie nonverbale, sensorische Erfahrungen wie etwa Bewegung und Körperwahrnehmung sowie die Arbeit mit künstlerischen Materialien anregen, statt ausschließlich auf der verbalen Ebene zu intervenieren.

In spielerischer Manier und unter Bezugnahme auf zahlreiche Beispiele aus seiner eigenen Kunstwerkstatt warnt Joseph Zinker (1971, 1973, 1977) vor den Fallen stereotyper und repetitiver Übungen und setzt sich stattdessen engagiert für das Erfinden individuell abgestimmter Experimente ein. Da er die Gestalttherapie an sich für einen schöpferischen Vorgang hält, fasst Zinker seine Position unter ihrem Grundlehrsatz zusammen, nämlich dass Gestalttherapie die „Erlaubnis, kreativ zu sein" sei (1990, S. 13).

Erving Polsters (1987) Faszination an den Lebensgeschichten seiner Patientinnen rührt an die Gemeinsamkeiten zwischen Schriftstellern und Therapeuten. Er behauptet, dass eine angemessen ausgesprochene Anerkennung von Seiten des Therapeuten, dass der Stoff aus dem Leben des Patienten einzigartig und interessant ist, an sich schon Heilkraft besitze. Durch die Einnahme schriftstellerischer Perspektiven und die Aneignung einer Reihe von dramaturgischen Kunstgriffen können Therapeuten den Patienten helfen, die Wunder ihres eigenen Lebensromans zu erkennen und einen zufriedenstellenden und wirksamen Weg im Umgang mit Narrativen zu erschließen.

---

3 Bei näherem Interesse an den Einzelheiten sei auf den geschichtlichen Überblick über die Entwicklung und über die theoretischen Grundlagen der kreativen Seiten der Gestalttherapie bei Amendt-Lyon (1999, 2001 a, b) verwiesen.

Violet Oaklander (1979, 1992) legt einen phänomenologischen Ansatz zur Arbeit mit Kindern und Jugendlichen auf dem Gebiet der Kunst und des schöpferischen Ausdrucks vor. Sie fordert Psychotherapeuten auf, sich bei ihren Patienten auf die Konsequenzen ihres Verhaltens zu konzentrieren und künstlerische Materialien als Katalysator und nicht zum Selbstzweck einzusetzen. Oaklander tritt für das Entwickeln eines eigenen therapeutischen Stils und eigener Präferenzen für Materialien ein.

Gestalt-Kunsttherapie, wie sie von Elaine Rapp (1980; Leedy und Rapp, 1973) praktiziert wird, eröffnet eine existenzielle Perspektive, die der Beziehung eines Individuums zu seiner Umgebung nachgeht, und dies mit einem breiten Spektrum von Experimenten mit formbaren Materialien. Die einzigartige künstlerische Schöpfung wird als Symbol mit persönlicher Bedeutung betrachtet, die sich mitteilen will.[4] Rapp befindet, dass sich kreatives Wachstum (also Gesundheit) dann ereignet, wenn die Kommunikation mit der Umgebung sinnvoll verarbeitetet wird, und sie rät zur Kooperation von Therapeutinnen aus den verschiedensten Ausdrucksdisziplinen.

Eine Zusammenfassung der Beiträge, die die Begründer und Pioniere der Gestalttherapie zu Theorie und Praxis geleistet haben, sollte den Terminus *Gestalt* überdies als ästhetisches Konzept handhaben, das die „gute Gestalt" anstrebt, im Sinne einer Verhaltens- und Emotionsäußerung, die zur interpersonellen Situation passt bzw. ihr entspricht, und indem man seinen eigenen Stil entdeckt und akzeptiert, vertraute Elemente in neue und gewinnbringende Information verwandelt und mit neuartigem, ungewohntem Verhalten experimentiert.

In den letzten fünfzig Jahren haben neben den Begründern der Gestalttherapie und den Pionierinnen in den USA zahlreiche Gestalttherapeuten in den Vereinigten Staaten und in Europa ein breites Spektrum künstlerischer Materialien in ihren Awareness-Trainings und in der Kreativitätsförderung, welche auf gestalttherapeutischer Theorie fußten, verwendet. Ihre Konzentration auf die Förderung kreativen Verhaltens und auf die schöpferischen Seiten psychotherapeutischer Interventionen hat zu einer Reihe wertvoller Rahmenempfehlungen geführt. Diese wohlbewährten Empfehlungen umschließen: das Alternieren zwischen verbalen und nonverbalen Ausdrucksformen (z.B. Malen oder Pantomime); das alternierende Einsetzen der dominanten und der nicht-dominanten Hand beim Zeichnen beziehungsweise die Arbeit mit Selbstporträts, die man mit jeder Hand fertigt; indem man die Notwendigkeit des Spielraums in der therapeutischen Situation betont, um etwa mit neuen Verhaltensweisen zu experimentieren oder Fantasien im sicheren Ambiente einer therapeutischen Praxis szenisch darzustellen; indem wir uns der Parallelen zwischen schöpferischen und therapeutischen Prozessen besinnen, allen voran der Notwendigkeit des Chaos' und der Auflösung eines missorganisierten Feldes, bevor Reorganisation stattfinden und eine entsprechende „gute Gestalt" entstehen kann; indem wir mit Polaritäten spielen und sie integrieren, beispielsweise uns jene Persönlichkeitsanteile wieder aneignen, die das Individuum üblicherweise an einen Partner de-

[4] Vgl. Groddeck (1990, S. 122–128) zum Thema ‚Krankheit als symbolischer, vitaler Ausdruck des Menschen'.

legiert, statt sie selbst auszuleben; indem wir etwa ein Erlebnis in einem bestimmten Sinnesmedium in einem anderen darstellen lassen, d.h. beispielsweise einen Traum zu tanzen oder die gegenwärtige Stimmung zu malen.

Das Ziel der Kunst sowie der Psychotherapie ist es, etwas Neuartiges in den Vordergrund zu holen, damit durch Transformation oder Reorganisation alter Bestandteile eine neue Konfiguration entsteht. „Das Wort ‚Information'", ruft Arnheim uns in Erinnerung, „bedeutet buchstäblich, ‚eine Form geben'; und Form braucht Struktur" (zitiert nach Miller, 1980, S. 88). Die Neigung der menschlichen Natur, vertraute Elemente zu formen und zu transformieren und daraus neue Information hervorzubringen und die eigenen Erfahrungen in der Welt so umzugestalten, dass sie verarbeitbar und integrierbar sind, spiegelt sich sowohl in der Welt der Kunst als auch in der psychotherapeutischen Praxis wider. Durch den Akt, Einzigartiges und Sinnvolles zu schaffen, verleihen wir der menschlichen Erfahrung Gestalt.

IV. Auf dem Weg zu einem gestalttherapeutischen Konzept zur Förderung des schöpferischen Prozesses

Während ich der Entwicklung der ästhetischen und kreativen Dimensionen der Gestalttherapie eingehend nachging, bin ich auf zahlreiche miteinander verwandte Einflussfaktoren auf den kreativen therapeutischen Prozess gestoßen. Zur besseren Erfassung ihrer miteinander in Beziehung stehenden Aspekte werde ich sie zur näheren Erörterung in Gruppen zusammenfassen. Ich beabsichtige, die gestalttherapeutische Ausformung dieser Einflüsse sowie Autoren anderer therapeutischer Richtungen zu behandeln, die sich in diesen Belangen nicht im Widerspruch zur Gestaltphilosophie befinden, und darüber hinaus solche, die den Gestaltansatz durch wesentliche Facetten ergänzen. Ich habe mir zum Ziel gesetzt, ein gestalttherapeutisches Konzept zur Förderung des schöpferischen interpersonellen Ausdrucks und Prozesses vorzulegen. Dieser Ansatz ist mit technik-orientierten, oft kategorisch ausgerichteten Sichtweisen in der Arbeit mit künstlerischen Materialien, welche Subjektivität und die Wechselbezüglichkeit des Prozesses ignorieren, nicht vereinbar. Dieses Konzept muss sich auch von jenen therapeutischen Zugängen abheben, welche künstlerische Medien lediglich als willkommenes Mittel sehen, stagnierende therapeutische Interaktionen zu beleben, ohne dass eine Reflexion auf dem Hintergrund gestalttherapeutischer Theorie stattfände. Oder noch schlimmer: Besagte Zugänge benutzen Methoden, die sie als „Techniken" schöpferischen Ausdrucks aus der Gestalttherapie herausgelöst und ihrer theoretischen Basis entkleidet haben, als Lockerungsübung, oder um vermeintliche Bedürfnisse von Patienten oder Klienten zu befriedigen. Das wird oft versucht, um die eigene Methode attraktiver erscheinen zu lassen, als es die reichlich asketischen Erfordernisse eher verbal ausgerichteter therapeutischer Methoden sind.

A. Wie man produktives Denken, Einsicht und schöpferische Anpassung stimuliert

Das nunmehr vorliegende Konzept setzt bei der Beziehung zwischen Wertheimers Idee des produktiven Denkens und dem gestalttherapeutischen Begriff der kreativen Anpassung an. Laura Perls tat unmissverständlich kund, wie wesentlich die Lehren der Gestaltpsychologie für die Entwicklung der Gestalttherapie seien: „Wer die Gestalttherapie theoretisch verstehen will, soll sich vertraut machen mit den Arbeiten *Wertheimers* über das produktive Denken, *Lewins* über die unvollendete Gestalt und die wesentliche Bedeutung des Interesses für Gestaltformierung und *Kurt Goldsteins* über den Organismus als unteilbare Ganzheit" (Perls L, 1989, S. 107).

Eine ähnliche Verbindung hat Portele (1996) zwischen Wertheimers Begriff des produktiven Denkens und dem, was F. Perls und Goodman *schöpferische Anpassung* nannten, hergestellt. Produktives Denken ist auf jene Art intellektueller Selbstständigkeit aus, die Einsicht, ganzheitliche Wahrnehmung und Bedeutungsgebung erfordert. Zu den Gesetzen der Gestalttheorie, welche für diesen Prozess unerhört wichtig sind, gehören (1) das Prinzip der *Prägnanz,* welches besagt, dass Wahrnehmungsinhalte die jeweils bestmögliche Form unter den jeweiligen Umständen annehmen und (2) die Tendenz aufweisen, gute Gestalten zu bilden, wie an der Organisation des Feldes ersichtlich ist, welche auf größtmögliche Klarheit und Einfachheit dringt. Wenn unser produktiver Denkprozess, der sich an die für eine Situation charakteristischen Erfordernisse hält, blockiert ist, und wir die Information aus unserer Umgebung nicht angemessen verarbeiten können, kann es zu struktureller Blindheit, einem Mangel an Klarheit, zu Panikreaktionen aufgrund von Ungeduld oder Verwirrung kommen, was die Folge krampfhaften, aber lückenhaften Nachdenkens sowie funktioneller Fixiertheit ist (Wertheimer, 1964, S. 226–235). Die kreative Anpassung ist auch ein ganzheitlicher Prozess innerhalb des Organismus/Umwelt-Feldes, der miteinander verbundene sensorische, motorische, emotionale und intellektuelle Aspekte umfasst. Wenn wir nach der „guten Gestalt" streben, geht damit schöpferische Anpassung einher, wozu das Aufgeben chronisch dysfunktionaler Verhaltensmuster und die optimale Nutzung unserer Wahrnehmungsfunktionen und verfügbarer Ressourcen im Zusammenspiel mit den gegebenen Umständen der aktuellen Lebenssituation gehören, was Einsicht und das Ausstatten mit neuem Sinn mit einschließt.

So ließ ich beispielsweise einen extrem intellektuellen erwachsenen Patienten, der an Panikreaktionen und irrationalen Ängsten litt, sobald er des Abends allein zu Hause war, einen Dialog zwischen zwei Sesseln führen, deren einer die Ängste, deren anderer seinen logischen Verstand repräsentierte. Er hatte der unbehaglichen Situation des Alleinseins unermüdlich zu entrinnen gesucht, in der Hoffnung, dass das seine Panikreaktionen lösen werde. Er hatte auch versucht, mir eine magische Formel zu entlocken, welche die Ursache seiner Ängste auf intellektuellem Wege auflösen würde. In der Rolle seiner Ängste war er sprachlos, sein Muskeltonus schwach. An diesem Punkt unseres therapeutischen Prozesses ließ ich mich auf das Risiko ein, in die Rolle seiner irrationalen Ängste zu schlüpfen; ich verlieh meinen Fantasien Stimme, indem ich an seine logische

Seite appellierte: „Du musst mich spüren! Ich bin der einzige Anteil in deinem Leben, der sich nicht rational erklären oder berechnen lässt! Du kannst dir nicht vormachen, dass ich nicht vorhanden bin! Ich will von dir gesehen werden, hör auf mich! Ich bin Teil von dir und ich ergebe Sinn! Versuche nicht, mich abzuschneiden!" Plötzlich schüttelte es ihn, er ließ seinen Kopf hängen und er weinte leise. Als er durch diesen emotionalen Zustand durchgetaucht war, sah er mir direkt ins Gesicht und bemerkte: „Das ist für mich ein Wendepunkt. Ich möchte meine Ängste nun akzeptieren, aber ich weiß nicht, wie das geht." Das Anerkennen eines entfremdeten Anteils seiner selbst war ein wichtiger Schritt in Richtung Integration.

B. Die Anwendung der Prinzipien der Gestalttheorie und die Reorganisation des Feldes auf der Suche nach der „guten Form"

Wallen (1971) strich die Bedeutung der gestaltpsychologischen Theorie für den Gestaltansatz heraus und schlug dabei drei Grundaufgaben vor, die als Richtlinien für gestalttherapeutische Interventionen dienen sollten:

> Zunächst gilt es, das schlecht organisierte Feld des Patienten aufzubrechen. Der Patient verfügt über bestimmte standardisierte Methoden, um ein Bedürfnis in einer Beziehung wahrzunehmen und darauf handelnd zu reagieren. Der Gestalttherapeut isoliert Abschnitte dieses Feldes in der Weise, dass die selbst-regulierende Tendenz des Neurotikers in kleinere Untereinheiten aufgebrochen werden kann. Dies führt letztlich zur Reorganisation sowohl des motorischen Feldes wie des Wahrnehmungsfeldes. Der Gestalttherapeut arbeitet auch daran, jede nur auftauchende Figur zu verstärken. (...) Der Therapeut arbeitet an der Loslösung des Impulses, damit dieser das Feld organisieren kann (Wallen, 1971, S. 12–13).

Therapeut und Patient bemühen sich darum, die Fähigkeit der Selbstkontrolle des Patienten zu einer Sache seiner bewussten Wahl zu machen, womit sie dem Grundsatz der (Selbst-)Verantwortung in der Gestalttherapie Rechnung tragen. Indem sie zulassen, dass vertraute Elemente durcheinander geraten, neu gewichtet und re-konfiguriert werden, führt dies zu neuer Bedeutung und zu verschiedenen wechselseitigen Beeinflussungen zwischen dem Ganzen und seinen Teilen.

Als eine Patientin sich schmollend darüber beklagte, dass ihr während der Sommerpause allerlei Missgeschicke widerfahren seien, fiel mir auf, wie sie beim Sprechen die Fäuste ballte, wie um einen Impuls zurückzuhalten. Ich schlug ihr vor, an dem nörgelnden Ton in ihrer Stimme zu arbeiten in Kombination mit der Aggression, die sie gegen sich selbst richtete, indem sie ihre Fäuste ballte, statt ihren Ärger direkt anzubringen. Dadurch dass sie ihren Ton verstärkte und mit einem festen Gummiball in einer jeden Hand experimentierte, konnte ihr Ärger gegen mich, weil ich eine sechswöchige Sommerpause eingelegt hatte, schlussendlich doch zum Ausdruck kommen.

C. Wahrnehmen und Verstehen unter Berufung auf einen prozessorientierten Ansatz

Der interaktive Prozess zwischen Wahrnehmen und Verstehen kann durch die Anwendung von Methoden und Materialien aus den expressiven Künsten gefördert werden. Figur und Hintergrund, die gerichteten Spannungen und das Zusammenspiel der Kräfte, welches ein Individuum an den Tag legt, wahrzunehmen und zu verstehen zu suchen und es in den Lebenskontext dieses Menschen zu platzieren – kurzum, Sinn innerhalb der jeweiligen Gegebenheiten finden zu helfen – all das sind wesentliche Facetten therapeutischer Tätigkeit.

Eine Patientin, die an einem sie außer Gefecht setzenden Schwindel und an Panikattacken litt, gewann Einblick in die Funktion ihrer Symptome mit Hilfe eines Rollenspiels, eines Trialogs mit ihren zwei Tanten. Sie, die normalerweise zusammengesunken auf dem Sessel saß, kaum ausatmete und ihre Stimme in unnatürliche Höhen trieb, war verblüfft, wie außerordentlich wohl sie sich in der Rolle einer ihrer Tanten fühlte. In dieser Rolle, in der Haltung und Atmung nahezu gänzlich zusammenbrachen, wurde die Funktion ihrer anhaltenden Symptome langsam deutlich, indem sie mit sichtlicher Genugtuung kundtat: „Jetzt bis du eine von uns! Wir leiden alle an denselben Symptomen und jetzt können wir dich voll als Frau in unserer Familie akzeptieren. Nur weiter so!" Der Prozess, in dem sich ihre dysfunktionalen Muster herausgebildet hatten, konnte erlebt werden, und es wurde ihr bewusst, wie sie sich in ihre hartnäckigen Symptome hineinmanövriert hatte.

D. Die Berücksichtigung der strukturellen Beziehung zwischen Erfahrung und Ausdruck und das Finden eines persönlichen Sinns im eigenen Lebenskontext

> Diese neue psychologische Denkweise lässt uns daher Sehen als eine schöpferische Kraft des menschlichen Geistes bezeichnen. Wahrnehmen vollbringt auf der sinnlichen Ebene, was im Bereich des Denkens Verstehen genannt wird. Jeder nimmt im Sehen, wenn auch in bescheidener Weise, die bewunderte Begabung eines Künstlers vorweg, die Gestalten hervorbringt und dadurch Erfahrung als gestaltete Form wiedergibt. Sehen ist Einsehen (Arnheim, 1965, S. 33 f).

Arnheim befindet, dass der Ausdruck einer Schöpfung nicht von den Eigenschaften der Wahrnehmung an sich, sondern von den Kräften, die sie im Nervensystem des Betrachters erregen, übermittelt wird. Sein Konzept des Isomorphismus unterlegt eine strukturelle Affinität zwischen Reizmuster und Ausdruck, den jenes vermittelt (ibid., S. 386 f): ein wahrnehmbarer Ausdruck wohnt jedem klar formulierten Objekt beziehungsweise Vorgang inne. Die strukturelle Beziehung zwischen innerer Erfahrung und externem Ausdruck kann die Gestalt einer Metapher, eines Symbols oder eines greifbaren Erzeugnisses annehmen. Ein Beispiel, das Arnheim anführt, sollte bei den meisten Gestalttherapeuten eine Assoziation auslösen: Er spricht über eine Person, die nicht schlucken kann, weil es in ihrem Leben einmal etwas gegeben hat, das nicht „im Ganzen geschluckt" werden konnte. Diesem Gedankengang folgend habe ich Belege zur strukturellen Verwandtschaft zwischen den Schöpfungen der Patienten und ihrem gegenwärtigen emotionalen Zustand gefunden. Die Herausforderung der therapeutischen Tätigkeit besteht also unter anderem darin, der Wahrnehmung und der Bewusstwerdung der Phänomene, wofür diese Schöpfungen Ausdruck sind, an die Oberfläche zu verhelfen. Genau dieses „Zwischen-Uns", diese Beziehung zwischen Therapeut und Patient, bildet den Kontext, in dem sich eine Figur aus dem Hintergrund herausschält. Wenn wir wollen, dass sich unsere Arbeit konsolidiert, müssen wir auf den schöpferischen Prozess in seiner Ganzheit reagieren. Im Fall eines gemalten Bildes beispielsweise bedeutet das, dass wir auf das Zusammenspiel zwischen Formen und Richtungen eingehen müssen, darauf, was sich als Figur und was als Hintergrund herauskristallisiert, auf die Muster, auf die Bezogenheiten und Isoliertheiten, wir müssen die Farben und deren Bedeutung sowie affektive Zustände, Atmung, Gedanken oder Fantasien während des Malens selbst reflektieren und zu begreifen suchen, was dieser Prozess innerhalb der therapeutischen Beziehung und im Leben des Patienten außerhalb der Therapie zu bedeuten hat.

Mit anderen Worten schließt die therapeutische Beziehung das gemeinsame Reflektieren des während des schöpferischen Prozesses Erlebten mit ein. Während der Bearbeitungsphase der Sitzungen konzentrieren wir uns auf die persönlichen Bedeutungen und Implikationen dieser neu gewonnenen Erkenntnisse im Lebenskontext des Patienten. Dazu gehört das Erfassen von Mustern, Verbindungen und Wiederholungen sowie das Hereinholen der Zukunft ins Hier und Jetzt und die Besprechung dessen, was wir als Nächstes erwarten, und wie der Patient mit diesen Einsichten in naher Zukunft umgehen möchte.

E. Vertrautes in Neues und Kostbares verwandeln, Risikofreude und die Bereitschaft, sich überraschen zu lassen. Produktiver Umgang mit Humor, Metaphern und Fehlleistungen

Mein Umgang mit den schöpferischen Seiten der therapeutischen Beziehung ist durch Albert Rothenberg, der die kreativen Verfahren einer erfolgreichen psychotherapeutischen Praxis untersucht hat, enorm bereichert worden. Während die gängige Definition von „Kreativität" die „Fähigkeit oder den Zustand, etwas ins Leben zu rufen" bedeutet, definiert Rothenberg den kreativen Prozess und die Kreativität als „Zustand, die Fähigkeit und die Bedingungen, Objekte und Geschehnisse hervorzubringen, die neu *und* wertvoll sind" (Rothenberg, 1989, S. 14).

Rothenbergs Studie konzentrierte sich nicht nur auf die kreativen Abläufe bei Patienten, sondern auch auf die kreativen Arbeitsweisen von Therapeuten. Er ermutigt diese, schöpferische Aktivitäten nicht nur bei ihren Patienten anzuregen, sondern sich auch auf ihr eigenes kreatives Tun und auf ihren Wagemut in der therapeutischen Beziehung einzulassen. Damit fungiere er als Modell oder Identifikationsfigur für den Patienten. Die beiden schöpferischen Operationen, denen Rothenberg sich detailliert widmet, betreffen sämtliche Sinnesmodalitäten und wirken über die produktive Integration zweier verschiedener oder gar gegensätzlicher Ziele oder Ideen. Der erste, der gleichräumige Prozess, „besteht aus *dem aktiven Vorstellen von zwei oder mehr einzelnen {diskreten} Gegenständen, {die denselben Raum einnehmen}, eine Vorstellung, die zum Zusammenfügen und zur Artikulation neuer Identitäten führt* (ibid., S. 22 f), während der zweite, der „janushafte Prozess aus der *gleichzeitigen Vorstellung von zwei oder mehr Gegensätzen oder Antithesen*" (ibid., S. 28 f) besteht.

Diese Ansätze zur produktiven Integration mögen Gestalttherapeuten an die Vorgänge der Umfassung oder Einschließung (*inclusion*) erinnern, d.h. an die therapeutische Aufgabe, sich gleichzeitig seiner selbst und des anderen bewusst zu sein (Yontef, 1993), und an unsere bewährte Methode des Arbeitens mit Polaritäten. Da mein eigener therapeutischer Stil sich durch den Einsatz von Humor, Metaphern und durch das, was gemeinhin als Freudsche Fehlleistung bekannt ist, auszeichnet, unterschreibe ich Rothenbergs Überlegungen zu deren Funktion innerhalb therapeutischer Interventionen voll und ganz. Die wirkungsvolle Verwendung von Metaphern, Humor (Paradox und Ironie) und Fehlleistungen ist ein Musterbeispiel psychotherapeutischer Kunst, das Konkrete mit dem Abstakten zu verbinden, das Vorstellungsvermögen anzuregen und Wertschätzung zu vertiefen. Darüber hinaus zeugt diese Vorgehensweise von der Bereitschaft des Therapeuten, sich als Identifikationsfigur zur Verfügung zu stellen, indem er auf seine Intuition vertraut und bereitwillig das Risiko auf sich nimmt, eigene Wahrnehmungen auf ungewöhnliche Art und Weise zu artikulieren. Neue Bedeutungen der Konflikte und Dysfunktionen des Patienten zeigen sich spontan und werden von einem Gefühl des Überraschtseins und von plötzlichem Erkennen begleitet. Neue Vorstöße im Erkennen und im Fühlen gehen miteinander Hand in Hand. Rothenberg liefert zudem eine berührende Darstellung von der Wechselbeziehung zwischen dem schöpferischen psychotherapeutischen Prozess und den Interventionen, die empathischem Verstehen erwachsen. Er merkt an, dass der Akt des Gebens an andere ein Charakteristikum kreativen Handelns sei, womit er uns die Essenz helfender Berufe in Erinnerung ruft (vgl. Rothenberg, 1989, S. 232).

F. Prozessorientierte Diagnostik, Kenntnis der Indikationen und Kontraindikationen beim Einsatz verschiedener Methoden und Materialien und die dialogische Beziehung

Die kategorische Handhabung von Indikation und Gegenindikation bestimmter Materialien und Methoden bei gewissen Störungen und Störungsbildern stellt definitiv mehr Hürde als hilfreiche Unterstützung für einen Therapeuten dar, der sich um die Förderung kreativen Ausdrucks und schöpferischer Interaktion bemüht. So wie die Gestalttherapie gegenüber der Diagnostik eine prozessorientierte Haltung einnimmt, welche die Suche nach Sinn innerhalb der einzigartigen interpersonellen Verhaltensstruktur des Patienten und der dialogischen Beziehung mit einschließt (z.B. Yontef, 1993; Staemmler, 1999), so ist dieser prozessorientierte Ansatz auch bei der Anwendung künstlerischer Materialien und Methoden praktikabel. Prozessorientierte Diagnostik berücksichtigt ein Reihe von Faktoren, wozu auch die Persönlichkeitsstruktur des Patienten und in gleichem Maße die des Therapeuten, die zwischenmenschlichen Beziehungsmuster und ungelöste Konflikte sowie die Dynamik therapeutischer Interaktion gehören.

Es gibt endlos viele Wege, mit den Schwierigkeiten und Leidenszuständen eines Menschen umzugehen. Die Wirksamkeit einer therapeutischen Interaktion hängt von den verfügbaren Fertigkeiten ab, eine geeignete Atmosphäre zu schaffen und über das gewählte Medium zusammenzuarbeiten. Welches Medium oder welche Methode tatsächlich ausgesucht werden, hängt mit Faktoren zusammen wie den aktuellen Problemen, mit denen sich der Patient herumschlägt; mit den Problemlösungsfähigkeiten des Therapeuten; mit der Verfügbarkeit von Zeit, Raum und Finanzen; mit der Attraktivität, die bestimmte Materialien auf Patient wie Therapeut ausüben; mit den Situationen und Phasen der Behandlung, die sich zur Anwendung künstlerischer Materialien besonders anbieten; und mit externen Faktoren, zum Beispiel, ob eine Behandlung stationär oder ambulant erfolgt. Nicht minder müssen die Risikofaktoren, die mit der Anwendung dieser Medien verbunden sind, gelehrt und ernst genommen werden (vgl. Franzke, 1989, S. 221–259).

Es gibt weder eine Methode, die sich als Allheilmittel einsetzen ließe, noch so etwas wie *die* alleinige Technik zur Behebung einer spezifischen Dysfunktion oder eines Symptoms. In der Praxis zeigt sich sehr rasch, dass die verschiedenen Materialien von unterschiedlicher Attraktivität und Wirkung auf verschiedene Patienten sind. Der Therapeutin obliegt die knifflige Aufgabe, die Kunst und Wissenschaft zu erlernen, verschiedene schöpferische Ausdrucksmittel anzubieten, indem sie ihre Patienten in deren gerade aktuellen, kognitiven und emotionalen Aufenthaltsorten „abholt" und eine Atmosphäre fördert, in der spielerischer Austausch möglich und ein passendes Mittel für diese Form zwischenmenschlicher Kommunikation gefunden wird.

Um ein Beispiel zu geben: Ein junger Patient, der geradezu besessen von dem Wunsch war, von seiner Mutter Anerkennung für seine Leistungen an der Universität zu erhalten, hatte den Großteil einer Sitzung darauf verwendet, über seine bisherigen akademischen Errungenschaften zu berichten. Sein Erzählen war jedoch bar jeglicher emotionaler Beteiligung, und ich ertappte mich dabei, dass ich mich langweilte und ungeduldig wurde. Da es sich hierbei um ein Muster handelte, das wir schon zuvor miteinander durchgespielt hatten, entschloss ich mich, das Kommunikationsmedium zu wechseln, um an die vermiedenen emotionalen Seiten seiner Narrative heranzukommen. Ich setzte mich auf den Teppich und griff nach einem Plastikball, der, wenn man ihn rollte, Laute von sich gab, die einer menschlichen Stimme ähnelten. Als er auf den Patienten zurollte, begann dieser zu kichern; er wirkte erleichtert und stieß den Ball energisch zu mir zurück. Dann nahm ich ein Stofftier, ein flauschiges, gelbes Krokodil, und antwortete ihm, indem ich das Krokodil als Handpuppe verwendete und sinnlose Silben von mir gab. Er ließ sich auf den Teppich fallen und griff nach der Figur eines Affen und ließ ihn mir antworten. Nach diesem heiteren Duell und einer Menge Gelächter bemerkte er, verlegen grinsend: „Es fühlt sich wunderbar an, Sie nicht beeindrucken zu müssen wie meine Mutter."

G. Wie man Spiel- und Erfahrungsraum zwischen Therapeut und Patient herstellt, authentischen Selbstausdruck fördert und einen unverwechselbaren Beziehungsstil entwickelt

Im Allgemeinen befähigen spielerische Experimente das Individuum, Lebenswirklichkeit und Anforderungen in seinem Lebenskontext vorwegzunehmen. Die therapeutischen Methoden, die sich solche kreativen und übenden Techniken zu eigen gemacht haben, bieten einen wichtigen Ansatz für die Arbeit mit Kindern, Jugendlichen und Erwachsenen. In dieser Hinsicht sind die Sichtweisen des Kinderpsychoanalytikers Winnicott und die F. Perls' in Bezug auf das Therapieziel ohne weiteres vereinbar:

> Psychotherapie geschieht dort, wo zwei Bereiche des Spielens sich überschneiden: der des Patienten und der des Therapeuten. Psychotherapie hat mit zwei Menschen zu tun, die miteinander spielen. Hieraus folgt, dass die Arbeit des Therapeuten dort, wo Spiel nicht möglich ist, darauf ausgerichtet ist, den Patienten aus einem Zustand, in dem er nicht spielen kann, in einen Zustand zu bringen, in dem er zu spielen imstande ist. (...) Gerade im Spielen und nur im Spielen kann das Kind und der Erwachsene sich kreativ entfalten und seine ganze Persönlichkeit einsetzen, und nur in der kreativen Entfaltung kann das Individuum sich selbst entdecken (Winnicott, 1989, S. 49 und S. 66).

„Kreativität und Anpassung sind Gegenpole, sie sind wechselseitig notwendig" (Perls F et al., 1997, S. 13). Perls und Goodman haben in ihrer Beschreibung der kreativen Anpassung und der fortschreitenden Integration schöpferische Künstler mit Kindern verglichen, indem sie die Aufmerksamkeit vor allem auf die Struktur der künstlerischen Arbeit und des kindlichen Spiels lenkten und die Behauptung aufstellten, dass ein ebensolcher mittlerer Modus der Akzeptanz und des Wachstums bei der kreativen Anpassung überhaupt am Werke sei (vgl. ibid., S. 29 f). Die Lehrmeinung, dass Spontaneität als Beweis heilender Einsicht gelten dürfe, ist offenbar auch mit Winnicotts Auffassung kompatibel.

H. Die persönliche Vertrautheit mit Materialien und Methoden

Und doch besteht eine weitere grundlegende Voraussetzung für die therapeutische Anwendung künstlerischer Methoden durch Therapeuten darin, dass sie selbst in den angebotenen Materialien und Methoden ausreichend erfahren sein sollten. Die persönliche Vertrautheit mit den angewandten Methoden befähigt sie nicht nur zur besseren Einschätzung, wie Patienten jene erleben und auf sie reagieren werden; sie sensibilisiert den Therapeuten auch für die Gefahren der Überstimulation und der unzureichenden Aufarbeitung dessen, was der Patient erlebt hat. Wenn Therapeuten auf eigene Erfahrungen zurückgreifen können, sind sie nicht nur gewärtig, dass ein und dasselbe Material auf ein und dieselbe Person in den verschiedenen Therapiephasen unterschiedliche Anziehung ausübt, sondern auch, dass derselbe Stoff, Ton etwa, den Wunsch auslösen kann, ihn heftig zu kneten, was einen Vitalitätsbeweis erbringen würde, dass er aber auch Ekelreaktionen und Ängste, sich schmutzig zu machen und die Kontrolle zu verlieren, hervorrufen kann.

V. Conclusio

Meine Absicht lag darin, eine schöpferisch praktizierte Gestalttherapie sowohl als Wissenschaft als auch als Kunst darzustellen. Seit ich in meiner Praxis den Einfluss der Theorie auf die Praxis und vice versa zulasse, habe ich mehr Anregung erfahren und bessere Ergebnisse verzeichnen dürfen. Das hat mich motiviert, meinem Urteil und meiner Intuition zu vertrauen und das „Dazwischen" mit meinen Patienten auszuloten, was auch ein gewisses Risiko in sich birgt. Indem ich der neuartigen, wertvollen Reorganisation vertrauter Gegebenheiten den Weg ebne, ist es das Überraschungsmoment und der unerwartete Blickwinkel beziehungsweise die Rückmeldung, die größere Veränderungen bewirken, indem sie das Gewahrsein unserer Patienten eher erhöhen als die bloße Reproduktion von Erwartetem. Der Umstand, dass Methoden aus den expressiven Künsten in der Gestalttherapie gelegentlich ohne theoretische Reflexion verwendet worden sind, und zwar entweder im Sinne eines *L'art pour l'art,* um einen flauen therapeutischen Kurs aufzufrischen, oder als Methode, die Gestalttherapie gegenüber asketischeren Methoden als „nährend" oder gar als Abenteuer verheißende, praktische „Hilfstechnik" darzustellen, ist bedauerlich.[5] Ein oberflächlicher Gebrauch künstlerischer Materialien oder gestalttherapeutischer Interventionen scheint die Fehlmeinung über die Gestalttherapie widerzuspiegeln, die Laura Perls (1978) und Isadore From (1984) zur Diskussion stellten. Wenn man bestimmte Methoden und Medien ohne Einbettung in die dazugehörige Theorie zum Einsatz bringt, zeugt dies nicht gerade von professioneller Ernsthaftigkeit. Eine gute Theorie bewirkt eine gute Praxis und vice versa. Folglich trete ich mit ganzem Herzen dafür ein, Ausbildungskandidaten das theoretische Fundament, auf dem die Arbeit mit kreativen Prozessen und künstlerischen Materialien ruht, zu lehren und ihren ureigenen therapeutischen Stil zu fördern. Ausgehend von meiner eigenen Erfahrung als Therapeutin und Supervisorin bin ich zu der Überzeugung gelangt, dass das Verständnis und die Wertschätzung der Beziehung zwischen Theorie und Praxis Therapeuten wie Kandidaten in ihren eigenen schöpferischen Prozessen sowie bei ihrem Umgang mit Patienten inspirieren werden. Dies sorgt für eine genussvolle und befriedigende Arbeit.[6]

Literatur

Amendt-Lyon N (1999) Kunst und Kreativität in der Gestalttherapie. In: Fuhr R, Srekovic M, Gremmler-Fuhr M (Hrsg) Handbuch der Gestalttherapie. Hogrefe, Göttingen, S 857–877

Amendt-Lyon N (2001a) Art and creativity in Gestalt therapy. Gestalt Review 5(4): 225–248

Amendt-Lyon N (2001b) „No risk, no fun!" A reply to commentaries. Gestalt Review 5(4): 272–275

---

[5] Vgl. Schreyögg A (1991) Supervision. Ein Integratives Modell. Junfermann, Paderborn.

[6] Die Autorin ist Marc Erismann für seine theoretischen Anregungen zu tiefer Dankbarkeit verpflichtet.

Arnheim R (1965) Kunst und Sehen. Eine Psychologie des schöpferischen Auges. De Gruyter, Berlin
Burley T (1998) Minds and brains for Gestalt therapists. Gestalt Review 2(2): 131–142
Franzke E (1989) Der Mensch und sein Gestaltungserleben. Psychotherapeutische Nutzung kreativer Arbeitsweisen. 3., korr. Auflage. Hans Huber, Bern Stuttgart Toronto
Groddeck G (1990) Krankheit als Symbol. Schriften zur Psychosomatik. Fischer, Frankfurt/M
From I (1984) Reflections on Gestalt therapy after thirty-two years of practice: A requiem for Gestalt. Gestalt J VII(1): 4–12
Kitzler R, Perls L, Stern M (1982) Retrospects and prospects: A trialogue between Laura Perls, Richard Kitzler and E. Mark Stern. Voices 18(2): 5–22
Kurdirka N, Perls L (1982) A talk with Laura Perls about the therapist and the artist. Voices 18(2): 29–37
Leedy J, Rapp E (1973) Poetry therapy and some links to art therapy. Art Psychotherapy 1: 145–151
Miller MV (1980) Notes on art and symptoms. Gestalt J III(1): 86–98
Oaklander V (1979) Gestalt therapy approach with children through the use of art and creative expression. In: Marcus EH (ed) Gestalt therapy and beyond: An integrated mind-body approach. Meta, California, S 235–247
Oaklander V (1992) Gestalttherapie mit Kindern und Jugendlichen. Klett-Cotta, Stuttgart
Perls F (1948) Theory and technique of personality integration. In: Stevens JO (ed) (1977) gestalt is. Bantam, New York, pp 44–69
Perls F, Hefferline R, Goodman P (1997) Gestalttherapie. Grundlagen. Dtv, München
Perls L (1971) Two instances of Gestalt therapy. In: Pursglove P (ed) Recognitions in Gestalt therapy. Harper Colophon, New York Evanston San Francisco London, pp 42–63
Perls L (1978) Concepts and misconceptions of Gestalt therapy. Voices 14(3): 31–36
Perls L (1989) Leben an der Grenze. Edition Humanistische Psychologie, Köln
Perls L, Rosenfeld E (1982) A conversation between Laura Perls and Edward Rosenfeld. Voices 18(2): 22–29
Polster E (1987) Every person's life is worth a novel. WW Norton, New York
Portele H (1996) Max Wertheimer. Gestalttherapie 10(2): 4–13
Rapp E (1980) Gestalt art therapy in groups. In: Ronall R, Feder B (eds) Beyond the hot seat. Brunner/Mazel, New York, pp 86–104
Rhyne J (1971) The Gestalt art experience. In: Fagan J, Shepherd IL (eds) Gestalt therapy now. Theory techniques applications. Harper & Row, New York Evanston San Francisco London, pp 274–284
Rhyne J (1973) The Gestalt approach to experience, art, and art therapy. Amer J of Art Therapy 12(4): 237–248
Rhyne J (1980) Gestalt psychology/Gestalt therapy: Forms/contexts. Gestalt J III(1): 76–84
Rhyne J (1996) The Gestalt art experience. Patterns that connect. Magnolia Street Publishers, Chicago
Rothenberg A (1989) Kreativität in der Psychotherapie. Edition Humanistische Psychologie, Bergisch Gladbach
Schreyögg A (1991) Supervision. Ein Integratives Modell. Junfermann, Paderborn
Staemmler F (1999) Verstehen und Verändern – Dialogisch-prozessuale Diagnostik. In: Fuhr R, Srekovic M, Gremmler-Fuhr M (Hrsg) Handbuch der Gestalttherapie. Hogrefe, Göttingen, S 673–682
Vich M, Rhyne, J (1967) Psychological growth and the use of art materials: Small group experiments with adults. J of Humanistic Psych 7(1): 163–170
Wallen R (1971) Gestalt therapy and Gestalt psychology. In: Fagan J, Shepherd IL (eds) Gestalt therapy now. Theory techniques applications. Harper & Row, New York Evanston San Francisco London, pp 8–13
Wertheimer M (1964) Produktives Denken. Kramer, Frankfurt a. M
Winnicott DW (1989) Vom Spiel zur Kreativität. Klett-Cotta, Stuttgart
Yontef G (1993) Awareness, dialogue & process. Essays on Gestalt therapy. Gestalt J Press, Highland, New York
Zinker J (1971) Dreamwork as theatre. Voices 7 (2): 18–21

Zinker J (1973) Gestalt therapy is permission to be creative. A sermon in praise of the use of experiment in Gestalt therapy. Voices 9(4): 75
Zinker J (1977) Creative process in Gestalt therapy. Brunner/Mazel, New York
Zinker J (1990) Gestalttherapie als kreativer Prozess. Junfermann, Paderborn

Auf der anderen Seite des Mondes: Die Bedeutung impliziten Wissens für die Gestalttherapie[1]

Daniel N. Stern und die Boston Change Process Study Group[2]

Danke, Margherita und Giovanni. Das ist nun, glaube ich, unser drittes Zusammentreffen. Über die Literatur haben wir uns ja schon vor Palermo[3] kennen gelernt, wir haben damit sozusagen das Terrain bereitet. Als wir uns in Palermo kennen lernten, haben wir drei uns, so würde ich behaupten, sofort ineinander verliebt. Der wahre Grund, hier zu sein, ist also der Wunsch, unsere Affäre fortzusetzen. Tatsächlich werden uns, wie den meisten Verliebten, allerlei Unstimmigkeiten ins Haus stehen, und das wird vermutlich der amüsante Teil unserer Gespräche sein.

Was ich während dieses Seminars zum einen Teil ansprechen möchte, ist „die andere Seite des Mondes", da wir alle davon ausgehen, dass die Beziehung wichtig ist und ihr der Vorzug über dem Inhalt eingeräumt werden sollte. Wir werden nicht über die beiden Seiten des Mondes reden. Ich will über das implizite Wissen sprechen, das nie wirklich in Worte gefasst worden ist und eine gewichtige Rolle im Kontext und in der Art und Weise, wie Menschen sich durch Psychotherapie verändern, spielt. Viele Psychotherapien bedienen sich nonverbaler Techniken, aber von der bemerkenswerten Rolle, die das Nicht-Explizite oder eben Implizite spielt, und davon, wie es wirklich arbeitet, ist nie die Rede. Das ist komisch, da wir in vielen Therapien wie etwa der Körpertherapie und in einigen Gestalttechniken auf das implizite Wissen des Patienten aus sind, aber dann übertragen wir es in narratives explizites Wissen. Mein Gefühl ist, dass die Gestalttherapie sehr wohl vom impliziten Wissen weiß und es auch nutzt, aber

---

[1] Dieses Kapitel ist das Transkript eines Vortrags, den der Autor in Syrakus am 8. Januar 2002 anlässlich eines Seminars mit dem Titel „Kreative Improvisation in der Psychotherapie" gehalten hat. Das Seminar war vom Istituto di Gestalt organisiert worden, das von Margherita Spagnuolo Lobb und Giovanni Salonia geleitet wird. Der Autor hat den Text zwar bearbeitet, die mündliche Erzählweise jedoch beibehalten. Transkript: Stefania Benini.

[2] Zu den Mitgliedern dieses Forscherteams, das sich mit den veränderungswirksamen Faktoren in der Psychotherapie befasst, gehören: N. Bruschweiler-Stern, A. Harrison, K. Lyons-Ruth, A. Morgan, J. Nahum, L. Sander, D. Stern und E. Tronick.

[3] Diese Bemerkung bezieht sich auf ein Seminar in Palermo im Januar 2001, das wie jenes im Januar 2002 ebenfalls vom Istituto di Gestalt organisiert worden war.

sie befasst sich in ihrer Theorie nicht näher damit, wie es eigentlich der Fall sein sollte. Vielleicht stimmt das ja auch gar nicht: Wir werden sehen.

Lassen Sie mich mit der Unterscheidung zwischen implizitem und explizitem Wissen beginnen, die zwar jedem bekannt ist, aber ich will sie ganz klar machen.

Explizites Wissen ist verbal, symbolisch und deklarativ. Es ist der Stoff, aus dem die Erzählung ist: Jegliche Interpretation ist *per definitionem* explizit. Implizites Wissen ist nonverbal. Es ist nicht symbolisch und es ist nicht bewusst, aber auch nicht verdrängt: Es ist schlicht und einfach niemals ins Bewusstsein gedrungen. So manche Annahmen über das implizite Wissen sind ziemlich weitreichend in ihrer Bedeutung, da wir lange geglaubt haben – und so hat man es auch mir beigebracht –, dass implizites Wissen in erster Linie sensomotorisches Wissen sei. Man hat uns immer Beispiele gebracht von Babys, die den Daumen in den Mund stecken, oder von einem Kind, das Fahrrad fahren lernt usw. Mittlerweile sind wir zur Erkenntnis gelangt, dass implizites Wissen weit darüber hinausgeht: Es schließt Affekte, Gedanken, Erwartungen und „wie man Umgang mit jemandem pflegt" in all seinen Bedeutungsnuancen mit ein. Ich würde glatt behaupten, dass in der Welt, die wir alle kennen und die wir in all unseren Beziehungen nutzen, 90% des Wissens implizit sind. Was stellst du mit deinen Augen an, während du mit jemandem sprichst? Wie stellst du dein Gesicht ein, um genau den richtigen Ausdruck hinzubekommen? Und wie kannst du ihn vom Gesicht des anderen ablesen? So etwas ist vollkommen implizit: Du kannst es eigentlich nicht einmal in Worte fassen. Wenn wir zum Beispiel von *Übertragung* und *Gegenübertragung* reden, beziehen wir uns meiner Meinung nach auf weitgehend implizite Kenntnisse davon, wie man sich gegenüber einer Autoritätsfigur, einem Gleichgestellten oder wem sonst noch verhält.

Auch nahmen wir lange Zeit an, dass implizites Wissen im Laufe des Älterwerdens und der Entwicklung, wie Piaget sagt, zunehmend explizit würde, weil es in Symbole gekleidet und besprochen wird. Von dieser Warte aus impliziert ‚Entwicklung' vermutlich, dass implizites Wissen sich in explizites verwandelt. Das ist weitgehend unrichtig. Wohl werden manche Dinge explizit. Aber der Großteil des impliziten Wissens bleibt implizit, und während das explizite Wissen expandiert, tut implizites Wissen das Nämliche: Es werden einfach immer mehr Dinge auf diese Art und Weise begriffen. Der andere Aspekt, den wir am impliziten Wissen nicht richtig verstanden haben, ist, dass wir meinten, es sei weniger reichhaltig, ausgeklügelt, differenziert und komplex als explizites Wissen – was nicht stimmt. Implizites Wissen ist außerordentlich gehaltvoll und komplex. Man kann das an Kindern von klein auf beobachten, etwa dabei, „wie sie ihre Mutter beim Wiedersehen begrüßen", „wie sie sich fühlen, wie sie sollten" und „wie sie dabei denken, was sie sollten" – all das gehört zu den Dingen, die sie schon lange, bevor sie sprechen können, lernen (mit zwölf Monaten).

Das verstehe ich unter der anderen Seite des Mondes, und ich werde die meiste Zeit über die implizite Kenntnis der Dinge reden. Sie werden sehr schnell merken, dass mein Reden über das implizite Wissen in der Psychotherapie mit Erwachsenen eine natürliche Fortsetzung meiner Säuglingsarbeit ist. An diesen ist nämlich alles implizit, und wir sind dadurch irgendwie zu Experten der Betrachtung des Impliziten geworden, da wir das einfach alle haben. Das zur Einleitung.

Die andere Sache, über die wir hier sprechen werden, ist Beziehung, allerdings über einen ganz bestimmten Teil davon, und ich möchte mich zum impliziten Wissen dieser Besonderheit, die da heißt *Intersubjektivität*, ausführlich äußern.

Zuerst werde ich ein kurzes klinisches Beispiel geben, um zu erläutern, warum das Verständnis des Impliziten so wichtig ist. Eine meiner Kolleginnen, eine Psychoanalytikerin, behandelte eine Klientin liegend, dreimal die Woche. Sie sprachen über viele Dinge, und die Klientin merkte gelegentlich an, sie wüsste eigentlich nicht, was die Therapeutin da hinten tue. Eines schönen Vormittags kommt die Klientin daher und sagt: „Wissen Sie, eigentlich habe ich die Schnauze voll davon, Ihnen nicht ins Gesicht sehen zu dürfen. Ich möchte Ihr Gesicht sehen. Es ist mir schleierhaft, was Sie da hinten machen. Sie könnten genauso gut stricken, schlafen ... und was weiß ich." Nun hatte die Klientin nicht gewusst, dass sie so etwas sagen würde. Es war ihr urplötzlich in den Sinn gekommen, und sie sagte es einfach, setzte sich auf und drehte sich um, um die Therapeutin anzublicken. Das war in den zwei Jahren noch nie passiert. Sie hatte nicht geplant, sich aufzusetzen, sie tat es einfach. Sie können nun einwenden, dass dieser Vorfall auf vielfache Weise gehandhabt hätte werden können, oder dass man ihn hätte vermeiden können, wenn man ihn vermeiden hätte wollen. In diesem Fall haben wir nun also diese Frau, die die Therapeutin anblickt, und die Therapeutin sie, und Schweigen tritt ein. Und die Spannung steigt. Wir nennen das einen „Jetzt-Moment" *(now moment).* Was die Therapeutin dann tat, war komplett und auf sehr kreative Weise improvisiert – was in solchen Fällen auch nötig ist, und worüber ich gleich reden werde; ich will nur dieses Beispiel zu Ende erzählen, damit sich der ganze Hintergrund hier einpasst. Die Therapeutin blickte also nach einer Schweigeminute die Klientin an, nahm allmählich einen weichen Gesichtsausdruck an, und ein winziges Lächeln huschte über ihr Gesicht, während die Klienten sie anguckte. Dann sagte die Therapeutin: „Hallo." Weiteres Schweigen folgte. Dann legte sich die Klientin wieder hin. Die therapeutische Arbeit ist von diesem Augenblick an ganz anders. Sie wird besser und tiefgreifender. Patientin und Therapeutin redeten nie über diesen Moment des Einander-Anblickens und darüber, dass letztere „hallo" gesagt hatte. Dieser Augenblick hatte die Beziehung drastisch verändert, ohne dass je wieder darüber gesprochen wurde. Erst eineinhalb Jahre später bemerkte die Klientin: „Sie erinnern sich doch an damals, als ich mich aufsetzte und Sie ‚hallo' sagten. Ich glaube, das war das erste Mal, dass mir aufging, dass Sie für mich offen und auf meiner Seite sind." Sonst wurde darüber nichts mehr geredet.

Das ist ein recht simples Beispiel dafür, wie ein Stück impliziten Wissens ausgetauscht wurde, zwischen diesen beiden Frauen, wodurch sie ihre miteinander geteilten intersubjektiven Welten erweiterten. Das ist die Form von Kontakt, die mich am meisten interessiert, und sie weist zahlreiche Ähnlichkeiten mit dem Kontakt, von dem Gestalttherapeuten reden, auf, aber es gibt auch Unterschiede, die wir meiner Ansicht nach durcharbeiten müssen. Darum wird sich unser „Kampf der Liebenden" drehen. Tatsächlich ist es so, dass in vielen Psychotherapiemethoden solche Kontaktformen die Therapie entweder vorwärts bringen oder ihr ein Ende machen. Oftmals werden sie nicht verbalisiert.

Lassen Sie mich nun dieses *intersubjektive menschliche Kontaktherstellen* näher erläutern. In diesem Punkt scheinen mir meine Auffassungen und die der Gestalttherapeuten, in dieser Gruppe auf jeden Fall, sehr nahe beieinander zu liegen. Es ist heutzutage ziemlich offenkundig, dass menschliche Wesen so gebaut sind, dass sie Gedanken lesen können, und zwar nicht über Wellen oder über irgend etwas Mysteriöses, sondern durch das „Lesen" von Stimme, Stimmlage, Haltung, Gestik – mit anderen Worten: von allen uns zu Gebote stehenden Ausdrucksmitteln. Unser Nervensystem ist dazu angelegt. Eine Sache, die es besonders gut kann, ist, sich eine Vorstellung von der Erfahrung eines anderen zu machen. So etwas tun wir nur mit anderen. Fazit (womit wir vermutlich alle übereinstimmen, weil wir davon reden, was sich zwischenmenschlich tut) ist, dass unsere Gehirne nicht unabhängig voneinander sind. In Wirklichkeit sind sie *interdependent*. Unsere Gedankenwelten sind nicht abgetrennt oder isoliert, und wir sind nicht ihre alleinigen Besitzer. Die Grenzen zwischen Menschen, sogar die zwischen Mutter und Kleinkind, sind sehr klar, aber auch durchlässig; wir sind auf der Welt, das Kind entwickelt sich in einer Atmosphäre, in der wir zur Gänze von Motiven, Wünschen, Absichten und Gefühlen anderer Leute umgeben sind. Die gedanklichen Welten werden kraft fortwährender Interaktivität und durch den Dialog mit anderen Gedankenwelten erschaffen, sodass die ganze Idee einer „Ein-Personen-Psychologie" hinfällig ist, zumindest ist sie unvollständig.

Ich möchte nun etwas Beweismaterial grob skizzieren, welches diese Ansicht belegt, dass wir innerhalb einer *intersubjektiven* Matrix leben.

Der erste Beweis ist neurowissenschaftlicher Art: Man hat im Gehirn sogenannte *Spiegelneuronen* entdeckt, die direkt neben den Motoneuronen sitzen, welche für unser Handeln zuständig sind. Wenn ich also nach diesem Glas greife, feuern meine Motoneuronen und die unmittelbar benachbarten Spiegelneuronen ebenfalls. Wenn Sie mir dabei zusehen, wie ich die Hand nach dem Glas ausstrecke, werden Ihre Spiegelneuronen genau dort, als hätten Sie die Handlung ausgeführt, feuern. Das heißt, Ihr Körper sagt Ihnen gewissermaßen – wie, das wissen wir nicht genau –, wie es sich für mich anfühlt, so eine Handlung zu setzen. Wir sind sozusagen dazu konstruiert, *im* anderen zu sein, vorausgesetzt, dass wir aufmerksam sind und uns an seiner Erfahrung beteiligen. Wenn ich nun eine Reihe von ungerichteten Gesten mache, wie etwa die, die ich eben mit meiner Hand ausgeführt habe, werden Ihre Motoneuronen flackern: sie werden sich entladen, und Sie werden wissen, wie ich mich fühle, wenn ich so etwas tue. Aber wenn ich meine Hand wieder nach dem Glas ausstrecke, gibt es eine Intention, und Sie wissen sofort – noch bevor ich das Glas berühre –, dass eine Absicht besteht. Man hat also diesen Teil in unserem Gehirn (die Spiegelneuronen) ausgemacht, der sich entlädt, sobald Sie nur glauben, dass eine Absicht besteht. Wenn ich meine Hand bloß bewege, aber nicht auf das Glas zu, werden Ihnen zwar Ihre Motoneuronen mitteilen, wie es sich anfühlt, ‚ich' zu sein – aber jener besagte Teil des Gehirns wird nicht feuern, und daher werden Sie erfahren, dass bei mir keine – interpretierbare – Absicht bestand. Daraus folgt, dass das menschliche Gehirn so angelegt ist, dass es über eine spezifische Methode zum Aufspüren der Absichten anderer verfügt.

Eine weitere Sache, mit der wir bereits geboren werden und aus der sich diese intersubjektive Matrix zusammensetzt, sind die adaptiven Oszillatoren, die wie kleine Uhren in verschiedenen Muskelgruppen funktionieren und sich mit äußeren Vorgängen synchronisieren und sich jederzeit neu einstellen können, zum Zwecke der Synchronisation eben. Hätten wir diese adaptiven Oszillatoren nicht, könnten wir nie auf einen sich in Bewegung befindlichen Fußball treten. Mit anderen Worten: Wir müssen unsere Bewegungen auf die von jemandem oder von einer Sache abstimmen. Wir erleben das die ganze Zeit, denken aber nicht daran, wie schwierig das eigentlich ist. Wenn Sie zum Beispiel Geschirr abwaschen und ich trockne es ab, reichen Sie mir einen Teller und dann noch einen, wir synchronisieren uns, und das vollkommen mühelos, da unser beider adaptive Oszillatoren in Synchronisation gegangen sind. Denken Sie einmal daran: Wenn Sie jemanden unvermittelt und leidenschaftlich küssen, wie kommt es, dass Sie sich dabei nicht die Schneidezähne einschlagen? Nun, das hat mit dieser prompt einsetzenden Synchronisation zu tun. Logische Folgerung daraus: Sie wissen, was die andere Person fühlt, weil sie Ihren gesamten Körper auf jene Sache abgestimmt haben. Das kommt dem nahe, was die Spiegelneuronen tun. Die wesentliche Frage ist nicht, warum wir an den Erfahrungen anderer Menschen teilhaben, sondern *was uns diese Teilnahme beenden lässt?*

Lassen Sie mich einige Beispiele aus der Entwicklungspsychologie anführen. Etliche Menschen, ich mit eingeschlossen, die sich mit Kleinkindern vor deren Spracherwerb beschäftigen (Trevarthen, 1980; Trevarthen und Hubley, 1978; Meltzoff und Moore, 1977; Meltzoff und Gopnick, 1993; Meltzoff, 1995) sprechen von einer *primären Intersubjektivität*. Ein Baby kommt mit der Gabe auf die Welt, anderer Leute Seelenzustand zu lesen und sich darauf einzustimmen. Die ganze Literatur über frühe Nachahmung sieht so aus: Nehmen Sie ein Neugeborenes, drei Tage alt, und zeigen Sie ihm die Zunge – das Baby wird Ihnen das nachmachen. Das Baby muss in der richtigen Verfassung sein, dann tut es das. Das ist kein Reflex; wir wissen nicht, wie Babys das tun. Das Baby weiß nicht, dass es ein Gesicht hat und dass es ein visuelles Muster vom Gesicht der anderen Person übernimmt und es in sein eigenes motorisches Schema übersetzt. Babys haben diese intermodale Fähigkeit, nämlich von einer Modalität in die andere übersetzen zu können, was sie empfänglich für Dinge wie Stimmlage, Muskelbewegungen und so weiter macht. Auf diese Art können sie am Leben anderer teilhaben.

Wenn Sie beispielsweise ein Kleinkind, noch bevor es gut sprechen kann, ins Labor holen, und der Versuchsleiter lässt ein paar Mal Bonbons aus einem Glas fallen, so etwa, und das Kleinkind wird nach Hause geschickt und kommt am nächsten Tag wieder, und der Versuchsleiter setzt ihm denselben Gegenstand vor, wird es etwas Ähnliches tun, d.h. die Bonbons *ins* Glas fallen lassen. Anders gesagt, macht das Kleinkind nicht das nach, was es gesehen hat, sondern das, was es für die dahinterstehende Absicht hält.

Dasselbe passiert auch, wenn Sie zum Beispiel eine zerlegbare Hantel hernehmen. Der Versuchsleiter zeigt dem Kleinkind – Sie müssen sich das etwa so vorstellen –, wie man an den Enden dieser Hantel zieht, und es gelingt ihm nicht, die beiden Enden abzuziehen. Das Kind wird wieder gebracht, und der Versuchsleiter reicht dem Kleinkind die Hantel. Es wird sofort versuchen, ein Ende abzuziehen, und lächeln, wenn es ihm gelingt. Im Kontrollversuch macht das ein Roboter – dem es nicht gelingt –, während das Baby zusieht. Wenn das Kind wiederkommt, versucht es erst gar nicht, den Pol herunterzuziehen, da Roboter in den Augen des Kindes keine Intentionen haben: So etwas haben nur Leute.

Der norwegische Psychologe Stein Braten (1988) hat über die Fähigkeit, an der Erfahrung eines anderen teilzuhaben, gesprochen. Er redet von „alterozentrischer[4] Teilnahme", ein Handeln oder Fühlen aus der Position des anderen heraus. Das ist eine starke Sache, die eine der grundlegendsten Seiten des Menschseins unter Menschen zu sein scheint. Sie gehört zur *Conditio humana* und ist ein Grund dafür, dass wir von einer „Theorie der Seele" sprechen, welche in Wirklichkeit diese Form von Intersubjektivität ist. Ferner ist sie der Grund dafür, dass wir behaupten, dass autistische Kinder in der Intersubjektivität versagen, dass sie an den Gedanken anderer Leute nicht interessiert sind, ja es nicht einmal versuchen, und dass sie nicht in die Erlebensweise anderer Leute schlüpfen. Wenn Sie mir zum Beispiel Ihre Handflächen zuwenden, so – und jetzt bin ich das Baby –, werde ich Sie nachahmen, indem ich meine Hände hebe und so halte, dass meine Handflächen auf Sie weisen. Wenn ich sie hoch halte, sehe ich meine eigenen Handrücken. Wenn ich Sie also nachahme, warum halte ich sie dann nicht so, dass *mich* die Handflächen anschauen? Normale Kinder machen das nicht so, aber die autistischen tun's: Sie halten ihre Hände so, dass die Flächen ihrem Brustkorb zugewandt sind, so.

Wie wir Psychotherapie verstehen, und ich denke, jede Methode macht das bis zu einem gewissen Grad, gibt es stets zwei verschiedene Agenden: Eine betrifft den Inhalt, und der ist explizit und konstruiert die Narrative mit; die andere Agenda ist die intersubjektive Suche nacheinander und das fortwährende Ausweiten intersubjektiver Gemeinsamkeit zweier Menschen. Diese zweite Agenda ist weitgehend implizit. Hier werde ich mich ausschließlich auf die zweite Agenda konzentrieren, nämlich darauf, wie die intersubjektive Beziehung zwischen zwei Menschen zustande kommt.

Im Wesentlichen betrachte ich diese Art intersubjektiver Suche, das Improvisieren und *Ko-kreieren* zwischen zwei Menschen als eine Form psychologischer Verhaltensforschung. Wenn Sie zum Beispiel zwei Hunde beobachten, die auf der Straße aufeinander treffen, legen sie eine höchst interessante Choreographie des einander Beschnüffelns, Anschauens und Sich-Bewegens an den Tag, um herauszubekommen, was sich zwischen ihnen tun wird. Bisweilen ist das ein sehr empfindlicher Prozess – wird er sich eher in Richtung Kampf oder in Richtung Spiel entwickeln, werden sich sexuelle oder Machtinteressen durchsetzen? Genau so sehe ich den intersubjektiven Suchprozess des einen nach dem anderen in der Psychotherapie.

Tun wir einfach so, als würde es sich bei unseren zwei Hunden um Menschen handeln: Ein Hund ist der Klient, der andere der Therapeut. Bloß dass sie an Stühle gefesselt sind und sich nicht bewegen können. Sie werden all das tun müssen, was die Hunde tun, aber sie werden die Handlungen (des anderen) in Gedanken erraten müssen. Und da haben wir das Implizite, da sie in jedem Moment Entscheidungen treffen: „Bin ich an dir interessiert? Mag ich dich? Magst du mich? Du bist zu weit weg – komm näher. Nein, so nahe auch wieder nicht;

---

[4] *Alterozentrisch* als Gegensatz zu *egozentrisch,* vom lat. *alter-a-um,* der andere (von zweien) (A. d. Ü.).

ich bin noch nicht so weit. Tu jetzt nichts. Hast du gehört, was ich sagte? Hast du *wirklich* zugehört? Hör doch damit auf." Sehen Sie, es ist alles wie bei den zwei Hunden, nur eben in Gedanken, es braucht nicht gesprochen zu werden. Es fallen zwar Worte, aber zur impliziten Botschaft gehört das allmähliche Erfassen der beiden, wie es ihnen miteinander geht.

Ich werde nun mit klinischen Beispielen fortfahren.

Wir können eine Art Zyklus beobachten: Wir bewegen uns auf den Kontakt zu und entfernen uns daraus; dieser Zyklus unterscheidet sich geringfügig von dem, den Sie verwenden (Salonia, 1992; Spagnuolo Lobb, 1992, 2001), aber er besitzt auch eine Reihe von Ähnlichkeiten. Den Beginn bezeichnen wir als *schrittweises Dahingleiten* (*moving-along*). Dieses *Dahingleiten* ist ein faszinierender Prozess, der darauf hinausläuft, dass die Klientin etwas sagt, und die Therapeutin nicht weiß, was eine jede von ihnen als nächstes sagen oder tun wird, bis die Klientin etwas sagt. Dann weiß die Klientin nicht, was die Therapeutin sagen wird, bis diese tatsächlich das ausgesprochen hat, was sie hat sagen wollen. Es ist sogar noch schlimmer. Wenn ich der Therapeut bin, weiß ich nicht, was ich sagen werde, bis ich es sage. Wenn eine Therapeutin zu früh, womöglich noch bevor der Klient geantwortet hat, weiß, was sie sagen wird, dann behandelt sie ein Abstraktum oder eine Theorie, keine Person.

Daraus folgt, dass da zwei Menschen sind, die ständig miteinander improvisieren, und deshalb benutzen wird den Ausdruck *Dahingleiten*. Sie improvisieren nicht nur, sondern sie *ko-kreieren* – sie wirken an einer gemeinsamen Schöpfung –, erschaffen das Ziel miteinander, auf das sie sich zubewegen. Was die eine Person sagt, wird zum Kontext, der das, was die andere Person sagt, mitbestimmt.

Ein äußerst interessantes Merkmal dieser Improvisation ist ihre enorme Kreativität. Der Grund, warum sie so kreativ ist, ist, dass diese Improvisation des *Dahingleitens* eine sehr *sorglose* Angelegenheit ist. Man macht quasi in einem fort Fehler. Sie haben zum Beispiel etwas nicht richtig kapiert oder Sie haben an etwas gedacht, während Sie redeten, und das hat dem Gesagten eine andere Schattierung verliehen. Eine Entgleisung jagt also die andere, und wir betrachten diese Entgleisungen als Chance und nicht als Fehler. Das gilt in besonderem Maße für Mutter-Kind-Beziehungen, aber auch für therapeutische Beziehungen, da jeder Fehler eine Gelegenheit ist, einen Weg des Miteinanderseins zu finden und den Fehler wieder gutzumachen. Bei den Säuglingen sehen wir, dass jeder Fehler in diesem Vorgang des *Dahingleitens* eine Chance für das Kleinkind darstellt, Bewältigungsstrategien zu erlernen, und für die Mutter ebenso. In psychotherapeutischen Situationen nehmen wir diese Irrtümer oder Entgleisungen als schöpferische Gelegenheiten für eine Kurskorrektur hin. Deshalb bezeichnen wir diesen Vorgang als sorglos. Noch dazu haben wir Gefallen an dem Gedanken gefunden, dass er sorglos oder unordentlich ist, denn genau das macht ihn kreativ.

Als wir uns über Improvisation, Sorglosigkeit und Kreativität dieser Vorgehensweise Gedanken machten, haben sich die Überlegungen zur *dynamischen Systemtheorie* und zur *Chaostheorie* für uns als äußerst nützlich erwiesen. Es hat sich herausgestellt, dass jedes extrem komplizierte System, das über Tausende von Variablen verfügt, plötzlich dann, wenn es sich zu organisieren sucht, so etwas wie *emergente – auftauchende – Eigenschaften (emergent properties)* hervorbringt, die man sich nie ganz erklären kann. Als sich jene Klientin also auf der Couch aufsetzte und ihrer Therapeutin ins Gesicht sah, so war das eine *emergente Eigenschaft*, ein in Entstehung begriffener Moment, der nicht zur Gänze vorhersagbar war. Man hätte über die Klientin vermutlich vorhersagen können, dass sie eines Tages der Frage auf den Grund gehen würde wollen: „Sind Sie für mich offen?", „Sind Sie auf meiner Seite?" und „Was machen Sie da hinten?" Aber wir würden niemals wissen, an welchem Tag und in welcher Weise oder Form das passieren würde. In dem Sinn ist ihr Tun unvorhersagbar. Also weiß man nicht, was man sagen wird, bis man es sagt.

Um ein Resümee zu geben: Es gibt also diesen Prozess des Zug um Zug *Dahingleitens*, den wir als Vorstöße im Dienste der Beziehung definieren, während derer ein jeder entweder etwas sagt oder tut, oder sie tun es miteinander. Knüpft man diese Züge im Dienst der Beziehung zusammen, gehören dazu auch die Momente des Schweigens und alles andere. Obwohl man nicht prophezeien kann, wohin sie führen, helfen sie dennoch, an einen Punkt zu gelangen, an dem eine *emergente Eigenschaft* plötzlich ins Blickfeld drängt. In diesem Sinne führen sie auch wohin, aber nicht auf die exakte Art. Plötzlich gibt es da eine *auftauchende Eigenschaft*, und die beiden Beteiligten sind in einen Jetzt-Moment geworfen. Es spielt keine Rolle, was für eine Behandlungsmethode verwendet wird. Das „Hallo" und das „Sich-Aufsetzen und Anblicken der Therapeutin" hat beispielsweise in einer psychoanalytischen Behandlung stattgefunden. Aber mir ist so etwas auch schon in einer Psychotherapie vorgekommen, bei der wir auf Stühlen saßen, und der Klient zu mir sagte: „Ich habe es satt, Ihnen ins Gesicht sehen zu müssen; ich will es nicht mehr sehen. Ich weiß, was Sie denken. Ich werde meinen Stuhl herumdrehen und die Wand angucken." Und er dreht sich um. Schweigen folgt. Das ist ein weiterer *Jetzt-Moment*. Was an diesen *Jetzt-Momenten* so interessant ist, ist die Tatsache, dass der Therapeut nicht weiß, was er tun soll und unruhig wird. Die Unruhe steigt, bei Therapeut wie Klient, und der Therapeut ist gewissermaßen *désarconné* – aus dem Sattel geworfen. Das Erste, was ihm einfällt, sofern er nicht gelernt hat, so etwas zu akzeptieren oder damit umzugehen, ist, bei einer Technik Zuflucht zu suchen und sich dahinter zu verstecken. Es gibt eine ganze Reihe von Dingen, auf die man zurückgreifen kann, wenn sich ein Patient aus dem ein oder anderen Grund aufsetzt. Sie können etwas technisch Korrektes anbringen, zum Beispiel: „Wie fühlen Sie sich?" Aber das wäre fürwahr eine Manier, sich vor dem Kontakt zu drücken. Um einen *Augenblick der Begegnung* zu erleben, und nichts anderes war dieses ‚Hallo', muss die Therapeutin spontan und authentisch sein und etwas sagen, was aus ihr selbst kommt. Es muss perfekt auf die Situation abgestimmt sein, nicht auf die Theorie, und es muss die Handschrift des Therapeuten tragen, damit es eine persönliche Erfahrung wird. Dann lässt es den *Augenblick der Begegnung* zu. Das kann etwas sehr Einfaches sein, zum Beispiel ein ‚Hallo' des Therapeuten oder aber etwas ziemlich Kompliziertes, Dramatischeres.

Ich habe da ein Fallbeispiel von Stephen A. Mitchell (2003, S. 201–205). Mitchell hatte eine Klientin in Psychotherapie, ein junges, sehr intelligentes und bösartiges Frauenzimmer, das ihm die Hölle heiß machte. Sie kritisierte in einem fort an ihm herum und machte ihm klar, was für ein schlechter Therapeut er sei.

Sie machte ihm das Leben schwer und, gewieft wie sie war, durchschaute sie alle seine größeren Fehler und bohrte genau dort hinein, rührte das Messer in seinen Wunden und sorgte dafür, dass es ihm so richtig schlecht ging. Er probierte alles, was ein gut ausgebildeter Therapeut eben tut, um der Sache Einhalt zu gebieten. Es handelte sich bei ihm wirklich um einen sehr erfahrenen Therapeuten. Eines Tages benahm sich die Klientin besonders schwierig. Sie war richtig boshaft und dann hielt sie plötzlich inne – das kündigt einen *auftauchenden Augenblick* an – und – ich gebe jetzt in meinen Worten wieder, was sie zu Mitchell sagte (vgl. Mitchell, 2003, S. 204): „Schauen Sie mal, wenn wir hier auf der Straße wären, und ich nicht Ihre Klientin wäre, und das hier keine psychotherapeutische Sitzung wäre, und ich das, was ich gerade eben gesagt habe, sagte, was würden Sie antworten?" Schweigen brach herein – an dieser Stelle herrscht immer Schweigen –, und Steve, der Therapeut, sagte: „Wenn wir auf der Straße wären? Und wenn das keine Therapie wäre? Und Sie hätten das alles zu mir gesagt? Was ich dann zu Ihnen sagen würde? Ich würde sagen: ‚Lecken Sie mich doch kreuzweise ...!'" – Das ist ein *Moment der Begegnung*. Es wurde ein wenig geschwiegen, und dann fügte er hinzu: „Aber ich *bin* Ihr Therapeut und wir *sind* in einer Therapie."

Unmittelbar danach beruhigte sie sich und hörte auf, ihn zu attackieren. So wie es bei der ‚Hallo'-Klientin der Fall gewesen war, nahm auch diese Therapie mehr Tiefgang an und bewegte sich in eine andere Richtung; dieser Schlagabtausch schien den Kurs geändert zu haben. Auch sie redeten niemals darüber. Sie redeten nie, niemals über diesen Zwischenfall.

Eine erkleckliche Anzahl psychotherapeutischer Schulen wüsste Mitchell dafür zu kritisieren: dass er zu lange zugewartet, dass er der Sache kein Ende zu bereiten gewusst hätte, dass er der Klientin gefällig gewesen wäre, indem er ihr eine so leidenschaftliche Reaktion zuteil hätte werden lassen, dass er ihr die Kontrolle über die therapeutische Situation überlassen hätte, indem er sich derart aufregen ließ. All diese Kritikpunkte könnte man anführen, tatsächlich war es aber so, dass seine Intervention funktionierte, als sonst nichts mehr fruchtete.

Normalerweise finden wir nach solchen *Momenten der Begegnung* so etwas wie einen *offenen Raum* vor, der eine Art Rückzug darstellt. Dieses Wort kommt aus der Säuglingsforschung und -beobachtung. Es handelt sich um eine Art des Alleinseins im Zusammensein, in dem Moment, wenn eine Assimilation stattfindet, die nicht verbalisiert werden muss. Also befinden wir uns hier noch immer auf der anderen Seite des Mondes.

Nun möchte ich ein weiteres Thema aufs Tapet bringen, bevor wir uns Weiterem zuwenden, und das ist die Wichtigkeit des *Hier und Jetzt*. Das ist ein Punkt, von dem ich glaube, dass die Gestalttherapie den anderen Schulen schon immer um Längen voraus war, und darin befinde ich mich mit ihr in völliger Übereinstimmung. Eines, was mich am *Hier und Jetzt* fasziniert hat, ist, dass fast alle Therapien damit konform gehen, dass die Dinge, die im Hier und Jetzt stattfinden, mehr wirken – sie *greifen*, und sie begünstigen Veränderung und Fortschritt. So weit sind wir alle einer Meinung. Daher stelle ich mir die Frage: *Wo ist hier* und *wann ist jetzt*? Und es stellt sich heraus, dass die Frage *wann ist jetzt?* sehr schwer zu beantworten ist. So weit unsere einhellige Auffassung, da ich die Gestalttherapie für philosophisch tief in der Phänomenologie verwurzelt halte: Ich habe mich schon so manches gefragt, was vermutlich interessanten Diskussionsstoff für uns abgeben würde. Ich denke doch, Sie stimmen mir alle zu, dass wir nur gerade *jetzt* leben, subjektiv gesehen. Sie sind nur jetzt am Leben; es gibt keine andere Lebenszeit. Wenn Ihnen etwas in Erinnerung kommt, dann erinnern Sie sich *jetzt*. Wenn Sie etwas vorwegnehmen, so tun Sie das *jetzt*. Vor dieser Realität gibt es kein Entrinnen.

Interessant ist jedoch die Tatsache, dass man manchmal zwei Zeitebenen braucht, um dies zu erfahren. Nehmen Sie einmal das Gedächtnis her – ein sehr gutes Beispiel. Das Gedächtnis besteht zu einem Teil darin, dass Sie sich an etwas Vergangenes erinnern, und Sie fühlen sich beinahe so, als ob es damals wäre, aber gleichzeitig müssen Sie sich wohl implizit dessen bewusst sein, dass Sie im *Jetzt* sind. Gerade die Kombination, im Jetzt zu sein und an etwas Vergangenes zu denken, lässt Sie wissen, dass es sich um das Erinnern und nicht um einen Wahn handelt, dass Sie nicht in der Vergangenheit leben, sondern sich bloß erinnern. Der Akt des Erinnerns setzt folglich voraus, dass Sie sich dessen bewusst sind, dass er jetzt stattfindet. Aber das wissen Sie nicht über Ihren Intellekt, sondern implizit. Wir kennen eigentlich eine Menge Erfahrungen, die gleichzeitig stattfinden. Manchmal haben Sie den Eindruck wie „hm, ich bin nicht ganz in der Gegenwart"; während ich zum Beispiel daran denke, dass ich hier bei Ihnen bin, denke ich daran, was gestern geschehen ist, oder daran, was sich wohl im anderen Zimmer abspielt. Es ist, als wären wir nur zur Hälfte im gegenwärtigen Moment. Tatsächlichen sind Sie aber der Gegenwart nicht entflohen; Sie befinden sich einfach in zwei Gegenwarten: in dieser Gegenwart und in der, die Sie im Nachbarraum oder in Form einer Erinnerung an gestern erleben. Zu guter Letzt sind unsere Erfahrungen meist polyphon und polyrhythmisch. Und noch etwas: Was geschieht dann, wenn sich urplötzlich ein neuer gegenwärtiger Moment ereignet? Wie sich das phänomenologisch anfühlt, ist das, was Merleau-Ponty (1945) *Heraufdrängen einer neuen Gegenwart* genannt hat, welche man als solche akzeptiert; man akzeptiert, dass es da ganz plötzlich diese frische Gegenwart gibt, und dass sie genau das ist, worin man gerade lebt.

Es stellt sich jedoch noch ein Problem mit der Gegenwart oder dem *Jetzt* dieses Hier-und-Jetzts: *Wie lange dauert das Jetzt?* Wie lange dauert die Gegenwart? Ist sie lange genug, damit sich darin etwas Interessantes ereignen kann? Wenn Sie die Vorstellung von Zeit aus den Naturwissenschaften hernehmen – dessen, was im Altgriechischen *chrónos* heißt –, kommen Sie auf einen Grat an Gegenwart, der äußerst schmal ist. Er schiebt sich unentwegt vor einem her und frisst währenddessen die Zukunft und lässt die Vergangenheit in seinem Kielwasser zurück. Er selbst ist nur ein Moment; er ist so schmal, dass darin eigentlich gar nichts passieren kann. Und doch fühlt es sich subjektiv so an, dass wir in der Gegenwart leben. Das ist ein Paradoxon, dass noch der Lösung harrt.

Nun, genau genommen haben die Philosophen dieses Problem gelöst: Darunter dürfte Husserl (1995, 1993) der interessanteste gewesen sein, weil er von einer „dreiteiligen Gegenwart" spricht. Es ist da etwas, was er das Vergangene am gegenwärtigen Moment nennt und was noch immer gegenwärtig ist; weiters *der Moment der Gegenwart*, der soeben vergeht; und schließlich die *Zukunft des gegenwärtigen Moments*, welcher ebenfalls Gegenwart ist. In der Gesamtheit ist das eine *Gestalt*, ein Ganzes. Das beste Anschauungsbeispiel, um das zu begreifen, finden wir in der Musik, denn während man eine musikalische Phrase hört, die aus etwa sechs oder sieben Noten besteht, hört man das gesamte Hinweggleiten der Phrase über diese Töne, und das ist es, was man in der Gegenwart fassen kann; subjektiv gesehen findet alles jetzt statt. Von einer musikalische Phrase lässt sich kein Photo machen. Es zählt nicht einmal die Tatsache, dass sie in Noten geschrieben ist; man hört die Musik nicht in einzelnen Noten, sondern in melodischen Einheiten. Der gegenwärtige Moment ist eigentlich ein *Ensemble*, eine Ansammlung kleinerer Einheiten, die einen gewissen psychologischen Sinn und eine Kohärenz ergeben. Sie bilden eine *Gestalt*.

Diese *Gestalt* ist äußerst interessant, weil sie sich im Zuge ihres Ereignens formt. Wenn wir beispielsweise die ersten fünf Noten einer siebentönigen Phrase hören, erschaffen wir im Geiste automatisch deren Ende, was sich wiederum auf unser Hören im Augenblick auswirkt. Es ist tatsächlich so, dass Sie, wenn Sie alle dieselben fünf Noten hören, und ich Sie fragen würde: „Wie endet diese Phrase?", sie aus den ersten vier Noten zu erraten suchen und weitgehend darin übereinstimmen werden, wie die Phrase ausgehen wird. Das sind bloß Folgerungen, keine Vorhersagen. Interessant ist auch, dass, wenn ich so eine Musik, also traditionell westliche Musik, vorspielte und an Ihrer Stelle lauter Chinesen säßen, denen westliche Musik unbekannt ist, würden auch sie zu Schlussfolgerungen gelangen, die sich von den Ihren kaum unterscheiden würden. Im gegenwärtigen Moment, dem Jetzt, ist es so, dass die ersten drei Noten aus der Gegenwart noch nicht entschwunden sind: Sie sind noch nicht in die Erinnerung eingegangen, sondern bestehen noch. Am meisten wissen die Musiker und die Musikwissenschaftler über diese Dinge Bescheid. In ihrer interessanten Sprache bezeichnen sie eine musikalische Phrase als das, wo der Gipfelpunkt der Gegenwart vom Blickfeld der Vergangenheit des gegenwärtigen Moments in das Blickfeld der Zukunft des gegenwärtigen Moments hinüberwandert.

Bis dato haben wir uns darauf geeinigt, dass wir also diese sehr komplexe *Gestalt* haben, die das *Jetzt* ist, und dass wir uns in der Therapie darauf beziehen. Schauen wir uns das genau an, da wir doch alle vom *Hier und Jetzt* reden.

Gestalttherapie nutzt implizites Wissen oft, und die Integration des Selbst ist eigentlich eine implizite Tätigkeit beziehungsweise eine implizite Erfahrung. Das Sich-Aufeinander-Einschwingen von Tieren und menschlichen Psychen beruht auch auf implizitem Wissen. Es ist mir aufgefallen, dass sich die Gestalttherapie intensiv mit impliziten Dingen auseinandersetzt, aber ich habe noch keine Diskussion erlebt, was implizites Wissen denn *ist*. Wie unterscheidet es sich von anderem Wissen? Wie verhält es sich zum Bewusstsein, wie kommt implizites Wissen in den Gedächtnisspeicher und in was für ein Gedächtnis? So was nenne ich knifflige Theoriefragen zum Thema ‚implizites Wissen'. Wir haben uns zu jenen Fragen Gedanken gemacht und natürlich noch keine erschöpfenden Antworten gefunden, wohl aber Ansätze dazu. Wenn ich so etwas sage, meine ich, dass weder die Gestalttherapie noch irgendeine andere Methode sich, was das betrifft, wirklich die Mühe gemacht hat, genau herauszufinden, was wir unter implizitem Wissen verstehen: wie es funktioniert und was es so anders macht. Ein Grund, weshalb die *Boston Change Process Study Group* und ich so sehr am impliziten Wissen und der Frage, wie es sich von explizitem unterscheidet, interessiert sind, ist der, dass wir durch die Realität, wie Säuglinge sind, gezwungen wurden, es uns näher anzusehen.

Wie gesagt habe ich den Eindruck, dass die Gestalttherapie sehr viel mit implizitem Wissen arbeitet (d.h. dass viele Techniken nicht explizit sind), aber – und das ist eine schlaue Anmerkung – dass es ihr Ziel ist, dieses Wissen explizit zu machen. Hier bekommen wir es mit dem großen Unterschied zwischen *Bewusstheit* (*Gewahrsein, Awareness)* und *Bewusstsein* zu tun. Ich habe gerade nachgefragt, ob es im Italienischen ein Wort für *Gewahrsein* gibt, denn interessanterweise gibt es im Französischen keines, und da *conscience per definitionem* verbal und symbolisch ist, ist es ausgeschlossen, einer Sache gewahr zu sein, die nicht verbal und symbolisch ist. Ich thematisiere das, weil Sie einer Sache gewahr sein können, ohne sich ihrer bewusst zu sein. Meiner Meinung nach kommen wir damit letztendlich auf die Problematik des Bewusstseins zu sprechen, und, wie viele von Ihnen vielleicht wissen, ist mittlerweile die Bewusstseinsforschung wahrscheinlich das allerinteressanteste Gebiet der modernen kognitiven Psychologie.

Wenn Sie beispielsweise einen Klienten fragen „Was empfinden Sie?" oder „Wo spüren sie das?" oder irgendeine andere Frage, die ihm hilft, seines Fühlens gewahr zu werden, dann – hat sich der Klient einmal dazu geäußert – wird es bewusst oder besser gesagt, *reflektiv* bewusst: Dann weiß der Klient, dass er des Gefühls gewahr ist. Danach kann man den Bewusstseinsinhalt hernehmen und daraus ein Narrativ bilden. Implizites Wissen wird einem jedoch nur mit Mühe bewusst. Ich will darauf hinaus, dass Sie implizites Wissen zwar bewusst machen können, aber mit Hilfe eines anderen Mechanismus'; durch einen intersubjektiven Zwei-Personen-Mechanismus. Dadurch kann Ihr implizites Wissen bewusst werden. Lassen Sie mich versuchen, das näher zu erläutern, so wie ich es verstehe.

Das Bewusstsein ist immer ein Problemfall gewesen. Descartes hatte sein eigenes Modell von Bewusstsein, an das Sie sich gewiss erinnern: Alles, was man gespürt und wahrgenommen hat, komme an einer Stelle des Gehirns zusammen; Damasio (2004) nannte das *Cartesianisches Theater*, wie ein Theater, in dem alles zusammenläuft. In so einem Fall bedarf es jedoch jemandes, der den Zuschauer gibt. Moderne Wissenschaftler behaupten, wenn es jemanden in unseren Köpfen gibt, der dabei zuschaue, was in diesem Theater vor sich geht, dann müsse es jemanden im Kopf dieser Person geben, der die Vorgänge in diesem Kopf beobachtet und so weiter.

Das nennt man Descartes' Irrtum. Descartes irrte nämlich gewaltig; in einem Punkt hatte er jedoch recht: Man braucht zwei verschiedene Blickwinkel für ein und dasselbe Erlebnis, damit es bewusst werden kann: Etwas, was man erleben kann, und jemanden, der von einem anderen Ort aus zusieht. Und alle modernen wissenschaftlichen Theorien über das Bewusstsein behaupten, wenn sie von Regelkreisen im Gehirn reden, dass einer eine Erfahrung macht, und das ist die eine Perspektive, und dass diese Erfahrung dem Gehirn über ein anderes Netzwerk rückgemeldet werden muss. Die zweite Perspektive ist von der ersten klar unterschieden. Beide zusammen ergeben das Bewusstsein. So erklärt sich Bewusstsein innerhalb einer Person.

Man kann sich Bewusstsein aber auch noch anders denken, nämlich als sozialen Akt: Ich habe ein Erlebnis, aber auf intersubjektivem Weg erfasse ich intuitiv, wie der andere mein Erleben sieht. Nun gibt es zwei Perspektiven in Bezug auf mein Erleben, und ich erlange ein Bewusstsein anderer Art, das ich intersubjektives Bewusstsein nennen möchte. Bewusstsein ist somit nicht unbedingt das Werk meines eigenen Gehirns; es kann die Leistung meines und jemandes anderen Gehirns sein. Das gehört zum Leben in einer intersubjektiven Matrix dazu, welche eine implizite Erfahrung bewusst werden lässt, weil sie öffentlich ist und reflektiert werden kann. Aber diese Art Bewusstwerdung ist anders als die übliche.

Wenn wir einander mitteilen, wie einer den anderen wahrnimmt, erschaffen wir eine zweite Ebene der Wahrheit, welche von geringerer Güte als die „animalische Ebene" ist. Nun, da Sie annehmen, dass die animalische Seite wahrhaftig ist, muss jeder Mensch zu einer anderen Wahrheitsebene finden, zu der impliziten, um zu einer Antwort auf die Frage zu gelangen: „Inwieweit sind die Worte einer Person ernst zu nehmen?" In diesem Fall erhalten Sie zwei Schichten impliziten Wissens.

Wie ich oben bereits erwähnt habe, ist der Vorgang des Zueinander-Findens ein sorgloser, und Worte helfen dabei, dass der Prozess sich in eine andere Richtung bewegt. Die meisten Psychotherapien legen großen Wert darauf, wie etwas in Worte gefasst wird und was die Worte bedeuten. Darum habe ich eingangs zu Ihnen gesagt: „Ich möchte mit Ihnen über die andere Seite des Mondes sprechen." Ich meine damit jene Seite, auf der ich mich nicht darum kümmern muss, was Worte bedeuten. Ich übertreibe jetzt: Natürlich sind sie von Bedeutung, aber darüber wissen wir ohnehin eine Menge. Über die andere Seite wissen wir nichts. Es geht mir nicht darum, Vergleiche anzustellen und zu behaupten, dass die eine wichtiger sei als die andere. Ich will darauf hinaus, dass sie sich zueinander komplementär verhalten und beide sehr komplex sind, aber wir haben uns der impliziten Seite noch nicht ausreichend gewidmet.

In der Gestalttherapie spricht man von der Figur/Grund-Dynamik. Meiner Ansicht nach passiert in der Therapie genau das: Es findet ein Wechsel zwischen Figur und Grund in Bezug auf das Implizite und das Explizite statt. Darauf sind wir trainiert, und unsere Kultur ist so sehr verbal ausgerichtet, dass wir der verbalen Modalität den Vorzug geben, und die meisten unserer Therapien, die Gestalttherapie miteingeschlossen, entstammen Freudianischer Tradition, welche behauptet, dass etwas Gutes dabei herauskomme, wenn man das Unbewusste bewusst macht. Aber wie Sie wissen, gibt es kaum Grund dafür, das für zutreffend zu halten. Freud ist schon sehr früh draufgekommen, dass es nichts half, wenn man das Unbewusste bewusst machte. Das geschah zu jenem Zeitpunkt, als er und Ferenczi erkannten, dass die Beziehung der stärkste Heilfaktor ist. Gestalttherapie, so sehe ich sie, setzte bei der Erkenntnis an, dass die große Veränderung nicht von der Bewusstmachung des Unbewussten kommt. Und wenn es die Beziehung ist, die heilt, muss man dann das, was *an der Beziehung unbewusst ist, bewusst machen?* Wird das helfen? Ja, es hilft, aber da gibt es noch diesen anderen Anteil, der aus dem besteht, was sich implizit in der Beziehung abspielt, und der auf andere Weise bewusst wird und möglicherweise noch hilfreicher ist. Ich übertreibe schon wieder, aber deswegen rede ich ja auch von der anderen Seite des Mondes.

Sie sehen, dass ich mich in einer schwierigen Lage befinde, weil ich immer noch glaube, dass das Reden über die Dinge tatsächlich hilft. Ratlos bin ich allerdings in der Frage, warum es hilft. Und wenn es mit der Beziehung zu tun hat, was an der Beziehung ist es, das die Therapie zum Funktionieren bringt? Hier glaube ich, dass die „animalische Seite" eher für das Gelingen verantwortlich ist. Ich gebe ein Beispiel dafür, was ich mit der animalischen Seite meine. Nehmen wir an, ein Patient sagt zu Ihnen: „Haben Sie bei mir alle Hoffnungen aufgegeben? Glauben Sie wirklich, dass ich mich verändern kann?" Wenn Sie antworten: „Ich habe die Hoffnung nicht aufgegeben und ich glaube, dass Sie sich ändern können", spielt es eigentlich keine Rolle, *dass* Sie das sagen, sondern *wie* Sie es sagen. Wie Sie es sagen, das ist ein Stück impliziten Wissens. Zu solchen Situationen kommt es unentwegt.

Um Margherita Spagnuolo Lobbs Frage zu beantworten (Spagnuolo Lobb, 2001), was der kreativen Improvisation zugrunde liege, sehe ich mich darin mit ihr in Übereinstimmung, dass es sich dabei um selbstregulierende Prozesse sowohl des Individuums als auch der Partner einer Dyade handelt. Wir gehen dabei von der *dynamischen Systemtheorie* aus, denn was Selbstorganisation im Wesentlichen bedeutet, intersubjektiv gesehen allemal, ist, dass der Anteil einer von zwei Menschen geteilten Erfahrung sich fortlaufend erweitert und kohärenter wird. Eigentlich ist es das intersubjektive Feld, das wächst, konsistenter wird und an Kohärenz gewinnt. Wir sind mit diesem Konzept einverstanden, ich glaube nur, dass das genau der Weg ist, auf dem die *dynamische Systemtheorie* und all die anderen Theorien über Organisationen jene Idee abstützen.

Eine interessante Frage könnte lauten: „Was geschieht, wenn eine Ungleichheit entweder im impliziten oder im expliziten Wissen besteht?" Wenn beispielsweise Therapeut und Klient sich an Alter oder in ihrer Kultur erheblich unterscheiden? Zunächst wissen beide implizit, dass ein Alters- und Erfahrungsunterschied besteht: In einer solchen Situation ist man förmlich gezwungen, das Implizite explizit zu machen, damit sich beide über dieses implizite Wissen austauschen können. Sie werden etwa sagen: „Wissen Sie, in so einer Situation bin ich auch einmal gewesen, als ich ein junger Therapeut war" oder „Wie ist es für Sie, mit jemandem zu arbeiten, der viel jünger ist als Sie?" Sie werden dann vermutlich eine Weile darüber reden; die implizite Realität ändert sich nicht, sie bleibt bestehen, aber wir haben das intersubjektive Feld erweitert und wir haben in Erfahrung gebracht, dass uns die Frage beide beschäftigt.

Lassen Sie mich ein anderes Beispiel zum nämlichen Problem anführen.

Ich habe eine recht ansehnliche Zahl schwarzer Amerikaner behandelt, und irgendwann kam der Moment, als sie bemerkten: „Meine Erfahrung können Sie nicht gemacht haben." Die einzige Möglichkeit, auf so einen Einwand zu antworten, ist: „Sie haben wahrscheinlich recht. Das Beste für uns ist, Sie versuchen, mir die Erfahrung zu schildern, so gut Sie können, damit ich sie so gut wie möglich nachvollziehen kann." Und dann komme ich normalerweise noch einmal auf unseren ursprünglichen Vertrag zurück und frage: „Ist er recht so für Sie? Wenn nicht, versuche ich einen schwarzen Therapeuten für Sie zu finden." Entsprechendes würde ich auch jemand weit Älterem anbieten.

Es gibt vielerlei Ungleichheiten zwischen Therapeut und Klient, was den Wissensstand angeht – sei er nun implizit oder explizit –, und das bringt uns zum Inhalt der therapeutischen Behandlung selbst zurück. Ein Therapeut könnte beispielsweise an einem bestimmten Punkt zu seinem Klienten sagen: „Meiner Erfahrung nach sind Menschen mit Neurosen im Ausleben ihrer Neurosen immer besser als diejenigen, die diese Neurosen nicht haben." Eine der Fragen, die der Therapeut dann an den oder die Klientin zu richten hat, und das ist mit ein Grund, warum man sie nicht wirklich als technischen Kunstgriff bezeichnen kann, ist so etwas wie: „Sie kennen sich in Ihren meschuggenen Mustern, in die Sie mich da verstricken, einfach besser aus als ich mich in meiner Aufgabe, mich in das, was Sie da tun, nicht verwickeln zu lassen. Sagen Sie mir, wie Sie das machen."

Und noch ein Beispiel zur Illustration der Ungleichheit, was implizites oder explizites Wissen angeht.

Als ich in New York war, hatte ich einen Klienten, der war Milliardär und von einem hoch angesehenen Menschen an mich verwiesen worden. Am Ende der ersten Sitzung fragt er mich „Was ist Ihr Stundensatz?" Und ich antwortete: „Hundert Dollar" oder so was. Er antwortete: „Hundert Dollar? Das ist alles, was Sie daran verdienen? Sie kennen doch meinen Freund, den, der Sie mir empfohlen hat – nun, sein Therapeut verlangt fünfhundert Dollar." Es handelte sich also um einen Mann mit enormem – explizitem wie implizitem – Wissen über Geld und dessen Wirkung auf Menschen. Daher sagte er: „Glauben Sie nicht an sich? Ich will nicht zu jemandem gehen, der von sich selbst keine sehr hohe Meinung hat, denn ich habe eine sehr hohe Meinung von mir. Außerdem habe ich keinen Respekt vor Menschen, die nicht reicher werden wollen als sie sind. So etwas versteh' ich nicht." Ich versuchte ihm auseinander zu setzen, dass ich allen ein und denselben Stundensatz in Rechnung stelle, aber er gab sich nicht zufrieden; er machte sich eher Sorgen. Also sagte ich: „Okay, ich schlage Ihnen einen Handel vor. Wie viel verdienen Sie die Stunde?" Er legte sich auf etwa fünftausend Dollar die Stunde fest. Ich setzte mein Honorar bei diesem Betrag fest. Einige Stunden lang bezahlte er das auch. Damit war die Sache durch, und ich ging auf mein übliches Honorar zurück – mit dem Unterschied, dass der Punkt, ob er mit mir arbeiten könne, geklärt war.

In der Gestalttherapie erlangt man Gewahrsein durch die Beziehung zwischen Organismus und Umwelt: Es gibt keine Bewusstheit ohne diesen Akt, ohne die Hinbewegung des Organismus zur Umwelt. Meine Anschauung weicht davon etwas ab: Es genügt nicht, die Handlungen des Organismus gegenüber seiner Umwelt ins Auge zu fassen; wir brauchen wechselseitiges Zur-Kenntnis-Nehmen, damit sich Bewusstheit entwickeln kann. Bewusstheit ist keine rein individuelle Angelegenheit mehr, sondern eine kulturelle, ein wechselseitiger Austausch. Die Gestalttherapie könnte vielleicht diesen Aspekt auf theoretischer Ebene noch stärker entwickeln.

Diese Gedanken versetzen mich in Erregung. Ich sehe in der Intersubjektivität ein bedeutendes menschliches Motivationssystem, so wie Bindung, Sexualität und so fort. Ich denke, wenn Sie sie als wichtiges Motivationssystem ernst nehmen, werden Sie allerlei davon erwarten dürfen: Sie muss überleben helfen; sie muss von zwingender Qualität sein, sodass Sie gar nicht anders können; und sie muss Ihr Verhalten organisieren, damit es eben intersubjektiv werden kann.

Nun noch ein paar Worte über diesen relativ neuen Begriff der Intersubjektivität. Was ich unter Intersubjektivität eigentlich verstehe, ist die berechtigte Möglichkeit, zu Ihnen sagen zu dürfen: „Ich weiß, dass Sie wissen, dass ich weiß."

Oder: „Ich fühle, dass Sie fühlen, was ich fühle." Darauf läuft Intersubjektivität letztendlich hinaus.

Nun zurück zum Motivationssystem: Hätten wir diese Ausstattung, über die ich gesprochen habe, nicht, das heißt: die Intersubjektivität und all die Belege dafür, könnten wir als Spezies nicht überleben. Wir überleben nur in Gruppen, Familien, Sippen, und die Intersubjektivität befähigt uns zu großer Flexibilität und Anpassungsfähigkeit in der Koordination als Gruppe. Bevor also Menschen etwas tun, wissen wir schon, dass sie es tun werden, und wir können uns mit ihnen koordinieren. Die Intersubjektivität ist die Voraussetzung für moralisches Verhalten, denn Sie sind nur dann *coupable* – schuldfähig oder verantwortlich – oder peinlich berührt, wenn Sie wissen, was jemand denkt oder sieht, wenn er Sie beobachtet. Eine Gesellschaft hätte nie ein Moralsystem ohne die Intersubjektivität, die sie zusammenhält. Diese Geschichte hat viele Facetten: Gäbe es die Intersubjektivität nicht, würden Sie nicht reden. Ich würde nicht zu Ihnen sprechen, wenn ich nicht davon ausginge, dass Sie sich auf intersubjektivem Wege von dem Bild oder der Landschaft, die ich im Kopf habe, im Geist Ihr Bild machen. Aus all diesen Gründen bildet sie die Basis der *Conditio humana*. Ich habe mich einmal gefragt: „Wie würde der pure, unverfälschte Klient aussehen, mit dem man Betrachtungen darüber anstellen könnte?" Und in Gedanken antwortete ich mir: „Ein Gefängnisinsasse vielleicht, der lebenslänglich inhaftiert ist und keine Aussicht auf Entlassung hat und der einmal die Woche oder einmal in vierzehn Tagen von einem Psychologen aufgesucht wird; so jemand könnte den ‚Klienten in Reinkultur' abgeben." Immerhin reden sie dort mit jemandem, jedenfalls viele von ihnen. Ich habe zwei Leute befragt, die viel Zeit darauf verwendeten, mit Gefangenen zu sprechen: „Warum reden die mit euch? Die haben ja nichts davon. Wenn sie davon gesünder werden, nützt ihnen das nichts, denn sie kommen dadurch nicht früher wieder raus. Welchen Vorteil ziehen sie daraus?"

Beide haben geantwortet: „Diese Insassen reden manchmal, denn wenn sie mit jemandem über ihre Erfahrung sprechen können und wenn sie der Ansicht sind, dass ein anderer nachvollzieht, worin sie besteht, bleiben sie mit sich selbst in Berührung." Genau diese Worte haben sie verwendet: *mit sich selbst in Berührung bleiben*. Wenn sie nicht reden können, beginnen sie ihre Identität zu verlieren; sie können nicht an ihre eigene Erfahrung rühren. Das ist ein sehr interessantes Beispiel. Natürlich war das kein „purer Klient", den gibt es ja nicht. Aber aus meiner Sicht scheint der Inhalt, über den sie sprechen nicht so wichtig zu sein wie der Prozess des Redens selbst. Und der Akt des Sprechens ist die implizite Beziehung am Reden, und die hat nicht viel mit Inhalt zu tun.

Sogar der Umstand, dass jemand, der eine Sünde oder ein Verbrechen begangen hat und hernach zu einem Priester zur Beichte geht, hat einen praktischen Grund: Diese Menschen werden von der Schuld freigesprochen. So weit der explizite Anteil. Der implizite besteht darin, dass der Priester die Gültigkeit ihrer Existenz bestätigt, sodass sie nicht allein in aller Welt dastehen, was ihre Erfahrung angeht. Sie sind wieder mit sich selbst in Berührung. Manchmal frage ich mich durchaus, welches von beiden das stärkere Motiv ist, zur Beichte zu gehen.

Ich habe da noch eine andere Betrachtungsweise der Intersubjektivität anzubieten, nämlich dass sie ein zur *Bindung* komplementäres Motivationssystem ist, denn im innersten Kern der Bindungstheorie wohnt ja der Gedanke, dass man körperliche Nähe und Sicherheit braucht. Und man kann an jemanden sehr gebunden sein, ohne auch nur irgendeine seelische Vertrautheit mit ihm oder ihr zu empfinden. Ich sehe die intersubjektive Motivation als ein anpassungsfähiges Hin- und Hergleiten zwischen dem Ganz-allein-auf-der-ganzen-Welt-Sein auf der einen Seite und dem vollkommen Durchsichtig-Sein auf der anderen Seite, sodass jeder in einem „lesen" könnte. Wir stehen alle vor der Aufgabe, den richtigen Standort zu finden in den verschiedenen Kontexten, so wie wir es eben in Bindungen tun. Ich glaube, wir stimmen alle Beziehungen fortwährend aufeinander ab, wir nehmen von Minute zu Minute und von Sekunde zu Sekunde eine Feinabstimmung des intersubjektiven Feldes vor, weil es von solcher Wichtigkeit ist, zu wissen, wo in Bezug auf den anderen wir stehen.

Das gehört zur intersubjektiven Matrix und zur Selbstregulierung: Du regulierst die Beziehung, organisierst sie und versuchst sie, kohärenter und besser zu machen, und du regulierst auch dich und deine Wirklichkeit.

Was ich darüber hinaus am impliziten Anteil der Beziehung so mag, ist der Umstand, dass in der westlichen Hemisphäre, vor allem in den entwickelten Ländern, unser relativ tiefer intersubjektiver Kontakt und unsere Intimität sich in Dyaden oder Triaden vollzieht: in der Familie, innerhalb eines Paares, zwischen Mutter und Kind usw. Unsere Therapien werden auch in dem Stil abgehalten, dass wir diese Form seelischer Vertrautheit und Bindung an den Therapeuten herstellen. Ich glaube, dass man in anderen, eher traditionell orientierten Stammesgesellschaften dasselbe tun kann: eine implizite Beziehung zueinander erleben, indem man miteinander tanzt oder singt, sich miteinander bewegt oder miteinander einem Ritual beiwohnt.

Literatur

Braten S (1998) Infant learning by altero-centric participation: The reverse of egocentric observation in autism. In: Braten A (ed) Intersubjective communication and emotion in early ontogeny. Cambridge Univ Press, Cambridge, pp 105–124

Damasio AR (2004) Decartes' Irrtum. Fühlen, Denken und das menschliche Gehirn. List, München

Husserl E, Ströker E (1995) Cartesianische Meditationen. Eine Einleitung in die Phänomenologie. Meiner, Hamburg

Husserl E (1993) Ideen zu einer reinen Phänomenologie und phänomenologischen Philosophie. Niemeyer, Tübingen

Meltzoff AN (1995) Understanding the intentions of others: Re-enactment of intended acts by eighteen-month-old children. Developmental Psychology 3: 838–850

Meltzoff AN, Gopnik A (1993) The role of imitation in understanding persons and developing a theory of mind. In: Baron-Cohen S, Tager-Flusberg H, Cohen DJ (eds) Understanding other minds: Perspectives from autism. Oxford Univ Press, New York, pp 335–366

Meltzoff AN, Moore MK (1977) Imitation of facial and manual gestures by human neonates. Science 198: 75–78

Merleau-Ponty M (1945) Phénoménologie de la perception. Librairie Gallimard, Paris

Mitchell SA (2003) Bindung und Beziehung. Auf dem Weg zu einer relationalen Psychoanalyse. Psychosozial-Verlag, Gießen

Salonia G (1992) Time and relation. Studies in Gestalt Therapy 1: 7–19
Spagnuolo Lobb M (1992) Specific support for each interruption of contact. Studies in Gestalt Therapy 1: 43–51
Spagnuolo Lobb M (2001) The theory of self in Gestalt therapy. A restatement of some aspects. Gestalt Review 4: 276–288
Trevarthen C (1980) The foundation of intersubjectivity: Development of interpersonal and cooperative understanding in infants. In: Olson D (ed) The social foundation of language and thought. Norton, New York, pp 316–342
Trevarthen C, Hubley P (1978) Secondary intersubjectivity: Confidence, confiding and acts of meaning in the first year. In: Lock A (ed) Action, gesture and symbol: The emergence of language. Academic Press, London

Die therapeutische Begegnung – eine improvisierte Kokreation

Margherita Spagnuolo Lobb

I. Einführung

Heutzutage erscheint es selbstverständlich, dass Psychotherapie, die Gestalttherapie mit eingeschlossen, sich nicht bloß darum drehen kann, die Kreativität von Patienten zu fördern, noch darum, wie Psychotherapeuten kreativ sein können. Vielmehr denken wir in Begrifflichkeiten der *Ko-kreation*, da unsere gesamte Kultur sich eines neuen Blicks auf die menschliche Natur befleißigt hat, eines Blicks, der das „Relationale"[1] und das „Relative" als den hermeneutischen Grundcode anerkennt. Während sich die *New Age*-Bewegung vor fünfzig Jahren für das Persönlichkeitswachstum einsetzte und es als Chance wahrnahm, dem autoritären Modell der damaligen Kultur zu entfliehen, weshalb der Begriff Kreativität eher als Mittel persönlicher Entwicklung und Befreiung von kulturell vorgegebenen Schemata galt, so muss heute im postmodernen Zeitalter, in dem kein Bezugspunkt mehr sicher oder stabil ist, der Begriff Kreativität als Frage von Beziehungen begriffen werden, dem einzigen Phänomen, in dem Wahrheitsfindung für Augenblicke erlebbar ist.

Von diesen Voraussetzungen gehe ich aus, wenn ich im Folgenden dem Gedanken nachspüren werde, dass die therapeutische Kokreation auf Improvisation basiert: Sie kann sich nicht als Folge vorsätzlich geplanter, bekannter, schematischer und kenntnisreicher Prozesse ereignen, sondern dort, wo eine Begegnung von Person zu Person stattfindet, in der die Beteiligten ihr Wissen zurückstellen und sich zum Instrument der Beziehung selbst machen. Kokreation bedingt, dass die Beziehungspartner in voller Lebendigkeit an der Kontaktgrenze präsent sind: Dies lässt sich mit dem hochentwickelten Geschick einer Jazzmusikerin vergleichen, die ihr gesamtes musikalisches Können im Blut hat und in der Lage ist, in ihrem Spiel frisch, stark, kontaktfreudig und einzigartig zu sein.

Die therapeutische Begegnung als improvisierte Kokreation zu betrachten ist ein sehr fortschrittliches, aber nicht minder schwieriges und divergentes, jedoch

---

[1] Ich verwende den Terminus ‚relational' in diesem Zusammenhang als Metakonzept für ‚Kontakt'. Als Gestalttherapeutin wende ich den Terminus Beziehung in seiner spezifischen Wortanwendung auf den Erfahrungszyklus ‚Kontakt und Rückzug aus dem Kontakt' an.

auch universelles und nutzbringendes Konzept in der Theorie psychotherapeutischer Praxis.

Dieser Gedanke wird von neuesten Studien zur therapeutischen Veränderung gestützt, wie sie von Forschern durchgeführt wurden, die sich der Theorie der Intersubjektivität verschrieben haben, vor allem von Daniel Stern und der *Boston Process of Change Study Group* (1998 a, b). Andererseits hat sich die Gestalttherapie von allem Anfang an zu dem Ziel bekannt (Perls et al., 1997), innerhalb eines klinischen Settings auf dieses *Etwas* einzugehen, das Spontaneität in der menschlichen Kontakterfahrung mit der Umwelt ermöglicht: anders gesagt, auf die Prozesse einer Beziehung, die zu einem fließenden Entfalten des angestrebten Kontakts führen. Als klinisches Genie war Frederick Perls zwar gar nicht geneigt, theoretische Erklärungen abzugeben, jedoch gewiss ein Meister dieser besonderen Fertigkeit, neue Wahrnehmungs- und Beziehungsmuster im Verein mit dem Klienten zu ko-kreieren, jedenfalls war er ein lebendes Demonstrationsobjekt für die Erreichung eines solchen Ziels. Das bedeutet in weiterer Folge, dass uns die Betrachtung der therapeutischen Begegnung als Prozess, der sich auf der Grundlage der Improvisation ereignet, bereits im Blut liegt, und die Tatsache, dass wir von Kollegen und Kolleginnen, die von einer anderen Warte aus bemerkenswert ähnliche Resultate erzielt haben, Unterstützung einholen können, bestätigt unsere theoretischen Grundlagen bestens. Die Gestalttherapie betrachtet die kokreativen Prozesse von einem körperhaft-sozialen Standpunkt aus und bezieht sich somit auf den Organismus/Umwelt-Kontakt anhand einer anthropologischen Matrix Darwinscher Prägung (Spagnuolo Lobb, 2001, S. 277–282); die Forschungsarbeit der Gruppe um Stern wiederum kommt aus der intersubjektiven Tradition und verweist dadurch auf etwas, was wir „den gegenwärtigen Kontakt mit der Innenwelt des anderen" nennen könnten. Ich werde zu zeigen versuchen, wie bestimmte Grundkonzepte und Weiterentwicklungen der gestalttherapeutischen Auffassung von der menschlichen Natur und von der psychologischen Behandlung einen Beitrag zu Sterns couragiertem Engagement für das „implizite Beziehungswissen" in der Psychotherapie leisten können.

Ich werde drei verschiedene Aspekte der therapeutischen Begegnung als improvisierter Kokreation darlegen: 1) Improvisierte Kokreation – ein typisches Merkmal gesunder Beziehungen; 2) Die Dimension Zeit in der therapeutischen Kokreation: der Veränderungsprozess und die Phasen einer therapeutischen Beziehung; 3) Was macht Veränderung in der therapeutischen Kokreation möglich?

II. Improvisierte Kokreation – ein typisches Merkmal gesunder Beziehungen

Einen Tag vor der letzten Prüfungsarbeit in der fünften Klasse Volksschule fragt die zehnjährige Laura ihren Vater: „Papa, muss ich mir wegen der Prüfungen Sorgen machen?" Er antwortet: „Nein, Laura, musst du nicht." Laura wirkt erleichtert: „Ah, dann ist es gut!"

An unseren alltäglichen Beziehungen ist etwas dran, was sie zu heilenden Beziehungen macht. Die meiste Zeit funktionieren wir wunderbar: Unsere Normalität besteht in unserer Fähigkeit, nicht nur die Bedürfnisse des anderen zu verstehen, sondern zusätzlich die Beziehung einen Schritt weiterzubringen, dorthin, wo unsere Bedürfnisse sozusagen auf einzigartige Weise, das heißt, in einer unwiederholbaren und dieser Begegnung eigenen Kokreation befriedigt werden.

Die Funktion kreativer Anpassung (ein Grundkonzept dieses Buches) befähigt uns, Beziehungshindernisse zu beheben und unsere Hinbewegung zum anderen laufend zu korrigieren. Je freier unsere Sinne, desto offener sind wir für die Wahrnehmung des Feldes und desto fähiger sind wir zu kreativen Anpassungsleistungen. Aber auch dann, wenn unsere Sinne stumpf oder blockiert sind (und sie ein repetitives Beziehungsmuster halluzinieren), passen wir uns an dieses schwierige Feld weiterhin schöpferisch an.

Ein junges Mädchen sagt zu seiner Mutter: „Mama, du hast so viele schöne Sachen!" Die Mutter gibt zurück: „Du bist auch schön!" Ein Borderlinepatient sagt zum Therapeuten: „Ich werde nie wieder von Ihnen abhängig sein!" Der Therapeut antwortet gütig: „Mich rührt Ihre Würde, mit der Sie das sagen."

Es bedarf einer besonderen Freiheit von stereotypen Wahrnehmungsformen, um improvisieren zu können, damit sich der Prozess der Selbstwerdung bei der Kontaktnahme entfalten kann und sich voll auf seine Es-Funktionen als auch auf seine Persönlichkeits- und Ich-Funktionen verlassen kann (Spagnuolo Lobb, 2001). Die Hinbewegung zum anderen ist harmonisch und schreitet wie ein Tanz in kleinen, miteinander erschaffenen Schritten voran.

Die Begründer der Gestalttherapie (Perls et al., 1997) haben diesen Standpunkt von Anfang an betont. Sie suchten nach einem Code zum Ablesen von Normalität, von spontaner Regulation des Organismus, von heilenden Beziehungsformen zwischen Mann-Frau und Natur und zwischen Mann-Frau und sozialer Gruppe; danach, wie man ein theoretisches Modell erstellen könnte, das der Spontaneität der menschlichen Natur gerecht wird, ohne ihr bei diesem Vorgang die Lebenskraft zu nehmen, sondern vielmehr die Prinzipien jenes *Etwas'* festzulegen, die es definieren: Das war der Traum und auch das erkenntnistheoretische Risiko, mit dem sich die Autoren von *Gestalttherapie* (ibid., S. 169 f) konfrontiert sahen. Und dieses Risiko gehen auch Stern et al. ein, wenn sie schreiben: „(...) das mikroprozesshafte Vorgehen in einer therapeutischen Sitzung scheint in einem improvisierten Modus stattzufinden, in dem die zur Zielerreichung erforderlichen kleinen Schritte nicht vorhersagbar sind (...)" (1998 a, S. 300).

Den Blick auf das Normalverhalten – statt auf Defizite – zu richten, stellt eine revolutionäre Wende nicht nur in der klinischen Praxis und in der Entwicklungspsychologie dar, er darf breitere Gültigkeit beanspruchen wie beispielsweise auf dem Gebiet der Beziehung zwischen Psychotherapie und Politik, in unserer anthropologischen Ausrichtung und so weiter. Das eigene Tun als die bestmögliche Lösung anzusehen, ist das Gegenteil davon, das, was man tun sollte, im Sinn zu haben, damit die Welt besser funktioniert. Man kann vom Positiven in menschlichen Wesen und vom noch zu enthüllenden Potenzial reden, welches den menschlichen Wesen und sozialen Gruppen zu einem besseren Leben verhilft, aber das ändert nichts an dem Paradigma, „danach-Ausschau-zu-halten,-was-nicht-funktioniert/zu-tun,-was-für-ein-besseres-Funktionieren-der-Welt-sorgt". Andere humanistische Therapien sind in diese epistemologische Falle getappt, und viele Gestalttherapeuten gleichfalls. An die von uns so genannte

Selbstregulation des Organismus/Umwelt-Feldes zu glauben, setzt voraus, dass wir die Welt mit anderen Augen betrachten: Wir brauchen uns nicht darum zu kümmern, was getan werden sollte, oder schauen, was nicht funktioniert, und Werkzeuge erfinden, um das Übel aus der Welt zu schaffen. Gut und böse sind Teile desselben Ganzen: Wir können nur dranbleiben, wie sie zum Ausdruck kommen, ohne versuchen zu müssen, etwas zu ändern.

Die treibende Kraft der Forschung der Begründer der Gestalttherapie war die Notwendigkeit, die Psychoanalyse einer Revision zu unterziehen (das damals vorherrschende Psychotherapiemodell), da sich die Welt nach dem Zweiten Weltkrieg drastisch verändert hatte. Unsere Forschungsbestrebungen werden heute, da sich die Welt innerhalb der letzten fünfzig Jahre nicht minder drastisch verändert hat (unter dem Einfluss des alles durchdringenden Globalisierungsprozesses, der sich sowohl auf den Familienalltag als auch auf die Terrorismusphänomene auswirkt), von der Notwendigkeit getrieben, die gesunden Prozesse in unseren Beziehungen begreifen zu lernen. Das ist eine neue Version, von der Natur zu lernen, ein Lernen vom Miteinander-Sein.

III. Die Dimension Zeit in der therapeutischen Kokreation: Der Veränderungsprozess und die Phasen der therapeutischen Begegnung

Das Erleben von Zeit ist vielfach beforscht, etwa von philosophischer und psychotherapeutischer Warte aus. Für diejenigen, die von einem phänomenologischen Blickwinkel darauf blicken, ist die Erforschung des Zeiterlebens höchst aufregend. Gewissermaßen werden wir den vielen Bedeutungsschattierungen des Begriffs „Zeit" nicht gerecht, wenn wir dafür lediglich einen Ausdruck benutzen. Die alten Griechen hatten mindestens vier Wörter zur Bezeichnung von Zeit: Zeit im Allgemeinen (chrónos); der begrenzte Zeitraum (óra); den Moment (stigmé); und den kairós, den rechten Zeitpunkt, das Tun des Rechten zur rechten Zeit, das Recht-Zeitig-Sein.

Daniel Stern (2003) hat sich eingehend mit der zeitlichen Dauer dessen, was wir als gegenwärtigen Moment erleben, befasst; er sieht ihn wie ein Fraktal[2] – ein Gebilde, das immer gleich ist, ungeachtet der Skala, die wir darauf anlegen; er geht der Frage nach, wie die gegenwärtigen Momente miteinander verbunden sind. Giovanni Salonia (1992; persönliche Mitteilung) ergänzt, dass man sich, um den Augenblick zu begreifen, auf die Gesamtdauer einer Interaktion beziehen müsse: Um beispielsweise einen Kuss zwischen zwei Partnern zu verstehen, müsse man die ganze Interaktion in den Blick nehmen, da es einen großen Unterschied mache, ob der Kuss zu Beginn, in der Mitte oder am Ende eines Interaktionsganzen stattfände.

Wenn wir uns enger an den Begriff der kreativen Improvisation halten wollen, können wir uns die therapeutische Begegnung als Tanz vorstellen. Wenn zwei Leute miteinander tanzen, schließen sie ihre Bewegungen in kleinen Schrit-

---

[2] Ein zerlegtes Gebilde, dessen Teile die gleiche Struktur wie das Ganze aufweisen (A. d. Ü.).

ten zu einer zusammen. Jeder Schritt ist *per se* eine gemeinschaftliche Schöpfung, eine Kokreation, ein Spiel des einen, der führt, mit dem anderen, der sich führen lässt, ein Riskieren physischer Nähe und ein In-sicherer-Distanz-Bleiben, ein gemeinsames Erleben des Rhythmus' der Musik. Der Tanz in seiner Gesamtheit entwickelt sich von einem Beginn über ein volles Darin-Aufgehen zu einem Ende hin. Die kleinen Schritte bilden eine ganze Sequenz, aber um den einzelnen Schritt zu verstehen, muss man ihn in seiner Phase innerhalb der Sequenz lokalisieren. Mit anderen Worten: Die Bewegung eines Partners, der den anderen an sich zieht, hat beispielsweise jeweils eine andere Bedeutung, je nachdem, ob sie zu Beginn („Der Tanz macht es mir möglich, dir nahe zu sein"), in der Mitte („Der Tanz reißt uns hin") oder am Ende („Ich möchte nicht weg von dir" oder „Es war schön mit dir zu tanzen") ausgeführt wird.

Das Erleben von Zeit bestimmt stark das „intentionale Bewusstein" jedes kleinen Schrittes in diesem Tanz sowie jeglichen anderen Kontakterlebnisses, bei dem es ein implizites oder explizites Einverständnis in Bezug auf die miteinander zu verbringende Zeit gibt. Tatsächlich sind unter den vielen Kontakten, die wir unentwegt knüpfen, nur wenige von besonderer Bedeutung: Solche holen etwas Neues in unser Blickfeld und bringen uns damit zum Wachsen. In so einem Kontakt verflicht sich unser Zeiterleben mit unserer Kontakterfahrung (mit der Art und Weise, wie wir den Tanz mit dem anderen gemeinsam erschaffen), womit wir jede Phase dieses Prozesses mit der ihr eigenen Vorsätzlichkeit ausstatten. Diese Lesart, die auf den ersten Blick deterministisch erscheinen mag, bringt schlicht und einfach eine Offensichtlichkeit ans Licht, die den alltäglichen menschlichen Erfahrungen von Natur aus eignet, nämlich, dass unser Organismus sich bereitmacht, jede bedeutsame Begegnung in ein *Vorher*, *Während* und *Danach* einzuteilen, und zwar mit einem Vorbedacht, der sich dem Ausführen dieser Phasen zweckmäßig unterordnet. Die therapeutische Begegnung stellt einen solchen bedeutsamen Kontakt dar, dessen gemeinsames Zeitausmaß normalerweise explizit vereinbart wird.

In einer gewöhnlichen gesunden Erfahrung verhält es sich, wie Perls et al. anmerken, folgendermaßen:

> Man ist entspannt, es gibt vieles, was einen möglicherweise interessieren könnte, man lässt alles gelten, und alles bleibt ziemlich unbestimmt – das Selbst ist eine „schwache Gestalt". Dann gewinnt ein Interesse den Vorrang, und nun geraten spontan Kräfte in Bewegung, Vorstellungen treten deutlich in den Vordergrund, und motorische Reaktionen werden in Gang gesetzt. An diesem Punkt werden meistens auch gewisse vorsätzliche Wahl- und Ausschließungsentscheidungen notwendig. (...) Das heißt, dem Gesamtprozess des Selbst werden vorsätzlich Schranken auferlegt, und das Identifizieren und Entfremden vollziehen sich innerhalb dieser Schranken. (...) Und auf dem Höhepunkt der Erregung schließlich werdend die Vorsätze gelockert, und die Befriedigung ist wieder spontan (Perls, 1997, S. 173).

Genau diese Aufmerksamkeit für den Prozess bringt uns dazu, die Kontakterfahrung und deren Entwicklung zu erkennen und dadurch die Zeitdimension ins Auge zu fassen. Die Beschreibung der vier Phasen des Kontakt-Rückzug-Experiments in *Gestalttherapie* ist zwar sehr klar, die Verwendung des Zeitbegriffs jedoch weniger. Insbesondere ist unklar, ob diese vier Phasen die *mögliche* Entwicklung der Kontakterfahrung ausdrücken und damit auch die Möglichkeit einräumen, dass sie sich nicht in jeder Kontakterfahrung entfalten, oder ob die Zeitdimension im Heideggerschen Sinn verstanden werden muss, als Kategorie, die den Sinn einer Beziehung definiert, sodass jede Kontakterfahrung einfach deshalb, weil sie sich in der Zeit entwickelt, ein Zeiterleben mit einschließt, also eine Art Beziehungsuhr ist, welche Sinn und Bedeutung je nach der Zeitphase, die gerade durchschritten wird, verleiht. Anders gesagt wüssten wir gerne, ob die Endphase des Kontakts (oder jede andere Phase des Kontaktprozesses) in jedem Fall in dem Sinne „statthat", dass der Kontakt in jener Phase innerhalb des Bedeutungsgefüges, das diese Phase impliziert, gelesen werden muss, oder ob sie nur dann stattfindet, wenn die Beziehung einen gewissen Reifestand erreicht. Mir scheint, dass eine grundlegend phänomenologisch ausgerichtete Theorie des Selbst die Vorherrschaft der zeitlichen Dimension nahe legt, so oder so aber bleibt dieser Punkt im Gründertext unausgeführt; auch können wir nicht auf spätere Gestaltliteratur verweisen, da diesem Aspekt nirgends genügend Aufmerksamkeit geschenkt worden ist (Spagnuolo Lobb, 2001, S. 285–286).[3]

Wenn die Erfahrung des Selbst in Kontakt durch den Umstand, dass sie in der Zeit verortet ist, modifiziert wird, lässt uns das an eine veränderte Voraussetzung für das Selbst in den verschiedenen Kontaktphasen denken. Eine Konsequenz ist, dass eine bestimmte Wahrnehmung oder Äußerung in einem Bezugssystem lokalisiert ist, das nicht vom intrinsischen Inhalt, sondern von der teleologischen Funktion der Phase, deren Teil sie ist, abhängt. Das eben angeführte Beispiel von den verschiedenen Bedeutungen eines (Sich-an)-den-anderen-Heranziehens während eines Tanzes liefert eine gute Beschreibung dafür. Wenn wir diese Matrix einer relationalen Bedeutung auf den therapeutischen Prozess übertragen, auf eine therapeutische Sitzung also, so nimmt jeder Satz sowie jede andere kommunikative Äußerung von Patient und Therapeut Bedeutung im Kontext der Zeit an.[4]

Sehen wir uns nun folgendes Beispiel aus dem Blickwinkel einer Patientin an, so müssen wir uns vor Augen führen, dass sie zum ersten Mal zu einer Sitzung kommt und dem Therapeuten unvermittelt von den intimsten Bereichen ihres Problems erzählt. Dem Therapeuten fällt auf (und er muss es nicht unbedingt explizit machen), dass die Patientin den Vorkontakt mit ihm überspringt. Die Angst, die die Patientin in der Vorkontakt-Phase dieser Situation erlebt, lässt sie den Kontaktprozess nicht spontan entwickeln, daher schafft die Selbstfunktion Lösungen, die sie qua Aufgeben einer Ich-Funktion befähigen, ihre Angst nicht spüren zu müssen.

---

[3] In der Gruppe an unserem Gestaltinstitut, welches ich mit Giovanni Salonia leite, haben wir die Zeitdimension der Kontakterfahrung weiterentwickelt (Salonia, 1992; Spagnuolo Lobb et al., 1998), zum einen, weil uns dies hermeneutisch korrekt erscheint, und zum anderen, weil wir die Gültigkeit der klinischen (Spagnuolo Lobb, 1997; Conte, 1999) und gestaltenden (Spagnuolo Lobb, 1992 b) Aspekte untersucht haben.

[4] Ganz besonders sind wir Isadore From hinsichtlich der primären Entwicklung der zeitlichen Dimension der Theorie des Kontaktprozesses verpflichtet. Zwar hat er kein schriftliches Zeugnis davon hinterlassen, jedoch seinen Schülern eine klare Lehrmeinung zur phänomenologischen Lesart der zeitlichen Dimension der Kontaktstörung in der Therapeut-Patient-Beziehung, wie sie sich während einer Sitzung entfaltet (Müller, 1993), übermittelt.

Die gesamte Sitzung ist ein Prozess des Kontakt-Rückzugs (aus diesem Kontakt), der die Beteiligten an die Kontaktgrenze führt und sie, nachdem sie die Fülle der Begegnung durchlebt haben, zum Rückzug bewegt.

Wir können jede Sitzung, ja die ganze Therapie wie einen Tanz auffassen. Was geschieht im Zug eines solchen Tanzes? Der Patient kommt mit einem intentionalen Bewusstsein (dessen er mehr oder weniger gewahr ist) zur Therapie. Die Therapeutin geht darauf ein – aus ihrer Vorsätzlichkeit heraus (deren sie üblicherweise gewahr ist). Im gemeinsamen Tanz kann der Therapeut an die Stellen „rühren", an denen die Absichtlichkeit des Patienten an Spontaneität verliert und sein Miteinandersein, sein Kontaktmachen daher Angst in sich trägt und folglich steril und repetitiv wird (um jene Angst eben zu vermeiden); andererseits kann der Patient daran „rühren", wie der Therapeut seinen Prozess des Miteinanderseins sieht, und er erfasst intuitiv, dass die therapeutische Begegnung eine konkrete Gelegenheit darstellt, seinen Stil des Miteinanderseins zu verändern und die Spontaneität seines Gewahrseins (oder seines intentionalen Bewusstseins) zurückzuerlangen.

Lassen Sie mich ein Beispiel für die Entfaltung der kokreativen therapeutischen Begegnung geben. Knapp vor und um den Beginn einer neuen Sitzung machen sich Patient und Therapeut bereit (*Vorkontakt-Phase*). In diesem Moment entstehen Erregungen, die den Figur/Grund-Prozess initiieren. In ihrem Erleben liegt eine Vorsätzlichkeit, die den Vorgang initiiert und stützt. Es gibt keine Erregung, die ausschließlich dem einen oder dem anderen gehörte; sonst könnte es keine zu assimilierende Neuheit geben, und es gäbe weder Selbst noch Wachstum.

Zum *Vorkontakt* bemerken Perls et al. Folgendes: „Der Körper ist Grund, das Verlangen oder der Umweltreiz ist Figur" (1997, S. 199). Sollen wir nun versuchen, diese Schilderung der Absichtlichkeiten beider Partner auf ein Beispiel aus dem Erleben zwischen Therapeut und Patientin während einer Sitzung umzulegen? Die Patientin könnte in ihrer Vorkontakt-Phase folgenden Gedanken haben: „Wie wird mein Therapeut auf meine jüngste Veränderung in meiner Beziehung zu meinem Mann reagieren?"; und der Therapeut in seiner Vorkontakt-Phase: „Wie hat die Patientin das wohl weiterentwickelt, was in der letzten Sitzung geschehen ist?" In der darauf folgenden Phase, der *Kontakt-Phase* nämlich, weiten Therapeut wie Patientin ihre „Selbstwerdung" zur Kontaktgrenze zwischen ihnen hin aus, der Erregung folgend, die im ersten Stadium (*Orientierungs-Subphase*) zur Erkundung der Präsenz des anderen führt, auf der Suche nach einer Reihe von Möglichkeiten, sich durch ihre anfängliche Verwunderung hindurchzuarbeiten. Beispielsweise könnte der Bart eines Therapeuten die Patientin an die moralische Rigidität ihres Vaters erinnern, was sie wiederum dazu veranlassen könnte, ihm die Veränderung in Bezug auf ihren Mann auf verhaltene Weise zu erzählen. Die eingeschränkte Atmung der Patientin lässt andererseits den Therapeuten auf der Hut sein, und er wird sich den Retroflexionen der Patientin ganz besonders widmen. Eben dieses Staunen wird nun Figur, während das anfängliche Bedürfnis oder der anfängliche Wunsch in den Hintergrund gestellt wird. Während einer zweiten Subphase, der *Manipulations-Subphase*, „manipulieren" Therapeut und Patient die Umwelt dahingehend, dass sie bestimmte Möglichkeiten auswählen und andere verwerfen. Die Patientin könnte sich etwa dazu entschließen, den Therapeuten zu fragen: „Haben Sie schon immer einen Bart getragen?", um dahinterzukommen, ob der Bart für den Therapeuten eine momentane oder eine erstarrte Entscheidung ist, wobei ihre Annahme auf ihrer Erfahrung beruhen würde, nämlich dass ein Mann, der immer einen Bart getragen hat wie ihr Vater, moralische Rigidität im Blut haben müsse. Der Therapeut könnte sich etwa dazu entscheiden, die Wahrheit zu sagen: „Habe ich nicht, und was ist an diesem Aspekt meines Barttragens für Sie bedeutsam?" Therapeut und Patient „manipulieren" die Umwelt, indem sie bestimmte Aspekte des Feldes „angehen" und Hindernisse überwinden. Die Patientin könnte etwa die Gelegenheit, die ihr der Therapeut geboten hat, aktiv ergreifen und ihm ihre Befürchtung auseinandersetzen: „In Bezug auf meinen Mann hat sich etwas in mir geändert, und ich habe Angst davor, Ihnen das zu erzählen, da mich Ihr Bart an die Rigidität meines Vaters erinnert." Der Therapeut könnte seinerseits das Risiko eingehen, seine Person in die Antwort einzubringen, statt auf vorgefertigte therapeutische Maßnahmen wie zum Beispiel die „leere-Stuhl-Technik" zurückzugreifen („Setzen Sie Ihren Vater auf den leeren Stuhl da und erzählen Sie ihm von Ihrer Veränderung"); er stellt ein Gefühl des Überraschtseins an sich fest und entscheidet sich, dieses explizit zu machen: „Ich bin überrascht und neugierig auf Ihre Erkenntnis." In einer dritten Phase, welche man den *Kontaktvollzug* nennt, wird das endgültige Ziel, das Kontakt-Herstellen, Figur, während Umwelt und Körper den Grund bilden. Sowohl Therapeut als auch Patient gehen mit ihrem gesamten Selbst im spontanen Akt des Kontaktmachens mit der anderen Person auf, das Gewahrsein[5] ist auf seinem Höhepunkt, das Selbst ist an der Kontaktgrenze vollkommen anwesend, und die Entscheidungsfähigkeit ist durch und durch entspannt, da es in dem Moment nichts zu entscheiden gibt, er will nur in seiner Fülle gelebt werden. Die Beteiligten bereiten den Grund für diesen äußerst bedeutsamen Augenblick des vollen In-Kontakt-Seins beziehungsweise einer „gesunden Konfluenz" vor, den man sonst verpassen könnte. Die Patientin könnte ihre Angst aufgeben und zum Therapeuten sagen:

> Ich hatte in der vergangenen Woche seltsame Gedanken, seltsam und erregend waren sie. So war ich noch nie. Ich dachte, ich könnte mich von anderen Männern angezogen fühlen, und habe tatsächlich einige gut aussehende Männer mit anderen Augen angesehen ... und mir schien, auch Sie sahen mich in einer Weise an, wie ich es noch nie erlebt hatte ... Das ist alles so aufregend! Andererseits hat mich das wegen meines Mannes nervös gemacht, ich bin ihm gegenüber anders.

Der Therapeut, der sich gerade entschlossen hat, der Patientin seine Neugier zu eröffnen (d.h. explizit zu machen), könnte an dieser Stelle sein persönliches Beteiligtsein zu sich zurücknehmen (retroflektieren) und beispielsweise an der Beziehung der Patientin zu ihrem Mann arbeiten. Er spürt, dass diese zwar methodisch korrekte Intervention ihrer Begegnung die besondere Stimmung nehmen würde. Wenn er hingegen weiterhin das Risiko eingeht, voll als Person-Therapeut präsent zu sein, wird er spüren, dass eine starke emotionale Involviertheit zwischen ihnen besteht, und er muss eine Entscheidung treffen, näm-

[5] Bewusstheit (awareness) ist nicht dasselbe wie Bewusstsein (consciousness); sie bezeichnet ein Gewahrsein, ein Wachsein und die volle Präsenz an der Kontaktgrenze, wobei alle Sinne offen sind (vgl. Salonia, 1986).

lich, wie er sie therapeutisch nützt. Das ist die Phase, die Stern et al. den „Jetzt-Moment" nennen: „(...) Jetzt-Momente kommen dem Begriff des *Kairós* der griechischen Antike sehr nahe, ein einzigartiger Augenblick, in dem eine Gelegenheit besteht und ergriffen werden will, in dem sich dein Schicksal wenden wird, je nachdem, ob du jene ergreifst und wie du sie ergreifst" (1998 b, S. 911). Dies ist der ausschlaggebende Augenblick einer therapeutischen Sitzung, und wenn wir dem Kontaktbedürfnis des Patienten begegnen, dann wird die Sitzung zu den erfolgreichen zählen. Der Therapeut muss entscheiden, ob und in welchem Maße er seine Retroflektionen aufgibt und sich auf eine improvisierte Kokreation einlässt. Er spürt, dass die vibrierende Lebendigkeit, die er im Augenblick zwischen ihnen erlebt, ihm mitteilen will, dass in den Worten der Patientin eine emotionale, an ihn gerichtete Absicht mitschwingt. Also entscheidet er sich zu einem Sprung ins kalte Wasser und fragt: „Weshalb erzählen Sie mir das? Wie betrifft Ihre Veränderung gegenüber Männern mich?" An dieser Stelle entsteht ein kurzes, aber einschneidendes Schweigen, ehe die Patientin sagt:

> Möglicherweise hatte ich das Gefühl, dass Sie mir während unserer letzten Sitzung die Erlaubnis erteilt haben, die ich mir immer von meinem Vater gewünscht habe, nämlich meine sexuellen und sinnlichen Gefühle Ihnen gegenüber zuzulassen. Ich weiß nicht genau, wie es dazu gekommen ist, vielleicht dadurch, wie Sie mich angesehen haben, als Sie mir sagten, dass Ihnen die Art, mich zu kleiden, gefiele. Noch etwas ist letzte Nacht passiert, und ich hatte noch nicht den Mut, Ihnen das zu sagen: Ich habe letzte Nacht von Ihnen geträumt; Sie nahmen mich in die Arme, und zwar so sanft und gütig und vollkommen akzeptierend, dass ich eine starke sexuelle Lust im ganzen Körper verspürte. Und jetzt, da ich Ihnen diesen Traum erzähle, ist diese wundervolle Wonne noch immer in meinem Körper, und ich fühle mich Ihnen gegenüber friedvoll und offen.

Der nährende Austausch, der Kontakt mit der Neuheit, hat stattgefunden. In der Gestalttherapie sagen wir, dass sich die Beziehungsblockade, welche als Hindernis in der Spontaneität des Kontaktmachens mit dem Therapeuten erfahren wird, aufgelöst hat, dank der Unterstützung, die der Therapeut im rechten Augenblick erteilte, als der Grund sorgfältig bereitet worden war, und ihre Begegnung in einem Augenblick der Offenheit stattfinden konnte, als die Patientin bereit war, eine neue, spontanere Art von Kontakt zu erleben, und der Therapeut bereit war, die Gelegenheit zu ergreifen und die Energie, die Erregung der Patientin zu stützen, die auf die Verwirklichung des Kontaktvollzugs und des Rückzugs gerichtet war. Das ist der gestalttherapeutische Weg, auf dem sich der Organismus per Assimilation des Neuen, das vom jeweils anderen eingebracht wird, verändert/wächst. Uns geht es dabei darum, die Erregung zu stützen, die den Patienten zur spontanen Umsetzung seiner Intentionalität im Kontakt führt; für Daniel Stern und seine Gruppe (1998 a, S. 300) geht es darum, dass Therapeut wie Patient ihr „implizites Beziehungswissen" verändern/erweitern, das sich als prozessabhängiges Wissen vom Miteinander-Sein definiert und weder bewusst noch unbewusst (und auch nicht verdrängt) ist. Während sich bei ihnen die therapeutische Veränderung nur an der Veränderung des intersubjektiven Beziehungswissens von Therapeut und Patient misst, tut sie das bei uns an der wiedergewonnenen Spontaneität der Kontaktnahme zwischen Therapeut und Patient. In beiden Fällen sprechen wir von einer prozessorientierten Kompetenz, die als solche für jeden anderen Lebenszusammenhang des Patienten gilt.

In der letzten Phase, *Nachkontakt* genannt, nimmt die Aktivität der Selbstwerdung ab, Therapeut wie Patient ziehen sich von der Kontaktgrenze zurück, um dem Verdauen der erworbenen Neuheit Raum zu geben, damit sie sie in die schon vorher vorhandene Erfahrungsstruktur integrieren können, und das geschieht gänzlich unbewusst. Der Assimilationsvorgang ist immer unbewusst und unwillkürlich (wie auch die Verdauung unbewusst und unwillkürlich ist); sie kann insoweit ins Gewahrsein dringen, als eine Störung besteht. Diese Phase nennen Stern et al. den „offenen Raum“, in dem sich „die Partner aus der eben vollzogenen Begegnung lösen und *in der Gegenwart des anderen allein sein können*“ (ibid., S. 307, Hervorhebung durch die V.). Das ist eine wunderschöne Beschreibung des Assimilationsvorgangs.

Das Erleben von Zeit in allen Phasen (nicht nur beim vollen Kontaktvollzug oder in den „Jetzt-Momenten“) der therapeutischen Kokreation kann als Kairós (vgl. Salonia, 1994), als rechter Zeitpunkt, als Sein-in-der-Zeit, als das Tun-der-rechten-Sache-im-rechten-Moment definiert werden. Stern et al. (1998 b, S. 915) liefern eine äußerst treffende Beschreibung der Schicksale, die diese Jetzt-Momente ereilen, wenn sie nicht therapeutisch aufgegriffen werden und daher nicht in einen „Moment der Begegnung“ münden. Er kann verpasst, verfehlt, wiederhergestellt, „verflacht“ oder ertragen werden. Die Schilderung und Auffassung von Stern et al. gehen mit der Gestalttherapie derart konform, dass es geradezu beschämend ist, uns eingestehen zu müssen, dass sie das, was wir – nicht sie – im Blut zu haben meinen, viel besser formulieren als wir. „Jetzt-Momente“ (in unserer Sprache die „Phase des Kontaktvollzugs“) ereignen sich so oder so; sie sind eine Sache des Reifenlassens bestimmter Möglichkeiten im menschlichen Streben nach Wachstum, in der Zeit, die einer Beziehung gegeben ist (*Kairós*), in der momentanen Verfügbarkeit des anderen; in anderen Worten: unter den Bedingungen des Feldes. *Die Reaktion von der Umwelt unterstützt entweder das leblose Wiederholen eines alten Beziehungsmusters oder die erwünschte Kontaktnahme.* Das Streben nach Wachstum (die Vorsätzlichkeit des Kontakts) verschwindet niemals, nicht einmal bei den schwerwiegendsten Störungen wie etwa der Psychose.

IV. Was den Veränderungsprozess in der therapeutischen Kokreation möglich macht

Was verstehen wir unter therapeutischer Veränderung? Jede Methode hat ihre spezifische Antwort auf diese Grundfrage, die mit schlüssigen anthropologischen, philosophischen und teleologischen Prinzipien in Beziehung steht. Andererseits ereignet sich Veränderung ständig, und Therapeut wie Patient sind „aufgerufen“, den Wandel, den sie in der Psychotherapie erfahren, zu bewerten. Manchmal haben sie verschiedene Begriffe von Veränderung. Ich habe zum Beispiel Therapeuten kennen gelernt, die sich positiv zu einer Veränderung im Leben eines Patienten als Folge der Psychotherapie äußerten (z.B. das Verlassen eines Partners oder das Eingehen einer neuen Beziehung), die den Patienten aber in einen progredienten depressiven Zustand geführt hat. Folglich wäre die Frage interessant: „Wer entscheidet den Wert einer Veränderung und wie tut er das?" Unserer beziehungsorientierten Auffassung Rechnung tragend sprechen wir von der Veränderung in der therapeutischen Beziehung, welche theoretisch anhand einer jeden Methode erklärbar ist und von Therapeut wie Patient als positiver Wandel erlebt wird, durch den die zuvor blockierte oder mangelhaft entwickelte, implizite oder explizite Intentionalität nun freier verwirklicht werden kann.

In der Gestalttherapie erklären wir das theoretisch als Wiedergewinnen – oder Gewinnen – von Spontaneität bei Kontaktnahme und Rückzug mit der/aus der Umgebung; die intersubjektive Theorie spricht vom Ausweiten des intersubjektiven Wissens, wodurch die beziehungsrelevanten Fertigkeiten in der Handhabung des intersubjektiven Raums verbessert werden.

Wie stellen wir Therapeuten uns zu folgender Frage: „Was hat meinen eigenen Wandel in einer therapeutischen oder ähnlichen Beziehung herbeigeführt?"

Und wie stehen unsere Patientinnen zu der Frage: „Was war es nun wirklich, das Ihre Veränderung in Ihrer Therapie bewirkt hat?"

Wenn ich mir meinen eigenen therapeutischen Prozess vor Augen führe, fallen mir zwei Qualitäten ein: Der Eindruck, dass das, was mein Therapeut sagte, tat oder nicht tat eine Dekonstruktion des Erwarteten (meiner gewohnten, über die Wahrnehmung gewonnenen Einschätzung) provozierte; und der Eindruck, dass das, was geschah, das Richtige im richtigen Moment war, was gleichzeitig bedeutet, dass genau dasselbe zu einem anderen Zeitpunkt eine andere Wirkung gezeitigt hätte.

Die Patienten geben als Erstes an, dass es ihnen weniger auf den Inhalt dessen ankäme, was der Therapeut sagt, als auf die Art, wie sie oder er es gesagt habe; zweitens kommt es gelegentlich vor, dass der Therapeut etwas anderes sagt, als es der Patient erwartet, und es ist klar, dass der Therapeut im Patienten etwas Wahres erblickt, etwas, was der Patient in seinen Beziehungen verstecken gelernt oder vergessen hat.

Die Rede ist hier von dem Wandel, der während oder nach einzelnen Sitzungen erfahren wird; die Frage ist demnach „Wie erschafft eine jede solcher Begegnungen Veränderung?"

Versuchen wir nun, in gestalttherapeutischen Termini und per Rekurs auf die Studien Sterns et al. (der *Process of Change Study Group* in Boston) den Wandel in der Psychotherapie zu fassen, können wir aussagen, dass die Entfaltung des Selbst (die „Selbstung") von Therapeut und Patient während der Sitzung auf den Es- und den Persönlichkeitsfunktionen einerseits und auf der Ich-Funktion andererseits basiert.

Die Therapeutin arbeitet tatsächlich von zwei Basen aus: von der ihrer Methode, d.h. ihrer Theorie, die ihr hilft, sich innerhalb des von ihr Wahrgenommenen zu orientieren, so wie uns eine Landkarte den Weg in einem bestimmten Territorium weist. Die zweite Basis ist die eigene Erfahrung der Therapeutin mit ihrem persönlichem Wachstum und ihrem Wandel. Die Weise, wie sie dem Patienten begegnet, ist jedoch *schöpferische Anpassung*, ist ihr Tanz mit dem Patienten. Das kann beispielsweise dadurch vonstatten gehen, dass sie die linguistischen Erfahrungskategorien aufgreift und bei jeder Kontaktunterbrechung spezifische Stützung bereitstellt (Spagnuolo Lobb, 1992 a), indem sie anspricht, was sie am Patienten fasziniert (Polster, 1987), und vor allem, indem sie *riskiert*, in der Beziehung ganz da zu sein und dabei zugleich die Grenzen wahrt, die ihr die Therapeutenrolle auferlegt.

Andererseits hat die Patientin ihr Programm, wenn sie sich in Therapie begibt, nämlich einen mehr oder weniger expliziten Bedarf an Veränderung. Sie weist auch habituelle Beziehungsmuster auf, die sie bewusst oder unbewusst in der Sitzung ausspielen wird. Auch hier haben wir es in der Art und Weise ihrer Begegnung mit dem Therapeuten mit *schöpferischer Anpassung* und mit dem *Risiko* zu tun, das sie – bewusst oder unbewusst – jedes Mal eingeht, wenn sie mit einer habituellen Beziehungs- oder Wahrnehmungsmodalität konfrontiert ist, die dekonstruiert werden kann, und die sie auch dekonstruieren will, manchmal ungeachtet der Offenheit des Therapeuten, genau deswegen, weil sie sich in einem therapeutischen Kontext weiß. Für Stern et al. ist zur Transformation eines „Jetzt-Momentes" in einen „Moment der Begegnung" Folgendes erforderlich:

> (...) dass jeder Partner etwas Einzigartiges und Authentisches von sich als Individuum als Reaktion auf den ‚Jetzt-Moment' beiträgt. Die Reaktion kann nicht die Anwendung einer Technik oder eines eingeübten therapeutischen Schachzugs sein. Sie muss an Ort und Stelle erfunden werden, damit er auf die Einzigartigkeit der unerwarteten Situation passt, und sie muss die unverwechselbare Handschrift des Therapeuten tragen, die anzeigt, dass sie seiner ganz persönlichen Sensibilität und seiner eigenen Erfahrung entspringt, jenseits aller Technik und Theorie (1998a, S. 306).

Diese „Handschrift" des Therapeuten ist in meinen Augen eine meisterhafte Beschreibung, es handelt sich um das Kunstwerk eines Meisters, der uns vermittelt, dass der Patient, ebenso wie der Säugling, den speziellen Geruch der Brustwarze seiner Mutter erkennt, das erkennt, was dem Therapeuten zuinnerst eigentümlich ist; und nur in einer Begegnung, die diese Note trägt, gibt der Patient dem Therapeuten die Macht, ihn eine neue Weise des Miteinander-Seins zu lehren.

Ein klinisches Beispiel

An dieser Stelle möchte ich ein klinisches Beispiel anführen, das belegen soll, was ich unter dem „Risiko" sowohl auf Therapeuten- als auch auf Patientenseite verstehe. Eines Tages erzählte mir F. während einer Sitzung eine Begebenheit, die sich bei einem mittäglichen Picknick mit ihrer Familie (Ehemann und ihren beiden halbwüchsigen Töchtern) und etlichen Freunden auf dem Strand zugetragen hatte. Eine Tochter sang, während die andere Keyboard spielte. Ein Mann, der nicht zu dieser Gruppe gehörte und den die Patientin als „eigen" beschrieb, hörte aus einiger Entfernung zu. Am Ende der Darbietung trat dieser Mann an meine Patientin heran und sprach den rätselhaften Satz: „Sicherlich sind Sie die Person, die für das Ganze verantwortlich ist." In diesem Augenblick des Erzählens blickte mich die Patientin mit einer Miene der Überraschung an, und ich war mächtig bewegt; meine Augen wurden feucht, und es fiel mir schwer, diese Emotion zurückzuhalten.

Die Patientin entzog ihren Blick dem meinen und wechselte das Thema, als wäre nichts geschehen. Sie erzählte mir, wie klug die Mutter einer ihrer Schwägerinnen sei. Da wurde es Zeit, darüber zu entscheiden, wie ich meine Emotion nützen wollte: Handelte es sich dabei um eine Empfindlichkeit, die mit meiner eigenen Geschichte in Verbindung stand, oder um ein gewichtiges Element eines Kontakts, den einzugehen meine Klientin vermied? Die Beispiele, die Stern et al. (1998 a) zitieren, scheinen an diesem Punkt zu enden: Sie behaupten, dass sich Veränderung in der Therapie ungeachtet der Verbalisierung solcher Episoden ereigne. Und in der Tat hatte in meinem Beispiel bereits ein tiefgreifender Austausch zwischen uns beiden stattgefunden – so tiefgreifend wie unerwartet. Die Methodik der Gestalttherapie konzentriert sich jedoch exakt auf solcherlei emotionale Erfahrung; daher erschien es mir normal, auf meine eigene Bewegtheit Bezug zu nehmen. Nebenbei bemerkt brachte mir die feldtheoretische Perspektive, die der Gestalttherapie eigen ist, zur Kenntnis, dass meine Emotion Teil unseres Feldes sein musste; deshalb traf *beides* zu: meine eigene Empfindlichkeit und ihre Form der Kontaktvermeidung. Dennoch rätselte ich: Wenn ich ihr diese Art emotionalen Kontakts nahe legte, was für ein Vorteil würde sich daraus für sie ergeben? Dafür liegt im Fundus theoretischen Wissens keine Antwort bereit. Stern et al. (1998 a, b) nennen ihn den „Jetzt-Moment", und er lässt sich mit der ersten Phase unseres „Kontaktvollzugs" vergleichen, dem ein nicht unbeträchtlicher Anteil an Risiko anhaftet und der uns eine Entscheidung auferlegt (in dem Sinn, dass auch eine Nicht-Wahl eine Wahl ist). Stern et al. (2003) sprechen von einem Augenblick, in dem das Schicksal bereit ist, sich zu erfüllen, und in der einen oder anderen Weise erfüllt es sich auch. Es ist der Augenblick, in dem unser In-Beziehung-Sein über unser Wachstum entscheidet.

Als Therapeutin war ich nunmehr der Risken gewahr, die diesem Moment innewohnten: Das Risiko, meine eigene Emotion vor der Patientin offen zu legen (und eventuell ein irreführendes Element einzuführen), und das Risiko, die Patientin ihre übliche Beziehungsmodalität in Gang setzen zu lassen. In unserem Fall bestand das Hauptrisiko natürlich darin, dass unsere Begegnung auf den Beziehungscode der Patientin nicht modifizierend einwirken würde, sodass er weiterhin auf ihrer Unfähigkeit beruhen würde, in ihrer tiefen, verborgenen Liebe zu ihren Töchtern gesehen zu werden. Ich entschied mich dafür, meine Emotion mitzuteilen, und sagte: „Haben Sie bemerkt, dass ich gerade eben gerührt war, als Sie mir über die Geschehnisse am Strand berichteten?" Sie guckte mich an und sagte: „Nein, das habe ich nicht bemerkt." Aber sie beobachtete mich von nun an sorgfältiger, fast so, als wollte sie ihre Akzeptanz dafür testen, dass ich bewegt war, entzog sich aber meinem Blick rasch wieder, wie um sich in dem Gedanken zu bestätigen, dass es unmöglich sei, mit einem anderen Menschen „zu tanzen und zu singen." Ich fragte: „Wie ist es für Sie, zu wissen, dass ich gerührt war?"

Da nahm F. einen tiefen Atemzug und brach in Tränen aus; im Weinen ließ sie ihren eigenen Gefühlen mir gegenüber freien Lauf, so, dass sie das Gefühl auslebte, von mir gesehen zu werden. Indem ich riskiert hatte, ihr mitzuteilen, wie bewegt ich war, hatte ich ihr die implizite Mitteilung gemacht, dass ich bemerkte, wie sie ihren Töchtern die Möglichkeit „gegeben" hatte, ihr eigenes Lied frei auszudrücken, und das, obwohl die Patientin in ihrer Ursprungsfamilie ihr Lied, ihre Liebe zum Leben verbergen hatte müssen – ihre familiäre Umgebung hatte schwer mit ernsthaften Problemen wie Migration, finanziellen Schwierigkeiten und dem frühen Verlust des Vaters zu kämpfen. Indem sie mir über diese

Episode berichtete, ging mir das alles auf, und sie durfte sich, statt Feindseligkeit und Bedenken zu ernten, in Güte und von mir als Komplizin angenommen fühlen. Ich sagte zu ihr:

> Ich sehe die große Liebe, die Sie für Ihre Töchter empfinden, und wie Sie, obwohl Sie eine ganz andere Mutter sind, als die Ihre es für Sie war, dennoch ihr Liebeslied, das den Töchtern gilt, verborgen halten. Ich nehme auch die Chance wahr, die Sie mir gegeben haben, so eine intime Seite Ihrer selbst, nämlich Ihr Liebeslied ans Leben, sehen zu dürfen.

Das Durcharbeiten und Verbalisieren von Beziehungserfahrungen (auf emotionaler, körperlicher, intellektueller und spiritueller Ebene) ist Teil der „normalen" gestalttherapeutischen Praxis.

Ich glaube, dass so eine Praxis einen Unterschied im Veränderungsprozess setzt.

V. Conclusio

Wir haben gezeigt, wie das Konzept improvisierter Kokreation in der Psychotherapie, welches die Grundlage für die jüngsten Entdeckungen Sterns und seiner *Process of Change Study Group* bildet, sich perfekt in die epistemologischen Prinzipien der Theorie der Gestalttherapie fügt. Fernerhin stellt die Gestalttherapie eine Landkarte zur Verfügung, die sich in prozessualen Termini artikuliert; sie betrifft die Phasen der Entwicklung des Selbst in der Kontaktepisode, wie die therapeutische Sitzung sie repräsentiert, und mag als Beitrag zur Darstellung der Phasen gelten, wie Stern und sein Forscherteam sie beschreiben: ganz besonders dazu nämlich, wie das Eintreten eines „Jetzt-Moments" während der Phase des „Dahingleitens" erkannt werden kann. Die Beschreibung der Orientierungs- und Manipulationsphasen zur aktiven Vorbereitung auf den Augenblick des Wagnisses – da der Patient dem Therapeuten die Gelegenheit gibt, „seine Beziehungsgeschichte umzuschreiben", und der Therapeut dem Patienten Gelegenheit gibt, an der Kontaktgrenze zu verharren, in einer Wechselseitigkeit, die aus der Fülle sinnlicher Erfahrung kommt – mag das Eintreten des „Jetzt-Moments" tatsächlich erläutern. Zum Schluss haben wir darüber spekuliert, wie die therapeutische Arbeit an den „Momenten der Begegnung", an ihrem Erkennen und an der Klärung ihrer Verbindung zur Unterbrechung der Spontaneität des Kontakts den Veränderungsprozess beschleunigt und ihn stärker ins Licht der Bewusstheit rückt.

Literatur

Conte V (1999) Work with a seriously disturbed patient in Gestalt therapy: The evolution of a therapeutic relationship. Studies in Gestalt Therapy 8: 154–161

Müller B (1993) Isadore From's contribution to the theory and practice of Gestalt therapy. Studies in Gestalt Therapy 2: 7–21

Perls F, Hefferline R, Goodman P (1997) Gestalttherapie. Grundlagen. Dtv, München

Polster E (1987) Jedes Menschen Leben ist einen Roman wert. Edition Humanistische Psychologie, Bergisch Gladbach

Salonia G (1986) La consapevolezza nella teoria e nella practica della psicoterapia della Gestalt. Quaderni di Gestalt 3: 125–146

Salonia G (1992) Time and relation. Relational deliberateness as hermeneutic horizon in Gestalt therapy. Studies in Gestalt Therapy 1: 7–19

Salonia G (1994) Kairòs. Direzione spirituale e animazione comunitaria. Edizioni Dehoniane, Bologna

Spagnuolo Lobb M (1992a) Specific support in the interruptions of contact. Studies in Gestalt Therapy 1: 43–51

Spagnuolo Lobb M (1992b) Training in Gestalt therapy. How the perspective of dental aggression changes the traditional concept of training. Studies in Gestalt Therapy 1: 21– 29

Spagnuolo Lobb M (1997) Linee programmatiche di un modello gestaltico nelle comunità terapeutiche. Quaderni di Gestalt 24/25: 19–37

Spagnuolo Lobb M (2001) The Theory of Self in Gestalt Therapy. A Restatement of Some Aspects. Gestalt Review 4: 276–288

Spagnuolo Lobb M, Salonia G, Cavaleri P, Sichera A (1998) The experience of time as a dimension of the experience of contact-withdrawal. Australian Gestalt J 2: 29–37

Stern D (2003) The present moment. Norton, New York

Stern D, Bruschweiler-Stern N, Harrison A, Lyons-Ruth K, Morgan A, Nahum J, Sander L, Tronick E (1998a) The process of therapeutic change involving implicit knowledge: Some implications of developmental observations for adult psychotherapy. Infant Mental Health J 3: 300–308

Stern D, Bruschweiler-Stern N, Harrison A, Lyons-Ruth K, Morgan A, Nahum J, Sander L, Tronick E (1998b) Non-interpretive mechanisms in psychoanalytic therapy. The „something more" than interpretation. Int J Psycho-Anal 79: 903–921

Schöpferische Fähigkeiten und die Lebenskunst

Malcolm Parlett

I. Einführung

Als sich kürzlich zirka zwanzig erfahrene Gestaltpraktiker und -praktikerinnen in Großbritannien zu einer Tagung zusammenfanden, warf jemand die Frage auf: „Was hat uns zur Gestalttherapie hingezogen?" Es kamen die verschiedenartigsten Antworten, aber ein Punkt kehrte immer wieder: dass der Gestaltansatz im praktischen Leben Sinn mache. Er erschien uns als Philosophie und Methode, die gelebt werden wollte, nicht bloß als Theorie zum Darüberreden und nicht bloß als Ansatz, der gesondert für die Psychotherapie alleine galt. Er rege vielmehr Spielarten des In-der-Welt-Seins an, welche wir unabhängig voneinander als reichhaltiger, wahrhaftiger und befriedigender erlebt hatten als andere Wege, auf denen wir uns versucht hatten. Er bot sich als gangbare Methode an, die Kunst, gut zu leben – die „Lebenskunst" eben – zu kultivieren.

Das Kapitel setzt bei der oben angesprochenen Idee an, nämlich: gut zu leben, ist eine Form von Kunst. Das Leben ist keine Wissenschaft, sondern Improvisation. Der allgemeinere Begriff *schöpferische Anpassung*, das Herzstück der Gestalttheorie, legt ein adaptives und spontanes Mitschwingen mit dem Leben in dieser Welt nahe. Eine gestalttherapeutische Exploration beziehungsweise eine therapeutische Sitzung hat ein offenes Ende, sie ist experimentell und auf einzigartige Weise konstruiert – wie ein Kunstwerk beziehungsweise wie eine Skulptur, eine musikalische Komposition, ein Gedicht oder ein Tanz. Epistemologisch gesehen sind Gestalttherapeuten in ein Unterfangen involviert, das Kunst, und nicht Medizin ist. Therapieformen, die fixe Techniken anwenden oder in der deterministischen Sprache der Naturwissenschaft und Technologie daherkommen, befinden sich zur gestalttherapeutischen Tradition und zu deren Grundethos in Widerspruch. Die Werte unseres Ansatzes sind ästhetisch und ethisch – das sind genau die Werte, mit denen sich Künstler auseinandersetzen.

Das vorliegende Kapitel untersucht die Metaphern des Künstlers, die Entwicklung der Kunstfertigkeit und das Leben als Kunstform und spielt damit. Diese Metaphern kommen dem Herzstück und dem Hauptzweck der Gestalttherapie nicht weniger nahe als jede andere Beschreibung, jedenfalls in der Ausführung vieler. Häufig kreuzen sich die Wege von Gestalt und Kunst: Die Gedanken und Methoden jener überschneiden sich vielfach mit der Welt der Künste und Künstler (nicht nur der Maler, sondern auch der Dichter, Tänzer, Sänger und Bildhauer, Musiker und Schauspieler), daher ist diese Analogie angemessen.

Die Verbindung mit den Künsten ist von Anfang an da gewesen. Paul Goodman, selbst veröffentlichender Dichter, hat zahlreiche Parallelen zwischen der Kreativität des Künstlers und dem Leben in Spontaneität[1] gezogen:

> Für den Künstler sind natürlich Technik und Stil alles: Das Schöpferische empfindet er als natürliche Erregung und natürliches Interesse an seinem Thema (…), die Technik aber ist *seine* Art, aus dem Wirklichen Wirkliches zu bilden, sie steht im Vordergrund seines Gewahrseins, seines Hinsehens und Zugreifens. Der Stil ist er selber, er ist, was er vorstellt und mitteilt: Stil, und nicht banale verdrängte Wünsche oder neueste Nachrichten (Perls et al.,1997, S. 191, Hervorhebung im Original).

Aber erst Joseph Zinker hat in seinem renommierten, 1982 auf Deutsch erschienenen Buch *Gestalttherapie als kreativer Prozess* das Thema explizit ausformuliert: Der Gestalttherapeut muss ein schöpferischer Therapeut sein, er hat „einen reichhaltigen persönlichen Hintergrund. (...) Der kreative Therapeut feiert das Leben (...) [und] das Wesen, die Schönheit, die Tugend, die Fähigkeiten und zukünftigen Möglichkeiten eines anderen Menschen (...). Der schöpferische, experimentelle Therapeut hat eine reiche innere Vorstellungsfähigkeit (...) [und] einen Sinn für Struktur, Ordnung und Rhythmus des Lebens" (S. 49, 50). In seinem jüngsten Buch (Zinker, 2001) fährt er mit der Erkundung der künstlerischen Thematik fort.

Ich möchte hier die Parallelen noch weiter treiben, indem ich in meinen Überlegungen an dem Punkt ansetze, an dem das Ausbilden des Gestalt-Wissens und gestaltischer Fertigkeiten ähnlich vonstatten geht, wie ein Künstler seine Fähigkeiten zur Entfaltung bringt. Diejenigen, die sich in Gestalt ausbilden lassen, gehen weder in eine Hochschule für Malerei, Bildhauerei oder Tanz noch in ein Musikkonservatorium; dennoch unterziehen sie sich einer künstlerischen Ausbildung. Sie erwerben Denkweisen, Schlüsselbegriffe, Haltungen und Techniken und bekommen Zugang zur Tradition – all das sind Konstituenten gestalttherapeutischer Haltung gegenüber dem Leben und der schöpferischen Praxis. Jeder Mensch, lässt Zinker uns wissen, hat das Zeug zum Künstler. Daher werde ich mich hier nicht auf die gestalttherapeutische Ausbildung und die Auszubildenden beschränken, sondern mich auf all jene beziehen, die das Studium der Gestaltphilosophie und der angewandten Theorie betreiben – sei dies nun in Form einer Ausbildung, der Selbsterfahrung, im Coaching oder in der Therapie als Klient oder Patient. Manche Psychotherapiepatienten werden kaum den Eindruck haben, sich in einer Lebensschule zu befinden – sie mögen in ihrem Selbstbild im medizinischen Modell befangen sein, das da vorsieht, sich gegen eine bestimmte Krankheit behandeln zu lassen. Sie werden ihre Auffassung jedoch

---

[1] Wiewohl das hier abgedruckte Zitat aus *Gestalttherapie* stammt, welches von F. S. Perls, R. Hefferline und P. Goodman verfasst wurde, ist uns wohl bekannt, dass der Abschnitt, dem das Zitat entstammt, von Goodman ist. Es ist mittlerweile üblich, Paul Goodmans Sichtweise und Stimme als seinen unverwechselbaren Beitrag zu würdigen, zusammen mit der Tatsache, dass er der Hauptverfasser dieses Abschnittes war. Damit wollen wir die anderen Autoren, allen voran Frederick Perls, keineswegs gering schätzen, da dieser das Buch ins Leben gerufen und die anderen beiden Autoren hinzugeholt hat, die den größten Teil des Buches geschrieben haben.

hoffentlich bald in eine neue überführen, das heißt, zum gleichwertigen Partner bei der Förderung der eigenen Heilung und der „künstlerischen Entfaltung" werden. Für andere – für diejenigen z.B., die sich zum Psychotherapeuten ausbilden lassen – ist die Bildungsreise ausdrücklich, sie mag sogar in den Erwerb einer offiziellen Qualifikationsbescheinigung münden. Aber Beurteilung wie an Kunstschulen ruft Kontroversen auf den Plan, denn: Wie kann man künstlerische Leistung oder therapeutisches Talent messen?

II. Eine künstlerische Ausbildung

Gestalt-Studierende (Ausbildungskandidaten, Klienten, Patienten, Gruppenteilnehmer usw.) unterziehen sich einem Bildungsweg, wie immer der Kontrakt und die Erwartungen auch genau lauten mögen. Obwohl es nicht immer klar ausgesprochen wird, nehmen sie eine Lebenshaltung in sich auf und lernen, wie man dem Leben und der Welt Sinn abgewinnt. Die Bildung, einmal begonnen, währt überdies höchstwahrscheinlich ein Leben lang. „Lebenskünstlerin" *qua* Gestalt-Tradition zu werden, kann man sich nicht mittels Crash-Kurs oder mittels Erwerb einer Trickkiste aneignen, es ist kein rascher Weg zum Erfolg, so wie man ihn landläufig versteht. Es handelt sich vielmehr um einen längerfristigen Entwicklungsprozess, der darauf ausgerichtet ist, „Türen zu öffnen", Wahlmöglichkeiten und das Spektrum der Lebensstile zu erweitern und die Farbigkeit, Lebendigkeit, die Textur und die Reichhaltigkeit der eigenen Existenz zu mehren. Stolpersteine, die der Lebenskunst im Weg liegen, werden konfrontiert und abgebaut.

Dieser Demontage- oder Wiederherstellungsprozess ist von entscheidender Bedeutung. Bleiben wir vorläufig bei unseren Bildern aus der Kunst: Das, was missgestaltet, ohne Grazie oder nicht mehr wohltönend ist oder es an Farbe oder Lebendigkeit missen lässt oder in einem halbherzigen Tanz miteinander ausgespielt wird, wird intensiv ins Visier genommen. Wir nehmen uns das als Untersuchungsgegenstand vor, nicht weil wir aufs Pathologische versessen sind, und auch nicht um seiner selbst willen, sondern weil es einem erfüllteren und gesünderen Leben im Wege steht. Zum einen Teil befasst sich unsere Bildungsreise mit den Kreativitätshürden, die den vollen Ausdruck der Lebenskraft hemmen und den spontanen Fluss des Lebens behindern. Das Unfertige, Schale, sich allzu sehr nach Regeln Richtende, Unterdrückte oder kaum von Leidenschaft und Interesse Beflügelte hält uns davon ab, präsent zu sein – als schöpferischer Künstler in fruchtbarer Auseinandersetzung mit den Rohmaterialien aktueller Existenz, mit dem „Lebensraum" und dem, was ihn erfüllt.

Im Zuge der fortschreitenden künstlerischen Ausbildung entwickeln, lernen und praktizieren die Menschen immer mehr in dem Modus und der Methode ihrer spezifischen Kunstrichtung beziehungsweise ihres spezifischen Ansatzes. Sie eignen sich Fertigkeiten und Kompetenzen an. Sie werden im Ausführen bestimmter Dinge immer besser, bewerkstelligen mehr, und das mit größerer Anmut und Leichtigkeit. Ihre ersten Versuche mögen linkisch und unansehnlich ausfallen, verglichen mit dem, wozu sie vermutlich später in der Lage sind.

Kurzum, sie bilden Fertigkeiten aus. Es handelt sich dabei selbstredend nicht bloß um individuelle, persönliche Attribute und Fähigkeiten, die sie erwerben und dann wie eine Art psychologischer Immobilie ihr Eigen nennen dürfen. Das WAS und das WIE dieser Fertigkeiten ist eine Funktion dessen, was ihre jeweilige Schule, Gruppe oder ihr Curriculum bietet und favorisiert. Das Gelernte ist somit ein Produkt des gesamten Feldes, innerhalb dessen es dargeboten und praktiziert wird. Das Ausmaß, in dem die Studierenden sich in ihren speziellen Methoden entwickeln, hat mit dem Lehrplan ihrer Kunstschule, dem Erbe, der örtlich-kulturellen Lehrtradition ebenso viel zu tun wie mit dem persönlichen Lernstil.

III. Die fünf Dimensionen von Entwicklung und Veränderung

In dem mir noch verbleibenden Abschnitt dieses Kapitels werde ich mich den Grundfertigkeiten eingehend widmen, welche in einer Ausbildung gestaltischen Zuschnitts gefördert werden und mit dieser untrennbar verbunden sind (Parlett, 2000). Ich lege nahe, dass diese Grundfertigkeiten mit der Lebenskunst, mit dem vollen Erblühen eines Menschenwesens, mit der Kunst und einem vollen, befriedigenden, „kunstfertigen Leben" in Zusammenhang stehen. Während sie einerseits die verschiedenen entwicklungsbedingten Veränderungen, die Gestalt-Studierende als Wirkung dieser Ausbildung durchlaufen, wunderbar beschreiben, dürfen sie doch auch wesentlich breitere Gültigkeit für sich beanspruchen. Künstler und Künstlerinnen aller Genres haben sich nicht minder diesen Prinzipien gemäß zu entwickeln – sie sind Bestandteil ihres Werdens –, auch wenn sie in keinem Curriculum explizit aufscheinen.

Diese von mir angesprochenen Fertigkeiten sind verschiedentlich beschrieben worden. Sie dürfen als fünf verschiedene Dimensionen schöpferischer Anpassung gelten (ibid., S. 24–25) oder als Varianten menschlicher Kraft (Parlett, 2003), welche in der Welt insgesamt so dringend vonnöten sind. Ich unterscheide also fünf verschiedene Dimensionen und habe sie folgendermaßen benannt:

(1) *Resonanzvermögen,* (2) *wechselseitige Bezogenheit,* (3) *Selbsterkenntnis,* (4) *Verkörperung* und (5) *Experimentelle Haltung.* Als Qualitäten, wie sie in der Kunst des Lebens vonnöten sind, bin ich dafür eingetreten (Parlett, 2000), dass keine Gestalt-Erziehung an ihnen vorbeiführen sollte, und nach meiner Erfahrung mit verschiedenen Ausbildungsprogrammen werden sie auch nicht negiert, sondern ins Trainingsprogramm eingebaut, wiewohl sie nicht unter obigen Bezeichnungen laufen. Sie sind nicht Teil der traditionellen Darstellung des Gestaltansatzes gewesen, was aber nicht heißt, dass es sie – als „Meta-Kompetenzen" auf höchster Ebene – nicht doch gegeben hat; sie werden gelehrt, praktiziert, demonstriert und als wichtig erachtet. In der ersten der oben erwähnten Publikationen mache ich den Vorschlag, die Entwicklungsphasen von Ausbildungskandidaten und anderen im Zuge ihres Gestalttrainings in diese fünf Fähigkeiten einzuteilen oder, „wenn schon nicht genau danach, müssen sie doch welche erworben haben, die jenen in der Tat sehr ähnlich sind" (ibid., S. 25).

Im Folgenden werde ich nun jede der fünf oben erwähnten Fähigkeiten einigermaßen ausführlich beschreiben. Ich werde weiterhin beim Thema Kunst bleiben und mich deshalb auf das Leben von Künstlern berufen, um die jeweils zur Diskussion stehende Fähigkeit durch Beispiele zu veranschaulichen. Es gibt keinerlei Belege dafür, dass sich der Künstler im Allgemeinen von der Gesamtbevölkerung an Reife, im Zugang zu den Lebenskompetenzen oder in der generellen Lebenszufriedenheit unterschiede. Angeregt von Goodman und Zinker ziehe ich jedoch den Künstler als Symbolfigur heran. Der Künstler im Kopf ist ein Idealbild, nachgerade ein Archetyp.

A. Resonanzvermögen

Die erste Fertigkeit realisiert sich als *Resonanz- oder Reaktionsvermögen.* Ein Künstler organisiert sich unentwegt selbst, das gehört zu seinem Künstler-Sein unbedingt dazu. Er organisiert sich, um ein Bild zu malen, Musik zu komponieren, einen Tanz zu tanzen und einen Vers zu schreiben. Dieser Prozess der Selbst-Umsetzung, des Schaffens und Artikulierens findet niemals in einem Vakuum statt. Es handelt sich hierbei um keine abgekoppelte, isolierte Operation, die in irgendeiner Weise getrennt vom Feld ihrer Entstehung oder ihrer Umsetzung ablaufen würde. Stets gibt es ein weiter zu fassendes, phänomenologisches Feld – voller Dinge, die er (oder sie) als Ansporn oder Hindernis, als praktische Gegebenheiten, als Fantasie und als zu lösende Probleme erleben wird. Während die Künstlerin etwa zur erfolgreichen Darstellerin avanciert, erfährt sie, dass das, was als Potenzial, Chance oder Vision schlummert, nur *in Resonanz auf das existierende Feld* aktualisiert werden kann.

Künstlerische Arbeit braucht das vielfältige Zusammenspiel aus Fokus, Hingegebensein, Vorstellungskraft und Praxis nach Maßgabe des Kontexts und der praktischen Gegebenheiten. Es braucht eine Prise Wagemut, das Nützen von Gelegenheiten und die Offenheit für den günstigen Zufall, für die Chance. Der Künstler muss sich auf die Umstände einstellen und auf sie reagieren können und gleichzeitig bereit sein, einzugreifen und die Ereignisse zu lenken. Dann und wann wird er Unterstützung suchen und in Anspruch nehmen müssen: schöpferischen, kritischen und praktischen Zuspruch. Die Beurteilung der Konsequenzen des Tuns oder Nicht-Tuns ist notwendig. All diese Elemente gehören zur Resonanzfähigkeit – das sind im Einzelnen Selbstorganisation, Selbst-Management innerhalb eines Feldes, das in seiner Konfiguration einzigartig ist und sich in seiner Organisation unentwegt ändert.

Bisweilen ist diese seine Resonanz nicht sonderlich fachkundig, frei, fließend oder gekonnt. Der Künstler mag sich scheinbar unüberwindbaren Schwierigkeiten, ungenügenden Ressourcen, unzulänglichen Hilfsmitteln oder restriktiven Auflagen gegenübersehen.

Oder es mangelt ihm plötzlich an Selbstvertrauen, seine Interessen verlagern sich, oder er scheint seine Energie verloren zu haben. Das ursprüngliche Engagement scheint angesichts der wahrgenommenen Hindernisse vorübergehend geschwächt, und er durchlebt eine Flaute. Gewisse Schemata des Selbstschutzes, die er sich in der Kindheit zugelegt hat, können angesichts der besonderen Feldbedingungen, wie man sie heute vorfindet, an die Oberfläche kommen und die Gegenwart mit Vergangenem überschwemmen. Unter ungünstigen Feldbedingungen kann die Selbstorganisation ganz rasch zur Selbst-*Des*organisation verkommen.

Das Resonanzvermögen ist weder eine konstante noch eine messbare Größe. Sie ist in hohem Maß feldabhängig und variiert je nach Umständen. Keine Reaktion einer Person gleicht je der einer anderen. Das Reagieren eines jeden Menschen ist eine Funktion des in der Vergangenheit Gelernten und seiner zur Gewohnheit gewordenen Reaktionsmuster. Das Arbeiten an fixierten Gestalten oder automatisierten Feldkonfigurationen kann viele verschiedene Formen annehmen – das bedeutet, dass die Erziehung zu dieser Reagibilität nicht vorab umschrieben werden kann, und doch kann der rechte Kontext helfen, sie zu kultivieren, zu steigern und zu stärken. Leider können gewisse Kontexte – und ich fürchte, darunter manch pädagogische – Initiativen ersticken, das Selbstvertrauen beeinträchtigen und ein „schwächendes Feld" erzeugen. In der therapeutischen Arbeit bedarf es großer Kunstfertigkeit, in der Zusammenarbeit zwischen Therapeut und Klient ein förderliches und dennoch herausforderndes Feld kooperativen Lernens zu schaffen. Intelligenter und mit größerem Vertrauen auf Herausforderungen und Schwierigkeiten zu reagieren, verlangt dem Therapeuten ab, den Künstler in spe zu unterstützen, aber nicht so weit zu gehen, dass seine, des Therapeuten Kunstbeherrschung gegenüber der des Klienten die stärkere Figur wird. Und auf keinem künstlerischen Weg findet sich jemand, der ihm die Arbeit abnehmen könnte: Schöpferisches, gekonntes Reagieren ist letztlich autodidaktisch.

Resonanz ist die Fertigkeit Nummer eins. Wie die Leser bemerken werden, steht sie – aus gestalttherapeutisch-theoretischer Warte betrachtet – mit Aufgaben wie Selbst-Support und Eigenveranwortung, dem In-die-Hand-Nehmen von Autor-ität und Ver-Antwort-lichkeit für das eigene Leben und der existenziellen Natur eigener Lebensentscheidungen in Zusammenhang. Sie hat mit der Förderung klarer Gestaltbildung und -vollendung und dem Erreichen eines freien Funktionierens – des Im-Fluss-Seins und der Flexibilität innerhalb eines sich ständig ändernden Feldes – zu tun. Bedauerlicherweise ist das Feld oft so strukturiert, dass automatische und habituelle Reaktionen wachgerufen werden, die weit davon entfernt sind, künstlerisch zu sein, daher ist die Stärkung der Kapazität zu schöpferischer Selbstorganisation im Feld eine entscheidende Aufgabe bei der Entwicklung künstlerischer Autonomie.

B. Wechselseitige Bezogenheit

Die *Wechselseitigkeit,* das Aufeinander-Bezogen-Sein, ist die zweite Fertigkeit, über die fast alle Menschen in erheblichem Ausmaß verfügen, und doch kann sie gefördert werden. Sie ist von grundlegender Wichtigkeit im Leben und reicht von trivialen Geschäftsabwicklungen bis hin zu intimen Lebenspartnerschaften. Der Künstler ist wie jedes andere menschliche Wesen Mitglied einer geselligen Spezies, und sein künstlerisches Talent ist durch das In-Beziehung-Stehen auf seine Höhe gebracht worden. Eine Künstlerin befindet sich in wechselseitiger Beziehung über Kommunikation. Auch wenn ihr Wirken sich zeitweise als vollkommen privater und persönlicher Vorgang ausnimmt, ist die Wirklichkeit niemals fern: Das Bild, das Gedicht, der Tanz, das Lied werden im Kontext mit anderen erschaffen, und häufig für andere so sehr wie für sich selbst. Ob sie nun mit ihrer Darstellung öffentlich auftritt oder die Ergebnisse ihrer Arbeit der Öffentlichkeit präsentiert, so oder so lässt sie sich auf einen Akt des „Sich-Kommunizierens“ ein, indem sie sich über Worte, Farbe, Ton, Bewegung oder ein anderes Medium vor anderen Menschen äußert.

Menschen sind nicht allein auf der Welt und können es auch nicht sein. Künstler unterscheiden sich in dieser Beziehung nicht. Sie lernen von anderen und erhalten ihre Anregungen von dem, was andere erschaffen, tun und demonstrieren. Ein Maler nimmt die Technik eines anderen wahr. Ein Photograph baut auf der Tradition eines berühmt gewordenen Piktogramms auf. Ein Pianist hört sich immer wieder die Aufnahme eines von einem Meister interpretierten Stücks an. Die Inspiration kommt oft von anderen oder erhält den zündenden Funken über die „Lösung“ eines anderen. Die Fähigkeit, sich aufeinander zu beziehen und sich produktiv auf andere Menschen einzulassen, zieht sich durch das gesamte Künstlerleben. In einer vernetzten Welt ist das Sich-Aufeinander-Beziehen geradezu zwingend, sogar für den Möchtegern-Einsiedler. Ganz besonders wird der Künstler beispielsweise Reaktionen und Rückmeldungen inklusive Wertschätzung und Kritik – durchsetzt mit Negativurteilen und Projektionen – bekommen und mit der Zeit wird er eine Bandbreite von Strategien entwickeln, damit fertig zu werden. Andere sind auch insofern bedeutsam, als sie mit ihm in Wettstreit um die knappen Ressourcen liegen. Ein grundlegend konkurrenzbetontes Ethos zieht sich durch die meisten Kunstdomänen, und Konflikte und andere komplexe Beziehungsthemen in nicht zerstreuender Weise zu handhaben, wirkt sich erheblich auf das generelle Wohlbefinden des Künstlers aus.

Künstlerisches Arbeiten vollzieht sich oft in Kooperation. Film- und Theaterarbeit ist per se interaktiv und eine Teamarbeit einer Vielzahl von Menschen. Aber auch in die künstlerische Arbeit im Alleingang – wie beim Schreiben eines Romans oder beim Klavierspiel – sind in der Realität andere involviert: die Auftraggeber, das Publikum, die Leser oder Zuschauer, auf die sich der Künstler einlassen muss. Eine Künstlerin ist vielleicht nicht in ihrem Element, wenn es an das Knüpfen von Verbindungen geht: Möglicherweise ist sie kein leutseliger Typ oder keine glänzende Verhandlerin. Aber wenn das künstlerische Unternehmen ein gemeinschaftliches ist, sind Beziehungen von Vorteil. Eine Beziehung zu den Abnehmern der Kunst zu knüpfen, kann von unumgänglicher Wichtigkeit sein.

Wenn wir unseren Blick erweitern und die Kunst des Alltagslebens mit einschließen, erlangt die Fähigkeit, miteinander in Beziehung zu treten, eine noch größere Bedeutung. Zu unseren Familien, Intimpartnern, Arbeitgebern, Freunden, Kollegen, Nachbarn und Mitbürgern Beziehungen zu pflegen, nimmt eine gewaltige und wichtige Portion menschlicher Tatkraft in Anspruch. Viel von dem, was zwischen den Parteien passiert, ist eine Funktion des Feldes des *Dazwischen*, das fertig daliegt und vieles von dem, was stattfindet, strukturiert. Den „Tanz im Dazwischen“ zu bewerkstelligen, ist ein kunstvolles, empfindliches Unterfangen, das beide (oder mehrere) beteiligte Parteien in unterschiedlichem Maß bewältigen mögen. Der Identifikationsprozess mit Individuen und Gruppen – womit man andere zu „Außenseitern“ macht – verursacht Spannungen, die destruktiv sein können, wenn sie nicht mit Einfühlsamkeit und Anteilnahme gehandhabt werden. Respekt vor dem anderen, der nicht zuletzt eine Quelle der Unterschiedlichkeit und der schöpferischen Stimulation darstellt, ist in einer Kultur, in der häufig Polarisierungen anzutreffen sind, Stereotypisierungen überhand nehmen und Konflikte unangemessen gehandhabt werden, nicht leicht erlernbar.

Beim Erlernen und Trainieren der Gestalttherapie werden die Fertigkeiten des Sich-Aufeinander-Beziehens fortwährend geschult. Als menschliche Teilfunktion ist der Umgang mit anderen grundlegend, unumgänglich und von universeller Bedeutung[2].

Künstler stehen wie jede andere Gruppe inklusive Gestalt-Therapeuten, -Klienten und -Ausbildungskandidaten vor der Aufgabe, sich auf andere einzulassen, und erfüllen sie mit unterschiedlichem Geschick. Die Fähigkeit, sich aufeinander zu beziehen, entwickelt sich langfristig – ein Leben lang. Wie man sich kennen lernt, Konversation betreibt, sich mit jemandem auseinandersetzt, zwanglosen Umgang miteinander pflegt, zusammenarbeitet, Freundschaften schließt, ein Liebesverhältnis eingeht oder beendet, sich zerstreitet oder versöhnt, um Hilfe bittet und so weiter, all das sind Weisen des Sich-Aufeinander-Beziehens, wie sie die meisten Menschen im Zuge ihrer sozialen Entwicklung erwerben. Das äußerst spezialisierte Studium, dem sich die Gestalt-„Kunst-Studenten" unterziehen, erfordert viel Übung und sorgfältige Beobachtung durch andere, die gewiefter beim Aufspüren von Kontaktstörungen oder solchen Stellen sind, wo der Fluss engagierter Verbindung zu stocken oder sich rückwärts zu bewegen scheint.

Auch das Zuhören mit all seinen Sinnen, das Einander-Raum-Geben, damit die andere sich ausdrücken kann, klingt leicht, fällt aber bekanntlich vielen Anfängern schwer. Die menschliche Neigung, Bedeutungen eher hineinzuinterpretieren als sie herauszufinden, oder sich sklavisch an ein einseitiges Programm zu halten oder das Thema zu wechseln, wenn der Gefühlspegel steigt – das sind Wege, auf denen die feinen Fäden guten Kontakts leicht überspannt oder verletzt werden können. Einschließung oder Umfassung („inclusion", nach Yontef, 1993) zu praktizieren und eine Beziehung leben zu lernen oder die intersubjektive Fähigkeit auszubilden, „die Welt eines anderen zu betreten", und das mit ausgesuchter Sensibilität, sind Ausprägungsformen der Wechselbezüglichkeit auf äußerst fortgeschrittenem Niveau.

C. Selbsterkenntnis

Als dritte Fähigkeit habe ich die Selbsterkenntnis ausgemacht; sie befindet sich im Herzen des künstlerischen Unternehmens. Der schöpferische Ausdruck hängt davon ab, ob man den Impuls, den zündenden Funken oder die zwingende Idee, welche das Werk beflügelt, in sich selbst findet. Auch ist eine Übereinstimmung

---

[2] Von entscheidender Relevanz ist unser Umgang mit Tieren und mit der Natur überhaupt – ein besonderer Zweig der Wechselbezüglichkeit, welcher heutzutage zunehmend wichtiger wird, da die weitere Schädigung unserer Biosphäre dringend verhindert werden muss. Diese Thematik wird in Parlett, 2003 noch eingehender erörtert.

nötig zwischen dem, sagen wir, in statu nascendi befindlichen Bild oder Gedicht, zwischen dem, was sich in Farbe oder Worten einstellt, und dem, was in der Vorstellung ist. Die Künstlerin bleibt mit dem Entstehungsprozess in ihr in Berührung und überwacht ihn sorgfältig, idealerweise so, dass sie sich weder als überkritischer, destruktiver „Topdog" geriert noch sich so nachlässig verhält, dass ihre Arbeit oder ihre Darstellung unter einen befriedigenden Standard sinkt.

Kein – musikalischer, visueller, therapeutischer oder sonstiger – Künstler kommt ohne Selbsterkenntnis aus. Diese Fähigkeit – das Gütesiegel eines bewussten, lernfähigen, seiner selbst gewahren Menschen – hat viele Stufen und Dimensionen. Ein Darsteller zum Beispiel, der vor einer Aufführung steht, muss bereit, das heißt, zentriert, klar fokussiert und geerdet sein. Die Erkenntnis, *nicht* bereit zu sein, ist der erste Schritt dahin, es zu werden. Er kann korrigierende Maßnahmen ergreifen, wie ein oder zwei Minuten nach Art einer Meditation tief atmen oder nach einer tröstenden Hand greifen. Nicht minder muss ein Künstler mitten im Schöpferkampf wissen, was für ihn gut ist und was er braucht, um wieder in Fluss zu kommen und auf der Höhe seiner Schöpferkraft zu sein. Das sind wesentliche Fragen, und deren Beantwortung ist es erst recht. Zu erkennen, wann eine Idee oder eine innere Empfindung reif ist oder ob sie noch eine Weile unausgedrückt bebrütet werden muss, ist eine weitere wesentliche Beobachtung im schöpferischen Vorgang.

Die Formen und Abstufungen der Selbsterkenntnis sind natürlich nicht konstant, nicht einmal bei einem erfahrenen Schriftsteller, Schauspieler oder Maler. So wird es beispielsweise Zeiten geben, da er vorübergehend „in seiner Welt untertaucht": Es mag für ihn nötig sein, sich so darein zu vertiefen, dass sich die Grenze zwischen ihm und seinem Tun für eine Weile verwischt. In solchen Augenblicken intensiven Kontaktvollzugs mag seine Möglichkeit (oder die Bereitschaft) des Zugangs zu sich und dazu, „sich über seinen Zustand Rechenschaft abzulegen", minimal sein. Während die Kontrolle über innere Prozesse gelockert oder auf Eis gelegt ist, muss dennoch weiterhin eine gewisse Qualitätskontrolle und Selbstkritik stattfinden. Und bei äußerst erfahrenen Praktikern gewinnt man den Eindruck, dass das auf einer Ebene bloßen Gewahrseins funktioniert, ohne dass sie sich dabei selbst zu einer starken, aufdringlichen Figur machen.

Selbsterkenntnis ist eine allgemein praktizierte Fähigkeit, in der, gestaltisch gesprochen, viele Varianten des Gewahrseins Platz haben. Sie schließt ein präzise umrissenes Selbstbild und das Wissen um seinen eigenen Prozess mit ein. Bei mehr Erfahrung darin – etwa wie man am besten arbeiten kann – schlägt sich zunehmend die Erkenntnis dazu, dass das Gewahrsein dieser Angelegenheiten es wert ist, sein Handeln danach zu richten. Den Wert eines stärkeren Gewahrseins zu erkennen stellt eine weitere Dimension der Selbsterkenntnis dar. Wie Yontef (1993) deutlich machte, gibt es Entwicklungsstadien, die beim Gewahrsein beginnen und zum „Gewahrwerden des eigenen Gewahrseinsprozesses" fortschreiten und sich zu einer profunden „phänomenologischen Einstellung" entwickeln, in der, nach unserer Terminologie, ein gewisser Grad an Selbsterkenntnis immer vorhanden ist.

Künstlerische Arbeit schöpft aus dem Können und aus der Inspiration, und das Sich-Selbst-Erkennen ist eine wesentliche Feedbackschleife. Im Zuge der

Entwicklung Gestalt-Studierender nimmt das Selbsterkennen vielfältige Formen an. Sie wird als Wert und als Priorität während der Ausbildung in der Tat allgegenwärtig. Sie muss jedoch vom Egotismus unterschieden werden, welcher als „Selbstbeschau" zu verstehen ist (Clarkson, 1989, S. 124) und welcher das volle Involviertsein und das Leben in Spontaneität unterbricht. Dazu kommt, dass der Einfluss so mancher repressiver westlicher Kulturen zu übereifrig selbstkritischen Denkmustern geführt hat. Viele verwechseln Selbsterkenntnis mit Selbstabwertung. Solchen Abläufen, introjizierten Botschaften und „Scham-Fesseln" (Lee und Wheeler, 1996) auf die Spur zu kommen – und sie auszugleichen oder außer Gefecht zu setzen –, ist ein mindestens ebenso bedeutsames Projekt wie alle anderen auf dem Weg zu einem selbstsicheren, schöpferischen Lebenskünstler.

D. Verkörperung

Die vierte hier zu beschreibende Fertigkeit, das *Verkörpern,* ist das Um-und-Auf jeglicher künstlerischer Aktivität. Die Künste definieren sich geradezu über das Verkörpern, und zwar in dem Sinne, als über die körperliche Bewegung und das Spüren im Körper einer Idee, einem Konzept, einer Geschichte oder einem Thema zu Entstehung und Ausdruck verholfen wird. Und bei jeglichem Aus-Druck ist der Körper mit dabei. Keine einzige künstlerische Idee kann sich erfüllen, wenn sie lediglich in der Vorstellung bleibt. Die Malerin lebt ihr Bild, ist für es und für das, was sie malt, vollkommen empfänglich und hält es fortwährend unter Beobachtung. Die Musikerin, die sich eingehend damit befasst, die Gefühlsqualität des Stückes zu kommunizieren, empfindet ein Missbehagen in ihrem Wesen und in ihrem Körper, wenn sie es nicht richtig hinbekommt. Die Bildhauerin tritt zurück und fühlt die Gestalt, die sie als nächstes bilden wird, genau in ihren Händen.

Viele Künstler sehen es als selbstverständlich an, dass sie nicht nur aus rein mentalen Fähigkeiten schöpfen. Die Künste binden den ganzen Körper mit ein. Beim Schnitzen oder Bildhauern, Singen, in der Kalligraphie, beim Tanz, Klavierspiel, Schauspiel oder Zeichnen liegt die körperliche Aktivität, die sensomotorische Koordinaton höherer Ordnung, wie sie für das jeweilige Projekt von so entscheidender Wichtigkeit ist, klar auf der Hand. Ein Gedichtfragment zu schreiben, mag privat sein und „im Kopf" stattfinden, aber es wird Fleisch und Blut, wenn es laut rezitiert wird. Künstlerische Aktivität hat, weitläufiger verstanden, großteils eine starke und direkte physische Seite. Die Künstlerin, die einen Pinsel hält, verlängert praktisch ihre Hand über ein Medium; die Saxophonistin setzt über die Finger, den Atem und die Lippen, die Tänzerin sogar bei einer einfachen Bewegung wie etwa dem Handausstrecken auch ihren ganzen Körper ein, genauer gesagt, beide *sind* sie ihr Körper. Die körperliche Erfahrung ist von der Gesamtheit des expressiven Prozesses nicht zu trennen.

Das ganze Leben lebt sich im, durch und über die Beteiligung des gesamten Körpers – ein Gedanke, welcher der sich holistisch verstehenden gestalttherapeutischen Philosophie zugrunde liegt. In seinem Körper zu wohnen, heißt, mit seinem ganzen Sein auf der Welt zu sein, nicht nur als redender Kopf. Jede Sprache verständigt uns von der grundlegenden Notwendigkeit, verkörpert zu sein: Wir wissen um unsere *Herzens*wünsche oder wo wir *stehen* oder wenn etwas unserem *Bauch*gefühl zuwiderläuft, all das sind wichtige Quellen menschlicher Gegebenheiten, die dem Künstler Orientierung bieten. Unsere Alltagssprache ist von Anspielungen auf Körperliches und körperliche Vorgänge durchsetzt.

Die Gestalt-Studentin fasst nicht nur ein Interesse an anderer Leute Denkweisen und Denkinhalten, sondern auch an deren körperlichen Reaktionen, an deren körperlich empfundener Wahrnehmung („felt sense") (Gendlin, 1978), an deren Erfahrungen mit emotionalen und physiologischen Abläufen. Sie erfährt, dass mächtige Bedürfnisse und Energien – seien sie sexueller, zorniger, liebevoller oder bekümmerter Natur – das A und O für ein menschliches Leben in Fülle sind. Sie lernt auf die Botschaften, die aus der Tiefe ihres Körpers kommen, zu hören beziehungsweise sie zu erspüren. Sie erkennt, dass im Körper zu sein bedeutet, mit den physischen und emotionalen Erscheinungsformen allen Erlebens in Berührung zu sein. Ihr Verständnis für Lehrinhalte wie zum Beispiel die des Philosophen Merleau-Ponty wächst, der da sagt: „Mein Körper ist das Vehikel meines *Zur-Welt-Seins*" (1967, S. 82). Um eine persönliche Lebensweise zu finden, die dem Gestaltansatz zur Gänze gerecht wird, und das Leben als Kunstform zu betreiben, muss sie begreifen und von innen heraus erkennen, was Verkörpern bedeutet und wie unerlässlich es für eine tiefe Wertschätzung des Gestaltansatzes ist.

Verkörpert eine Künstlerin ihre Ideen (oder Ideale), so heißt das, dass sie sie mit ihrem ganzen Sein leben muss, sie muss sie atmen, ein Gespräch *er*-gehen, ihren Gedanken so Ausdruck verleihen, dass der gesamte Körper und das ganze Wesen ihrer Person daran beteiligt sind. Der schöpferische Prozess des Künstlers, des Therapeuten oder des Menschen, der einfach sein Leben lebt, verlangt nach einer solchen Beteiligung des gesamten Wesens an ihrem Unternehmen. Das Verkörpern bedeutet auch, dass man grundsätzlich in Harmonie mit sich – nach den Gesetzen der „organismischen Selbstregulation" etwa – lebt. Den rhythmischen Wechsel von Müdigkeit und Energiegeladenheit zu erkennen und entsprechend zu reagieren, gehört dazu. Mehr in seinem Körper zu wohnen, erfordert, mit allen Sinnen wach zu sein, sich graziös und fließend zu bewegen – innerhalb der individuellen physischen Grenzen.

Die Varianten, körperlich nicht mit sich in Berührung zu sein, sind zahlreich. Die einen ignorieren Krankheitsanzeichen, während andere von der Beobachtung ihrer körperlichen Verfassung geradezu besessen sind. Manche zwingen sich zur Gymnastik, wenn sie eigentlich Ruhe brauchen, sie überessen sich, hungern oder schneiden sich. Unter Umständen werden sie Opfer zahlreicher Süchte. „Nicht im Körper zu sein", heißt, eine disharmonische Beziehung zu sich selbst zu unterhalten – gespalten, nicht im Körper, sondern gedankenfixiert oder nicht in Berührung zu sein, im übertragenen und oft im wörtlichen Sinn, un-empfindlich geworden, emotional stumpf oder „außer Kontrolle" geraten zu sein.

Menschen mögen narzisstisch um das äußere Erscheinungsbild ihres Körpers kreisen und allerlei Verrenkungen vollführen, um einen sogenannten perfekten Körper zu bekommen. All diese Befindlichkeiten und Zustände drehen sich darum, nicht *im* (oder *als*) Körper zu leben, körperlich nicht mit sich in Einklang zu sein und sich in einem Stadium der Entfremdung zu befinden, die mit Kunst in dem weiteren Sinn, wie ich ihn hier verstanden habe, ganz und gar nichts gemein hat.

E. Experimentelle Haltung

Künstler jeglicher Richtung *experimentieren*. Unter den fünf Fähigkeiten, die hier zur Diskussion stehen, trifft diese am ehesten den Kern dessen, was wir für künstlerische Erfahrung halten. Der schöpferische Künstler beansprucht das Recht für sich, frei experimentieren und die Fesseln der Konvention und des Überkommenen sprengen zu dürfen. Die Originalität des Ausdrucks, das, was Goodman (in der eingangs zitierten Textstelle) als Technik oder Stil des Künstlers bezeichnet, „ist er selbst", ist *seine* Weise, das Reale real werden zu lassen. Eines der vorrangigen Prinzipien der Begründer des Gestaltansatzes hat stets darin bestanden, einem Menschen Unterstützung und Herausforderung zu bieten, dass er (oder sie) sich freispielen kann, um sein Leben zu gestalten – seine Existenz zu modellieren beziehungsweise seinen Lebenstanz zu tanzen. Dass man hierbei auf Einschränkungen stößt, und dass auch das seinen Preis hat und bisweilen ungünstige Konsequenzen für andere (für Kinder zum Beispiel) nach sich zieht, ist möglicherweise nicht ausreichend bedacht worden. Der anarchistische, avantgardistische, rebellische Impuls hat dem Ansatz einen unverwechselbaren, lebensbejahenden Impetus verliehen, der die Gestalttherapie seit ihrem Bestehen mit Energie versorgt. Und das Bild vom Künstler – in seiner Integrität, seinem Mut und seiner Bereitschaft, sich über Erwartungen anderer hinwegzusetzen – fängt auch diesen hinterfragenden und destabilisierenden Zug besser als alles andere ein. Dass Künstler oft als problembeladene, den Menschen entfremdete, zerrissene Wesen dargestellt werden, spiegelt möglicherweise diese Überbetonung anarchistischer und aufrührerischer Tendenzen wider. Das Abweichen von der sogenannten natürlichen Ordnung hat seine unvorteilhafte Kehrseite. Tatsächlich gibt es natürlich viele Künstler, die eine geregelte Arbeitszeit einhalten, ihre Steuern bezahlen und glücklich verheiratet sind. Und doch hat das Bild des Künstlers als Experimentator *par excellence* nichts von seiner Kraft eingebüßt.

Künstler experimentieren auf vielfältige Weise – sie erweitern ihre Fertigkeiten, ändern Formate, schneiden Ecken ab und spielen mit Perspektiven und Darstellungsmöglichkeiten. Ein Instrumentalist spielt seine Musik auf neue Weise; ein Schauspieler mimt eine Figur in einer neuen Darstellungsform; ein Maler probiert beim Auftragen seiner Farbe eine neue Technik aus; zu den Markenzeichen großer Künstler gehört nicht nur ihre Originalität – das ist ihr Blick aus einer ungewohnten Perspektive, die er anderen kommuniziert, damit sie die Dinge ebenfalls aus einem neuen Blickwinkel heraus sehen (oder hören oder spüren können) –, sondern auch der Wille zum Risiko, zum Irrtum und zum Überleben von Enttäuschungen.

Das Experimentieren erfordert ein außerordentliches Maß an Fokussierung. Beteiligung wie Konzentration sind hoch, während sich eine Veränderung vollzieht, der kritische Punkt überschritten, ein Höhepunkt erreicht oder überwunden wird. Andere Überlegungen werden hintangestellt: „... beim intensiven Erleben eines Kunstwerks spüren wir, dass es (...) das einzig mögliche Werk ist oder zumindest das höchste seiner Art, und es zu erleben erscheint unschätzbar wertvoll" (Goodman, in Perls et al., 1997, S. 217). Die experimentierfreudige Haltung erfordert, dass wir offen für das Unbekannte und für das Auffinden dessen sind, was uns der gegenwärtige Moment bietet, in dem Feld, wie es sich zum Zeitpunkt des Experiments darstellt. Das Extemporieren wie etwa im Jazz oder im Improvisationstheater ist reines Experimentieren. Auf anderen Gebieten heißt es, „nach dem Gefühl zu gehen" oder „aus dem Stegreif vorzutragen". Kein Experiment kann je zur Gänze vorab geplant werden, und die Improvisationsbereitschaft, etwa des Künstlers bei einer Live-Vorführung, in der die Situation das Kommando übernimmt, bringt in hohem Grad Leben ins JETZT. Von da aus ist es nur mehr ein kleiner Sprung zur Behauptung, dass das Leben selbst ein einziges, ununterbrochenes Experiment sein kann, bei dem die Hier-und-Jetzt-Welt ständiger schöpferischer Anpassung zum Stoff wird, aus dem das Leben ist. Es wird immer improvisiert werden müssen und es kann nichts wiederholt oder im Vorhinein geprobt werden, was ja ohnehin für die Katz wäre, da die Tatsachen selten so ausfallen, wie man sie sich vorgestellt hat.

Die Kräfte, die dem Experimentieren entgegenstehen, gibt es dort, wo automatisch wiederholt wird, wo ein Sucht- oder ein geistloses Zwangsmuster vorliegt, oder dort, wo das Nicht-Präsent-Sein zu einer einfallslosen, oft mangelhaften Lösung führt. Eine experimentierfreudige Haltung bedeutet nicht immer, dass just das Neuartige oder Unerprobte gewählt werden muss. *Unterscheiden* heißt die Devise, und der findige Experimentator ist auch für das äußerst Vertraute offen, sofern es bewusst gewählt ist. Experimentieren bedeutet nicht, dass man in einem fort das „Rad neu erfinden" muss, noch fixiert es sich darauf, den *Status quo* immer über den Haufen zu werfen oder jedes Mal den Rebell herauszukehren. Es mag Zeiten geben, da, besonders nach einer Periode ausgiebigen Wandels und Umbruchs, das Schaffen einer „rigiden Alternative" die feine künstlerische Art ist.

Für eine experimentierfreudige Haltung braucht es besonderen Mut, den Willen zu voller Lebendigkeit, zum spontanen Handeln und die Offenheit dafür, von der Konvention abzuweichen. Gleichzeitig liegt Kraft darin, das zu stärken, was stabil, sicher und vorhersagbar ist. In einer Welt, in der uns reichlich Wandel aufgezwungen wird und die Menschen so viel schwächende Zerrüttung erfahren, mag es notwendig sein, die Experimentierwilligkeit in Richtung größerer Widerstandskraft gegenüber dem Wandel zu lenken beziehungsweise den wesentlichen, vom Verlust bedrohten Werten zu neuer Gültigkeit zu verhelfen. Der Experimentierwille ist ebenso notwendig für die Beständigkeit im Wandel wie für die Herbeiführung des Wandels und für die Förderung des Andersartigen.

IV. Conclusio

Die Fähigkeiten, die ich hier kurz umrissen habe, sind für das Menschenleben überhaupt wesentlich. Jeder hat sie und schöpft während seines ganzen Lebens daraus. Dennoch können sie verfeinert werden – als Hauptbereiche der Entwicklung und Erstarkung. Wird ihnen die rechte Stimulation, Gelegenheit und Unterstützung zuteil, treten sie deutlicher zutage, stehen mehr zur Verfügung, sodass wir im Leben, während der Arbeit, beim Schaffen und In-der-Welt-Agieren auf sie zurückgreifen und von ihnen profitieren können. Sind die Bedingungen jedoch unvorteilhaft, oder werden die Fähigkeiten negiert oder zur Seite geschoben, kommen sie außer Gebrauch, sie verkümmern oder sind nicht weiter verfügbar – mit erheblichen Konsequenzen sowohl für den Einzelnen als auch für die Mitwelt.

Die Fähigkeiten, von denen hier die Rede war, sind Hauptdimensionen in der menschlichen Entwicklung, wie sie die Gestalttherapie widerspiegelt. Sie stehen in Verbindung mit (oder bilden das Gegenmittel zu) immer wiederkehrenden, den Menschen gemeinsamen Problemen, die reichlich dafür bekannt sind, dass sie die gängigen Abweichungsformen vom Kunstsinn in unserer Gesellschaft darstellen und manchmal epidemische Ausmaße annehmen. Beispiele für *Resonanz*-Schwierigkeiten sind Hoffnungslosigkeit, Entkräftung und Entfremdung. Das *Sich-Aufeinander-Beziehen* ist wegen der enormen Häufigkeit von Beziehungsschwierigkeiten und der menschlichen Unsensibilität bei der Handhabung unterschiedlicher Ansichten wichtig. *Selbsterkenntnis* hilft bei Konfusion, Orientierungslosigkeit und Konzentrationsproblemen und hat mit dem Selbstempfinden und der Weise, wie man lebt, zu tun. Das *Verkörpern* stellt die Alternative zur Desensibilisierung und zu gestörten Reaktionen auf wesentliche körperliche Funktionen (zum Beispiel Essen, Sexualität und Schlaf) dar. Und die *experimentierfreudige Haltung* steht im Gegensatz zum automatischen Funktionieren oder zu einer Sucht, die einen in einem Ausmaß eingeholt hat, dass sie die Wahlmöglichkeiten im Leben einschränkt. All diese menschlichen Probleme stellen Abweichungen von einer kunstvollen Gestaltung modernen Lebens dar. Sie stehen möglicherweise mit Verhaltensweisen in Verbindung, die aus früheren Formen schöpferischer Anpassung stammen und zum Zeitpunkt ihres Entstehens tatsächlich kreativ waren. Nichtsdestotrotz sind ähnliche Verhaltensweisen, wenn gegenwärtig aktiviert, wohl obsolet und unzeitgemäß, da sie mit den gegenwärtigen Feldbedingungen keinen Zusammenhang haben und daher nicht kunstvoll zu nennen sind.

In diesem Kapitel habe ich das Bild des Künstlers und die Analogie Leben-als-Kunstform wirklich ernst genommen. Sie stellten den Rahmen für Diskussion, Beschreibung und Sinngebung bei entwicklungsbedingten Veränderungen. Man kann dies auch in der Sprache der Fertigkeiten tun. Ich habe diese Themen hier absichtlich miteinander verschränkt. Teil unserer Aufgabe als Gestalttherapeuten ist es, wenn die wesentlichen Stärken unseres Ansatzes bei der neuen Leserschaft und bei neuen Interessensgruppen Anklang finden sollen, die wichtigsten, ihn definierenden Lehrmeinungen neu zu erschaffen und neu zu formulieren. Indem ich auf die Einladung der Herausgeberinnen *reagierte* und mich auf meine Weise organisierte, um dieses Kapitel zu schreiben, habe auch ich *experimentiert.* Ich kam meinem Wunsch nach, mit den Werten der Gestalttherapie kongruent zu sein beziehungsweise deren Werte zu *verkörpern,* guten Kontakt herzustellen, indem ich mich über meine Worte und über meine Narrative auf die Leser bezog. Währenddessen habe ich versucht, mir ständig dessen, was ich hier empfehle und tue, bewusst zu sein (*Selbsterkenntnis*). Anders gesagt, waren die fünf Fähigkeiten oder die fünf Dimensionen kunstreichen Lebens hier alle im Spiel. Während dieser Vorgehensweise habe ich das gemacht, was jeder Künstler tut – nämlich mein Bestes gegeben, in dem Bewusstsein, dass kein Kunstwerk jemals vollendet ist.

Literatur

Clarkson P (1989) Gestalt counselling in action. Sage Publications, London
Gendlin ET (1978) Focusing. Bantam Books, New York
Lee RG, Wheeler G (eds) (1996) The voice of shame. Jossey-Bass, San Francisco
Merleau-Ponty M (1967) The phenomenology of perception. Routledge and Kegan Paul, London
Parlett M (2000) Creative adjustment in the global field. British Gestalt J 9: 15–27
Parlett M (2003) Human strengths: Five abilities in an interconnected world. Raft Publications, Knighton
Perls F, Hefferline R, Goodman P (1994) Gestalt therapy: Excitement and growth in the human personality. The Gestalt J Press, Highland, New York
Perls F, Hefferline R, Goodman P (1997) Gestalttherapie. Grundlagen. Dtv, München
Yontef G (1993) Awareness, dialogue & process. The Gestalt J Press, Highland, New York
Zinker J (1990) Gestalttherapie als kreativer Prozess. Junfermann, Paderborn
Zinker J (2001) Sketches: An anthology of essays, art, and poetry. GestaltPress/The Analytic Press, Hillsdale, New Jersey

„Tiger! Tiger! Hell entfacht" – Ästhetische Werte als klinische Werte in der Gestalttherapie

Daniel J. Bloom

"'Beauty is truth, truth beauty', that is all
Ye know on earth, and all Ye need to know."

„Schönheit ist wahr und Wahres schön", dies ist,
Was ihr auf Erden wisst, mehr frommt euch nicht.
John Keats, Ode auf eine griechische Urne

„Wenn du im Jetzt lebst, bis du schöpferisch, bist du erfinderisch."
Frederick Perls (1969) Gestalt-Therapie in Aktion, S.12

I. Einführung

Das Ästhetische ist dem Herzen der Gestalttherapie eingeschrieben.[1] Ihre spezifische Organisation der Sinneswahrnehmung schließt die Erfahrung von Schönheit im engeren Sinn mit ein – ohne sich auf sie zu beschränken. Dieselbe ästhetische Haltung, die Kunst hervorbringt und Schönheit würdigt, ist für die Harmonie und die Rhythmik des Lebens verantwortlich. Ästhetische Qualitäten beseelen das Lebenswerk des Künstlers sowie die alltäglichen Ereignisse Normalsterblicher. Theorie und Praxis der Gestalttherapie sind von diesen Eigenschaften durchdrungen. Es ist kein Zufall, dass die erste und umfassendste Ausarbeitung gestalttherapeutischer Theorie von Paul Goodman verfasst wurde, dessen Leistungen in schöpferischer Literatur (Prosa und Dichtung) genau so ambitioniert waren wie seine Arbeiten zu Psychologie und Sozialtheorie. Seine Zusammenarbeit mit Frederick Perls markiert das Aufeinandertreffen europäischer Psychoanalyse, Phänomenologie, Gestaltpsychologie und des Existenzialismus' mit dem amerikanischen Pragmatismus von William James, George Herbert Mead und John Dewey (Richard Kitzler, *Three Lectures*, Artikel in Vorbereitung).

Die Kreativität ist untrennbar mit der gestalttherapeutischen Betonung des Neuartigen und dem Finden, Herstellen, Entdecken und Erfinden des Kontakt-

---

[1] Dieses Kapitel bildet den Abschluss einer Arbeit, die vom New Yorker Institut für Gestalttherapie und besonders von der ursprünglichen Erkenntnis Joe Lays angeregt worden ist, der den Ausdruck „ästhetisches Kriterium" geprägt hat.

vorgangs verbunden. Sie ist eine Organismus-Umwelt-Funktion.[2] Zudem stellt diese Betonung eine Verbindung zwischen Gestalttherapie und Biologie her, da Kreativität einen zentralen Stellenwert in der natürlichen Selektion innehat.

Die Gestalttherapie nimmt mit ihrer Sicht des Entwicklungsprozesses Anleihen an der Evolutionsbiologie, welche Entwicklung als ko-kreative Interaktion der Gene, des Organismus und der Umweltbedingungen sieht, was höchst erfolgreiche Anpassungsleistungen an breit gefächerte Bedingungen gewährleistet (Dewey, 1910, 1934, 1958; Oyama, 2000 a, b; Lewontin, 2000). Kraft der Kreativität erfinden die Organismen ihre Vielfalt, welche zur natürlichen Selektion unter den Populationen führt. Kontakt, welcher der Gewahrseinsprozess schlechthin ist, ist die *Erfahrung* natürlicher Auslese in der Lebensspanne der Organismen, die ihres Daseins inne sind. Das Selbst ist der künstlerische Schöpfer des menschlichen Organismus' und wie die vitale Synthese des Kontaktmachens die Erfahrung des Lebens schlechthin. Das Ästhetische ersteht aus dem Inneren einer sinnlichen Erfahrung als Angesicht, Ton, fühlbare Oberfläche, ja Geruch des Lebens. Es scheidet das Lebendige vom Toten.

Dieses Kapitel wird vom zentralen Stellenwert der Ästhetik handeln, den sie in den gestalttherapeutischen Begriffen der Kontaktgrenze, des Kontakts, des Selbst und der schöpferischen Anpassung[3] einnimmt. Die Nähe ästhetischer Werte zu therapeutischen Werten zählt zu den höchst unverwechselbaren Attributen der gestalttherapeutischen Methode. In dieser Haltung auch gegenüber der klinischen Herangehensweise liegt die radikale Wirkkraft der Gestalttherapie.

II. Kontaktgrenze, Kontakt, Selbst, schöpferische Anpassung[3] – das Herzstück der Gestalttherapie

A. Kontaktgrenze

> An der Grenze von Organismus und Umwelt, zuallererst an der Hautoberfläche und in den anderen Organen der Sinneswahrnehmung und der motorischen Reaktion, ereignet sich Erfahrung. Erfahrung ist die Funktion dieser Grenze; und real – im psychischen Sinne – sind die ‚vollständigen' Gestalten dieser Funktion, das heißt die, deren Bedeutung erreicht oder deren Handlungsablauf abgeschlossen wurde (Perls F et al., 1997, S. 9).

Mit dieser oft zitierten Passage aus *Gestalttherapie. Grundlagen* von Perls, Hefferline und Goodman (im Folgenden nach den Initialen der Autoren als PHG zitiert) bemüht sich die Gestalttherapie, eine der Kernfragen der westlichen Philosophie zu lösen, nämlich die der Beziehung zwischen Geist und Materie.

---

[2] Ich ändere die von Goodman ursprünglich gesetzte Interpunktion von „Organismus/Umwelt" zu „Organismus-Umwelt". Goodmans Interpunktion der Fügung legt eine Entweder/Oder-Formulierung nahe, welche sich mit seiner holistischen Theorie nicht verträgt.

[3] In Analogie zu Fußnote 2 ändere ich die ursprüngliche Formulierung „schöpferische Anpassung" fürderhin in „schöpferische-Anpassung". Diese Fügung soll die Ganzheitlichkeit ‚schöpferischer-Anpassung' vermitteln. ‚Schöpferisch' dient hier nicht als Modifikator von ‚Anpassung', es ist ihr eingebettet, ihr intrinsisch.

Ein kurzer Abriss dieses wichtigen philosophischen Anliegens weist ins 17. Jahrhundert zurück. René Descartes (1596–1650) ging an das Missverhältnis zwischen „innerer" und „äußerer" Erfahrung heran, indem er den Geist von der äußeren Welt schied: Der Geist sei Essenz (oder Bewusstsein) ohne Ausdehnung (im Gegensatz zur räumlichen Dimension physischer Phänomene), während die Materie Ausdehnung ohne Essenz sei. John Locke (1632–1704) führte diese Unterscheidung weiter und gelangte zur Ermittlung primärer und sekundärer Eigenschaften von Objekten und hielt fest, was in seinen Augen intrinsische und was wahrnehmungsbedingte Eigenschaften seien. Für Locke war der Geist eine passive *Tabula rasa,* eine blanke Schiefertafel, deren Inhalt zur Gänze aus der sinnlichen Wahrnehmung resultiere. David Hume (1711–1776) kam dem Geist/Körper-Dualismus nahe und zerschlug mit der scharfen Logik des Empirismus' jegliche Sicherheit, unsere Sinne könnten verlässlicher Indikator der Außerwelt sein.

Immanuel Kant (1724–1804) legte diesen Dualismus auf den Prüfstein und widmete sich der Funktion des menschlichen Geistes detailgenau; er prägte die Formulierung von der Synthesis der Apperzeption, der synthetischen Einheit der bewussten Wahrnehmung, und stellte die Hypothese auf, die Funktion menschlicher Erkenntnis bestünde darin, dass sie Wissensinhalte in Kategorien unterteile, und das *vor* jeglicher Erfahrung. Kant bereitete dem Idealismus den Weg, der einen Gutteil des Denkens des neunzehnten Jahrhunderts beherrschte und sich, auf die Spitze getrieben, über die Rolle der Erfahrung überhaupt hinwegsetzte. In den Vereinigten Staaten äußerte sich William James (1842–1910), der sich auf Entwicklungsströmungen der Philosophie und Naturwissenschaft in Europa berief, kritisch zu dieser gewaltigen Kluft, die sich zwischen Erkenntnis und materieller Welt aufgetan hatte, und er verankerte die Erfahrung wieder in der sinnlichen Wahrnehmung. Er definierte die Wahrnehmung als Aktivität des Organismus'. Das Bewusstsein war nicht länger ein „Ding", das sich von der wahrgenommenen Welt unterschied, sondern ein materieller und wahrnehmbarer Vorgang: Das Psychische sei physisch. James, Mead (1863–1931) und Dewey (1859–1952) betteten die menschliche Erfahrung wieder in die Biologie ein und bereiteten darwinistische Entdeckungen für die Entwicklung des Menschen auf (Mead, 1936; Dewey, 1910). Die Wahrnehmung sei die Aktivität des „Übergangs" oder des Prozesses eines Organismus, der des Gewahrseins mächtig ist (Mead, 1934). Das Selbst würde über soziale Akte erschaffen; das „wir" stelle sich dem „ich" voran und bleibe in ihm enthalten. Das Leben schäume vor Erregung über, vor *Élan vital* (Henri Bergson, 1859–1941). Das Erleben sei überdies ein ästhetischer Prozess von Organismus und Umwelt in einer kokreativen Balance von Anmut, Harmonie und Rhythmus (Dewey, 1934). Die Erfahrung sei die Ausdehnung, die auf die Essenz treffe.

Die Gestalttherapie ist jene Form der Psychotherapie, die durch dieses Aufeinandertreffen von Ausdehnung und Essenz entsteht; an dieser Verbindungsstelle (Kontaktgrenze) finden sich Organismus-Umwelt, Kontakt, Selbst und schöpferische-Anpassung. „Seele, Leib und Außenwelt" (vgl. PHG, S. 47) verbinden sich zu einem Erfahrungsganzen bei der Kontaktnahme. Es handle sich um eine schöpferische Interaktion von Organismus-Umwelt: Diese Interaktion schaffe Erfahrung, während sie gleichzeitig weitere Erfahrung produziere. Das

Individuum gehe aus seinem sozialen Kontext oder Feld hervor, so wie die Skulptur einer Menschengestalt aus einem Marmorblock geformt wird. Die Gestalttherapie als psychotherapeutische Methode blickt auf diesen Prozess und evaluiert ihn unter Bezugnahme auf die von dieser entstehenden Figur erlebten und beobachteten Merkmale. Fixierungen, mangelnde Grazie und Dumpfheit sind Beispiele für Kontaktunterbrechungen, für den Verlust der Ich-Funktionen und für Störungen der Selbstfunktionen, welche die Kreativität hemmen. Der fließende Prozess des Assimilierens von Neuem erhält den Organismus und das Feld (vgl. ibid., S. 16). Dieser Prozess macht sich über ästhetische[4] Eigenschaften bemerkbar. Er ist dem Kontakt, dem Selbst und der schöpferischen Anpassung inhärent.

B. Kontakt

Kontakt ist der Vorgang, in dem sich eine Figur aus dem Organismus-Umwelt-Hintergrund herausschält (vgl. ibid., S. 13). Immer wenn der Terminus „Figur" in diesem Kapitel zur Anwendung kommt, ist er als Kurzformel für „den Prozess der dynamischen Beziehung zwischen Figur und Grund" gedacht. Diese „Figur" also entsteht durch einen Vorgang, in dem sich Sinneswahrnehmungen rekonfigurieren und zu Erkenntnissen werden und sich je nach Umständen zu weiteren Motivationen und Handlungen umbilden. Jedes minutiöse Detail der Kontaktnahme enthält seine in Entwicklung befindliche Ästhetik als *gefühltes* und *wahrgenommenes* Organisieren von Erfahrung. Die Eigenschaften dieser Ästhetik werden weiter unten erörtert (siehe III.C.). Das ist *schöpferische* Aktivität an der Grenze zwischen Organismus und Umwelt. Es ist eine fließende Synthese von Organismus und Umwelt, wobei sensorische, motorische und affektive Elemente miteinander eins sind. Wie ein schöpferischer Künstler das Kunstmedium zu einem Kunstwerk bearbeitet, restrukturiert jeder Mensch bei der simplen Kontaktnahme das Organismus-Umwelt-Ganze zu sinnvollen Erfahrungseinheiten (PHG, 1951; Dewey, 1934, 1958).

C. Selbst

Das Selbst ist die Struktur, die aus den Möglichkeiten der Organismus-Umwelt-Einheit hergestellt wird und sich sozusagen zur Funktion oder zum teleologischen Zweck der Kontaktnahme formiert (Spagnuolo Lobb, 2001). Es ist der Konnex Organismus-Umwelt und bildet eine synthetische Einheit mit der ihr eigenen Ästhetik. Aus dem Organismus nimmt das Selbst Innenwahrnehmungen – Interozeptionen (z.B. Hunger, Durst, Schmerz) und Propriozeptionen (z.B. räumliche Orientierung und Körperwahrnehmung); aus der Umwelt schöpft es Exterozeptionen (z.B. über Tastsinn, Gesichtssinn, Gehör) und das Rohmaterial für seine körperlichen Bedürfnisse. Es ist der künstlerische Gestalter des Lebens

[4] *Ästhetisch* (Etymologie): abgeleitet vom neulateinischen *aestheticus*, welches auf das griechische *αἰσθητικός* zurückgeht (übers. aus: Merriam-Webster Online Dictionary); aisthetikós = wahrnehmend, zu: αἰσθάνομαι = ich nehme wahr (A. d. Ü.).

(Bloom, 1997, *Self: Structuring/Functioning*, unveröffentlichtes Manuskript). Wenn die Umstände einen höheren Anteil an Vorsätzlichkeit seitens des Organismus' erfordern, damit seine Bedürfnisse befriedigt werden können, stellt sich mehr ‚Selbst' an der Kontaktgrenze ein. Es wird vom Organismus und der Umwelt gemeinschaftlich erschaffen – ko-kreiert – im Moment ihres Aufeinandertreffens. Während wir schlafen, ist das Selbst minimal, während mehr Selbst in jeglicher Aktivität, die Konzentration, Phantasie, Entschlossenheit oder Bemühen erfordert, vorhanden ist. Das Selbst ist eine sich fortwährend wandelnde, sich schöpferisch entwickelnde Funktion des Organismus-Umwelt-Ganzen mit den ästhetischen Eigenschaften des Kontakts: Rhythmus, Grazie, Fluidität, Vitalität, Harmonie, Lebendigkeit, Kohärenz. Eine weitere Aufzählung dieser Qualitäten müsste aus dem reichhaltigen Vokabular schöpfen, das die Reife des Lebens beschreibt. Im Selbst wohnen dessen Teilstrukturen, die dem Organismus Orientierung geben und die Umwelt handhabbar machen, Neuheit fördern und dennoch Kontinuität und Unterstützung bereithalten: die Es-Funktion, die Ich-Funktion und die Persönlichkeitsfunktion. Eine Person, deren Selbstfunktionen beispielsweise Störungen aufweisen, geht möglicherweise ans Essen zögerlich, unter Selbstvorwürfen und mit einem unausgeglichenen Appetit heran, was zu Essattacken und/oder Anorexie führen kann. Die ästhetischen Qualitäten des Selbst würden sich in so einem Fall von der fließenden Organisation eines Selbst, das mit den Chancen und Bedürfnissen des Organismus-Umwelt-Ganzen im Einklang ist, wesentlich unterscheiden (siehe unten, III.C.).

D. Schöpferische-Anpassung

Zu guter Letzt ist da noch die schöpferische-Anpassung aus ästhetischer Perspektive zu beleuchten. Dieser Vorgang gleicht die Spannungen des Organismus-Umwelt-Ganzen an der Kontaktgrenze aus. Jemand verspürt einen Drang oder Appetit und befriedigt ihn. Oder jemand schreibt einen Artikel über das Ästhetische in der Gestalttherapie und verwendet Stunden darauf, seine Ideen in Worte zu organisieren und arrangiert den Text auf seinem sich partout nicht füllen wollenden Computerbildschirm neu; er setzt an und hört auf; steht und sitzt; beendet seine Arbeit mit einem Seufzer der Erleichterung. In beiden Beispielen wird entweder ein simples oder ein komplexes Ergebnis durch schöpferische-Anpassungsleistungen an unterschiedliche situationsbedingte Einschränkungen erzielt. Das ist Kontakt, der das Organismus-Umwelt-Feld schöpferisch transformiert (vgl. PHG, S. 202). Im Großen und Ganzen kennt man die Welt so und so lebt man in ihr. Wenn die natürliche Auslese der biologische Vorgang ist, der die Spezies zu neuen Lösungen existenzbedrohender Schwierigkeiten herausfordert, dann ist die schöpferische-Anpassung die Methode, mit der Menschen Hindernisse überwinden und sich an die Unwägbarkeiten des Lebens möglichst erfolgreich anpassen. Die schöpferische-Anpassung bezeichnet weder eine spontane Abfuhr animalischer Impulse noch eine automatische Resignation vor den Anforderungen des Feldes, sie sucht zwischen beiden zu vermitteln. Kreativität ohne Anpassung ist oberflächlich; Anpassung ohne Kreativität ist leblos. Neurotische Anpassung ist ein habituelles Ungleichgewicht schöpferischer-Anpassung, welches zur Minderung der Vitalität des Kontakts führt. Je mehr kreative Lösungen sich eine Person für einen bestimmten Umstand einfallen lässt, desto bewanderter ist sie in der Kunst des Lebens. Die am weitesten verbreitete Motivation der Menschen, die sich in Psychotherapie begeben, ist vermutlich ihr Eindruck, dass ihre Wahlmöglichkeiten eingeschränkt sind bzw. ihre Lage nichts anderes als Einschränkungen beinhaltet. Sie mögen in einer düsteren Stimmung befangen sein, die nicht und nicht vergehen will, oder in einer Liebesbeziehung, die nichts als Verdruss bringt. Oder die Aufgaben dieser Welt mögen dem Menschen allem Anschein nach Reaktionen abverlangen, zu denen er nicht imstande ist. In all diesen Situationen ist die schöpferische Reaktionsfähigkeit eingeschränkt, die da hieße, die vorhandenen Gelegenheiten in vollem Umfang wahrzunehmen oder neue aus den vorhandenen zu bilden. In jedem Fall wird die persönliche Ästhetik all dieser Menschen als Ungleichgewicht, Spannung und Disharmonie empfunden – eine Schaffenskrise fürwahr.

III. Ästhetische Werte als klinische Werte

A. Psychopathologie und die Qualitäten der Kontaktnahme

Der Weltanschauung der Gestalttherapie gilt das Leben als schöpferischer Vorgang. Die ästhetische Lebendigkeit einer kontaktreichen Erfahrung weist beschreibbare Wesensmerkmale auf, und diese fungieren als Indikatoren für den Zustand des Organismus-Umwelt-Ganzen. Und doch gibt es gewaltige Stolpersteine auf dem Weg zu einer Theorie der Psychopathologie innerhalb der Gestalttherapie. Eine Therapieform, deren Modell optimalen Funktionierens die schöpferische Resonanz in all ihrer Reichhaltigkeit ausführt, muss allem, was diese Resonanz einschränkt, a priori aus dem Weg gehen. Aber es gibt mehr Dinge zwischen Himmel und Erde, als sich selbst eine gestalttherapeutische Philosophie träumen ließe. Eine Systematik der Psychopathologie hat per se ihre Tücken, da sie ausnahmslos Normen für emotionale Gesundheit und Wohlbefinden – wenigstens implizit – enthält, die ihrerseits kulturellen Tendenzen und der Introjektion unterliegen. Die Gestalttherapie richtet sich jedoch mehr nach der Autorität eines erlebten Feldes als nach gesellschaftlichen Normen; sie ermutigt den Menschen, seine eigene Erfahrung nach seinen eigenen Kriterien zu beurteilen. „Die organismische Selbstregulierung" ist die Weisheit, die dem Kontaktvorgang innewohnt. „Die Natur heilt: Natura sanat, non medicus" (Goodman 1977 und 1989), nicht der Arzt.

Statt sich wie die Psychopathologie auf psychodynamische Formulierungen und Charaktertypen zu stützen, ist die gestalttherapeutische Psychopathologie mithin eine „Form der Kunstkritik". PHG stellt zwar Charaktertypen vor, merkt aber an, dass es sich hierbei weniger um fixe Formen, denn um literarische Genres – wie um die Kategorien der Farce oder der Tragödie Shakespeare'scher Dramen (vgl. ibid., S. 248) – handle. Innerhalb dieser „Charaktertypen" gibt es viele verschiedene Möglichkeiten und Kombinationen, sodass sich die Bedeutung des Typs selbst bei jeder dieser einmaligen Ganzheiten wandelt: „Nun erlebt man aber immer, wenn man eine Typologie *anwendet* (...), die Absurdität, dass keiner der Typen auf eine bestimmte Person passt. (...) Es ist die Natur des Schöpferischen – und soweit der Patient noch irgend lebendig ist, ist er schöpferisch –, sein konkret Einmaliges hervorzubringen, indem es scheinbar Unvereinbares vereint und seine Bedeutung ändert" (ibid.). Die Therapie selbst soll einfach „dem Patient nur [zu] helfen, seine schöpferische Identität durch einen geordneten Übergang von ‚Charakter' zu ‚Charakter' zu entwickeln" (ibid.): das heißt von Figur zu Figur, welche jeweils aus den Möglichkeiten des Organismus und denen der Umwelt erschaffen wird. „Von höchster Bedeutung ist hier," heißt es in PHG, *„dass die Vollendung einer starken* [d.h. einer lebendigen] *Gestalt selbst die Heilung ist; denn die Art des Kontaktes ist nicht nur ein Anzeichen für schöpferische Integration von Erfahrung, sondern vielmehr die schöpferische Integration der Erfahrung selbst"* (ibid., S. 14).

Die Gestaltdiagnose ist eine Hypothese über den Kontakt und enthält ein Experiment, das zur Evaluierung seiner selbst befähigt; Diagnose und Therapie sind ident. Zum Beispiel: „Mir fällt auf, dass Sie Ihre Stimme jedes Mal, wenn Sie das Wort ‚Mutter' aussprechen, senken, und dass ich mich aus meinem Stuhl vorbeuge. Könnten Sie Ihren Satz noch einmal sagen und darauf achten, wie er für Sie klingt? Was erleben Sie?" Die Diagnose besteht im „Bemerken, dass", welches bereits das Experiment bzw. die therapeutische Intervention einleitet. Während das Experiment seinen Lauf nimmt, wirkt es sich auf die Weiterentwicklung der Diagnose aus und macht weiteres Experimentieren möglich. So wird die Diagnose zum Experiment, welches wiederum zur weiteren Diagnose wird uns so fort, in einem anmutsvollen Kontaktrhythmus.

An manchen Stellen ist im PHG von „gutem" und „schlechtem" Kontakt die Rede. Dieser Sprachgebrauch stammt möglicherweise vom gestaltpsychologischen Begriff der „guten Gestalt", bringt aber leider unglückliche Konnotationen eines entweder/oder mit sich (siehe dazu unten, III.D). Außerdem ist die Einteilung eines Kontakts in „gut" oder „schlecht", „schwach" oder „stark" oder in das gängigere „in Kontakt" oder „Nicht-im-Kontakt-Sein" bloß deskriptiv gedacht, ohne dass sie eine weiterführende Methode zur Evaluierung dieses Kontakts zur Verfügung stellte. Es ist wesentlich zielführender, den Kontakt unter Bezugnahme auf feinere Unterscheidungskriterien wie Grazie, Flüssigkeit, Klarheit, Helligkeit, Balance und Rhythmus auszuwerten. Das sind die ästhetischen Eigenschaften, mit denen man den schöpferischen Prozess beschreibt, und sie können mit der gesamten Wirkmacht der ihnen eigenen Ästhetik eingesetzt werden. Ein Kunstwerk als „schlecht" zu bezeichnen , verschließt den Weg zu einer Diskussion seiner Qualitäten; es schlägt die Türe vor jeder sinnvollen Beurteilung zu. Beschreibt man jedoch ästhetische Attribute, lässt man sich schöpferisch ein. Wenn eine Person ihr Kontakterleben als „schlecht" bezeichnet, sagt sie damit sehr wenig über ihr Erleben aus. Schildert sie hingegen, wie kalt sich ihre Finger anfühlen, wie verkniffen ihre Lippen sind und wie gepresst ihr Atem geht und wie leblos ihr dieser Frühlingstag erscheint – wenn sie also einen Katalog ihrer ästhetischen Wahrnehmungsqualität offeriert –, öffnet sie sich bereits einer neuen Erfahrung. Dann kann man von Gestalttherapie sprechen.

Ist ein Kontakt flüssig und flexibel, ist die auftauchende Figur klar und anmutig, dann nimmt die Gestalttherapie an, dass die Kontaktnahme nur geringfügig unterbrochen sein kann und die Welt in Ordnung ist. Sind die ins Wahrnehmungsfeld tretenden Figuren jedoch matt, undeutlich oder diffus und die Kontaktaufnahme schwach, dann besteht Grund zur Sorge.

Es könnte sich um eine freiwillige Selbstbeschränkung einer Person handeln, die sich der situativen Einschränkungen bewusst ist; beispielsweise wird man bei einer Beerdigung den Impuls zu kichern unterdrücken. Es mag sich aber auch um unbewusste habituelle Unterbrechungen handeln, welche Merkmale neurotischen Funktionierens sind und mit dem Verlust der Ich-Funktionen und Störungen der Selbstfunktionen einhergehen. Der Unterschied zwischen Neurose und Vitalität ist folgender: Stößt letztere auf Hindernisse, strömt die Kreativität weiter, während man im ersteren Fall in Verwirrung gerät und unempfindlich wird (vgl. ibid., S. 265 f). Psychopathologie ist somit ein fließender Begriff, der auf dem Erleben eines unterbrochenen beziehungsweise eines im Fluss befindlichen Kontaktstroms beruht.

B. Intrinsische versus vergleichende Evaluierung

Im PHG unterscheidet man zwei Evaluierungsmethoden von Erfahrung – die intrinsische und die vergleichende. Bei der vergleichenden Evaluierung werden die Eigenschaften der Gestaltbildung an Standards gemessen, die außerhalb dieses Aktes liegen. Aber wenn nun die Kontakterfahrung evaluiert werden soll, wie kann man beispielsweise die Anmut mit der einer anderen vergleichen? So etwas bricht die Erfahrungseinheit in Fragmente auf und erklärt eine Abstraktion zum fixen Standard. Das ist eine geradezu unwiderstehliche Einladung zum Konkurrieren und zum neurotischen Konflikt. Im PHG wird eher der intrinsische Evaluierungsmodus vorgeschlagen, in dem sich der Standard aus dem sich jeweils vollziehenden Akt ergibt (S. 21): aus seinen „Gestalt-Qualitäten" und aus der Erreichung seines Ziels (der „Zielgerichtetheit des Prozesses"). Eine Erfahrung evaluiert sich selbst – bestätigt sich gewissermaßen selbst – kraft der Attribute, die daraus als Funktion des Organismus-Umwelt-Feldes entstehen.

Intrinsische Evaluierung richtet ihren Blick auf die Qualitäten innerhalb der Erfahrung selbst, auf die „Gestaltqualitäten". Dass sich die Gestalttherapie von der Gestaltpsychologie ableitet, ist unumstößliche Tatsache. Paul Goodman, Fritz Perls, Laura Perls und all jene, die ihnen folgten, haben die gestaltpsychologischen Prinzipien, mit denen sie arbeiteten, beschrieben: mit „der Beziehung zwischen Figur und Hintergrund; mit der Bedeutung der Interpretation von Geschlossenheit oder Spaltung einer Figur in Bezug auf den Gesamtzusammenhang der aktuellen Situation; (...) mit der aktiven, formenden Kraft bedeutungsvoller Einheiten" (ibid., S. 20 f). Das Ganze ist mehr als die Summe seiner Teile. Die Teile können nur in ihrer Beziehung zu anderen Teilen, welche das Ganze ergeben, verstanden werden. Die Teile haben die Tendenz, sich zum schlichtesten Ganzen zu organisieren, was eine dynamische Gleichgewichtsfindung der Spannungen des Feldes ist *(Prägnanz)*. Unerledigte Situationen bestehen als Spannungen im Feld weiter. All das sind wichtige und nützliche Aspekte der Gestalttherapie. Dennoch weigerten sich die Gestaltpsychologen, mit der Gestalttherapie in Zusammenhang gebracht zu werden, und haderten mit der Anwendung ihrer Wahrnehmungs- und Erkenntnishypothesen auf Persönlichkeit, Psychopathologie und Psychotherapie (Henle, 1986). Die Gestalttherapie und die Gestaltpsychologie unterscheiden sich obendrein grundlegend. Die Gestalttherapie hält eisern am holistischen Ansatz fest – an ihrer Annahme der sensorisch-motorisch-affektiven Einheit des Kontaktvorgangs ist nicht zu rütteln; die Gestaltpsychologie hingegen ist dualistisch. Sie beruht auf dem Geist und Körper spaltenden isomorphischen (gestaltgleichen) Parallelismus, der Ereignisse in der Erfahrung als strukturell identisch mit, aber abgetrennt von der entsprechenden Hirnphysiologie (ibid.) sehen will.

C. „Gestalt"-Qualitäten oder ästhetisches Kriterium?

1. „Gestalt"-Therapie?

Zieht man oben erwähnte „Gestalt"-Eigenschaften auch zur ästhetischen Beurteilung der Figurbildung heran, dann kann man diesen Konflikt mit den Gestaltpsychologen umgehen. Viel davon, was die Gestalttherapie der Gestaltpsychologie entnommen hat, wird auch von den Arbeiten James', Meads und Deweys (Kitzler R, *Three Lectures*, unveröffentlichtes Manuskript) mitgetragen. Diese Sozialwissenschaftler und Philosophen begannen mit ihrem wichtigen Werk 50 Jahre vor den Gestaltpsychologen und waren (in Deweys Fall) schreibend bis in die fünfziger Jahre des zwanzigsten Jahrhunderts tätig, zunächst in Erwiderung auf die Probleme der modernen Naturwissenschaft; in der Tat überschneidet sich vieles aus der Arbeit der Gestaltpsychologen mit den früh gewonnenen Einsichten jener. Laura Perls studierte bei den Gestaltpsychologen Max Wertheimer und Adhemar Gelb in Frankfurt. Das ist die einzige *direkte* Verbindung, die zwischen den Begründern der Gestalttherapie und der Gestaltpsychologie bezeugt ist. Laura Perls meldete dennoch Bedenken gegen die Anwendung des Namens „Gestalt" auf ihre „neue" Arbeitsweise an, da sie der Ansicht war, dass sie so gut wie nichts mit der Gestaltpsychologie gemeinsam hatte (Barlow, 1981, S. 37). In Rosenfelds „An Oral History of Gestalt Therapy" (1978) sagt L. Perls: „Gestalt ist ein überwiegend *ästhetisches Konzept,* Köhler verwendete es jedoch in Verbindung mit der Feldtheorie" (S. 26, Hervorhebung D. J. B.).

Sie hätte die Bezeichnung „existenzielle Psychotherapie" gewählt, aber diese stand bereits anderweitig in Verwendung (Perls L, 1987). Die Begründer wollten die Aufmerksamkeit der Öffentlichkeit auf sich ziehen. Sie entschieden sich für den Namen „Gestalttherapie", um den Bruch mit der orthodoxen Psychoanalyse einzuläuten. Außerdem haftete der Gestaltpsychologie noch der Ruch des Revolutionären an in der Zeit, als sie ihren Namen verwendeten. Es bleibt jedoch unklar, wie belesen Fritz Perls oder Paul Goodman in der Gestaltpsychologie waren. „Der Begriff Organismus-als-Ganzheit", schrieb F. Perls, „ist das Herzstück des gestaltpsychologischen Ansatzes, welcher die mechanistisch denkende Assoziationspsychologie verdrängt hat" (1948). Bildet dies wirklich den *Angelpunkt* des Gestaltansatzes? In seinem ersten Buch *Das Ich, der Hunger und die Aggression* hatte Perls die Gestaltpsychologie fast überhaupt nicht erwähnt; er billigt einer Vielfalt anderer Einflüsse mehr Gewicht zu, z.B. Friedlaenders Idee der „schöpferischen Indifferenz" (Perls F, 1947). Fritz Perls nahm oft auf seine Arbeit mit Kurt Goldstein in Deutschland Bezug: „Goldstein trennte sich von dem starren Konzept der Reflexologie. Ihm zufolge greifen beiderlei Nerven, die sensorischen und die motorischen, vom Organismus nach der Umwelt aus" (Perls F, 1948, S. 569). Aber 1896, gut 20 Jahre vor Goldstein, hatte Dewey den Reflexbogen natürlich als Gesamtphänomen analysiert (Dewey, 1896). Goldstein war kein Gestaltpsychologe. Obwohl er eng mit Gelb zusammenarbeitete und sicherlich unter dem Einfluss auch noch anderer Gestaltpsychologen stand, wollte er seine eigene Arbeit von ihnen getrennt wissen (Goldstein, 1995). Er war Neuropsychiater und nannte seine Arbeit „organismisch", nicht „Gestalt".

Die Gestaltpsychologie kommt gefiltert durch Goldsteins organismische Linse in die Gestalttherapie.

Paul Goodman machte sein Doktoratsstudium an der Universität von Chicago, gerade als diese Institution zum Zentrum des amerikanischen Pragmatismus' geworden war. Goodman nennt James und Dewey ganz offen als bedeutende Einflussquellen seiner eigenen Arbeit (Goodman, 1972; Stoehr, 1994). Im gesamten Goodmanschen Werk gehen einem die Passagen am meisten nahe, in denen er die Erfahrung in lyrischer Art und Weise beschreibt. Im Gegensatz dazu mangelt es seiner Anwendung gestaltpsychologischer Ideen an Überzeugungskraft, als wären sie mechanisch heruntergeschrieben. Das Thema, wie sehr die Gestalttherapie und der amerikanische Pragmatismus miteinander in Beziehung stehen, wäre äußerst ergiebig und eingehenderer Forschung würdig, würde jedoch den Rahmen dieses Kapitels sprengen. Der nahezu nahtlose und fließende Übergang des amerikanischen Pragmatismus' in eine Theorie der Gestalttherapie rechtfertigt die Behauptung, dass er einen passenden Boden abgibt, auf dem die intrinsische Evaluation der Gestalttherapie und das ästhetische Kriterium ruhen.

Hier soll jedoch nicht so sehr nach den „wahren" Vorfahren der Gestalttherapie gesucht werden, sondern die Grundlagen, auf deren Boden sich die Gestalttherapie entwickelt hat, so breit wie möglich untersucht werden. Der intellektuelle Fluss, der die Gestalttherapie hervorgebracht hat, hat viele ineinander laufende Nebenarme. Die Gestalttherapie entstieg demselben europäischen Gewässer, aus dem die Gestaltpsychologie, Kurt Goldsteins Organismustheorie, Edmund Husserls Phänomenologie, Martin Heideggers Existenzialismus und Hans-Georg Gadamers Hermeneutik flossen. Die amerikanischen Pragmatiker waren selbst tatsächlich mit den Europäern Johann Gottlieb Fichte, Wilhelm Wundt, Ernst Mach, Franz Brentano und Henri Bergson vertraut (Thayer, 1981; James, 1893).

2. *Ästhetisches Kriterium und der Pragmatismus*

Aus John Deweys schriftlichen Ausführungen über Ästhetik beispielsweise geht dessen Einfluss auf die Gestalttherapie klar hervor. Dewey untersuchte die ästhetische Erfahrung als Teil der menschlichen Alltagserfahrung und suchte die „Kontinuität zwischen der ästhetischen Erfahrung und den gewöhnlichen Lebensprozessen" (Dewey, 1980, S. 18) wiederherzustellen. „Dies sind mehr als bloße biologische Tatsachen; sie rühren an die Wurzeln des Ästhetischen in der Erfahrung" (ibid., S. 22). Die Ästhetik gewöhnlicher Erfahrung liege in der Harmonie und dem Rhythmus allen Lebens und sei nicht das Hoheitsgebiet des Künstlers (vgl. ibid., S. 24). Eine Erfahrung sei ästhetisch „in einem Maße (...), in dem Organismus und die Umgebung zusammenwirken, damit eine Erfahrung entsteht, in der die beiden Faktoren derart vollkommen integriert werden, dass jeder einzelne aufgehoben wird" (ibid., S. 291). Dabei handelt es sich natürlich um die Kontakterfahrung. Und Dewey weiter: „Denn erst wenn ein Organismus an den geordneten Beziehungen seiner Umwelt teilhat, sichert er sich die für sein Leben notwendige Stabilität. Und wenn sich diese Partizipation nach einer Periode der Auseinandersetzung und der Konflikte einstellt, so trägt sie den Keim zu einer mit Ästhetik eng verwandten inneren Erfüllung in sich" (ibid., S. 23). „Ordnung ist nicht etwa von außen auferlegt", schreibt Dewey, „sondern besteht aus der harmonischen Interaktion, die die Energien gegenseitig aufrechterhalten" (ibid., S. 22). Erfahrung lasse sich über den Verstand, die Vorstellungskraft und die ästhetische Wahrnehmung verstehen (Dewey, 1958; Diggins, 1994, S. 319). Interagieren Organismus und Umwelt miteinander, gäbe es „einen rhythmischen Wechsel von Bedürfnis und Befriedigung, Pulsschläge ausgeübten und aufgehaltenen Tuns' (Dewey, 1980, S. 24). Hier bestehe eine Organismus-Umwelt-Einheit; hier vollziehe sich Kontakt und Rückzug in einem Fließprozess, der über intrinsische ästhetische Qualitäten verfügt.

Die Gestalttherapie kümmert sich um beobacht- und erfahrbare Kontaktunterbrechungen als Anzeichen neurotischer Funktionsweisen. In diesen Augenblicken erscheinen Verluste von Ich-Funktionen und gestörte Selbstfunktionen als Beeinträchtigung des Flusses der Kontaktnahme und des Rückzugs (PHG; Isadore From, persönliche Mitteilung). Unterbrechungen sind Synonyme für „Brüche in Harmonie und Rhythmus" der Organismus-Umwelt-Einheit der Dewey'schen ästhetischen Beurteilung (1934). Diese Unterbrechungen fühlt man. Sie werden erspürt beziehungsweise von Patient *und* Therapeut wahrgenommen. Es handelt sich hierbei nicht um Hypothesen oder Abstraktionen – sondern um *wahrgenommene* Aktualitäten, die den Kontaktstrom in Mitleidenschaft ziehen. Das bedeutet *ästhetisches Kriterium als klinischer Wert*. Nicht dass dieser fließende Erfahrungsstrom mit dem inspirierten Vorgang, der ein Kunstwerk hervorbringt, gleichzusetzen wäre. Es liegt auf der Hand, dass nicht jede Erfahrung mit einer künstlerischen Meisterleistung vergleichbar ist. Jedoch speisen sich Alltagserfahrung und außerordentliche Schöpfungen aus einem gemeinsamen Urgrund: aus dem schöpferischen Impuls, der die ästhetischen Eigenschaften Harmonie, Rhythmus, Kohärenz, Lebendigkeit und so weiter aufweist. Ein Krabbelkind beispielsweise ist keine Ballerina, wenn es wackelig dahinstolpert, während sich seine zunehmend reifer werdende Motorik an die schwierigen Hindernisse in seiner Umwelt kreativ anzupassen sucht; nichtsdestoweniger liegt Harmonie und ein Rhythmus in seinem Kontaktverhalten (Frank, 2001).

D. Das ästhetische Kriterium als „Gestalt-Ethik"

Das ästhetische Kriterium legt die Basis der Psychotherapie, aber sind damit auch schon andere Werte grundgelegt? Ist eine gestalttherapeutische Ethik denkbar? Diese Frage beschäftigt die gestalttherapeutische Gegenwartsliteratur (Wheeler, 1992; Lee, 2002). Nachdem sie auch die Effizienz gestalttherapeutischer intrinsischer und ästhetischer Werte auf den Prüfstein stellt, ist sie eine Entgegnung wert. Psychotherapien werden immer in die ethische Arena gezerrt. Insofern als sie normales und gesundes Funktionieren als Wert vorgeben, liefern sie unweigerlich ihren Beitrag an diejenigen, die sich über das Allgemeinwohl Gedanken machen und sich die Frage stellen, wie man sich am besten zueinander verhält. Die Psychoanalyse ist sicherlich bereitwillig darauf eingestiegen und ist mit ihrer Betonung der Reife, des Gratifikationsaufschubs, der ödipalen Rivalität und der Notwendigkeit der Anpassung an die Gesellschaft zur Methode Nummer eins geworden, welche eine Kultur des Konformismus' und des Wettbewerbs unterbaut (Lichtenberg, 1969). Die Gestalttherapie trat zunächst als Entgegnung auf die Vormachtstellung der Psychoanalyse auf, sie wurde jedoch im ausgehenden zwanzigsten Jahrhundert als Ethos der Gesetzlosigkeit missbraucht (Bloom D, *A View from the Manhattan Skyline: Up-dating and Comparing Gestalt Therapy,* zur Veröffentlichung eingereichter Artikel), was gegenwärtig kritisch hinterfragt wird. Eine neue „Gestalt-Ethik" deutet sich dort an, wo Figur und Grund sich erneut verbinden, und die Evaluierung in der Einschätzung der Bezogenheit einer Person zu einer anderen besteht (Wheeler, 1991, 1992; Lee, 2002; Yontef, 2001). Es kann nicht schaden, sich zum Ausräumen alter Missverständnisse wieder stärker auf die gestalttherapeutische Kerntheorie zu berufen. Und doch könnte durch diesen Anlauf, eine Gestaltethik durchsetzen zu wollen, das gestalttherapeutische Modell menschlichen Funktionierens zum Werkzeug einer komparativen Evaluierung verkommen, wenn sie die ethische Autorität außerhalb des Figurbildungsprozesses ansiedelt, zum Beispiel bei der Beurteilung intersubjektiver Bezogenheit.

Gestalttherapie geht nicht auf die Gestalt, die es [das Selbst] bildet, sondern auf das Bilden der Gestalt ein (vgl. PHG, S. 209). Der Inhalt ist somit zweitrangig. Was jedoch von entscheidender Wichtigkeit ist, ist die Elastizität, mit der der Inhalt gefunden und erzeugt wird. Solange die Flüssigkeit erhalten wird, erhält die Entdeckung Unterstützung und Ermutigung. Das ist gestalttherapeutische Evaluierung. Werte zählen zu den besten Früchten der Weisheit. Ethik ist zur Evaluierung der gebildeten Figur unerlässlich. Sie gehört zum sozialen Zusammenhalt und gewährleistet zivile Sicherheit. Aber Ethik ist nicht Psychotherapie. Eine gerechte Gesellschaft könnte die Grundlage optimaler Erfüllung sein; sie mag auch zu den Bedingungen gesteigerter Flüssigkeit im Kontakt gehören und eine ihrer Konsequenzen sein. Aber das ist, wie das Wachstum an sich (ibid., S. 225 f), ein Nebenprodukt der Psychotherapie. Ethik sorgt sich um gerechte Ziele und stellt dafür die Mittel sicher. Doch ist die ethische Großwetterlage flatterhaft; das Klima rund um gebilligtes und verteufeltes Verhalten ändert sich fortwährend. Die Suche nach einer „bevorzugten" oder auch nur „rechten" Figur behindert das freie Spiel der

Figurbildung. Die Ethik der Gestalttherapie wohnt vielmehr dem Kontaktprozess inne, ist ihm intrinsisch: Er ist das sich selbst rechtfertigende Licht der ins Gesichtsfeld drängenden Figur.

Das ästhetische Kriterium gewährleistet überdies eine flüssige und erfahrungsorientierte Bewertung und garantiert, dass sie sich stetig als Funktion eines sich in Entwicklung befindlichen Feldes wandeln wird. Das ästhetische Kriterium ist nur insoweit ethisches Kriterium, als es als Warnsignal für Unterbrechungen dieses menschlichen Entdeckungs- und Kontaktprozesses fungiert. Wenn dieses Alarmsignal ertönt, vermutet die Gestalttherapie, dass eine wahrlich erhebliche Störung der Beziehung zwischen Figur und Grund vorliegt. Dies steht jedoch als *direkte* Erfahrung zur Verfügung, nicht als Meinung des Klinikers, der von einem abstrakten ethischen Konstrukt aus urteilt. Ferner handelt es sich dabei um eine Erfahrung des Therapeuten, die dem Patienten als Experiment angeboten wird: „Wenn Sie ‚A' machen, erlebe ich ‚B'. Was erleben Sie?" Die Momente der Erfahrung sind stets reziprok, da sie an der Kontaktgrenze zu machen sind. Klarheit, Grazie, Lebendigkeit, Harmonie, Fluidität – alle diese Eigenschaften stellen den ästhetischen Grund zur Gewichtung menschlicher Vitalität. Das ist das radikale Qualitätsmerkmal der Gestalttherapie:

> In seinen Versuchen und Konflikten nimmt das Selbst eine Form an, *die es vorher nicht gab*. Im kontakthaften Erleben wagt auch das ‚Ich' den Sprung, entfremdet sich von seinen gesicherten Strukturen und identifiziert sich mit dem wachsenden Selbst, stellt ihm seine Dienste und sein Wissen zur Verfügung und geht aus dem Wege, wenn es Zeit ist (ibid., S. 266, Hervorhebung D. J. B).

Utopische Träume sind ins PHG mit hineinverwoben. Sie sind von einer harmonischen Welt, einer Welt in natürlich graziösem Fluss. Was aber, wenn die kontakthafte Erfahrung beispielsweise in einem Mord kulminiert? Brutalität impliziert, dass man den anderen als Objekt behandelt. Das ist ein Belegstück für eine Kontaktunterbrechung – für das Abspalten eines Aspekts vom Ganzen der anderen Person und den Versuch, ihn zu vernichten (vgl. ibid., S. 137 f), wahrscheinlich über Retroflexion, Projektion und Egotismus. Dies würde an den Eigenschaften der sich bildenden Figur wahrgenommen und erlebt. Manche Akte, werden sie unter Einsatz des ästhetischen Kriteriums näher geprüft, mögen dennoch als falsch oder verdammenswert beurteilt werden. Die Gesellschaft kriminalisiert verwerfliches Verhalten, und einige Jahre später zieht sie die Strafbestimmung zurück. So war zum Beispiel Ehebruch einst ein Kapitalverbrechen; es war einst illegal, über Evolution zu lehren, Empfängnisverhütungsmittel zu erwerben oder eine Abtreibung vorzunehmen. Die intrinsische Evaluation des ästhetischen Kriteriums weicht dieser Frage nicht aus, sie liegt schlicht außerhalb. Sie überlässt die nicht-psychotherapeutische Frage, welche Handlungen zu billigen und welche zu verurteilen sind, also die komparativen Bewertungen einer gebildeten Figur, anderen.

IV. Klinische Ästhetik in der Praxis

Die menschliche Vitalität ist das Vermögen, sich an das Unvorhersehbare einer Erfahrung schöpferisch-anzupassen. Der Neurotiker ist der gescheiterte Künstler (Rank, 1932), bei dem die glanzlose Neurose an die Stelle künstlerischer Leistung getreten ist. Und doch schlummert die Kreativität eines Menschen quicklebendig in der Struktur jeglichen Kontaktunterbrechungsmomentes und ist in der Psychotherapie verfügbar. Ein aktuelles Symptom war einst kreative-Anpassung an vergangene Unwägbarkeiten, und sie besteht als schöpferische Aktivität fort und erhält die fixierte Gestalt trotz veränderter Umstände aufrecht. Die allerfeinste, der Theorie und Praxis abgewonnene Essenz der Gestalttherapie besteht darin, sich die auf einen einzigen Moment des Erfahrungsstromes, und da vor allem auf die Wahrnehmungsaspekte zu konzentrieren. Die Sinne sind das Portal des Gesehenen, des Schalls, der Berührung, des Geschmacks und des Geruchs, aus dem das ästhetische Kriterium entsteht. In dieser Phase wird ein Augenblick aus dem Kontext genommen, damit genau dieser Punkt erhellt werden kann: dass in jedwedem Prozess ein schöpferischer Puls in Form kreativer-Anpassung schlägt, und dass sogar in offensichtlich neurotischen Fixierungen Ansätze vitalen Kontakts vorhanden sind. Therapie ist die Stützung dieser Kreativität, damit die Unterbrechungen in der Kontaktnahme ins Gewahrsein treten können. Die Kräfte des Menschen werden nunmehr dazu eingesetzt, dass eine neue Figur gefunden, gebildet, entdeckt und erfunden wird. Der nun bewusst gewordene unbewusste Inhalt wird assimiliert.

Ein klinisches Beispiel

Roger klagt über dumpfe Kopfschmerzen und mangelndes Interesse am Leben. Er fragt sich, ob er eine Depression hat. Der Therapeut bemerkt, dass Rogers Gesichtsausdruck starr wirkt und die Verbindung zum übrigen Körper unterbrochen scheint. Er fordert Roger auf, sein Gesicht zu spüren und darauf zu achten, wie sich seine Gesichtsmuskulatur ändert, wie er seine Mimik festhält beziehungsweise entspannt. Der Therapeut fordert ihn auf, das Anspannen und Entspannen seines Gesichts zu übertreiben und damit zu spielen. Roger setzt alternierend eine Reihe verschiedener Masken auf: Stirnrunzeln, offenes Erstaunen, strenge Missbilligung und kindliche Furcht:

„Was fällt Ihnen auf, Roger?"

„Hm, ich bin aufgeregt und irgendwie außer Atem, als wäre ich in der Gegend herumgelaufen."

Therapeut und Klient sitzen ruhig da, während sie auf den Rhythmus ihres Atems achten. Rogers Gesichtsausdruck wirkt weicher.

„Können Sie jetzt Ihr Gesicht spüren?"

Tränen quellen ihm aus den Augen. „Ich bin traurig."

Roger beginnt zu schluchzen.

Nach einer Weile blickt er den Therapeuten an und sagt: „Ich habe gar nicht mehr daran gedacht, wie viele meiner Freunde gestorben sind. Sie fehlen mir." Sein Gesicht ist leicht gerötet, sein Blick warmherzig.

Rogers starre Maske ist seine schöpferische-Anpassung an das Ausmaß seiner Verluste. Sie hält seine Traurigkeit und seine Freude mithilfe dieser Anspannung zusammen, welche in der Werkstatt seiner Persönlichkeit geschmiedet worden ist, um ihn vor unbewältigbarem Kummer abzuschirmen.

Das Zusammenspiel von Kummer, Furcht, Seelenqual und Freude kam ans Licht, als er mit seiner starren Maske experimentierte; diese Gefühle sind aber immer da gewesen. Wie sonst wäre ihm aufgefallen, dass es ihm an Interesse am Leben mangelte? Diese unbewussten Gefühle waren durch die Muskelspannung, die sich auf seinem maskenhaften Gesicht abzeichnete, zusammengehalten worden. Sie waren seine dumpfen Kopfschmerzen; der Schmerz war deren Vitalität, zur Pein verdichtet. Höchstwahrscheinlich hätten andere Seiten Rogers einschließlich seines Atemmusters, seines Habitus' und seines Ganges durch ihren Mangel an Harmonie und ihre Steifigkeit dasselbe „verlautet“, nämlich dass der Kontakt unterbrochen war. Der Therapeut hat sich für das, was sich seinem Erleben nach in dem Augenblick jener Sitzung am offensichtlichsten darbot, entschieden. Diese Wahl war eine Schöpfung des Therapeut-Patienten-Feldes, das das Aufeinandertreffen zweier augenscheinlich individuell verschiedener Perspektiven ist. Das erste Experiment entstand aus dem Eindruck des Therapeuten, dass Rogers Gesichtsausdruck rigide war und nicht im Einklang mit dem, was er sagte, stand. Das Experiment führte zu einem Freisetzen von Erregung, welche zum Grund eines zweiten Experiments wurde: „Können Sie Ihr Gesicht jetzt spüren?“ Und das führte zu Rogers Gewahrwerden seiner Betrübnis. Die Abfolge von Experiment zu Erfahrung hin zu einem weiteren Experiment floss in ihrem eigenen Rhythmus dahin. In diesem Beispiel hat sich die Vitalität des Therapeuten auf den Patienten erstreckt und ermöglichte das Auftauchen neuer Figuren, die die ehemals unterbrochenen Gefühle mit einschlossen.

Rogers eingefrorene Maske war eine Reaktionsbildung, da damit seine intensiven Gefühle im Nichtgewahrsein gehalten wurden. Anstatt lebendig oder traurig zu sein, war er fixiert und „eingefroren“ – wie gefühllos. Diese Haltung schützte ihn vor Gefühlen, die einmal überwältigend gewesen waren, weswegen sie einmal eine adäquate schöpferische Lösung dieses Risikos gewesen war. Die Reaktionsbildung maskierte die Verdrängung des ursprünglichen Impulses und half somit jedwedes Angstgefühl, das durch das Heraufdrängen des gedrosselten Impulses verursacht worden wäre, zu vermeiden (vgl. PHG, S. 243). Solcherart kreative-Anpassung ist die Kunstform des Neurotikers. Doch diente diese Schöpfung im Gegensatz zu der eines richtigen Künstlers dazu, Roger seiner Vitalität zu berauben und ihm, wendet man die ästhetische Beurteilungsweise an, matte, brüchige und diffuse Figuren zu hinterlassen – die er allesamt erfahren hat.

V. Conclusio

„Tiger! Tiger! Burning bright
In the forests of the night
What immortal hand or eye
Could frame thy fearful symmetry?"

„Tiger, Tiger, hell entfacht
In den Waldungen der Nacht:
Welches Gottes Aug und Hand
Nur dein furchtbar Gleichmaß band?"
William Blake, *Der Tiger*

Die Kontaktnahme, dieser bewusste Lebensvorgang, kommt zustande, indem der Künstler *Organismus* rohe Erfahrung in sinnvolle Formen bringt. Er ist die Vollendung der Schöpfung. Das ist die Natur, wie sie leibt und lebt. Figuren und Gründe entwickeln sich und schreiten in einem Rhythmus und in einem Einklang fort, der dem Organismus-Umwelt-Ganzen, dem Feld ihrer Existenz, eigen ist. Diese Erfahrungsformen glitzern vor intrinsischen Eigenschaften, singen ihre eigene Vitalität hinaus und verkünden ihre eigene Autorität über das ästhetische Kriterium.

Die Gestalttherapie versteht die menschliche Erfahrung so, dass sie von schöpferischer Lebenskraft durchtränkt ist, und sie bietet eine Methodik an, diese Vitalität voll zum Ausdruck zu bringen.

Kontaktgrenze, Kontakt, Selbst und schöpferische-Anpassung sind die Konstituenten dieser ästhetischen Methode. Indem sie ihr Augenmerk auf die Bildung der Erfahrung selbst und deren intrinsische Eigenschaften richtet, vermeidet es die Gestalttherapie, dem Leben statische Werte und Vorschriften aufzuerlegen. Ihre klinischen Werte sind ästhetische Werte; ihre Aufmerksamkeit richtet sich auf wahrnehmbare Erfahrung. Die Gestalttherapie hält an dem Gedanken fest, dass die individuelle Erfahrung ein Prozess ist, der sich innerhalb eines im Fluss befindlichen Feldes entfaltet. Ihre ästhetischen Eigenschaften sind Wesensmerkmale des Menschen, der seinen Weg in einer sich entwickelnden Welt finden und machen muss. Wie William Blake es ausgedrückt hat, brennt das Leben hell entfacht in einem „furchtbaren Gleichmaß". „Schönheit ist wahr und Wahres schön", hat John Keats so schlicht erklärt. Die Anmut des Ästhetischen liegt in der Harmonie des Kontaktvorgangs und in der Weisheit des Organismus. Dies *ist*, was wir auf Erden wissen, mehr frommt uns nicht.

Literatur

Barlow AR (1981) Gestalt – Antecedent influence or historical accident. The Gestalt J 4(2): 35–54
Dewey J (1896) The reflex arc. Psychological Review 3: 357–370
Dewey J (1910) The influence of Darwin on philosophy. In: Dewey J, The influence of Darwin on philosophy and other essays. Henry Holt, New York, pp 1–19
Dewey J (1934) Art as experience. Perigree Books, New York
Dewey J (1958) Experience and nature. Dover Publications, New York
Diggins JP (1994) The promise of pragmatism. Univ of Chicago Press, Chicago

Dewey J (1980) Kunst als Erfahrung, Suhrkamp, Frankfurt/Main
Frank Ruella (2001) Body of awareness. Gestalt Press/Analytic Press, Hillsdale, New Jersey
Goldstein K (1995) The organism. Zone Books, New York
Goodman P (1972) Little prayers and finite experiences. Harper and Row, New York
Goodman P (1977) Nature heals. Free Life Editions, New York
Goodman P (1989) Natur heilt. Psychologische Essays. Edition Humanistische Psychologie, Bergisch Gladbach
Henle M (1986) Gestalt psychology and Gestalt therapy. In: Henle M, 1879 and all that, essays in the theory and history of psychology. Columbia Univ Press, New York, pp 22–35
James W (1893) The principles of psychology. Harvard Univ Press, Boston
James W (1904) Does consciousness exist. In: Kiklick B (ed) William James writings 1902–1910. Library of America, New York, pp 1141–1158
Lee R (2002) Ethics: A gestalt of values/the values of gestalt – a next step. Gestalt Review 6 (1): 27–51
Lichtenberg P (1969) Psychoanalysis: Radical and conservative. Springer, New York
Lewontin R (2000) The triple helix. Harvard Univ Press, Boston
Mead GH (1934) Mind, self and society. Univ of Chicago Press, Chicago
Mead GH (1936) Movements of thought in the 19th century. Univ of Chicago Press, Chicago
Oyama S (2000a) Evolution's eye. Duke Univ Press, Durham London
Oyama S (2000b) Ontology of information. Duke Univ Press, Durham London
Perls F (1947) Ego, hunger and aggression. Random House, New York
Perls F (1948) Theory and technique of personality integration. American J of Psychotherapy 2 (4): 565–586
Perls F (1969) Gestalt therapy verbatim. The Gestalt J Press, Highland, New York
Perls F, Hefferline R, Goodman P (1951) Gestalt therapy: Excitement and growth in the human personality. Julian Press, New York
Perls F, Hefferline R, Goodman P (1997) Gestalttherapie. Grundlagen. Dtv, München
Perls L (1987) Interview with Gloria Natchez. Living Biographies, Derner Institute, Garden City, New York
Rank O (1932) Art and artist. W.W. Norton, New York London
Rank O (2000) Kunst und Künstler. Psychosozial-Verlag, Gießen
Rosenfeld E (1978) An oral history of Gestalt therapy, part one: A conversation with Laura Perls. The Gestalt J 1(1): 8–31
Spagnuolo Lobb M (2001) From the epistemology of self to clinical specificity of Gestalt therapy. In Robine JM (ed) Contact and relationship in a field perspective. L'exprimerie, Bordeaux, pp 49–78
Stoehr T (1994) Here now next. Jossey-Bass, San Francisco
Thayer HS (1981) Meaning and action. Hackett Publishing Company, Indianapolis
Wheeler G (1991) Gestalt reconsidered. GIC Press/Gardner Press, New York
Wheeler G (1992) Gestalt ethics. In: Nevis E (ed) Gestalt therapy perspectives and applications. GIC Press/Gardner Press, New York, pp 113–128
Yontef G (2001) Relational Gestalt therapy. In: Robine JM (ed) Contact and relationship in a field perspective. L'exprimerie, Bordeaux, pp 79–94

Die Neurowissenschaft der Kreativität: Eine gestalttherapeutische Perspektive

Todd Burley

Es hat sich eingebürgert, die Wurzeln der Kreativität in einer bestimmten Seite des Individuums auffinden zu wollen. Wir nehmen an, dass ein kreativer Mensch ein unverwechselbares Charakteristikum oder einzigartige Charakteristika haben muss, die anderen nicht zur Verfügung stehen. Üblicherweise versucht man, diese Charakteristika in reduktionistischen Versionen der Persönlichkeitstheorie, im Intellekt und neuerdings in Teilgebieten der neurowissenschaftlichen Revolution aufzuspüren. Im Unterschied zu anderen Psychotherapie- und Persönlichkeitstheorien sieht die Gestalttheorie die Grundeinheit der Beobachtung im Feld. Unter dem Feld verstehen Gestaltanhänger, dass der gesamte Kontext des Ökosystems, dessen Teil beziehungsweise Anteil das Individuum und sein neuropsychologisches System ist, als Einheit funktioniert, und dass es unmöglich und irreführend ist, einen Menschen „getrennt" vom Feld, zu dem er gehört, begreifen oder beobachten zu wollen. Es scheint paradox, dass das Kennenlernen des Feldes und das Wissen „darüber" über den Kontakt einer Person mit anderen Feldaspekten zustande kommt, welcher dem Gewahrsein zur Entstehung verhilft, und, aus neurokognitiver Perspektive, über diese Bewusstheit (Damasio, 1999) und über die Erfahrung beziehungsweise über die persönliche Phänomenologie entstehen sollte. Daher ist die neurologische und neuropsychologische Ausstattung eines schöpferischen Menschen aus „gestaltischer" Perspektive Teil oder Anteil des Feldes. Kreativität ist ein Feldphänomen, und es führt, wie wir zeigen werden, die Neurowissenschaft von reduktionistischen Erklärungen weg, indem sie das Kreativitätskonzept klar als Feldphänomen herausstellt.

Lassen Sie mich zunächst darauf eingehen, was Neurowissenschaft ist und welchen Beitrag sie leisten kann. Die Neurowissenschaft – und insbesondere die kognitive Neurowissenschaft – befasst sich mit der Erforschung höherer Funktionen wie Empfindung, Wahrnehmung, Sprache, zweckgebundener Bewegung, räumlicher Wahrnehmung, Organisation, Gedächtnis, Emotion, Planung, Entscheidungsfindung, Lernen, Assimilation und Anpassung. Jegliches Verhalten, sei es nun schöpferisch oder nicht, hat in irgendeiner Weise mit dem Gehirn zu tun. Ob man nun Rad fährt, ein Lied komponiert, einen Sonnenuntergang betrachtet – die zugrunde liegenden Prozesse werden vom Gehirn gesteuert. Sehen wir uns das Gehirn nun näher an: seine Grundstruktur, seine Entwicklung und die Funktionen, die kreative Vorgänge in die Wege leiten. Das Gehirn ist in faszinierender Weise organisiert. Der Hirnstamm reguliert die Grundfunktionen des Lebens und die energetische Ladung (Erregung) des Kortex, der Hirnrinde. Die sensorischen Gehirnlappen sind so angeordnet, dass der Okzipitallappen (Hinterhauptslappen) für das Empfangen und Analysieren verantwortlich ist und bei der Speicherung visueller Information assistiert; die Temporallappen (Schläfenlappen) empfangen, verarbeiten oder analysieren und speichern akustische Information; die Parietallappen (Seitenlappen) empfangen, verarbeiten oder analysieren und speichern Information aus dem Körper wie zum Beispiel Berührung, Temperatur, Druck, Bewegung und Lage der Körperteile. Jedes dieser Gehirnareale erhält die Rohdaten, die aus den entsprechenden Sinnesorganen gemeldet werden, und diese Daten müssen ausgewertet werden, damit Bedeutung und Verstehen kreiert werden können. Der okzipitale Kortex erhält beispielsweise eine Reihe von Signalen von der Netzhaut, welche Licht, Dunkelheit, Farbe, Bewegung, Vertikalität, Horizontalität und Winkel angeben. Solcherlei Information ist noch nicht als ‚Gesicht' erkennbar. Sie muss erst zergliedert und verarbeitet werden, damit ein Gesicht als solches erkannt werden kann. Ein zusätzliches System arbeitet im Einklang mit den sensorischen Lappen, es reagiert auf Gedanken und externe Reize. Das ist das limbische System, das zwischen den und tief im Inneren der beiden Gehirnhälften liegt und mit dem emotionalen Reaktionsvermögen in Zusammenhang gebracht wird. Dieses System ist der Teil des Gehirns, der normalerweise mit „Gefühlen" assoziiert wird, und dessen Funktion die Kontrolle der Erregung (der Stimulierung) positiver wie aversiver Gefühle ist, die der Sympathie, dem Wollen sowie dem Ekel entsprechen.

Diese vier Informationsprozessoren koordinieren sich ständig und kommunizieren fortwährend, während sie so gut wie alle kognitiven/emotionalen Leistungen erbringen. Einfache Rechenaufgaben, wie zum Beispiel $1+1=2$, fallen unter verbale Aufgaben, welche vom linken Temporallappen bewältigt werden. Wird die Additionsaufgabe jedoch komplexer (Zahlenkolonnen addieren), und die Person muss Zahlen von einer Kolonne in die nächste „übertragen", kommen die Parietallappen ins Spiel, da dort ‚Raum' repräsentiert ist. In der noch komplexeren Mathematik, dann wenn sie abstrakter wird, wird der rechte Parietallappen zu Hilfe gerufen. Bis hierher war nur vom „sensorischen" Input ins Gehirn und der Verarbeitung von Information, die auf sensorischer Basis beruht, die Rede, wie etwa das Lesen und die Beurteilung räumlicher Relationen, das Imaginieren von Musik, die Änderung des Arrangements für ein Gemälde oder einfach der Versuch, den Namen eines Freundes aus dem Gedächtnis abzurufen, wenn wir ihn jemandem vorstellen.

Die Führung über dieses komplexe System haben die Frontallappen inne, die für den Ausdruck und das Einwirken auf diese Welt und nicht für ihr Aufnehmen verantwortlich sind. Die Frontallappen bringen Absichten zuwege, erstellen Pläne und tragen dafür Sorge, dass Pläne auch in die Tat umgesetzt werden. Außerdem sind die Frontallappen für die Bewegung zuständig – unabhängig davon, ob diese mit Sprechen, Tanzen, Hämmern oder anderen Handlungen einhergeht –, die den Plan einer Person ausführen und auf die Außenwelt einwirken sollen. Die vorderen Zonen der Frontallappen sind für das Steuern der Gedanken verantwortlich, sodass man sich ein Wandgemälde bildlich vorzustellen vermag, eine bestimmte Sequenz von Notaten aus dem Gedächtnis abrufen oder den Winkel einer Skulptur antizipieren kann, um nur einige Beispiele zu nennen. Und was sehr wichtig ist: Die Frontallappen lesen den Zustand des Körpers kontinuierlich ab und erstellen daraus die Information, die Gestalttherapeuten oft von ihren Klientinnen verlangen, wenn sie die Frage: „Was spüren Sie?" oder „Welcher Sache in Ihrem Körper sind Sie gewahr?" stellen.

Ebenso wenig wie die Körper oder Organsysteme zweier Individuen ähnlich arbeiten, so verfügen keine zwei Menschen über ähnlich funktionierende Gehirne. Manchen Menschen fällt es leicht, in verbalen Metaphern zu denken (welche von der Warte des Gehirns aus auditiv sind), wohingegen es den weniger akustisch Orientierten leichter fällt, im „Vokabular" von Bewegung, Gestik und anderen räumlichen Ordnungen zu verfahren. Für andere wiederum ist das Visualisieren der zentrale Denkmodus. Alles in allem sind wir also im Besitz eines Sinnessystems, das an sich schon aus drei äußerst unterschiedlichen, wenn auch interaktiven Modalitäten besteht (Gesichtssinn, Gehör und das somatosensorische System); ein System, das für die Planung, Ausführung und Überprüfung eines Verhaltens zuständig ist; und eines, das jedwedem Objekt, jedwedem Gedanken oder anderem Reiz eine emotionale Wertigkeit zuteilt, sei sie nun positiv oder negativ. Da es schwierig ist, die gewaltige, in sich zusammenhängende Informationsmenge und das dazugehörige Entscheidungsverarbeitungssystem zu erfassen, mag es hilfreich sein, sich dazu einen Computer bei der Informationsverarbeitung vorzustellen, der über fünf verschiedene Informationsverarbeitungssysteme verfügt, welche alle nach verschiedenen „Betriebssystemen" arbeiten. Die Leistungsfähigkeit ist enorm. Deshalb ist aber auch die Informationsflut, die allein schon im Alltag bewältigt werden muss, unglaublich komplex. Trotz der ungeheuren Kapazität heutiger Roboter und „Künstlicher-Intelligenz"-Systeme kommen wir damit nicht einmal in die Nähe eines Systems, das den Alltagsaufgaben eines Höhlenmenschen gewachsen wäre, welcher seinen Tag auf der Basis seiner eigenen Bedürfnisse sowie der seiner nächsten Familie plant. Entscheidungen wie: in welchen Gründen er jagen soll, wie er vom Wild unentdeckt bleibt, wie er die Zeit einschätzt, wie er im Auge behält, wo auf seiner mentalen Landkarte (welche er sich zur Orientierung von seinem Territorium zurechtgelegt hat) er sich gerade befindet und wie er wieder nach Hause findet – all das gehört zu dem unaufhörlichen neurokognitiven Strom des Augenblicks, des Tages. Das sind nur einige wenige aus den Tausenden von mentalen Vorgängen und schöpferischen Urteilen, die er fällen muss, wollen er und diejenigen, denen er verantwortlich ist, überleben. Jede dieser Entscheidungen erfordert einen großen Erfahrungsschatz und einen umfangreichen Gedächtnisspeicher (denken Sie nur an den Fall eines Alzheimer-Patienten, der so viel von seiner Gedächtnisleistung eingebüßt hat, dass er nicht mehr nach Hause findet, obwohl er eben erst von dort aufgebrochen ist) und, nicht minder wichtig, Kreativität.

Kreativität ist ganz offensichtlich eine Alltagseigenschaft. Der Begriff Kreativität wird jedoch oft fälschlicherweise nur im Zusammenhang mit dem Künstler gebraucht, der ein neues Gewahrsein oder eine neue Weltsicht ins Leben gerufen hat; Kreativität lässt sich nicht darauf reduzieren. Beispielsweise finden wir ein enormes Ausmaß an Kreativität in dem kubanischen Automechaniker, dessen Gehirn Möglichkeiten ersonnen hat, Autos funktionstüchtig zu halten, welche vierzig, fünfzig Jahre alt sind. Oder, auf weniger augenfälliger Ebene, muss ein Gemeindepriester kreativ sein, der sich etwas einfallen ließ, sodass seine Gemeindemitglieder ihre Selbstachtung in einer Situation bewahren, in der repressive Zustände ihren Selbstwert auszuhöhlen drohen. Dieses Verarbeiten geschieht insgesamt im Interesse organismischer Bedürfnisbefriedigung, welche mit dem laufenden Anpassungsprozess an die Umwelt einhergeht. Das Gehirn muss diese organismischen Bedürfnisse (sei es nach Nahrung oder künstlerischem Ausdruck) nach seinem Verständnis davon, was im Selbst und in der Umwelt zur Verfügung steht, koordinieren. So gesehen erscheint einem die Komplexität des Nervensystems als Mindestausstattung. Was wir Erkenntnisvermögen und Kreativität nennen, speist sich aus einer groß angelegten Verarbeitungs- und Koordinationsmaschinerie in vielfachen, über das Gehirn verteilten Arealen (Bressler, 2002). Damit sind wir mit der Komplexität des Gehirns noch nicht zu Ende. Weitere Verarbeitungsaufgaben stehen mit den wichtigsten biochemischen Systemen und mit der Tätigkeit des Programmierens, die Entwicklungsvorgängen innewohnt, in Zusammenhang.

Wie aber kommt Kreativität zur Entfaltung und wie wird sie geschaffen? Teilweise verläuft ihre Entwicklung parallel zu der des Gehirns, seinen Strukturen und seiner „Programmiertätigkeit" beziehungsweise ist sie mit ihr verwoben, da es mit dem physischen und der kognitiv/emotionalen Umwelt in regem Austausch steht. Bei unserer Geburt ist das Gehirn noch nicht voll entwickelt noch ist es an die Umwelt adaptiert, in der es sich behaupten, an die es sich anpassen, in der es wachsen und gedeihen muss. Während sich also die Gehirnstruktur eines Neugeborenen über einen Zeitraum von etwa sieben Jahren hin ausbildet, übt sie sich auch. Das kindliche Gehirn lernt im Wesentlichen, auf einzigartige und persönliche Weise wahrzunehmen und Bedeutung zu organisieren. Im Alter von zwei Jahren sind die Assoziationsareale innerhalb der sensorischen Areale gut ausgebildet, und mit sieben sind die Assoziationsareale zwischen den Sinnesmodalitäten gut ausgeprägt. Diese zwischen den Sinnesmodalitäten vermittelnden Assoziationsareale ermöglichen uns, Bedeutung zu erkennen und zu erschaffen, dort wo zwei Sinne wie etwa der akustische und der räumliche Orientierungssinn beteiligt sind. Die Frage etwa „Ist der Bruder des Onkels und der Onkel des Bruders ein und dieselbe Person?" zielt auf die akustische wie auf die verbale Bedeutung und nicht zuletzt auf die räumlichen Relationen ab, die in den Worten „Onkel" und „Bruder" in Bezug auf den Familienstammbaum enthalten sind. In dieser Phase beruht die Entwicklung der Fähigkeiten, welche bei der Geburt und wahrscheinlich schon früher einsetzt, auf der Interaktion mit der Welt rundum, besonders mit Mutter, Vater und anderen Betreuungspersonen. Die Literatur äußert sich sehr eindeutig dazu, dass die Beschaffenheit der Umwelt und die Möglichkeit, mit ihr in Beziehung zu treten, sich direkt auf den Erwerb der sensorischen, perzeptiven und motorisch-manipulativen Fertigkeiten auswirken. Mittlerweile steht auch mit ziemlicher Sicherheit fest, dass das Erinnerungsvermögen bereits einige Wochen nach der Geburt aktiv ist, wenn nicht schon früher (Rovee Collier, 1996, 1997; Bauer et al., 1994; Bauer, 1996[1]), und dass die Abruf- bzw. Merk-

[1] Siehe auch Burley TD, Freier MC (1999) „Character: Where it comes from and what to do about it". Diese Arbeit wurde bei der Vierten Internationalen Konferenz der Vereinigung zur Förderung der Gestalttherapie (Association for the Advancement of Gestalt Therapy) in New York präsentiert.

fähigkeit mindestens zwei Jahre lang und wahrscheinlich länger anhält, und zwar hinsichtlich des prozessualen Gedächtnisses – das ist die Erinnerung daran, wie jemand das für ihn Charakteristische tut (Tulving, 1985). Jüngstem Belegmaterial zufolge (Quinn, 2002) können Säuglinge bereits im Alter von drei bis vier Monaten eine Vielfalt von Kategorien mental abbilden, und zwar sowohl allgemeinere (z.B. Säugetiere, Möbel) als auch spezielle (z.B. Katze, Hund, Sessel, Tisch). Das kindliche Gehirn bedarf angemessener Stimulation, um wirkungsvoll „programmiert" zu werden. Säuglinge und Kleinkinder beobachten und hören auf die verfügbaren Erwachsenen, während sie das Denken und das Verarbeiten von Information erlernen. Gewissermaßen lehren die Eltern ein Kind, wie man denkt. Diese Vorgänge formen und programmieren die Regelkreise im Gehirn, welche wir zur Anpassung und für die Kreativität brauchen. Dazu gehört, dass beim Aufbau neuronaler Regelkreise und bei der Synapsenauswahl Neurotrophine aktiv sind. Diese Neurotrophine helfen auch, die Leitfähigkeit der Neuronen und die synaptischen Verbindungen während des fortlaufenden Einsatzes und Gebrauchs zu erhalten (LeDoux, 2002).

Die Umgebung eines Kindes interagiert mit dessen genetisch angelegten und normalen, alltäglichen physiologischen Fähigkeiten, während sich die intellektuellen und schöpferischen Fertigkeiten des kindlichen Gehirns ausbilden. Folglich sind Qualität und Inhalt früher Kindheitserfahrungen von unerhörter Wichtigkeit. Stehen Eltern also einem Kind nicht für eine entscheidend lange Zeitspanne zur Verfügung, wird die Auswahl alternativer Bezugspersonen zu einer Frage von langzeitlicher Relevanz. Eltern sollten in der Tat große Sorgfalt darauf verwenden, ihre Kinder adäquater und assimilierbarer Stimulation auszusetzen. Überstimulation führt zu Konzentrationsschwierigkeiten und Aufmerksamkeitsdefiziten, während Unterstimulation zu Entwicklungsverzögerung führt. Fertigkeiten zu üben, verändert die Gehirnstruktur, die neuronalen Verbindungen und das Ausmaß kortikalen Raums, welcher der gefragten Fertigkeit zur Verfügung gehalten wird, während Fertigkeiten, die man brach liegen lässt, mit der Zeit abgebaut werden (Recanzone, 2000). Natürlich hört die Formbarkeit im Zuge der Entwicklung nicht auf. Sie ist ein fortlaufender Prozess, und der Faszination durch neue Möglichkeiten und Verbindungen, welche die Basis der Kreativität bilden, ist keine Grenze gesetzt. Wie Pfenninger (2001, S. 92) behauptet:

> Zur Kreativität gehören Vision oder Ermittlung von Sinnzusammenhängen zwischen den Fakten unserer äußeren und inneren Welt – Zusammenhänge, die zuvor nicht erkannt worden sind. Dies erfordert das gedankliche Verketten ungleichartiger und scheinbar unzusammenhängender Bilder, was somit eine noch höhere Ebene des Integrationsvermögens des Nervensystems darstellt.

Natürlich gibt es interindividuell qualitative Unterschiede, die auf die Genetik zurückzuführen sind; diese spielen jedoch in der Natur bei der Festsetzung des Unterschieds zwischen kreativen und weniger kreativen Personen selbst keine entscheidende Rolle. Weit wichtiger ist die Qualität von Stimulation und Entwicklung, die jedes Gehirn durchmachen muss, um die Fertigkeiten des simplen Alltagslebens verantwortlich und effektiv zu erlernen und einzusetzen. Denken Sie beispielsweise nur an die Lernfähigkeit und an die Kreativität, die allein dazu nötig sind, einen Löffel zum Mund zu führen, ohne sich dabei ins Gesicht zu fahren und ohne sich dabei zu bekleckern. Solch scheinbar einfache Tätigkeiten sind in Wahrheit größere Lernleistungen, die von einer Meisterschaft und Programmierung des Gehirns zeugen, wie sie künftighin für komplexere Fertigkeiten wie den Balletttanz, das Maurerhandwerk, die Chirurgie oder auch das Bildhauern nötig sind. Diese Erfahrungen stellen die Weichen für die Schaffung spezifischer Verschaltungen im Gehirn.

Damasio weist darauf hin, dass Kreativität das Treffen von Entscheidungen und emotionale Resonanzfähigkeit voraussetzt. Er legt sein Verständnis dieses Prozesses so dar, dass die kortikalen Areale, die für die visuelle, auditive und somatosensorische (räumliche) Verarbeitung zuständig sind, neuronale Muster generieren, die mit bestimmten Erfahrungen oder Bildern wie Form, Bewegung, Ton assoziiert sind. Die Speicherung einer solchen Einzelheit stelle tatsächlich „eine großflächige Modifikation der Entladungseigenschaften zahlreicher Regelkreise in den ‚Assoziationsrinden'" dar, welche er „dispositionale Repräsentanzen" nennt (Damasio, 2001, S. 66). Im Gegensatz zur landläufigen Meinung wird das Erinnerte nicht als Bild gespeichert, sondern als modifizierte Feuerungseigenschaften neuronaler Netzwerke. Das heißt, dass die Erinnerung eigentlich ein Prozess ist, und dass jedes „Erinnern" Rekonstruktion ist; Repräsentanzen ermöglichen dem Menschen, sich ein Gesicht oder eine musikalische Phrase ohne externen Stimulus herzuholen. Dies ist kein rein intellektueller Prozess, sondern auch ein emotionaler. Das Gehirn reagiert sowohl auf intern Erzeugtes als auch auf extern gesetzte Stimuli emotional. In gewissem Sinn erkennt das Gehirn die westliche und Perlssche Gabelung von Emotion und Verstand nicht an. Tatsächlich macht die emotionale Reaktion die ästhetische Resonanz oder Erfahrung und Vorgänge wie Vorlieben, Abneigungen, Ablehnung und Genuss möglich. Die emotionale Resonanz auf künstlerische Darstellungen, sagt Damasio, erzeuge ein Lustgefühl, das großteils auf körperlichen Reaktionen wie Atmen, Puls und Leitfähigkeit der Haut fußt, die allesamt mit der Wahrnehmung bestimmter Objekte assoziiert sind, sodass der Körper bei der Erzeugung von Emotion zu guter Letzt in einer von Damasio so genannten „Als-Ob-Körper-Schleife" umgangen wird (Damasio, 2001, S. 68). Diese Reaktionen machen Entscheidungen möglich und sie unterstützen schöpferisches Bearbeiten. Ohne diese Verflochtenheit von Kognition und Emotion sind die Menschen anscheinend zu keiner Entscheidung fähig, die organismisch adaptiv und selbsterhaltend wäre (Damasio, 1994).

An dieser Stelle ist es wichtig, mit einem Mythos aufzuräumen, der oft und jahrelang durch die psychologische und durch die Gestalt-Literatur geisterte (Burley, 1998). Dieser unglückselige Mythos besagt, die linke Gehirnhälfte sei linear (oft gleichgesetzt mit ‚weniger wert'), und die rechte Gehirnhälfte sei kreativ und künstlerisch. Es ist schwer, genau festzustellen, wo dieser Irrtum seinen Ausgang nahm, mittlerweile gehört er jedoch zum „Allgemeinwissen". Möglicherweise ist er auf eine nicht allzu sorgfältige Lektüre von Ornsteins (1982) *Die Psychologie des Bewusstseins* zurückzuführen. Obwohl Ornstein akribisch aus der Literatur zitiert, haben andere vielleicht voreilige und unbewiesene Deutungen vorgenommen. Es ist korrekt, dass die rechte und die linke Hemisphäre auf höherer Ebene Information verschieden verarbeiten, diese Unterschiede ergeben sich jedoch aus der Tatsache, dass die linke Hemisphäre mehr auf akustische Information ausgerichtet ist, während die rechte sich nach räumlicher

Information, die auf somatosensorischen Daten beruht, orientiert. Die linke Hemisphäre neigt dazu, Aufgaben zu übernehmen, die „überlernt" sind, während die rechte mehr auf die Analyse neuer und noch nicht vertrauter Stimuli ausgerichtet ist. Obendrein verarbeitet die linke Hemisphäre Information rascher als die rechte. Wegen dieser Komplexität und wegen des eigentlichen Programmiervorgangs selbst wandert eine Fertigkeit wie das Lesen etwa im Gehirn herum, je nach Niveau der Lesefähigkeit. ABC-Schützen müssen sich zunächst ganz auf den rechten Parietallappen verlassen, solange sie sich noch mit der Unterscheidung von „b" und „d" herumschlagen, während der Rückgriff auf den Parietallappen später, wenn ihnen solche Unterscheidungen geläufiger sind, nicht mehr vonnöten ist. Hochtheoretische mathematische Fähigkeiten beruhen überwiegend auf der Tätigkeit der rechten Hemisphäre. Die Kreativität ist natürlich eine Funktion des gesamten Gehirns, schöpft aber mal mehr aus dem einen mal mehr aus dem anderen Abschnitt, je nach Aspekt der jeweiligen Aufgabe. Wenn man ein Gedicht schreibt, ist man sehr auf das auditive und verbale Geschick des linken Temporallappens angewiesen, so es um die Wortfindung geht, während man bestimmte Aspekte der rechten Hemisphäre benötigt, wenn es um Kadenz, Rhythmus und andere akustische Qualitäten geht. Zeichnet man eine Landschaft, benötigt man in erster Linie, aber nicht ausschließlich, die visuelle Erfahrung, die sich in den rechten Temporal- und Parietalarealen organisiert. Eine Autoreparatur führt man vermutlich mit Hilfe des Zeitgefühls der rechten Hemisphäre und dem Sinn für Abfolgen aus dem Frontallappen durch. Es ist einfach unwahr, dass die rechte Hemisphäre kreativer ist als die linke. Es sind vielmehr zwei Hemisphären nötig, egal für welche Schöpfung. Die Kreativität ist eine Funktion des gesamten Gehirns und seiner neuronalen Netzwerke, nicht die eines Gehirnabschnitts alleine.

Wie aus der bisherigen Argumentation ersichtlich, ist das Gehirn nicht von vorneherein mit einem angeborenen Satz schöpferischer Eigenschaften bestückt. Es ist vielmehr auf Interaktion mit seiner Umwelt angelegt und in der Lage, ein Set adaptiver und kreativer Fertigkeiten auszubilden. Die Fülle an Literatur, welche die Ansicht belegt, dass Kreativität als Fähigkeit weit über das Individuum hinausgehe und ein Phänomen der Interaktionen im Feld sei, wächst beharrlich. Nakamura und Csikszentmihalyi (2001, S. 337) argumentieren folgendermaßen:

> Der kreative Beitrag wird gemeinsam durch das Zusammenwirken dreier Systemkomponenten erstellt: (a) die erfinderische Person; (b) die symbolische Domäne, die ein Individuum in sich aufgesogen hat, mit der sie arbeitet und zu der sie das Ihre beisteuert; und (c) das soziale Umfeld aus Türstehern und Praktikern, die die Beiträge erbitten oder sie verweigern, auf sie reagieren, sie beurteilen und sie belohnen.

Andere Theoretiker der Kreativität, zum Beispiel Amabile (2001), der die Rolle domänenrelevanter Fertigkeiten, kreativitätsbezogener Prozesse und der Liebe zur oder der Motivation für eine Tätigkeit herausstreicht, halten fest, dass das soziale Umfeld oft einen zentralen Stellenwert in der Kreativität des Individuums einnimmt.

Vygotsky (1978) implizierte und Luria (1973) sagte es explizit, dass im Gehirn nichts miteinander verbunden ist, was nicht zunächst in der Umwelt verbunden ist, womit sie sich zu einer klaren „Feld"-Perspektive bekennen. Die neuronalen Regelkreise, die zur Kreativität nötig sind, sind das Produkt der Kontaktnahmen des Organismus' und seiner Geschichte. Schöpferische Menschen haben viel Erfahrung, Übung in und Vertrautheit mit dem Gebiet oder Medium, mit dem sie arbeiten. Kreativität erwächst dem, was die Kognitionspsychologen „Expertensysteme" nennen. Solche Menschen verbringen viel Zeit damit, ihr Interessensgebiet kennen zu lernen. Tatsächlich scheinen sie in ihrem Interesse aufzugehen, willens zu sein, sich dafür Zeit zu nehmen, und sich dahingehend zu disziplinieren, dass sie sich in das Gebiet so sehr einarbeiten, dass sie dort organisierte Muster sehen, wo andere nichts oder schieres Chaos erblicken. Sie finden einen Weg zur Darstellung dieser von ihnen wahrgenommenen Muster. Eine Studie zu den schöpferischen Merkmalen der Nobelpreisträger Linus Pauling (Nakamura und Csikszentmihalyi, 2001) hält Paulings ungewöhnliche Fähigkeit fest, sehr komplexe Gedankengebäude in klarer und einfacher Form darzustellen. Experten organisieren Information so, dass sie wesentlich mehr unterbringen, als es ein Neuling vermöchte. Diese Vertrautheit lässt sie das Neue bemerken und erkennen. Sie sind in der Lage, neue Information im (von Kognitionspsychologen so genannten) „Arbeitsspeicher" abzulegen (wobei die Frontallappen den Vermittler spielen), sodass diese Information sofort und jederzeit zum Vergleich und zur Einbeziehung in die je aktuelle Tätigkeit verfügbar ist. Ein sehr kreativer und begabter Therapeut zum Beispiel kann eine große Informationsmenge über und von einem Patienten absorbieren und wieder abrufen. In einer Masse desorganisierter Information kann der erfahrene Therapeut Muster erkennen, die er sich später in Erinnerung bringen und zu neuer Information in Beziehung setzen wird. Um kreativ zu sein, bedarf es keines außergewöhnlichen IQs (Gardner, 2001) oder der Genialität. Man braucht vielmehr genügend Erfahrung im Umgang mit Information, um zu sehen, wie sich aus einem Wirrwarr Muster herauslösen lassen, und um sich an scheinbar ungleichartige Informationsbruchteile zu erinnern, sie miteinander in Verbindung zu bringen und sie abzurufen, wenn es die Situation verlangt. Amabile (2001) merkt an, dass John Irving, ein hochangesehener amerikanischer Schriftsteller, schwerer Legastheniker war und hart daran arbeiten musste, um seine Fähigkeiten zu erlangen und sie zu vervollkommnen. Er schließt daraus:

> Statt sich einseitig auf das Auffinden der begabtesten Kinder, die man zusätzlich fördert, oder der talentiertesten Angestellten zu konzentrieren, täten Pädagogen, Methodenentwickler und Manager gut daran, Gelegenheiten zum wirksamen Erlernen von arbeitsrelevanten Fertigkeiten zu schaffen und Umgebungen bereitzustellen, die ein aktives, tiefgreifendes Engagement für eine herausfordernde Arbeit stützen – eingedenk der Tatsache, dass Kreativität nicht nur von Brillanz und Esprit, sondern von Disziplin und leidenschaftlichem Verlangen abhängt (S. 335).

Schöpferische Menschen verfügen über das entscheidende Maß an Eigengewahrsein, um ihre emotionalen Reaktionen auf Information, mit der sie arbeiten, zu erkennen und zu bemerken, sodass sie rasch und mit leichter Hand Entscheidungen und Unterscheidungen treffen. Sie wissen, was sie mögen und was sie nicht mögen. Schöpferische Menschen produzieren, revidieren, verwerfen, lieben, hassen und hören auf vages Unbehagen, was weiteres Überarbeiten, Verwerfen, Neuüberdenken und so fort möglich macht. Kurz gesagt, sind sie emotional resonanzfähig und reagibel, teilweise deswegen, weil sie erfahren und wohlinformiert sind.

Das Selbstgewahrsein ist von entscheidender Wichtigkeit, denn Kreativität benötigt es zur Entdeckung von Neuartigem. Diese Fähigkeit ist auch dafür von grundlegender Bedeutung, wenn sich Aufmerksamkeit und Gewahrsein des Organismus' auf ungewöhnliche Umweltereignisse richten müssen, um Überleben zu sichern. Die Fähigkeit, Neues und Ungewöhnliches als solches zu erkennen, ist auch für den Schaffensvorgang wichtig, wie Pfenninger (2001) oben anmerkt. Knight und Grabowecky (2000) haben die dorsolateralen Seiten des präfrontalen Kortex', die Verbindung zwischen Parietal- und Temporallappen, den Hippocampus und den Kortex cingulatus als an der Entdeckung von Neuem sowie als an der Produktion von neuem Verhalten beteiligte Areale identifiziert. Diese Areale sind mit dem Erinnerungsvermögen, der Emotion, mit der räumlich-auditiven Stimulation, der kritischen Selbstbeobachtung und dem Gefühl für den körperlichen Status verbunden (Damasio, 1999). Neuheit wird mit vermehrter Gedächtnisleistung und mit dem Lernen in Zusammenhang gebracht. Um etwas Neues zu entdecken, muss ein Mensch ein hohes Ausmaß an Vertrautheit mit dem Gebiet oder dem Material aufweisen, in das das Neue eingebettet ist. Wird jemand beispielsweise in ein neues Kunstgebiet eingeführt, fällt es ihm schwer, das Ungewöhnliche und Außerordentliche vom Gewöhnlichen zu unterscheiden. Erst wenn er einen hohen Vertrautheitsstand erreicht hat, kann er das Unübliche und Markante als solches erkennen. Ein hoher Vertrautheitsgrad mit einer bestimmten Domäne gehört zu den Merkmalen der Menschen, die Kreativität aufweisen. Oft werden sie als Experten in einem bestimmten Gebiet gehandelt und sie sind es auch. Solso (1995) bezieht sich auf die Arbeit von Glaser und Chi (1988), wenn er die Charakteristika von Experten festlegt: Experten tun sich in erster Linie auf einem von ihnen gewählten Gebiet hervor; Experten nehmen größere sinnvolle Informations- oder Datenmuster wahr als Laien; Experten arbeiten schneller als Laien; Experten scheinen innerhalb ihrer bevorzugten Domäne ein überlegenes Lang- und Kurzzeitgedächtnis zu haben; Experten erfassen und organisieren ihre Belange auf einem tieferen Repräsentations- bzw. Organisationsniveau als Laien; Experten nehmen sich Zeit, ein Problem aus mehreren Perspektiven zu betrachten; und Experten scheinen schließlich ihren eigenen Prozess zu überwachen, ihre Fehler zu bemerken und Korrekturen vorzunehmen. Der Aufbau in dieser Weise arbeitender neuronaler Netzwerke braucht ganz offensichtlich Zeit, Übung, ein hohes Ausmaß an Vertrautheit und Interaktion zwischen dem Nervensystem und dem Fachgebiet. Geht man von Lebensgeschichten und diesbezüglichen Beobachtungen aus, muss man gut zehn Jahre veranschlagen, um Fachkenntnis in einem relativ komplexen Fachbereich aufzubauen.

Kürzlich hatte ich die Gelegenheit, das staatliche Russische Museum im Mikhailov-Palast in St. Petersburg zu besuchen. Ein Gemälde von K. A. Savitsky erregte meine Aufmerksamkeit, weil der Maler es verstand, Stimmung, Gefühl, Menschlichkeit und Unsicherheit, welche stets eine Seite des Abschiednehmens ist, der Individuen einzufangen. Der Titel des Gemäldes lautet „In den Krieg", und es stellt eine große Zahl von Männern dar, die in einen Zug steigen und von ihren Lieben Abschied nehmen, weil sie in den Krieg müssen. Nachdem ich geraume Zeit damit verbracht hatte, das in mich aufzunehmen, was ich als Psychologe als bemerkenswerte Fähigkeit erachte, nämlich, flüchtige Gefühle mit

Hilfe von Mienen, Haltungen und Gesten in einem Bild einzufangen, drehte ich mich um und stand vor einer großen Anzahl von Savitskys Studien zu diesem größeren Bild. Klar erkennbar waren kleine Tableaus von Liebenden, Familien, Freunden und anderen Gruppierungen, die der Künstler zu vollendeten Kunstwerken ausgestaltet hatte. Als ich mich erneut dem Großgemälde zuwandte, fiel mir auf, dass der Künstler im größeren, vollendeten Bild da einen Hintergrund, dort die Farbe eines Schals und einen fokussierten Blick in einen „weitwinkeligen" verwandelt hatte. Plötzlich lagen all die Gedankenarbeit, die Sorge, das Experimentieren, die Überlegungen, kurzum, die Monate harter Arbeit, die dem Meisterwerk vorangegangen waren, klar vor mir. Es war offenkundig, dass Kopf und Hirn, die dieses Gemälde erschaffen hatten, reichen Schatz an Lebenserfahrung, durchdachte Wahrnehmung, Geübtheit in der Ausführung, Entscheidungen sonder Zahl und einen erstaunlichen Blick sowie Angst und Erregung besessen haben mussten. In einem geringeren eigenen Schöpfungsakt ging mir auf, was ich in mich aufzunehmen versucht hatte, um dieses Kapitel zu schreiben: Lebenserfahrung, motorische Fertigkeiten, die Gabe, Farbe, Form und Tiefe nuanciert zu lenken, die Übung, die Wiederholung, die Handhabung der und das Experimentieren mit Neuheit. Hinter all dem zeichneten sich Hinweise auf die Feldaspekte dieses Schaffensaktes ab. Savitsky hätte diese Gemälde nicht ausführen können ohne Jahre des Versenkens in Beziehungen, Gefühle, visuelle Beobachtungen und die Fähigkeit, zu planen und seinem Interesse aktiv nachzugehen.

Ein weiterer Feldaspekt der Kreativität und ihrer neuronalen Aspekte ist die häufig verkannte Tatsache, dass schöpferische Akte oft auf die Bemühungen eines Teams zurückgehen. Unter den Künstlern der Renaissance war es üblich, eine Reihe von Assistenten und anderen Personen zu beschäftigen, die sie berieten und die zeitweise und für bestimmte Seiten dieses schöpferischen Unternehmens verantwortlich zeichneten. Künstler sind oft in der Hinsicht recht aufrichtig, dass ihre Arbeit das „Resultat der und eine Verschmelzung von Ideen und Fertigkeiten etlicher Menschen" (Chihuly, 2001, S. 20) darstellt. Kreative Wissenschaftler wie Nobelpreisträger Thomas Cech (2001), der die Katalysatorenfunktion der RNA im Zellstoffwechsel nachwies, und Linus Pauling (Nakamura and Csikszentmihalyi, 2001), der Kräfte identifizierte, die die Materie zusammenhalten, arbeiteten beide unter anderem in Teams. Außer dem Kreis von Helfern und Mitarbeitern, die schöpferische Menschen umgeben, gibt es noch die Konzepte und Methoden, die in Erscheinung treten, während die Kultur – sei sie nun populär, künstlerisch oder wissenschaftlich – neue Ideen und Kreationen entwickelt und möglich macht. Zeitgenössische Historiker wie etwa Barzun (2000) haben festgestellt, dass „neue Ideen" selten der Person entspringen, die die Lorbeeren dafür einheimst. Neue Konzepte sind viel mehr kulturimmanent, sie drücken sich jedoch noch nicht in merkbarer Form aus. Freud zum Beispiel gilt als der Entdecker des Unbewussten, der Begriff war jedoch schon etliche Jahrzehnte lang in intellektuellen Kreisen in Umlauf. Viele Gestalttherapeuten sind sich dessen bewusst, dass der Begriff des Dialogs und der Präsenz des Therapeuten spätestens seit Perls, Hefferline und Goodman (1951) kursierten, dennoch wurde die Intersubjektivität (Stolorow et al., 1994) und die dazugehörige Betonung des Relationalen in der Therapie von vielen als Novum bejubelt. Oft werden die verdienstvollen Bemühungen vieler *einer* Person zugeschrieben, die dann zur Kultfigur dieses Gedankens wird, und doch ist sie in Wahrheit die Begünstigte der Beiträge einer Reihe anderer, die da und dort den Weg bereitet oder einen Gutteil der (Denk-)Arbeit geleistet haben, die im endgültigen Werk kulminierte.

Es wird behauptet, dass man Einsteins Gehirn nach dessen Tod zu Autopsiezwecken und zu weiterführenden Studien konserviert hat. Man ging von der Annahme aus, dass wir eines Tages dem Geheimnis seiner Kreativität auf die Spur kommen würden, indem wir uns gewisse strukturelle Aspekte seines Gehirns zu Gemüte führen. Heute ist es vielen, die sich mit Kreativität auseinandersetzen, und den Gestalttheoretikerinnen klar, dass Kreativität ein Feldphänomen ist. Somit hat uns die Neurowissenschaft zu unserem Ausgangspunkt zurückgebracht.

Das Gehirn, sein Gewahrsein der Erfahrung, augenblicklich und langfristig, im Feld mit all seiner Fülle an Anregungen und an Beziehungen zu Personen und Dingen – all das gehört zu den Bedingungen der Kreativität.

Literatur

Amabile TM (2001) Beyond talent: John Irving and the passionate craft of creativity. American Psychologist 56 (4): 333–336

Barzun J (2000) From dawn to decadence: 500 years of Western cultural life. HarperCollins, New York

Bauer P (1996) What do infants recall of their lives? Memory for specific events by one- to two-year olds. American Psychologist 51(1): 29–41

Bauer P, Hertsgaard L, Dow G (1994) After 8 months have passed: Long-term recall of events by 1- to 2-year-old children. Memory 2(4): 353–382

Bressler SL (2002) Understanding cognition through large-scale cortical networks. Current Directions in Psychological Science 11(2): 58–66

Burley TD (1998) Minds and brains for Gestalt therapists. Gestalt Review 2(2): 131–142

Burley TD (2002) A phenomenological theory of personality. In: Burley T (ed) GATLA reader. Gestalt Associates Training Los Angeles, Los Angeles, 29–42

Cech T (2001) Overturning the dogma: Catalytic DNA. In: Pfenninger KH, Shubik VR (eds) The origins of creativity. Oxford University Press, New York, 5–17

Chihuly D (2001) Form from fire. In: Pfenninger KH, Shubik VR (eds) The origins of creativity. Oxford University Press, New York, 19–30

Damasio AR (1994) Descartes' error: Emotion, reason, and the human brain. Grosset/Putnam, New York

Damasio AR (1999) The feeling of what happens: Body and emotion in the making of consciousness. Harcourt Brace and Company, New York

Damasio AR (2001) Some notes on brain, imagination and creativity. In: Pfenninger KH, Shubik VR (eds) The origins of creativity. Oxford Univ Press, New York, 59–68

Gardner H (2001) Creators: multiple intelligences. In: Pfenninger KH, Shubik VR (eds) The origins of creativity. Oxford Univ Press, New York, 117–144

Glaser R, Chi MTH (1988) Overview. In: Chi MTH, Glaser R, Farr MJ (eds) The nature of expertise. Erlbaum, Hillsdale, New Jersey, xv–xxviii

Knight RT, Grabowecky M (2000) Prefrontal cortex, time, and consciousness. In: Gazzaniga MS (ed) The new cognitive neurosciences. The MIT Press, Cambridge, Massachusetts, 1319–1339

LeDoux J (2002) Synaptic self: How our brains become who we are. Viking, New York

Luria AR (1973) The working brain: An introduction to neuropsychology. Basic Books, New York

Nakamura J, Csikszentmihalyi M (2001) Catalytic creativity: The Linus Pauling case. American Psychologist 56 (4): 337–341
Ornstein RE (1972) The psychology of consciousness. WH Freeman and Co., San Francisco
Ornstein RE (1982) Die Psychologie des Bewusstseins. Kiepenheuer und Witsch, Köln
Perls F, Hefferline R, Goodman P (1951) Gestalt therapy: Excitement and growth in the human personality. Dell Publishing, New York
Pfenninger KH (2001) The evolving brain. In: Pfenninger KH, Shubik VR (eds) The origins of creativity. Oxford Univ Press, New York, 89–97
Quinn PC (2002) Category representation in young infants. Current Directions in Psychological Science 11 (2): 66–70
Recanzone GH (2000) Cerebral cortical plasticity: perception and skill acquisition. In: Gazzaniga MS (ed) The new cognitive neurosciences. MIT Press, Cambridge, Massachusetts, 237–247
Rovee-Collier C (1996) Shifting the focus from what to why. Infant Behavior and Development 19: 385–400
Rovee-Collier C (1997) Dissociations in infant memory: Rethinking the development of implicit and explicit memory. Psychological Review 104 (3): 467–498
Solso RL (1995) Cognitive psychology. Allyn and Bacon, Needham Heights, Massachusetts
Stolorow R, Atwood G, Brandschaft B (1994) The intersubjective perspective. Jason Aronson, Northvale, New Jersey
Tulving E (1985) How many memory systems are there? American Psychologist 40 (4): 385–398
Vygotsky LS (1978) Mind in society: The development of higher psychological processes. Harvard Univ Press, Cambridge, Mass

Teil II
Die Definition kreativer Konzepte – eine Herausforderung

Therapie, eine Sache der Ästhetik: Kreativität, Träume und Kunst in *Gestalttherapie (PHG)*[1]

Antonio Sichera

I. Hauptwort und Attribut: Kreativität in *Gestalttherapie*

Kreativität ist ein zentraler Begriff in *Gestalttherapie (PHG)*. Bedeutsamerweise kommt er jedoch – linguistisch gesehen – üblicherweise darin nicht in Gestalt eines Hauptworts – als „Kreativität" als solcher –, sondern vielmehr als wesentliches Attribut der Kontakterfahrung vor, die Perls und Goodman unmittelbar für die eigentliche „schöpferische Anpassung" gehalten hatten. Mit einem Wort bietet *Gestalttherapie* keine abstrakte Definition der Kreativität, ihrer *ousía*[2] an, sondern begreift sie als Eigenschaft der Felderfahrung, als Eigenheit, die von dem Lebenskontext, in dem sie stattfindet und relevant wird, nicht trennbar ist. Während das Hauptwort die Tendenz zur Verfestigung und Verhärtung zeigt, dehnt das Attribut die Elemente des Diskurses dahin aus, womit es ohnehin verbunden ist, wobei es sie auf einen neue Sinnrichtung hin konnotiert und ausrichtet, welche jene Elemente sowohl begleitet als auch modifiziert. Die Kreativität wird in *Gestalttherapie* nicht definiert; implizit wird jedoch behauptet, dass alles, was sich im Feld an Kontakt „ereigne," an sich schon „kreativ" sei, da es ohne die schöpferischen Beiträge der beteiligten Subjekte keinen Kontakt, keine Erfahrung und keine Beziehung gibt.

Hinter dieser Wortanwendung verbirgt sich die paradigmatische Art und Weise, wie die Gestalttheorie das Studium der Seelenkunde versteht. Perls und Goodman war nichts daran gelegen, ein kognitionspsychologisches Kapitel über Kreativität als Wesensmerkmal menschlicher Geistesanstrengung zu schreiben; vielmehr wollten sie die Methode fassen, nach der der Erfahrungsprozess, i.e. die Konkretisierung einer Beziehung, eine *poíesis,* eine „Schöpfung", impliziert. Während der Kontaktnahme „erschaffen" Organismus und Umwelt die Bedingungen für die Begegnung und ergreifen die vorhandenen Möglichkeiten und machen sie fruchtbringend, indem sie sie zu einer neuen Gestalt, jener „starken Gestalt" umordnen, die selbst der Kontakt *ist* (vgl. Perls et al., 1997, S. 14). Es geht dabei nicht um gedankliches Umstrukturieren des kognitiven Feldes, son-

---

1 PHG steht für das gestalttherapeutische Standardwerk von Perls F, Hefferline R, Goodman P (1997) Gestalttherapie. Grundlagen (Theorieteil) (A. d. A.).

2 Altgriechisch für: das Sein (an sich), das Wesen, die Essenz (A. d. Hg).

dern um eine lebendige Vermittlung (Goodmans „mittlerer Modus" mag uns dabei einfallen), um eine „Verschmelzung der Horizonte" (Gadamer, 1983; Salonia, 2000), die die Freude und den Kraftaufwand des Wortes, den Geschmack und sogar die kaum merkliche Schwingung der Emotion, die Bedeutung der Gestik, die „animalische" körperliche Realität menschlicher Organismen, der Subjekte in Beziehung, im etymologischen Wortsinn *unter-stützen*, der Subjekte, die über das Sprechen, Hören, Berühren und Einander-Ansehen an der Möglichkeit der Begegnung zwischen ihnen selbst und der Welt bauen. Wort, Geste, Emotion und Körper sind wirkliche, miteinander geteilte Räume, in denen Organismus und Umwelt „in Kontakt kommen", als gegenwärtig lebende Organe der Kreation und des Kontakts. Von dieser Warte aus betrachtet, kann Kreativität nur als Adjektiv in Erscheinung treten: mit anderen Worten, als wesentliches Attribut eines Aktes des Selbst, zu dem Forschergeist und Konflikt, Leidenschaft und Begehren und das Aufbauen eines vertraulichen wechselseitigen Verstehens mit Wort und Körper gehören. Gerade Worte und lebende Körper können sich selbst in der Beziehung „re-kreieren" – sich wied-erholen und neu erschaffen; sie werden dadurch verändert, um an der Grenze den unsichtbaren, realen Berührungspunkt zu erschaffen. Das Selbst sei demnach ein „erfinderischer Kontaktmacher" (PHG, S. 32), ein Ausdruck, den Goodman wählte, um die intrinsische Verbindung zwischen Kreativität und dem Kreieren von Kontakt herauszustreichen: den Akt der Kontaktnahme schlechthin.

Das ist noch nicht alles. Mir scheint, dass der Umstand, dass *Gestalttherapie* auf der adjektivischen Form beharrt, im Grunde eine Auffassung von menschlicher Existenz und ihrer Möglichkeiten impliziert, die nichts narzisstisch Wahnhaftes an sich hat. Perls und Goodman singen nicht der Kreativität das Lob, als wäre sie ein zu hebender Schatz oder eine Tugend, die man rühmen müsste; sie schreiben sie der Kontaktarbeit zu: Was in ihren Augen schöpferisch ist, ist die eigentliche, zu verschiedenen Zeiten auftretende Kraft, das Gewahrsein, die Integration und die Vereinigung, die das Besondere der Kontakterfahrung ausmachen. Wenn für das Adjektiv gilt, dass es erweitert und charakterisiert, so fungiert das Hauptwort als Barriere, als Grenze. Kreativität als solche gibt es nicht; es gibt nur kreative Beziehungen und Erfahrungen. Daher kommt auch, wieder linguistisch betrachtet, ‚Kreativität' nicht vor, es sei denn „in Beziehung" mit den vielen Facetten und den verschiedenen Aktionen im Sinne des Kontakts, jenes Erschaffens, das im Innersten zu ihm gehört.

In jedem Fall scheint der Begriff der „schöpferischen Anpassung" selbst diese unmittelbare Erkenntnis symbolisch auszudrücken. Im ursprünglichen Kontext von *Gestalttherapie*, in dem das Adjektiv ‚kreativ' zu finden ist – wo übrigens die Definition von Kontakt am häufigsten anzutreffen ist –, kommt ‚Kreativität' als Modifikator einer gegebenen Realität, als Umformulierung von Situationen ins Spiel, denen man sich vor allem fügen muss: Situationen, denen man sich in der Tat anpassen muss: „Kreativität und Anpassung sind Gegenpole, sie sind wechselseitig notwendig" (ibid., S. 13). Beim Kontaktmachen geht es nicht um die Flucht vor der Realität, in die man eingetaucht ist, oder um das Bauen künstlicher Paradiese, in denen eine magische Verschmelzung zwischen den Subjekten, die am Feld beteiligt sind, hypothetisiert werden darf; es geht vielmehr darum, das *Positum* der Existenz neu zu erschaffen, es zu rekreieren, zu wiederholen und ihm seine Bedeutung zurückzuerstatten und mit Worten und dem Körper darauf zuzugreifen. In dem Sinne ist der Kontakt laut Perls und Goodman „kreativ and dynamisch" (ibid., S. 12), da das Gewahrsein, das ihn trägt, im Grunde „eine schöpferische Integration des Problems" (ibid., S. 15) darstellt: Das Selbst sei der „Schöpfer des Lebens", es fungiere als „Integrator", der „die entscheidende Rolle des Finders und Herstellers von Bedeutungen, durch die wir wachsen, spielt" (ibid., S. 18).

Mithin ist die Kreativität in der Gestalttherapie untrennbar mit der Kraft des Selbst verbunden, welche der Erfahrung Einheit verleiht und sich unaufhörlich um schöpferische Anpassung bemüht. Es ist kein purer Zufall, dass das Selbst auch dann, wenn es sich attackiert und hemmt (in einer Aggression oder gar Spaltung, wodurch das Symptom generiert wird), grundsätzlich lediglich kreativ handelt, und zwar unter den Bedingungen einer Notsituation, die es einengen, damit es dem Organismus das Überleben sichert und ihn wenigstens minimal ernährt und ein Feld herstellt, das nicht zur Gänze destruktiv ist. Wäre das nicht der Fall, wäre es unmöglich, die gestalttherapeutische Betonung der Kreativität des Symptoms, der „aktiven, formenden Kraft" (ibid., S. 21) des Patienten in Therapie, der Deutung der „Widerstände und Abwehrmechanismen" im Setting als Frucht „kreativen Gewahrseins (...) und aktiven Ausdrucks von Leben" (ibid., S. 33) nachzuvollziehen. Andererseits entstehe therapeutische Bedrängnis daraus, dass durch die „Unterdrückung einer schöpferischen Vereinigung [...] die Behandlungsmethode den Kontakt mit der aktuellen Krise immer weiter vorantreibt, bis man den Sprung ins Unbekannte riskiert und man sich mit der sich zeigenden schöpferischen Integration der Spaltung identifiziert" (ibid., S. 23). Therapie ist somit die Tätigkeit des Selbst, die in den dunklen, schmerzhaften Zonen, in Gefahr wie Schwierigkeit jenen Raum entdeckt und erspürt, in dem der „kreative Elan" (ibid, S. 34) möglich wird: Das, was nicht getan oder gefühlt werden durfte, das was blockiert gewesen oder sozusagen getilgt worden war und ist, wird ans Licht der therapeutischen Beziehung geholt, gewiss eine Quelle der Angst, aber auch der Wahrnehmung eines neuen, irritierenden Vorgeschmacks von Existenz. Jener „Glaube" an den ergiebigen Hintergrund, den das Setting zur Verfügung stellt, ermächtigt das Selbst, sich auf das Abenteuer einzulassen, neue und dennoch alte Gefilde zu entdecken: Indem es den Sprung ins Dunkle wagt, weiß oder vielmehr spürt die Patientin, dass der Hintergrund – das ist die Beziehung zur Therapeutin – sie aufrecht hält; in dieser Beziehung wird sie sicherlich schmerzliche Neuheit erfahren, aber auch den nötigen Support finden, sie sich anzueignen.

Therapie ist somit ein vitaler Raum, in dem die Schöpferkraft des Selbst ernst genommen wird, aufs Stärkste und Intensivste. Deswegen haftet ihr dem Wesen nach eine ästhetische Dimension an: Sie können nicht Gestalttherapeut sein, ohne sich einer staunenden Haltung ob der Schaffenskraft des Selbst befleißigt und ohne gelernt zu haben, diese Kraft trotz der Hindernisse, trotz des Unbehagens, des Schweigens, der nutzlosen oder ermüdenden Gesten, der ärgerlichen und inkongruenten Antworten, der Wahnvorstellungen und Delirien des Patienten immer wieder aufzufinden. Anders gesagt: Sie sind kein richtiger Therapeut, wenn Sie sich nicht jedes Mal aufs Neue auf die Schönheit des langsamen Zurückflutens der vitalen Möglichkeiten des anderen einlassen, wenn Sie nicht vor Verwunderung über diese tiefgreifende Wieder-Inbesitznahme auf das wieder erlangte Sich-Selbst-und-der-Welt-Gehören, was Therapie im Grunde ist, blicken. Im Zuge der Reifung der Beziehung wird diese Schönheit manifest, so Therapeut und Patient sich auf das Abenteuer einlassen, gemeinsam die Kontaktbedingungen zu schaffen, ein Ereignis, das nicht durch einen Test ermittelt werden kann, sondern, laut Perls und Goodman, dank der Anzeichen der *aísthesis,* des ästhetischen Empfindens, allen voran der Anmut, zu Tage tritt und zwingend zur Geltung kommt.

II. Träume als *Mise en abîme*[3] der Therapie

Damit sich all das zutragen kann, ist gelassenes Vertrauen in die Stärke des Selbst-in-Beziehung vonnöten; seine Beiträge im Feld müssen als real begrüßt werden. Und was am wichtigsten ist, der Therapeut muss davon überzeugt sein, dass das, was der Patient im Setting tut und sagt, all das, was der Patient bewusst vollbringt, nicht eine Art nutzloser Palimpsest ist, sondern die potenzielle Vitalität seines Selbst darstellt und den Weg zu einem fruchtbaren Beziehungsaufbau weist. Nichts kann gemeinschaftlich geschaffen werden, wenn nicht ein jeder der Kreativität des anderen, der schöpferischen Kraft des Selbst Raum gibt. In dem thematischen Rahmen dieser faszinierenden Verbindung von Kreativität, Schönheit und Therapie findet sich beispielsweise eine wichtige Passage in *Gestalttherapie*, die man zum Thema Traumarbeit lesen muss. Diese vermag sowohl das bisher Gesagte mit Beispielen zu untermauern als auch weitere interessante Perspektiven zu eröffnen. Im Zuge der Erörterung der ‚freien Assoziation' bezeichnenderweise im Kapitel 7.5. über ‚Verbalisieren und Poesie' schreiben Perls und Goodman:

> Zunächst kreisen die Assoziationen um ein Detail aus einem Traum. Nehmen wir an, der Patient erkennt den Traum als seinen eigenen an, er erinnert sich an ihn und kann sagen, dass er ihn geträumt habe und nicht, dass der Traum ihm gekommen sei. Wenn er nun neue Wörter und Gedanken mit diesem Tun verbinden kann, so ist dies eine große Bereicherung seiner Sprache. Der Traum redet in der Bildersprache der Kindheit; und es geht nicht darum, den kindlichen Inhalt wieder zu erinnern, sondern von Neuem etwas über das Gefühl und den Gestus der Kindersprache zu lernen, die Stimmung des eidetischen Bildes wieder zu erfassen und das Verbale mit dem Präverbalen zu verknüpfen. Aus dieser Sicht aber wäre die beste praktische Übung vielleicht nicht die freie Assoziation *vom* Bild *weg* und die Anwendung kühlen Wissens *auf* das Bild, sondern gerade das Gegenteil: Die sorgfältige schriftliche und zeichnerische Darstellung desselben (Surrealismus) (ibid., S. 119).

Dieser Text verlangt eine eingehende Auseinandersetzung. Kurz wie er ist, scheint er mir eine wichtige Zäsur in der Traumarbeit und im Stellenwert der ästhetischen Kreativität in der Therapie zu markieren. Wie hinlänglich bekannt,

---

[3] Die *Mise en abîme* in der Sprache der Literaturkritik ist die Verdichtung von Sinn und Struktur eines Makrotextes wie etwa eines Romans zu einer Szene oder einem Fragment dieses Werkes. Es handelt sich um eine rhetorische Vorgangsweise, die in einem textuellen Mikrokosmos das birgt, was der Makrokosmos – das gesamte Werk – dann ausführt und entwickelt. In meiner Ausdeutung von *Gestalttherapie* erfüllt der Traum, der in der Therapie mitgeteilt wird, die Funktion einer *Mise en abîme* in Bezug auf den Makrokosmos der therapeutischen Beziehung, deren Bedeutung und Tiefenstruktur sie, wenngleich in verhüllter Form, antizipiert (A. d. A.).

gilt der Traum im klassischen Theoriemodell als Projektion der Anteile des Selbst, welche der Patient im Laufe der Therapie unter Anleitung wieder zu sich nehmen soll. Perls legt auf dieses Element (das entscheidend ist) in seiner therapeutischen Praxis besonderes Augenmerk: Auf die Übernahme von Verantwortung im Angesicht des Traumes. Viel später sollte Isadore From den Vorschlag unterbreiten, man solle die klassische Idee darin integrieren, d.h. den „geträumten" Traum während der Therapie als eine Art Retroflexion und folglich als Botschaft über die Beziehung mit dem Therapeuten lesen, die der Patient verbalisieren können und jedenfalls im Setting ausdrücken können müsse. Ich habe jedoch den Eindruck, dass dieser Spur, die immerhin, wenn auch sichtlich flüchtig, in diesem Abschnitt in *Gestalttherapie* gezogen worden ist, weder die gebührende Aufmerksamkeit noch eine eingehende Auseinandersetzung zuteil geworden ist.

Was wird hier eigentlich ausgesagt? – Dass der Hauptnutzen der Traumarbeit wahrscheinlich in der Darstellung des Traums in literarischer oder bildnerischer Form durch den Träumenden selbst liegt. In anderen Worten wäre die „beste Übung" in der Therapie wahrscheinlich die, den Traum in seiner vollständigen Autonomie als Kunstwerk, als Frucht der außerordentlichen schöpferischen Mächte der Kindheit, die der Patient in ihrer Fülle und Freiheit erfahren dürfen soll, „sein zu lassen": Wie die Künstlerin, die erfindet und ihrem Drang zur *poíesis*, ungeachtet aller theoretischen Überlegungen und aller praktischen Interessen, Raum gibt, einfach um der Freude des Schaffens willen, um des (vielleicht mühelosen) Vergnügens der vollkommenen Konzentration auf ein Unterfangen willen, das sie zu einem absoluten Original in der Welt werden lässt, und das mit dem Gepräge jener kunstlosen Gewagtheit, die Kindern eigen ist. Während sie „sich selbst" dank der Mittlerschaft der Sprache (wes Gestalt die Sprache auch immer sei) darstellt, re-kreiert oder wied-erholt sie sich und erschließt eine neue unerforschte Welt, eine, die stets, und sei es implizit, auf der Suche nach dem An-Erkennen des andern ist. Eine Person, die sich darstellt, teilt sich letztendlich immer mit. Im Hintergrund schwebt da dieser kommunizierende Blick.

Lassen Sie mich diese Begriffe zunächst klären. Der erste wichtige Aspekt ist unbestreitbar der selbstreferenzielle Blickwinkel des Traums, die Bestätigung seiner Existenz ungeachtet jeglichen weiteren Sinns. In aller Kürze könnten wir sagen, der Traum *ist*. Er präsentiert sich dem Träumenden und folglich in der Therapie als mit einer *Quantität* an Sein aufgeladen, die ihn in sich selbst existent und wichtig in seiner Form als Traum macht: das heißt, in seiner logikwidrigen Sprache, in seinem Sich-Hinwegsetzen über die Mindestprinzipien der Realität, in seiner nachlässigen und unvorhersagbaren Nichtbeachtung der *empeiría*[4], womit er einer Welt Leben verleiht, die „die andere" ist. Die Schöpfung des Traums soll nicht sofort zerpflückt, sondern willkommen geheißen werden. In sie strömt und in ihr manifestiert sich die legendäre Energie, die ursprünglich kindlich schöpferische Kraft des Subjekts, das seine eigene Existenz zum Mythos macht, indem es sie dramatisch umsetzt und wiederherstellt und in eine Sprache gießt, die die Mächte der Hölle und des Himmels anklingen lässt, die Urnatur, die die Grenzen zwischen Leben und Tod, zwischen dem Geborenwerden und

[4] Altgriechisch für ‚Erfahrung' (A. d. Hg.).

Sein-Ende-Finden aufhebt, in einem Universum, das von Magie und Okkultismus durchweht ist. Im erinnerten, erzählten und dargestellten Traum zeigen sich die ästhetischen Urgründe des Selbst in hohem Maß. Wenn es in der Lage ist, den Traum zu erzählen und ihn wieder zu wirken und ihn in Form von Dichtung oder visuellen Künsten darzustellen, ohne das Netz von Syntax und Alltagsprosa über ihm zusammenzuziehen, bildet das Selbst seine subjektiven Erfahrungen, die Geschichte des Träumers, um, indem es sie in die Atmosphäre des Mythos hebt, im Sinn der fiktiven Grundlagen der Existenz und im Sinne einer profunden Deutung der entscheidenden Stationen des Lebens.

Aber was bedeutet es genau, einen Traum darzustellen? Man muss ihn nicht unbedingt dramatisch umsetzen, zu einem Theaterstück machen noch andere Wörter oder Bilder frei dazu assoziieren, sondern man hat seine fantasievolle Struktur in einer angemessenen Sprache wiederzubeleben und ihn damit zum Stoff von Dichtung, zum fruchtbaren Feuer der schöpferischen Energie, die zu ihm gehört, zu machen. Es würde hier klarerweise keinen Sinn ergeben, sterile Kontraste oder oberflächliche Dichotomien aufzustellen. Wir sehen uns mit einer epistemologischen Frage konfrontiert, mit einem Wertesystem, das der Repräsentation den Vorzug vor der Interpretation einräumt, sie bestenfalls inkludiert. Es geht mit einem Wort, wie immer in *Gestalttherapie,* aber hier absolut radikal, darum, „die dynamische Struktur der Erfahrung nicht als Schlüssel zu etwas „unbewusstem" Unbekannten oder als Symptom, sondern als das Wesentliche an sich zu nehmen" (ibid., S. 20). Die Darstellung eines Traums in der Gegenwart von und zusammen mit einem Therapeuten stellt den Traum selbst in den Stromkreis der Beziehung, in die Entwicklung des gegenwärtigen Erlebens zwischen einem Ich und einem Du. Man soll sich den Traum also nicht als einen Inhalt vorstellen, der vom Unbewussten des Subjekts oder von der kollektiven Phantasie *hervorgebracht* wird, sondern als pure, ästhetische Form, die gehört werden und gemeinsam entwickelt werden will.

Das bedeutet, sich miteinander daran zu freuen und die Vorteile des oneiroiden – traumhaften – *eídos*[5] aus einem verzauberten Universum zu genießen, betörend und bewegend wie jedwedes Bild in der Kunst, jedwedes Wort, das nach Poesie strebt, ist. Das heißt aber auch, den Traum, der im Rahmen der therapeutischen Beziehung dargestellt wird, „spielen" zu lassen und damit Froms Erkenntnis, wenn auch in einem anderen Sinn, zu retten: den Traum nicht als Beziehungsbotschaft, sondern als ästhetische Darstellung der therapeutischen Beziehung zu begreifen. Im Traum versucht der Patient vor und vielleicht statt dem impliziten *Sprechen* zum Therapeuten als Folge der Retroflexion, das Skript der Beziehung zu konstruieren, er reproduziert es und – indem er den Therapeuten in die ästhetische Emotion einbezieht – entwirft er die Zukunft des aktuellen Therapiekurses. Der Traum, zuvor die Frucht der Kontaktvermeidung, ist, wird er in seiner ästhetischen Wesenheit respektiert, möglicherweise die Darstellung des Kontakts selbst, die Gestaltung einer Gelegenheit der Begegnung, das Zelebrieren und das Schauspiel der Sehnsucht nacheinander.

---

5 Altgriechisch für Ge-Sicht, Urbild, Idee, Begriff, (schöne) Gestalt (A. d. Ü.).

III. Therapie und Poesie: Die Auffassung von Kunst in *Gestalttherapie* (PHG)

Wenn der Traum die intensivste und eindeutig ästhetischeste Phase der Therapeuten-Patienten-Beziehung repräsentiert, ist es dennoch kein reiner Zufall, dass Perls und Goodman die gesamte Therapie unter den Titel ‚Kunst' stellten, insofern als sie sie auf die Metaphorik der Dichtung übertragen. In *Gestalttherapie* wird eine unmittelbare Affinität zwischen der Lyrik und der therapeutischen Arbeit hergestellt, und ein paar kurze Überlegungen zu dieser Analogie mögen uns instandsetzen, unsere Gedanken zu den Träumen zu festigen und zu vertiefen sowie noch zusätzliches Licht auf die gestalttherapeutische Auffassung von Kunst werfen. Angesichts der offenkundigen Platzknappheit werde ich mich auf zwei Überlegungen beschränken.

Erstens, was ist die ästhetische *poíesis* in *Gestalttherapie?* Im Wesentlichen ist es eine Methode, dank der ein Dichter „seine eigenen Probleme löst". In Goodmans Sprache bedeutet dies, dass es nicht zutrifft, dass Kunst, obwohl sie mit psychischer Störung, mit anderen Worten: mit der Blockierung des spontanen Kontaktflusses zu tun hat (und in manchen Fällen daraus entsteht) – wie Freud meinte –, einfach eine Wunde bezeugt. Indem er sein Leiden, seine Sehnsucht nach Kontakt darstellt, „löst" der Dichter sein Problem in dem Sinn, dass er den verlorenen Kontakt antizipiert und auf der ästhetischen Ebene, nämlich auf der linguistischen, erfüllt. Die körperliche und existenzielle Tiefe seiner Selbstbekundung, in welcher Form auch immer sie geschieht, sieht der Angst ins Gesicht und löst sie auf schöpferische Weise, wenn auch auf einer anderen als der alltäglichen Seinsebene (die allerdings, dessen müssen wir gewärtig sein, für den Dichter den wesentlichen Teil seiner ureigenen Identität ausmacht). Wenn diese Lyrik nun der Therapie assimiliert werden kann, wenn der therapeutische Prozess den kreativen Fluss der Poesie in der aktuellen Beziehung rekonstruieren kann, agiert die Darstellung des Traumes als Symbol gestalttherapeutischer Ästhetik. Als Poet nimmt der Patient bei der Wiederherstellung des Traumes die Lösung des Problems vorweg, indem er den potenziellen Kontakt ahnen lässt und die Beziehung mit dem Therapeuten der entscheidenden Erfüllung im Kontakt öffnet und den Weg mittels schöpferischer Vereinigung durch Kunst vorzeichnet.

Zweitens beruht die Parallele zwischen Poesie und Therapie in *Gestalttherapie* sozusagen auf linguistischer Basis. Das ist teilweise deswegen so, weil die Poesie die selbstreferenzielle Sprache *par excellence* ist, die stärkste Alternative zu jedwedem instrumentellen Sprachgebrauch: Die Bedeutung, die dem poetischen Wort innewohnt, kündet sich *im* Lied und nicht jenseits oder dadurch (Heidegger, 1994; Gadamer, 1990). Das ist noch nicht alles. Für Perls und Goodman liegt das Wunder der Poesie in der Wiederbelebung der alltäglichen Sprache, die so oft verunstaltet und mit Füßen getreten wird; wir möchten hinzufügen, durch den grobklotzigen, instrumentalisierenden Gebrauch, den man selbst von den einfachsten und feinsinnigsten Worten macht. In diesem Kontext könnte Therapie als der lange Weg zur Poesie verstanden werden, auf einem Pfad, auf dem die abgegriffenen Worte des Patienten, die vom Wurm der Verbalisierung[6] befallen sind, in der therapeutischen Beziehung Licht und Wärme wiedergewinnen und so für den verwirrten Menschen zu „guten" Worten werden, mit denen er sprechen und von sich erzählen kann. Es geht nicht darum, dass die Therapeutin dem Patienten ihre eigenen Worte zur Verfügung stellt noch aus den Äußerungen und der *léxis*[7] des Patienten einen Inhalt herausholt, der per Deutung untersucht und modifiziert werden muss. Es geht nicht darum, die Sprache neu zu erfinden, noch einen verborgenen Sinn auszugraben, sondern darum, ihr eine neue Form zu geben, ihre verlorene Frische über den gewagten, aber unverzichtbaren Wechsel von Kette und Schuss des therapeutischen Dialoggewebes wiederherzustellen.

Wie im Traum so ist auch im gesamten Verlauf der Therapie die Frage eine der *Form: Wie* bringt man die Worte des Patienten wieder zum Klingen, wie bringt man in einer neuen Integration seine Gesten, seine Bewegungen und Atemzüge in die Welt. Alle Therapie ist im Grunde eine ästhetische Angelegenheit, ein Problem der Schönheit in dem Sinn, wie Plato darüber im *Symposium* geschrieben hat. Im Traum bzw. noch mehr in seiner Darstellung, die als solche seine linguistische Selbstreferenzialität achtet, leistet das Selbst die Funktion der Verkündigung des Wortes „gut", jenes Wortes, das den Körper zurückgewinnt.

Literatur

Perls F, Hefferline R, Goodman P (1994) Gestalt therapy: Excitement and growth in the human personality. The Gestalt J Press, Highland, New York

Perls F, Hefferline R, Goodman P (1997) Gestalttherapie. Grundlagen. Dtv, München

Gadamer HG (1983) Verità e metodo. Bompiani, Milano

Gadamer HG (1990) Interpretazioni di poeti (1). Marietti, Genova

Heidegger M (1994) La poesia di Hölderlin. Adelphi, Milano

Salonia G (2000) Tempo e relazione. In: Spagnuolo Lobb M (ed) Psicoterapia della Gestalt. Ermeneutica e clinica. Franco Angeli, Milano, pp 65–85

---

[6] Im Perls'schen Sinn verstanden, i.e. als neurotisches Schwätzen, das weder mit sich selbst noch mit dem anderen in Berührung ist und im Gegensatz zu Kontaktsprache und Poesie steht (siehe Perls 1997, S. 112 f) (A. d. Ü.).

[7] Altgriechisch für *Wort, Rede(-Weise)* (A. d. Ü.).

Kreativität als Gestalttherapie

Richard Kitzler

I. Am Anfang

Am Anfang war immer die Kunst – und die Kreativität. Und immer hat es Künstler und Schöpfer gegeben. Schauspiel und Tanz, Musik und Komponisten, Maler und Dichter, alle waren sie da: als Patienten, aber viele auch als angehende Praktiker und Praktikerinnen der Gestalttherapie. Und dafür gab es eine Ursache, die im Herzen ihrer Theorie und Praxis wohnt: Dass die Gestalttherapie keine Therapie zur Anpassung war und noch immer nicht ist, und dass sich Praktizierende und Klienten als schöpferische Künstler verstanden, die in der Welt mit ihrem Werkzeug, ihren Materialien und Gaben werkten und wirkten. Und sie leibten und lebten und füllten die ihnen je eigene Rolle innerhalb der ästhetischen/sozialen/professionellen Kreativität aus. Für uns war das alles ein Ding.

II. Die Szenerie

Lassen Sie sich nun von mir an den Ort der Handlung im Perls'schen Backsteinhaus an der 76. Straße West im Herbst 1949 entführen. In Frederick Perls' straßenseitiger Praxis im oberen Stockwerk konnte man, während man in Rauchschwaden gehüllt auf der Couch lag und im Hintergrund Musik von Lore Perls' Bechsteinflügel hörte, am anderen Ende des Zimmers zu beiden Seiten der Eingangstüre zwei gemalte Bilder erblicken. Sie waren nicht uninteressant, ziemlich gut ausgeführt und strotzten vor klassischen psychoanalytischen Symbolen. Beide waren von Perls, und heute sind sie auf dem illustrierten Buchdeckel der englischen Ausgabe seiner Autobiographie *Gestalt-Wahrnehmung. Verworfenes und Wiedergefundenes aus meiner Mülltonne* (1969) zu sehen, die vor eigenen Gedichten überquillt, deren manche ganz gut und manche oft holprig sind. Das linke Bild zeigte eine auf den Betrachter zurasende Untergrundbahn und rechts oben eine Profilansicht Sigmund Freuds, die von dem signierten Photo in Perls' Büro kopiert war. Rechts der Türe hing ein Bild von einem fötus-artigen Kometen, wenn es so etwas gibt. Ganz offensichtlich handelte es sich um Perls' Versuche, die Motive Leben und Tod schöpferisch zu verarbeiten, aber auch (wie ich heute glaube) um seine eigene Geschichte als auch seine wie Lores kritische Neufassung der Psychoanalyse in Form der oralen Aggression (in: *Das Ich, der Hunger und die Aggression* [englischsprachige Erstausgabe 1942]) aufzuarbeiten. Wegen dieses „Sündenfalls" musste Perls aus der Internationalen Psychoanalytischen Vereinigung ausscheiden.

III. Auftritt Paul Goodman

Als ich auf das Glockensignal wartete, das den Beginn meiner Sitzung ankündigte, und ich die Treppe hochsteigen würde, gesellte sich eine zuckende, zerzauste, Pfeife rauchende Kreatur zu mir auf die Wartebank, die in ihre Pfeife hineinnuschelte und einen Ascheregen auf ihr Hemd prasseln ließ und das fröhlichste Augenpaar besaß, das ich je an einem Menschenwesen erblickt hatte. Es war Paul Goodman, der auf seine Sitzung bei Lore Perls wartete. Wir redeten nichts. Ich vermute, dass er damals erst zirka dreißig Bücher, Artikel, Theaterstücke und Gedichte geschrieben hatte und vom „Lohn eines Pflückers" lebte, wie er zu bemerken pflegte. Sein mit F. Perls und R. F. Hefferline gemeinsam verfasstes Werk *Gestalttherapie* (amerikan. Originalausgabe: 1951) sollte erst veröffentlicht werden.

Andererseits fußte Goodmans Kunstphilosophie oder vielmehr: Kunstpsychologie – auch wenn er häufig William James und John Dewey als seine Gewährsmänner zitierte – auf Otto Rank, dessen Buch er „über jedes Lob erhaben" wähnte (Perls et al., 1979, S. 185; fälschlicherweise ist diese Bemerkung F. Perls zugeschrieben worden). Diese Psychologie ist in *Gestalttherapie,* und da besonders in das Kapitel „Verbalisieren und Poesie" eingeflossen. Die Psychologie von Kunst und Kreativität ist nicht in den symbolischen Bedeutungen zu finden, die der Künstler nutzt (wie einen Freuds Schriften über Leonardo, Moses und den Monotheismus glauben machen wollen), sondern in der Aktivität selbst, i.e. in der Handhabung von Materialien, währenddessen das Werk erschaffen wird. Das Produkt ist gewissermaßen eine beabsichtigte Folge dieser Aktivität, jedoch nicht seine Psychologie. Es ist keine schöpferische Enthüllung unbewusster Inhalte mittels Symbole, sondern ein äußerst aktives Werken und Wirken mit all seinen Neuheiten und Überraschungen.

IV. Traumarbeit

Hier tritt die entscheidende Verbindung zur Psychotherapie offen zutage; aber lassen Sie mich ein Beispiel für eine Traumarbeit geben, das mich wahrlich staunen machte. Jedes Mal, wenn wir mit einem Traum konfrontiert wurden, stellten wir die übliche Frage: „Was assoziieren Sie damit?" Dadurch kam manch interessantes Material zutage, was den Sinn des Traumes für den Träumer letztendlich explizit machte. War ein solcher Sinn selbst erzeugt, hatten wir eine wichtige (und meiner Ansicht nach letztlich wesentliche) Interpretation vor uns. Die Gestalttherapie stellte diese Relation auf den Kopf: Nicht der Sinn des Traums war entscheidend, sondern das, was der Träumende damit während der Sitzung – das heißt: während des Experiments – tat. Die Betonung lag dabei auf dem *Wie* des Traums, auf der ihm immanenten Traum-Arbeit und darauf, wohin er (von selbst!) zog: auf seinen Farben oder seinem Helldunkel, auf seiner Bewegung, seinen Lauten und seinen neuen Elementen. Ja, vor allem auf seinen neuen Elementen, welche nicht im Traum selbst offenkundig geworden waren, sondern sich in der Struktur der Traum-Ent-Deckung selbst generierten.

Der Traum wurde als schöpferisches Kunstwerk gehandelt, dessen Schöpfer/Künstler, Stückeschreiber, Demiurg, Bildhauer und Carraramarmor der Träumende alles in einem war. Und bei dieser Arbeit passierten Integration und die ästhetische Empfindung eines *L' ho fatto io.* Dabei wurde auch die Deutung gefunden-und-erstellt, entdeckt-und-erfunden, alles Aktivitäten des Ichs-in-Aktion: einer temporären, selbst-generierten Teilstruktur des Selbst.

In diesem Stadium wird der Patient sein eigener Kunstkritiker, und der Sinn steht und fällt mit der Frage: „Vermittle ich (als Patient) in dieser therapeutischen Arbeit klar und bildhaft das Zentrum der Emotion, um das herum mein Traum zu dem geworden ist, was er ist?" Fällt die Antwort angemessen positiv aus, dann stehe es laut Lore Perls den Patientinnen frei, sich ihre eigenen Interpretationen zu machen.

Es handelte sich dabei nicht um eine auf das Individuum beschränkte Handlung, sondern um die Arbeit des Patient/Umwelt-Feldes. Die Perls' haben ihre Patienten stets in ihr soziales Umfeld gestellt, sodass der Einzelne Teil einer größeren Gesellschaft wurde. Das gab ein Ausmaß an Unterstützung und Zusammenarbeit, das die übliche Verinselung und die Rivalitäten innerhalb einer Familie aufweichte, freilich nicht ohne Rumpeln und Beben, welches mit den Umschichtungen in der vulkanischen Familiengeologie einhergeht. Aber die Ausbrüche hielten sich in Grenzen, und es wurde nie so heiß gegessen wie gekocht.

V. Tanz als Kokreation

In den frühen Fünfzigerjahren des vergangenen Jahrhunderts suchten sich die von den beiden Perls' geleiteten Therapiegruppen auf eigene Faust einen Tänzer, der dem steifen Getue einer Martha Graham entronnen war und gerade seine eigene Choreographie entwickelte. Etliche von uns, zirka zwölf an der Zahl, fanden sich im Studio, das er und seine Frau betrieben, ein und arbeiteten intensiv an der elementaren Bewegung. Am Ende der ersten Sitzung fegten wir gleichgestimmt zum Schlag von Tamburin und Trommel über den Studiotanzboden, in Kontakt zur Umwelt, das heißt, unsere Körper fanden in der Kokreation eines richtigen Tanzes zusammen.

Dieser schöpferische Akt ist mir als die große, intrinsische Selbstverwirklichungsarbeit meiner eigenen Therapie in Erinnerung. Darüber hinaus ist sie mir als Bestätigung und als Punkt auf dem Grund, auf dem man stehen kann, in Erinnerung, wann immer Zweifel oder Verzweiflung ihr hässlich Haupt aus ihrer Festung, genannt extrinsische Evaluierung, mitsamt ihren fremdartigen Maßstäben erheben: *Das* war's! Genau das! Wir und ich sind die Schöpfer jenes großartigen Augenblicks, und der steht frei und atmend und unerschütterlich da.

Die Tanzstunden gingen über Wochen. Sogar der konservative Isadore From besuchte ein paar davon. Unser Lehrer machte weiter und schloss sich einer Truppe an, die Kindern in Gegenden, wo vorwiegend Minderheiten lebten, Tanzunterricht gab. Das nenne ich Selbstbehauptungstraining, und das ist die den politischen und sozialen Wandel fördernde Komponente der Gestalttherapie! Die ihr somit inhärente Kreativität des Wandels und der Dynamik verbreitet sich im Dienste des Selbst und der sozialen Entwicklung, und die eigene Existenz macht einen Unterschied.

VI. Die erste gestalttherapeutische Professionellengruppe

Die Professionellengruppe der frühen Fünfzigerjahre stellte in sich eine schöpferische Integration dar, welche brillante und sehr starke Persönlichkeiten unterstützte. „Außenseiter" nannte Elliot Shapiro uns. Die Gruppe bestand aus Pädagogen, Psychologen, Psychiatern, Künstlern und Sozialarbeitern (i.e. aus Shapiro selbst, Lore, einem Ehepaar, mir, F. Perls, Paul Weisz, Paul Goodman und Sylvia Conrad aus Südafrika). Damals stand es um die professionelle Psychologie und Psychiatrie so, dass man die Gestalttherapie an seiner Arbeitsstelle besser nicht erwähnte, wenn einem sein Job lieb war. Diese zu unserem Alltag gehörende Umsicht schweißte die Gruppe noch mehr zusammen, machte die Kämpfe erbitterter und das Theoretisieren brillant.

Die Gruppe traf sich regelmäßig; Paul Goodman tat eines Tages in der Gruppe kund, es sei weise, sich einmal die Woche ein erhebendes Erlebnis zu verschaffen. Die Gruppe bildete den Kern dessen, was gegen Ende 1952 dem New Yorker Institut für Gestalttherapie einverleibt wurde.

VII. Die politischen Implikationen der Gestalttherapie

Schon lange vor Vietnam sollte Goodman Herausgeber der pazifistischen Zeitschrift *Liberation* werden. 1945, als er bereits *The May Pamphlet or Reflections on Drawing the Line,* ein Antikriegs- und Anti-Einberufungs-Dokument, geschrieben hatte, um engagierte Leute aufmerksam zu machen, was sie in der Bewegung tun konnten, anstatt Erwartungen und Ansprüche an sich zu richten, denen sie nie und nimmer gerecht würden, was zu Resignation und Verzweiflung führen würde. Man konnte beispielsweise eine Petition unterzeichnen; ein anderer konnte an einem Friedensmarsch teilnehmen; ein anderer wiederum für ein Amt kandidieren. Und ganz andere konnten ein Bild malen oder ein Gedicht schreiben. Das war für Goodmans „flickwerkartigen" Ansatz typisch: da ein bisschen, dort ein bisschen, wie eben in einer guten Psychotherapie. Wie Paul Weisz in unserer Profigruppe einmal sagte: „Wir arbeiten an der allerobersten Oberfläche, Millimeter um Millimeter." Manchmal nannte er das auch das „Drunter-und-Drüber-Arbeiten".

Ausgerechnet Fritz Perls bildete innerhalb des politischen Aktivismus', der zur persönlichen/sozialen/politischen Gestalt des New Yorker Instituts gehörte, eine Ausnahme. Er wollte damit nichts zu tun haben. Er hatte so „fürchterliche Dinge" (O-Ton Lore Perls) gesehen, als er als Soldat im Ersten Weltkrieg gedient hatte; er hatte auch das Chaos und die Zerstörung Nachkriegsdeutschlands zu sehen bekommen, den Aufschwung der Nazis in seinen Anfängen mit eingeschlossen, was bei ihm zu der Überzeugung führte, dass politisch nichts zu machen war, und dass Gewalt und Krieg unvermeidlich seien. Er hatte für diese Sache nur Zynismus übrig und bedachte jegliche Initiative mit beißendem Sarkasmus. „Weltverbesserer" und „Gutmenschen" waren noch die geringsten Beifügungen, mit denen er die Aktivisten bedachte. Er wagte nicht mehr zu hoffen und war verbittert. Er pflegte seine Unterlippe in Geringschätzung nach außen zu stülpen und seine Oberlippe verächtlich zu schürzen und eine Miene hochherrschaftlicher *Distance* aufzusetzen, während er auf das politisch aktive Pack herabblickte. Er war ein wandelndes Beispiel für Paul Goodmans Spruch: „Der Therapeut begrüßt die Manipulation in Geduld im Rahmen einer viel größeren Ungeduld."

VIII. Den Strich ziehen: ein Grenzphänomen

Der Wirksamkeitstest dessen, wofür man sich entschied, lag nicht in der Aktivität als solcher, sondern darin, wo auf der Skala sie platziert war; auf der einen Seite die Richtung, in die man eindeutig wollte, auf der anderen diejenige, in die man nicht wollte; und das alles um einen Nullpunkt herum, an dem man nichts tat. So gesehen bedeutete *jegliche* Handlung in die gewünschte Richtung, dass man „eine Grenze zog", über die man nicht hinaus konnte. Mit einem Streich schmolzen Angst und metaphysische Kalkulationen in dem simplen Akt des Grenzeziehens dahin.

Mein oben geäußerter Punkt kann als Beispiel für die Politik wie für die Persönlichkeit dienen; er besteht aus dem politischen wie persönlichen Anliegen des sozialen Wandels, der in Wirklichkeit möglich war, und illustriert ihn eindeutig.

Ich habe den *Grenz*-„Test" tatsächlich und direkt in solchen Therapien angewandt, wo zwanghafte Züge vorherrschten. Wir konnten die Linie immer irgendwo ziehen und von dort aus einen Vorstoß in Richtung bodenloser Verzweiflung und Einsamkeit (Depression?) „von der Oberfläche aus" wagen, welche sonst womöglich nicht zu bewältigen gewesen wären.

Man wird darin eine Abart von Descartes' Methode des Zweifelns erkennen, die ihn zu seinem *Cogito* ... führte, jenseits dessen er nicht zweifeln konnte, und die ein separates Bewusstsein schuf, das mit dem Körper über die Epiphyse (Zirbeldrüse) in Austausch stand. Letztendlich ruhte das alles auf dem Glauben an Gott, dessen Fehlen im Falle persönlicher Entfremdung zunächst das Problem war. Die Vorreiter (beim *Grenzeziehen)* einer existenziellen Psychotherapie ohne ihre romantischen Heideggerianischen Glöckchen und Trillerpfeifen brauchen nicht namentlich genannt zu werden.

IX. Menschliche Kreativität und soziale Einschränkung

Noch einmal: Das Werken-und-Wirken, das Finden-und-Erfinden in der aktuellen Notsituation eines Experiments in der Psychotherapie, das sich aus dem menschlichen Erfindungsgeist und der sozialen Einschränkung ergibt und zu einem echten Kunstwerk führt, wie es sich selbst herausbildet (in unserem Fall der Traum), prägte die Politik und leitete soziales Handeln praktisch an. Das Gute wurde nicht dem Besten geopfert. Praktizierende Gestalttherapeuten predigten, was sie praktizierten, und wenn es sich ein bisschen nach Untergrund anfühlte, umso besser. Lore Perls lag richtig: Echte Psychotherapie ist immer etwas subversiv in Hinblick auf die bestehende Ordnung. Damit berief sie sich auf die Autorität des berühmten ersten Zusatzartikels der US-amerikanischen Verfassung:

> Der Kongress soll kein Gesetz erlassen, das eine Einrichtung einer Religion zum Gegenstand hat oder deren freie Ausübung beschränkt, oder eines, das Rede- und Pressefreiheit oder das Recht des Volkes, sich friedlich zu versammeln und an die Regierung eine Petition zur Abstellung von Missständen zu richten, einschränkt.

So ziehen wir die Grenze: „Wir grenzen uns von ihren Bedingungen ab und fahren zu unseren Bedingungen fort" (Goodman, 1962, S. 28).

X. Ein Beispiel aus der Praxis: Das *Living Theater*

Das „Living Theater" Judith Malinas und Julian Becks, das Jahre später vor allem in Europa so große Berühmtheit erlangte und dort einfach als das „Living" bekannt war, ist eine Fallgeschichte für sich. Es war avantgardistisch und dennoch fest in der Theatertradition verwurzelt und lebte vor allem davon, dass es das Publikum ins Spiel einband. Durch und durch pazifistisch und kriegsgegnerisch präsentierte es nicht nur Theater auf offensive Weise, indem es sich für jene Werte stark machte, sondern war auch bei jedem öffentlichen Ereignis dabei, wie etwa bei Friedensstreiks, bei Friedensmärschen, beim Kampf um die Rechte der Arbeiter und paradoxerweise auch um die Notwendigkeit, dass die Stimme eines jeden als Zeugnis des eigenen angestammten Rechts auf zwangfreies Verhalten Gehör fände. Wiederum ein Beispiel für die Kreativität des Anfangs: die Gestalt einer stark empfundenen Meinung, im sozialen Kontext artikuliert, was Politik ja ist, und sich auf eine altbewährte Ästhetik der westlichen Zivilisation gründend – auf das Wunder des Schauspiels.

Sie waren stolz auf ihre Intellektualität, aber auch darauf bedacht, mit einem Bein im Strom der Zeit zu stehen, um jene Machtlosigkeit zu vermeiden, die totale Isolation mit sich bringt. Das war die „ganz normale Umsicht" (einer von Goodmans Lieblingssagern), und ein Exempel dafür, wie man „die Grenze unter den Bedingungen der anderen zog".

Die Umstände waren betrüblich. Amerika erlebte wieder einmal eine Welle der Angstmache gegen die Roten. Die Situation war nicht viel anders als diejenige, die die Perls' in Deutschland hinter sich gelassen zu haben meinten. Kommunisten lauerten praktisch „unter jedem Bett". Es war die Ära der Kongressnachforschungen, der schwarzen Listen, der Säuberungsaktionen und des berüchtigten Satzes: „Ich halte eine Liste von zweihundertfünf [Leuten] in Händen, die dem Außenminister als Mitglieder der Kommunistischen Partei bekannt sind und die dennoch immer noch im Amt sind und die politischen Entscheidungen des Auswärtigen Amtes mitgestalten" (Joseph McCarthys Rede in Wheeling, West Virginia, 9. Februar 1950). Diese Liste entpuppte sich als aus einer einzigen schwarzen Dame bestehend, welche in einer Cafeteria bediente. Es bedurfte des Mutes und „eines gewissen närrischen Optimismus", Menschen an den ersten Zusatzartikel der Verfassung in diesem Land zu erinnern und an die Tatsache, dass Senator McCarthy ein Lügner und wahrscheinlich ein Dieb war.

Aber meine kleine Gemeinschaft hatte kaum Grund zur Sorge. Die Großinquisitoren waren hinter viel größeren Fischen her. Was brachte einem das schon für Stimmen ein, wenn man einen Haufen Irrer verfolgte, die keinen Hund hinter dem Ofen hervorlockten, ja von denen man noch nicht einmal was gehört hatte? Wir sollten Recht behalten. Die Bombe platzte, als sich die Hexenverfolger auf die US-Armee und damit indirekt auf Präsident Eisenhower, deren Produkt, stürzten. Die Armee vernichtete McCarthy in den berühmten, im Fernsehen ausgestrahlten Anhörungen im Jahre 1954, als der Sonderberater Joseph N. Welch den Senator fragte, „Haben Sie denn gar keinen Anstand? Haben Sie keinerlei Sinn für Anstand mehr?" Stellen Sie sich das mal vor, ein Demagoge, der sich durch den Vorwurf mangelnden „Anstands" aus dem Munde eines Bostoner Aristokraten ins Bockshorn jagen ließ!

Damals war mir noch nicht klar, dass das ein Neuaufguss der Rotenhatz und der Palmer'schen Antiimmigranten-Razzien der späten Zwanzigerjahre war. Die Akademiker der Vereinigten Staaten, die im Europa der Jahrhundertwende und da vor allem in Deutschland studiert hatten, hatten nicht nur die dort herrschende idealistische Philosophie, sondern auch die sozialdemokratische Politik mitgebracht und wollten eine basisdemokratische Graswurzelbewegung unter den Arbeitern und in den großen städtischen Ballungszentren von Chicago und New York starten. Es war die Zeit der Siedlerhäuser, der Anfänge der Sozialarbeit, der öffentlichen Gesundheitsvorsorge und des öffentlichen Wohnbaus, der Kampagnen gegen die Kinderarbeit und des Arbeiterkampfes. Unter denen, die sich für diese Programme engagierten, waren John Dewey, der so oft von Paul Goodman als bedeutender Einflussfaktor zitiert wird, und George Herbert Mead – meines Wissens zwar nicht als solcher angeführt, aber seine Schriften wiesen auf diejenigen Goodmans auf unheimliche Weise voraus.

Universitätskanzler Hutchins zwang Mead, seinen Lehrstuhl für Philosophie an der Universität von Chicago aufzugeben. Mead war über vierzig Jahre dort gewesen. Der Rektor Nicholas Murray Butler an der Columbia University zwang John Reed *(Zehn Tage, die die Welt erschütterten* [amerikan. Originalausgabe: 1919]) und Charles Beard *(Eine ökonomische Interpretation der amerikanischen Verfassung* [amerikan. Originalausgabe: 1913]) zum Verlassen der Universität. John Dewey verließ die Universität von Chicago, um 1904 aufs Teachers College in New York (ein Partner-College der Columbia University) überzuwechseln, wo er mit seiner Reputation auf dem Gebiet der Philosophie mit Sicherheit unantastbar war.

Daher bedurfte das „Grenzeziehen", um zu unserem Beispiel zurückzukehren, sogar in unserem kleinen Häufchen des Mutes und einer unverfrorenen Unbeeindruckbarkeit angesichts gewöhnlicher Risiken wie etwa, dass man darauf hinwies, dass der Kaiser keine Kleider trägt.

Eine mühselige und dennoch komische, intensiv beabsichtigte Aktion wird klar machen, was ich meine. Die Polizei, die gerade eine Friedensdemonstration auf dem Times Square zerstreute, verhaftete Julian und Judith. Julian wurde buchstäblich in den Polizeiwagen geworfen. Er brach sich dabei die Schulter.

Judith, verhaftet und vor den Kadi gestellt, war extrem nervös, und ihre Replik auf die Frage des Richters, ob sie jemals in Bellevue gewesen sei (Bellevue war damals die psychiatrische Abteilung des Bellevue-Hospitals; in der richterlichen Anspielung war dies das Äquivalent zu Londons Bedlam), war klassisch, bedenkt man ihre Angst, ihre Verlegenheit und ihre erstaunliche Naivität: „Nein, Sie?"

Am darauffolgenden Nachmittag ereilte mich in meinem Büro am Gesundheitszentrum der Columbia-Universität ein Anruf (von Paul?), der mir Judiths Bedrängnis und Schrecken und ihre vollkommene Unfähigkeit, in der Psychiatrischen Abteilung des Hospitals adäquat zu funktionieren, eindringlich schilderte. Ich marschierte durch das Büro unserer Sekretärin zu meinem Kollegen Allison Montague, dem Universitätspsychiater, der Oberarzt im Bellevue gewesen war. Er kannte den Aufsicht führenden psychiatrischen Oberarzt im Nachtdienst, und der intervenierte. Judith kam am folgenden Morgen frei, glaube ich, ziemlich mitgenommen; ob umso weiser, kann ich nicht sagen.

Passenderweise hat Goodman nach der Veröffentlichung von *Gestalttherapie* stets behauptet, dass der theoretische Teil, und somit *sein* Teil, die theoretische Grundlage für die Entwicklung der Gegenkultur der Sechzigerjahre und der Human-Potential-Bewegung gewesen sei. Aber als er jener Kultur entwuchs und ihm wegen der Studentenstreiks und so weiter dämmerte, dass da mehr ‚Gegen' als ‚Kultur' war, war er bitterlich desillusioniert. Sein Mantra lautete fortan: „Die sind ja selbst dazu zu blöd, sich vor dem Regen unterzustellen!"

XI. Gestalttherapie und Gestaltpsychologie

Obwohl Paul Goodman versuchte, eine Psychotherapie auf Grundlage der Gestaltpsychologie zu etablieren, insbesondere auf dem Wort: „Das Ganze ist mehr als die Summe seiner Teile", und auf dem „Abschließen unerledigter Geschäfte" – was logischerweise zu einer Theorie der „Dominanz" des ungestillten Bedürfnisses führte, das im „Kontakt" vollendet würde –, und eine formale Vierstufen-Theorie des Kontakts aufstellte, wurde die Gestaltpsychologie in der Profigruppe in äußerst geringem Ausmaß als grundlegend angesehen und diskutiert. (Gewiss empfinde ich heute, dass Köhler und Mary Henle, Psychologieprofessorin am Master- und Doktorat-Lehrgang der New School for Social Research, Recht hatten. Für Therapie war in der Gestaltpsychologie kein Platz trotz Goodmans berühmtem Brief an Köhler, in dem er die Gestalttherapie als „Entwicklungszweig innerhalb der Gestaltpsychologie" bezeichnete.)

XII. Wie das New Yorker Institut aus der Profigruppe hervorging

Weiter oben habe ich gesagt, dass die Profigruppe predigte, was sie praktizierte; doch bestimmt praktizierten sie nicht, was sie predigten. Sie waren Giganten mit sehr starken Meinungen und hielten große Stücke auf die Kreativität des Konflikts: starker Tobak für starke Leute – und hatten sie sich einmal eine Ansicht in den Kopf gesetzt, waren sie nicht leicht davon abzubringen. Es gab sehr wenig Gruppengefühl, wenn überhaupt. Was jedoch jeden Neuankömmling verblüffte, war, dass die Kombattanten wie in der großen Hymne der Episkopalkirche (the strife is o'er, the battle done, the victory of life is won, the song of triumph has begun. Alleluia" – Der Kampf vorüber, die Schlacht geschlagen, der Sieg des Lebens ist gewonnen, das Lied des Triumphes hat begonnen. Halleluja) nach geschlagener Schlacht herumgingen und Dinnereinladungen aussprachen, strittige Punkte klärten und sich entschuldigten (wenn auch nicht für den Inhalt) und die zivilisierte Form des Prozesses wiederherstellten. Für einen Außenstehenden nahmen sich die Umstände so grimmig aus, als könne man nie wieder das Wort aneinander richten. Um also die Aussage „es gab kein Gruppengefühl" ein wenig abzuschwächen, und da wir heute den Gruppenbegriff weiter fassen: Es *gab* eine ganz starke Kollegialität.

Die Mitglieder hatten begriffen, dass ihre Beziehung auf einem starken Fundament ruhte, dass Kämpfe die Atmosphäre reinigten, und dass man verletzt sein durfte – und dass dies jedoch klargestellt werden musste. „Wie hast du dich gefühlt, als du das sagtest?", war das letztgültige Mantra, das die Aussage mit ihrem Grund verband, auf dem jegliches Gewahrsein sinnvoll erschien. Diese Tradition wurde im Institut fortgeführt.

Der Fortschritt in Richtung eines echten, sozialen Verständnisses von Prozess und Entwicklung sollte jedoch neuen Mitgliedern vorbehalten sein, die sich mit den frühen Theorien der Klein- und Großgruppeninteraktion, der Gruppenkultur, der Durchführung von Ausbildungsgruppen und der Streetwork-Kultur auskannten. Als sie schließlich dazustießen, kamen sie zögernd, aber hatten die Fäuste zum Kampf geballt. Aber das sollte sich erst in den späten Sechzigern und frühen Siebzigern ereignen, während uns hier die Anfänge der Theorie beschäftigen, die davon ausging, dass wir, indem wir die Wurzeln frisch und feucht hielten, die Äste und Blätter kräftig, lebendig, farbenfroh und schön werden ließen und zu einer Ästhetik finden würden, die einem Luft zum Atmen ließ.

XIII. Die Literatenrepublik

In einer möglicherweise lang geratenden Randbemerkung möchte ich Ihnen ein weiteres *Geschichtchen* nicht vorenthalten, das den Lernprozess, die Kreativität, die Aktivität, die frei fließende Anpassung und den weisen Eklektizismus bezeugt, der die Gestalt ausmachte, die sich „New Yorker Institut für Gestalttherapie" nannte.

Das New Yorker Institut feierte letztes Jahr sein fünfzigjähriges Bestehen. Im Jahre 1952 zählte Goodmans Workshop „Über die Schreibblockade" zu den ersten Angeboten des Instituts. Der Titel des Workshops ließe sich etwa so umschreiben: „Wie wird man mit seiner monumentalen Verzweiflung und dem Zusammenbruch fertig, wenn dich die Schreibmaschine anstarrt und jeder einzelne Tastendruck zu einer Herausforderung wird." Das kann kosmische Ausmaße annehmen, und wer das noch nicht erlebt hat, ist ein Schwachkopf. Da gab es gar manches Heulen und Zähneknirschen oder – ach! – kampfloses Aufgeben und den Schwur, „nie wieder im Leben eine Arbeit abzufassen". „Ach!", sage ich deswegen, weil das Papier und jene Worte und all die Ideen und Fehler und sonstigen Idiotien uns sonst für immer verloren wären. Nur im Fechner'schen Gesamtbewusstsein würde der Teil unseres Erfahrungsgewebes dem Universum für immer erhalten bleiben. Vielleicht ist das aber auch nur einer dieser vergeblichen Trostversuche.

Goodman kannte selbst keine Schreibhemmung und sagte das oft. Er behauptete, überall schreiben zu können, sogar in der U-Bahn. Und er war natürlich ganz darauf versessen, jenen zu helfen, die nicht wie er schon mit zwölf veröffentlicht hatten, sondern von jenem Problem lahmgelegt waren. Aber da er sich als Literat verstand, sah er sich wahrscheinlich in einer langen Reihe von Schriftstellern; er fühlte sich nicht isoliert oder verwaist angesichts der Leere eines blanken Blatt Papiers. An der Oberfläche war er darin bewandert, eine Sache zu seiner eigenen zu machen, und er machte mit seiner Arbeit munter weiter, allem Anschein nach ohne die Anwandlung, äußerst originell sein zu müssen – was so viele von uns zu Krüppeln macht –, sondern freudig im wohlwollenden literarischen Eklektizismus schwelgend, der seinen Schöpfergeist entband.

XIV. Der Literat

Ein Beispiel: Dass jemand sogar in der U-Bahn schreiben könne, rührt aus einer bemerkenswerten Quelle. In Boswells berühmtem *Das Leben Samuel Johnsons* lesen wir: „Ein Mann kann jederzeit schreiben, sofern er es mit Ausdauer betreibt" (Eintrag vom März 1750). Nun sagt mir mein Gedächtnis, dass Johnson außerdem behauptete, dass der Gedanke von Christopher Smart war (Smart war nach Bedlam eingeliefert worden – das ist Bellevue in unserem Beispiel von Judith Malina –, weil er darauf bestanden hatte, in aller Öffentlichkeit niederzuknien und zu beten, und weil er nichts auf „sauberes Leinen" gab. Johnson hatte gesagt, es sei besser zu beten als nicht zu beten, und, was das saubere Leinen [modern: Unterwäsche] anging, so hege er keinerlei Leidenschaft dafür.)

Sie werden sich an Paul Goodmans Bitterkeit erinnern, weil er gezwungen war, vom Gehalt eines Pflückers zu leben. Johnson schlug in dieselbe Kerbe: „Niemand außer einem Idioten hat je für etwas anderes als Geld geschrieben" (ibid., Eintrag vom 5. April 1776). Goodman entschied sich dafür, Künstler zu sein, ein kreativer Schriftsteller und somit für das Einkommen, das die Literatur abwarf, die er zuwege brachte – ohne, wie er es ausdrückte, „in die Menge zu speien".

Mittlerweile bin ich ziemlich sicher, dass Paul sehr wohl um all diese Dinge wusste und dass er sich daher in der langen Riege klassischer Literaten wissen durfte, was ihn möglicherweise anspornte, wenn er in der U-Bahn schrieb. Das geht aus *Five Years. Thoughts During a Useless Time, 1955–60* klar hervor, worin er angibt, dass er über die Herkunft dieser Phrase, jenes Satzes, einer bestimmten Wendung oder eines Gedankens klar im Bilde sei. Aber im Gegensatz zu einem Pedanten wie mir war er sich nicht zu gut dazu, da ein bisschen herumzumachen, dort ein bisschen herumzuzwacken, etwas anderes auszublenden und ohne Scham etwas ohne Quellenangabe umzuformulieren, um es zu seinem Eigentum zu machen. Das Lernen wandert in die „fruchtbare Leere" ab und kommt auf dem Blatt Papier wieder zum Vorschein, umgearbeitet, unbelastet, *de facto* als sein Original.

Es geht also um die Erfahrung des Einschließens und Ausschließens, oder, um es anders zu formulieren: Wie man sich seine Originalität in einer Minderheit erhält, während man die Mehrheit als solche erhält, der gegenüber man überhaupt erst originell sein kann! Das ist eine Variation des Ausspruchs „Besser der Erste in Rom als der Zweite in Italien". Manchmal spricht man vom „großen Fisch im kleinen Teich". Das war meiner Ansicht nach Perls' Lösung: Er ignorierte einfach alles Konträre und fuhr fort, „originell" zu sein.

Aber für jemanden wie Goodman, der postulierte, dass die Minorität ein wesentlicher Bestandteil der Majorität sei und deshalb die moralische Position im Ganzen innehabe – da sie, die Minorität nämlich, die Kompassnadel des Ganzen darstelle und dessen Sorgen und Probleme orte –, war es wesentlich, in der Minderheit zu bleiben, vielleicht um überhaupt funktionieren zu können. Das ist ein kniffliger Punkt. Während die Lösung des Problems, seine *Pros* und *Kontras*, im Konflikt ja langsam Form annehmen, wird sich der Störenfried bewusst, dass er, wie Goodman zu sagen pflegte, „mit seinem Wissen [wieder einmal] alleine dastand".

In der Profigruppe merkte ich dann oft (ich hielt ja auch danach Ausschau), wenn die schöpferische Lösung einer Unstimmigkeit im Großen und Ganzen klar war und wir alle wieder durchatmen konnten, wie das rote Licht des Wahnwitzes und der Teufelei in Goodmans Augen blitzte und er sich das Maul in freudiger Erwartung leckte – während er bereits wieder ansetzte, den Apfelkarren umzustürzen; ich machte mich auf etwas gefasst. Es kam auch dementsprechend, und wenn sich dann alle gegen ihn zusammenrotteten, fühlte er sich entschädigt! Und geliebt. Und deshalb erneut auf dem Höhepunkt seiner Kraft.

Ein Beispiel für sich im Kreis drehende Auseinandersetzungen ist die Kontroverse jener Tage um das *Selbst* und um das *Ego*. Wir waren uns alle darin einig, dass das der schwächste Punkt der psychoanalytischen Theorie sei, und diese Kontoverse wird in Kapitel 11.1 von *Gestalttherapie* unter dem Titel „Kritik einer Theorie, bei der das Selbst müßig geht" eingehend behandelt. Die Philosophie dahinter ist die Kantianische Synthesis[1], welche die Erfahrung sozusagen hernimmt und für das Selbst verfügbar macht. In der Alltagssprache heißt das, die Erfahrung wird Phänomen. Aber die Synthesis steht dazwischen und hat mit der Erfahrung sonst nichts zu tun. Goodman lehnte dies rundweg ab und trat dennoch weiterhin für die synthetische Einheit der Wahrnehmung ein. Und zu guter Letzt, in *Five Years* nämlich, hat er sich zum Kantianer erklärt.

XV. Überlegungen

Beim Durchlesen obiger Ausführungen fiel mir bei der Erwähnung Christopher Smarts, des Urhebers des „Überall Schreiben Könnens, so man nur dranbleibt" auf, dass mein Gedächtnis zwei Punkte in einen Topf geworfen hatte, die sich

---

1 Gemeint ist die Kantianische ‚Synthesis der Apperzeption', die Einheit der sinnlichen Wahrnehmung, die das Gewahrseinskontinuum möglich macht (A. d. Ü.).

beide Goodman zu eigen gemacht hatte: 1) „Überall schreiben" und 2) schrieb er meiner Erinnerung nach: „Das Leben solle wie ein gutes Gedicht sein: Es soll einen Anfang, eine Mitte und ein Ende haben und eine Aussage treffen." Johnson schrieb die zweite Äußerung Smart zu. Ich füge hier diese Einsicht für Sie, den Leser, als Entree zu einer Vorgangsweise ein, die wir meine Kreativität nennen mögen; ferner enthebt mich dies des langweiligen Heraussuchens und Korrigierens nach den Regeln (auf deren Nichtbefolgung die Todesstrafe steht) des Heiligen Grals korrekter Quellenangabe, welcher mir mordsmäßig am Arsch geht.

XVI. Postskriptum

Ich habe versucht, den wichtigen Begriff Kreativität in der Gestalttherapie und ihrer sich entfaltenden Theorie innerhalb von Zeit, Raum und Geschehnisabfolge zu verorten. Ich habe dabei ihren globalen Charakter betont, da der Begriff nicht nur seine übliche Ästhetik, sondern auch seine Schlagkraft als soziale und politische Anschauung in sich trägt. Ich habe das „Persönliche" als das Produkt des Ersteren vorausgesetzt. Ist diese Auffassung korrekt, dann haben wir damit meiner Meinung nach nicht so sehr ein Synonym für „Gewahrsein" (nach dem Sprachgebrauch der Gestalttherapie, deren Herzstück es ist) vor uns, sondern einen vereinheitlichenden Begriff, dessen Bestandteil das Gewahrsein ist.

Dann erfüllt sich die Auffassung, dass bloßes Gewahrsein heile, gewissermaßen von selbst und macht fühlbarer und kohärenter, dass etwas Neues in die Erfahrung eingetreten ist, das da heißt: die Bewegung des Wachstums. Das Neuartige an der Kontakterfahrung ist das kreative Versprechen, das sich im Anpassen und in der Kreativität des Prozesses, der sich Leben nennt, erfüllt.

Literatur

Goodman P (1962) The may pamphlet or reflections on drawing the line. Random House, New York

Goodman P (1966) Five years. Thoughts during a useless time, 1955–1960. Brussel and Brussel, New York

Perls FS (1942) Ego, hunger and aggression. Knox Publ. Co., South Africa

Perls FS (1969) In and out the garbage pail. Real People Press, Moab, Utah

Perls F, Hefferline R, Goodman P (1951) Gestalt therapy: Excitement and growth in the human personality. Julian Press, New York

Perls F, Hefferline R, Goodman P (1979) Gestalt-Therapie. Lebensfreude und Persönlichkeitsentwicklung. Klett-Cotta, Stuttgart

Perls F, Hefferline R, Goodman P (1997) Gestalttherapie. Grundlagen. Dtv, München

Perls FS (1981) Gestalt-Wahrnehmung. Verworfenes und Wiedergefundenes aus meiner Mülltonne. Verlag für humanistische Psychologie-Werner Flach KG, Frankfurt/Main

Das weltenschwangere Nichts*
Salomo Friedlaenders „Schöpferische Indifferenz"

Ludwig Frambach

Wenn es um die Thematik Kreativität und Gestalttherapie geht, dann darf ein Name nicht fehlen, der Salomo Friedlaenders. Ihm gebührt in der Tat besondere Anerkennung, da er eine geistige Hauptquelle der Gestalttherapie darstellt, streicht sein philosophisches Hauptwerk den Bezug zur Kreativität doch schon im Titel (*Schöpferische Indifferenz*) heraus. Dennoch ist Friedlaender in gestalttherapeutischen Kreisen außerhalb des deutschen Sprachraums weitgehend unbekannt. Und das obwohl Fritz Perls die zentrale Bedeutung Friedlaenders für seinen Ansatz in aller Deutlichkeit hervorhob:

> Lange Zeit habe ich selbst zu denen gehört, die zwar voll Interesse waren, aus dem Studium der akademischen Philosophie und Psychologie aber keinen Nutzen ziehen konnten, bis ich auf die Schriften von Sigmund Freud stieß, der damals noch völlig außerhalb der Schulwissenschaft stand, und auf S. Friedlaenders Philosophie der „schöpferischen Indifferenz" (Perls, 1991a S. 14).

In seinem ersten Buch *Das Ich, der Hunger und die Aggression* (engl. Original: 1942) schreibt Perls unmissverständlich, von welchem der beiden Männer er die entscheidenden geistigen Anstöße erhalten hat. Der eine, Sigmund Freud, ist eine der bekanntesten Gestalten des Geisteslebens des 20. Jahrhunderts. Die Bedeutung seiner Psychoanalyse als Quelle der Gestalttherapie ist mittlerweile differenziert gewürdigt worden (Bocian, 1994/95). Salomo Friedlaenders Einfluss auf die Gestalttherapie hat jedoch bis heute nicht genügend Beachtung gefunden, schon gar nicht wurde ihm die Anerkennung und Würdigung zuteil, die ihm gebührt hätte[1], obwohl Perls seinen außergewöhnlichen Respekt vor Person und

---

* Dieser Artikel wurde auf Deutsch zur Verfügung gestellt.

[1] Felix Branger (1981) geht in seiner leider unveröffentlichten Arbeit als erster im gestalttherapeutischen Kontext näher auf Friedlaender ein, erhellt dessen biographischen und geistesgeschichtlichen Hintergrund und setzt ihn mit dem Prozessverständnis von Perls in Beziehung. Hilarion Petzolds Darstellung der Gestalttherapie (1984) weist, aufbauend auf Branger, auf die grundlegende Bedeutung Friedlaenders für die Prinzipien des Gestaltansatzes hin. Heik Portele (1992, S. 91–103) setzt die „Schöpferische Indifferenz" mit der „fruchtbaren Leere" von Perls in Beziehung, und zeigt Verbindungen zu Konzepten des Konstruktivismus' und der Spiritualität des Buddhismus auf. Ich selbst habe mein Verständnis von Friedlaenders Bedeutung für die Gestalttherapie im Kontext eines Buches über Gestalttherapie, Zen und christliche Spiritualität (1994), dargestellt sowie in einem umfangreicheren Aufsatz (1996) und im Kontext verschiedener Artikel (1995, 1996 a, b).

Werk Friedlaenders etliche Male deutlich kundtat[2], wenngleich er wie viele andere auch seinen Namen falsch schrieb. „Als Persönlichkeit war er der erste Mann, in dessen Gegenwart ich mich niedrig fühlte und in Bewunderung verneigte. Es gab keinen Raum für meine chronische Arroganz" (Perls, 1981, S. 79). In seinen autobiographischen Aufzeichnungen beschreibt er sein persönliches Verhältnis zum ersten seiner „drei Gurus"[3]: „Seine philosophische Arbeit *Schöpferische Indifferenz*", bekennt er im Alter, „hatte einen starken Einfluss auf mich" (ibid.). Dieser *starke Einfluss* ist in *Das Ich, der Hunger und die Aggression* deutlich ersichtlich. Perls entwirft darin eine Neufassung der Psychoanalyse anhand von drei Punkten. Der erste Punkt, den er, noch vor dem Bezug zur Gestaltpsychologie und seiner Organismus-Konzeption, ausführt, ist das „differenzierende Denken auf der Grundlage der „schöpferischen Indifferenz" von S. Friedlaender", das er „in vollem Umfang anzuwenden" gedenkt (Perls, 1991a, S. 15 und 22). Schöpferische Indifferenz und polare Differenzierung, das philosophische Grundmotiv Friedlaenders, steht am Anfang der therapietheoretischen Überlegungen von Fritz Perls. Nach meinem Verständnis stellt es das zentrale strukturierende Motiv seines gestalttherapeutischen Ansatzes dar und lässt sich in seinen wesentlichen therapeutischen Konzeptionen nachweisen, insbesondere dem „Fünf-Schichten-Modell". Darauf werde ich später noch eingehen. An seiner grundlegenden Ausrichtung nach Friedlaenders Philososophie hielt Perls bis zum Schluss fest, und er bekannte sich klar und unmissverständlich dazu: „Die Orientierung an der schöpferischen Indifferenz ist einleuchtend für mich. Ich habe dem ersten Kapitel von *Das Ich, der Hunger und die Aggression* nichts hinzuzufügen" (Perls, 1981, S. 80).

Wer war Salomo Friedlaender?[4]

Sein vollständiger Name war eigentlich Salomo Friedlaender/Mynona. Neben dem Philosophen Salomo Friedlaender gibt es nämlich noch eine zweite Seite, genannt Mynona, den Verfasser vielgelesener hirnrissiger Grotesken, einer von ihm geprägten innovativen literarischen Ausdrucksform. Mynona, die Umkehrung von anonym, ist das Pseudonym seines *Alter Ego*. „Ich bin ernsthafter Philosoph und Humorist in Personal-Union", charakterisiert er sich (F,[5] 1982, S. 35). Er wurde als „Chaplin der Philosophie" und als „deutscher Voltaire" tituliert (Harden in Huder, 1972, S. 14). Eine schillernde, eigenwillige Geistes-Gestalt,

---

[2] Von den anderen beiden Mitbegründern der Gestalttherapie, Lore Perls und Paul Goodman, wird auf Friedlaender nie explizit Bezug genommen.

[3] Selig, Architekt und Bildhauer am Esalen-Institut, war der zweite. Eine weiße Katze, Mitzi, der dritte. (Perls, 1981, S. 73)

[4] Die germanistische Dissertation von Lisbeth Exner (1996) informiert am detailliertesten über Leben und Werk von Friedlaender; Cardorffs Buch (1988) bietet einen gut lesbaren Zugang aus philosophischer Perspektive; Kuxdorf (1990) stellt ihn als „Kommentator einer Epoche" vor.

[5] Ich zitiere aus Friedlaenders Werken nach folgenden Abkürzungen: F = Friedlaender; M = Mynona; F/K = S. Friedlaender/Mynona – A. Kubin, Briefwechsel.

die sich nicht mit gängigen Schablonen fassen lässt. Er fühlt sich in schöpferischen Künstler- und Intellektuellenkreisen der Bohème wohler als in den Zirkeln akademischer Ernsthaftigkeit. Als Philosoph wird er von deren Vertretern ebenfalls weitgehend ignoriert. Er nennt sie, mit dem für ihn typischen Sprachwitz, die „Akademlichen“ (zit. n. Exner, 1996, S. 244).

In „Lasset die Kindlein zu sich kommen“ – seiner *Autobiographischen Skizze* von 1936, die auszugsweise veröffentlicht ist (M, 1965, S. 203–233) – stellt Friedlaender diesen, das Neue Testament parodierenden Satz (Mk 10, 14) voran. Seine Lebensgeschichte versteht er als ein „Zu-Sich-Kommen“, als innere, geistige Entwicklungs- und Entdeckungsgeschichte. Das Äußere, wie Zeit- und Ortsangaben, interessieren ihn nicht. „Mein Thema ist immer nur das ICH“, schreibt er im Alter (F, 1982, S. 205). Dieses ICH versteht er jedoch nicht im gegenwärtig üblichen psychologischen Sinn. Für ihn, der von einer tiefgehenden und umfassenden philosophischen Perspektive ausging, war das Ich der geistig-individuelle Wesenskern des Menschen, ja der Welt. Die Philosophie sei daher die „Autobiographie der Welt“ (F, 1911, S. 6), die Selbstbeschreibung des geistigen, schöpferischen Weltprinzips.

Trotz Friedlaenders Desinteresse an äußeren Dingen seien nun einige Höhepunkte seiner Biographie schlaglichtartig skizziert. Am 4. Mai 1871 wurde Salomo Friedlaender in Gollantsch, Provinz Posen,[6] als erstes von fünf Kindern jüdischer Eltern geboren. Der kleine Salomo ist extrem introvertiert: „In mir philosophierte, phantasierte es ständig, ohne dass es mir gelang, mich unbefangen zu äußern“ (M 1965, S. 206). Der mäßige Schüler wird in eine Schülerpension geschickt. „Saly“ ist dort „philosophischer Tischnachbar linker Hand“ von Ernst Barlach, dem späteren Bildhauer und Dramatiker (Barlach, 1977, S. 37). Nach einem späten Abitur studiert er zuerst – auf Drängen seines Vaters – Medizin. Aber sein Interesse gilt der Philosophie. 1896 beginnt er sein Philosophiestudium. Der Vater enterbt ihn. Ein Philosoph fesselt ihn besonders: „Schopenhauers Werk brachte mich zum erstenmal mit einem Genius hoher philosophischer Kultur zusammen, und ich unterlag ihm wehrlos, leidenschaftlich“ (M, 1965, S. 218). Neben dem philosophischen Drang regt sich auch mächtig der geschlechtliche. Er ist zwischen beiden hin- und hergerissen. „Mein Geist verachtete, mein Fleisch liebte das Leben“ (ibid. S. 220). Sein Lebensstil als „bizarre Personalunion (...) von Asket und Lüstling“ (ibid.) führt in eine tiefe existenzielle Krise:

> Mitten in dem Lüstling, der ich war, meldete sich die sittliche Forderung zunächst als Schopenhauers Lebensverneinung zum schwärmerisch dunkelen Wort. Ich fühlte mich zu einer Entscheidung gedrängt. Über Welt und Leben geriet ich in immer tiefsinnigeres Grübeln. Immer weniger wurde ich aus mir klug. Es musste doch irgend einen ersten und letzten Sinn des Daseins geben? Schopenhauer fand ihn im Entschluss des Willens zur Bejahung oder zur Verneinung des Lebens. Das waren zwei entgegengesetzte Extreme der Richtung des Willens. Aus der Spannung dieses Gegensatzes blitzte mir eine Formel auf, deren Geschichte ich kaum kannte und also ignorierte, dass es eine uralte Formel ist. Auf der Schule durch gewisse physikalische Kapitel, vor allem Schopenhauers Farbenlehre, in deren Verfolg auch durch die Goethesche, stieß ich auf die Formel der Polarität. In ihr schien mir der Sinn des Lebens geheimnisvoll ent-

6 Posen (Poznan) gehörte damals zu Deutschland; nach dem Ersten Weltkrieg wurde die Provinz an Polen zurückgegeben.

halten. Lebensbejahung als Pol hatte ich nur allzu drastisch ausgekostet. Um eine Entscheidung zu treffen, musste ich also auch den Gegenpol erleben. Über diesen inwendigen Experimenten vergaß ich, dirigiert obendrein von der asketischen Absicht, Essen und Trinken fast gänzlich und erlebte phantastische Ekstasen. Diese Verzückungen enthielten Visionen eines polaren Lebens, in denen sich mitten zwischen allen Lebenspolen, zwischen Ja und Nein des Willens, mein in der Mitte schwebendes Ich immer sonnenhafter regte. Ich entwarf eine Philosophie, die ich ‚*Von der lebendigen Indifferenz der Weltpolarität*' nannte ... (M, 1965, S. 222 f)

Nun hatte er, mit 25 Jahren, sein Thema, sein Grundmotiv gefunden – Indifferenz und polare Differenzierung. Er wird es fortan in immer neuen Variationen umkreisen, vertiefen, reifen lassen.

1902 Promotion mit einer Arbeit über Schopenhauer und Kant. Philosophisch gerät er immer mehr in den Bann von Nietzsche. „Dessen Kritisierung des asketischen Ideals" macht ihn „zum skeptischen Freigeist" (M, 1965, S. 224).

Ab 1905 zunehmend rege schriftstellerische Tätigkeit. Bücher über Julius Robert Mayer und dessen polares Gesetz der Äquivalenz (1905), über *Logik und Psychologie* (1907), jeweils eine kommentierte Werkauswahl von Schopenhauer und Jean Paul (1907). 1911 *Friedrich Nietzsche. Eine intellektuale Biographie.* In diesem Jahr heiratet er Lise Schwinghoff. 1913 wird ihr Sohn geboren. 1918 endlich das Buch, das seine eigene philosophische Grundeinsicht entfaltet, die *Schöpferische Indifferenz*. Von vielen, besonders aus expressionistischen Kreisen, wird das Buch interessiert aufgenommen, von einigen sogar begeistert. Nicht so von den „Akademlichen". Sie ignorieren es. Im Vorwort zur zweiten Auflage von 1926 findet sich ein Bekenntnis zu Immanuel Kant und Ernst Marcus. Mittlerweile ist ihm durch den Philosophen Marcus (1856-1928), den er nach seinem Wohnort Essen „Krupp der Logik" nennt, die prinzipielle, gleichsam „kopernikanische", geistesgeschichtliche Bedeutung Kants aufgegangen: „Kant ist nur ein anderer Name für Intelligenz, und Marcus stellt diese Intelligenz auf Sehschärfe ein" (F, 1926, S. 9). Sein eigener philosophischer Ansatz der »Schöpferischen Indifferenz« ist aber keineswegs hinfällig oder auch nur in Frage gestellt, sondern auf einen neuen Bezugsrahmen hin ausgerichtet. Er verfasst Schriften, die seine neue Orientierung zum Ausdruck bringen (1924/25). Motiviert durch seine philosophische Überzeugung schwingt er „die Narrenpritsche gegen die Eminenzen der geistigen Moderne" (F, 1982, S. 99), da diese die kantische Revolution der kritischen Denkungsart ignorieren und damit die Freiheit verfehlen und der aufkommenden Barbarei Vorschub leisten. Remarque, Bloch, Benn, Thomas Mann, Tucholsky, Sartre u.a. bedenkt er mit den „vielleicht schärfsten und treffendsten Streitschriften in der neueren deutschen Literatur" (Geerken in M, 1980 Bd. 2, S. 292).

Neben dem Philosophen Friedlaender ist da noch der kreative Literat. Als Mynona veröffentlicht er Grotesken, d.h. skurril satirische Geschichten. Von der literarischen Kritik, z.B. von Tucholsky, werden sie begeistert aufgenommen. Mynona, der Wortjongleur und Buchstabenanarchist, stellt die Dinge auf den Kopf, verdreht die Perspektiven in einem „Fasching der Logik" (Titel in F, 1913). Im „Trappistenstreik" z.B. verkehrt sich der streng asketische Schweigeorden in eine grölende, zechende Meute (M, 1922). Er kreiert Worte wie „Trauringkampf", „Zionanie", ist anstößig und respektlos, besonders gegenüber honorigen Ordnungskräften. Eine immer größere Lesergemeinde will ihn als souverän-grotesk

Vortragenden auch erleben. In Berlin, wo er seit 1906 wohnt, ist er eine bekannte Figur der Bohème, der außerordentlich bunten expressionistischen Künstler- und Literaten-Szene. Man trifft sich im „Café des Westens", im Volksmund „Café Größenwahn". Er steht den Dadaisten nahe, ist aber immer kritisch und eigenständig. Zu seinem Freundes- und Bekanntenkreis zählen Alfred Kubin, Else Lasker-Schüler, Walter Benjamin, Martin Buber, Gustav Landauer. Neben Erzählungen wie *Der Schöpfer* (1920), dem „Berliner Nachschlüsselroman" *Graue Magie* (1922) entsteht auch noch ein umfangreiches lyrisches Werk (Kuxdorf, 1990 b).

Mynona, der Satiriker, ist nicht zu trennen von Friedlaender, dem Philosophen. Sie ergänzen einander, sind komplementär und polar. „Als Polarist trägt dieser Philosoph seinen Schalknarren im Busen. Er hat ihn Mynona getauft und mit seinen Eulenspiegeleien die Welt der Philister unsicher gemacht" (Rukser in F, 1982, S. 210). Oder wie er selbst formuliert: „Ohne Spielzeug bei mir kein Ernstzeug" (F, 1982a, S. 679). Mynona, der Groteskenmacher, ein „Kammerjäger der Seelen", der „diese Welt hier, die uns umgibt, gleichsam ausschwefeln muss, um sie zu reinigen" und um zu prüfen, „wie nah oder fern man dem Echten noch mit seiner Seele sei" (M in Kapfer/Lindenmeyer 1993, S. 82).

1933 muss er fliehen. Seine satirische Kritik an den „Hakenkreuzgrünschnäbeln" lässt nur einen Weg offen, den ins Exil. Er geht mit Frau und Kind nach Paris. Dort gerät er zunehmend in die Isolation. Er ist schwer krank, überlebt aber die deutsche Besatzung gerade deshalb, weil er – ins KZ – nicht transportfähig ist. Und er schreibt. In den Exiljahren entstehen die für ihn wichtigsten philosophischen Arbeiten, die bis heute unveröffentlicht sind.[7] Am 9. September 1946 stirbt Salomo Friedlaender und wird auf dem Pariser Friedhof Pantin auf Armenkosten beigesetzt.

II. Die Philosophie

Die philosophische Grundeinsicht von 1896, die Friedlaender in seinen Schriften entfaltet, ist von äußerst elementarer Einfachheit und eben darum keineswegs leicht zu fassen. „Das allerallgemeinste Merkmal jedes irgendmöglichen Phänomens ist der Unterschied, die Differenz, welche bis ins Extreme gehen kann" (F, 1926, S. XV). Damit ein Phänomen wahrnehmbar sein kann, muss es im Gegensatz zu etwas Anderem stehen, sich von etwas Anderem abheben, different sein. Der Unterschied, die Differenz, konstituiert in grundsätzlichster Weise die Gestalten der Welt, die Formen der Phänomene (vgl. Spencer-Brown, 1979). Das grundlegendste Gestaltungsprinzip, das diese Differenz der Phänomene strukturiert, ist die Polarität, der Urgegensatz. „Auch die allerkomplizierteste Relativität lässt sich in korrelative Paare auflösen" (F, 1926, S. 41). Geht man der relativen Wirklichkeit konsequent auf den Grund, so lässt sie sich auf polare Ver-

[7] Der Nachlass befindet sich im Deutschen Literaturarchiv Marbach (DLA) und im Friedlaender/Mynona-Archiv von Hartmut Geerken (FMAG), Herrsching. An der Akademie der Künste Berlin gibt es seit 1972 eine Sammlung Friedlaender/Mynona.

hältnisse zurückführen wie plus und minus, ein und aus, groß und klein, hoch und tief, nah und fern, abstoßen und anziehen, geben und empfangen usw. usw. „Polarität ist der Ariadnefaden im Labyrinthe der Welt" (F, 1926, S. 333). Tatsächlich ist die polare Struktur der Realität in allen Wissenschaftsgebieten nachzuweisen (Höhl/Kessler, 1974; Köhne 1981, 1983), besonders grundlegend in der Physik, z.B. in der Komplementarität von Teilchen und Welle in der Quantentheorie (Bohr/Heisenberg) oder der Anti-Materie wie auch bei der Doppelhelix des genetischen Codes der DNS, die im Übrigen genau der Struktur des chinesischen Orakelbuches *I-Ging* entspricht (Schönberger, 1981). Pole sind nach Friedlaenders Definition exakt entgegengesetzt wie Plus und Minus, sie sind „oppositiv (spiegelhaft) homogen" (F, 1926, S. 20). In polarer Gegensätzlichkeit tritt das als Phänomen in Erscheinung, was in seiner Identität, seiner Einheit und Ganzheit nicht wahrnehmbar, da nicht unterscheidbar, ist. Es ist z.B. immer *relativ* hell im unterscheidenden Verhältnis zum polaren Gegensatz ‚dunkel'. Die Einheit, Identität von ‚hell' und ‚dunkel' ist nicht als unterscheidbares Phänomen erkennbar. Die Einheit einer polaren Differenzierung ist gleichsam ihre *Mitte*, die *Indifferenz*. Genau darauf, auf diese indifferente Mitte, richtet sich Friedlaenders Philosophieren aus:

> Seit Alters her hat man beim Polarisieren mehr auf die Pole als auf deren Indifferenz geachtet. In dieser aber steckt das eigentliche Geheimnis, der schöpferische Wille, der Polarisierende selber, der objektiv eben gar nichts ist. Ohne ihn aber gäbe es keine Welt (F, 1926, S. 337).

A. Das schöpferische Nichts der Indifferenz

Diese Indifferenz ist die schöpferische Zentraldimension der Wirklichkeit, genauer, die „Immension aller Dimension" (F, 1926, S. 341), die Friedlaenders Denken in immer neuen Variationen unermüdlich umkreist und bewusst zu machen sucht. Hier sind wir am Urquell, im Zentrum aller Kreativität. Das prinzipielle Problem dabei ist, dass es sich eben um nichts Differenziertes, um etwas Ununterscheidbares handelt, das darum in negativer Weise als Nichts missverstanden wird: „Es herrscht ein Lebens- und Denkfehler: Man verwechselt das Nichts von plus und minus mit dem minus" (F, 1926, S. 18). Gerade das Nichts des Unterschieds ist dessen Schöpfer, die Realität der Realitäten ... Gerade das objektive Nichts ist das subjektive Herz der Welt" (F, 1926, S. 4).

Wir verwechseln das Gewirkte mit dem Wirkenden, vergessen über dem so sinnfällig dominanten Differenten das eigentlich kreative Indifferente und verkennen dadurch das „subjektive Herz der Welt". Für Friedlaender ist das *Objektive* das polar-differenzierte *Außen*, die ganze Vielfalt der phänomenalen Welt unterscheidbarer Erscheinungen. Das *Subjekt* jedoch ist das schöpferisch indifferente *Innen*, die Mitte, das Wesen, das „weltenschwangere Nichts" (F, 1926, S. 30). „Das Welt-Nichts ist das Welt-Zentrum" (F, 1926, S. 19).

Um auf die lebendige Mitte des Nichts der *Schöpferischen Indifferenz* in der differenzierten Mannigfaltigkeit hinzuweisen, verwendet Friedlaender eine Vielzahl von Bezeichnungen: *Ich*, später oft *Ich-Heliozentrum*, *Selbst*, *Wesen*, *Subjekt*, *Individuum*, *Identität*, *Person*, *Geist*, *Seele*, das *Absolute*, ∞, *Insistenz*, *Wille*, *Freiheit* ... Er legt sich nicht auf bestimmte definitive Wortetikettierungen fest, sondern versucht das letztlich Unbeschreibliche in kreativer, multiperspektivischer Variation hinweisend zu umschreiben.

B. Befreiende Indifferenzierung

Das Herz, gehörig integriert, gehörig von allen Differenzen entäußert, ist das Herz der Welt (F, 1926, S. 51).

Der existenzielle Vollzug der polaren Indifferenzphilosophie besteht in einem Indifferenzieren des eigenen Bewusstseins, in einem Entäußern, Loslassen von allen differenzierten Bewusstseinsinhalten, bis die indifferente Klarheit des Geistes realisiert ist, die als tiefste Quelle authentischer Kreativität zu verstehen ist. Dadurch wird der Mensch zentriert, dadurch findet er seine alles integrierende Mitte, sein Herz, das eben nicht in irgendetwas Differenziertem bestehen kann, sondern in jenem rational unfassbaren Nichts, in dem die ganze Vielfalt aller möglichen Phänomene begründet liegt. „Das eigene Herz, unser Innerstes, beruhigt sich nicht eher, als bis es alles in allem ist“ (F, 1926, S. 50). Aber es ist eine wirklich grundlegende Loslösung notwendig, um zu einem befreienden Verstehen des Ich, des Selbst zu kommen, zur wahren Identität: „Man muss wissen, wer man ist“ (F, 1926, S. 58). Der Weg, den er aufzeigt, ist die Indifferenzierung des Inneren, des Subjekts, die „Evakuierung des Selbstes von Differenz“ (F, 1926, S. 391). Oder anders ausgedrückt, die Ent-identifikation von dem, mit dem man sich „pseudoidentifizierte“ (F, 1926, S. 458). Wenn man sich in irgendeiner Weise noch mit etwas Differenziertem, Äußerlichem, wozu auch die eigenen Gefühle und Gedanken zählen, identifiziert, so verfehlt man sich, denn: „Indifferenz erst ist die nackte Seele. Die menschliche Seele, die psychischen Differenzen, stehen zu ihr in einem ähnlichen Verhältnis wie das Kleid zum Leib“ (F, 1926, S. 352).

Eine völlige Loslösung auch aus den subtilsten differenzierten Identifikationen ist not-wendig, um zur wirklichen eigenen Wesensmitte befreit zu werden, denn der „Gedanke Identität kann nicht intim genug erlebt werden“ (F 1926, S. 60). „Erst das Selbst, worin aller Unterschied vernichtet ist, ist das echte Selbst“ (F, 1926, S. 99). In immer neuen Abarten umkreist Friedlaenders Philosophieren diesen Zentralpunkt der eigenen Existenz wie auch alles anderen Existierenden, etwas, das sich in seiner Transzendenz letztlich dem differenzierten Begreifen entzieht. „Das gestaltende Selbst ist gestaltlos“ (F, 1926, S. 458), es ist mit unserem unterscheidenden Intellekt nicht erkennend wahrzunehmen (Frambach, 1996 a).

Friedlaender warnt jedoch davor, sich im Indifferenten zu verlieren. Es geht nicht um einen Rückzug aus der Welt, sondern um ein tatkräftiges kreatives Gestalten der Welt aus ihrer geistigen schöpferischen Mitte heraus. Er spricht in diesem Zusammenhang von *Indo-Amerikanismus*: „Der Osten dringt auf die Kultur der Indifferenz, der Westen auf diejenige der Differenz; ich will westöstlich sein, indo-amerikanisch. Ich lehne eine Kultur der bloßen Indifferenz ebenso ab wie eine der bloßen Differenz; beide sind verführerische Scheinbarkeiten“ (F/K, 1986, S. 57).

Wirklich „schöpferische“ Indifferenz drängt zu kreativer Entwicklung: „∞ zu *sein*, genügt nicht; man soll es auch (polariter) *werden*“ (F/K, 1986, S. 18). Die kreative Lebenskunst, die aus der indifferenten Mitte erwächst, besteht prinzipiell in einem Balancieren der polaren Gegensätze, einem *Äquilibrieren.* Es kommt darauf an, sich nicht einseitig und schief von einem der jeweiligen Pole vereinnahmen zu lassen, sondern sich frei in deren schöpferischer Mitte zu zentrieren und sie beidseitig gleichsam wie Flügel zu regen. Eine unvoreingenommene „Gleichgern-Bereitschaft" (F, 1926, S. 340), ein Gleich-Mut, kennzeichnet den Menschen, der in seiner indifferenten Mitte zentriert ist, gemäß dem einen Grund-Gebot des „weltenschwangeren Nichts": „Es verbietet nichts Bestimmtes, nur das Fehlen des Gleichgewichts zwischen polar Bestimmtem" (F, 1926, 30). Es geht konkret z.B. darum, dass Zorn und Sanftmut nicht als sich ausschließende Widersprüche voneinander isoliert werden, sondern als polar-differenzierte Gegensatzeinheit gelebt werden, indem man flexibel in ihrer indifferenten Mitte zentriert ist. So kann man „elastisch identisch" (F, 1926, S. 82) bleiben und aus einer „Totalität des Erlebens" (F, 1926, S. 33) heraus frei beweglich auf die jeweilige Anforderung der Situation angemessen zornig oder sanft reagieren. Auch das Zeiterleben wird von dieser Zentrierung erfasst. Die Pole Vergangenheit und Zukunft werden genau auf ihre Mitte, das Jetzt der Gegenwart, bezogen, und der Mensch dadurch in einer „indifferent zentralen Geistesgegenwart" (F/K, 1986, S. 210) zentriert. Die schöpferische Indifferenz „besorgt den *Magnetismus der Extreme*" (F, 1926, S. 32), indem sie Pole über ihr ununterscheidbares Zentrum harmonisierend aufeinander bezieht. Friedlaender sieht seine Philosophie als Anleitung zu einer „*Orthopädie des Lebens,* das noch immer verrenkt ist" (F/K, 1986, S. 210). Er will die Perspektive prinzipiell, von Grund auf, in ihre polar ordnende Mitte renken: „Das Fundament der Dinge ist daher nicht ihre untere Grund-, sondern ihre zentrale Mittellage, die Dinge sind polar. Das ‚Unten' ist die Mitte des polaren ‚Oben'" (F, 1926, S. 24).

Es geht Friedlaender um „PRINZIPIELLE Wahrheit" (F, 1982, S. 144, Hervorhebung im Original), darum ist er auch ein elementarer Logiker. Für ihn ist Logik gleichsam das für den Geist, was das Skelett für den Leib (F/K, 1986, S. 171) bedeutet: Halt, Struktur, eben Prinzip. Aber er ist kein rationalistischer Formal-Logiker, sondern ausgerichtet auf den translogischen, intuitiven Quellgrund aller Logik in der *Schöpferischen Indifferenz.* Sein Ziel logischen Denkens übersteigt eindeutig eine verengt rationalistische Perspektive: „Den Begriff Gott so denken zu können, dass er zur Welt und unserem Leben stimmt, ist die erste und letzte Aufgabe der angewandten Logik. Die Welt ist entweder göttlich oder wesenlos!" (F, 1907 a, S. 75).

Damit sind wir explizit bei der Dimension des Spirituellen und Religiösen, auf die Friedlaender sich bei seinem philosophischen Ausloten der Wirklichkeit immer wieder bezieht, und die ja in elementarer Weise mit dem Thema des Schöpferischen verbunden ist. Wenn er sich auch mit keiner Religion oder gar Konfession exklusiv identifizierte, so lag ihm doch in einer konstruktiv kritischen Weise sehr viel an der philosophisch erhellenden Durchdringung der religiösen Thematik: „Glaubt das Ich nur fromm, so kastriert es sich am Hirn, wird zum ‚hirnlosen' Herzen" (F/K, 1986, S. 205). Von Nietzsche herkommend hat er einen kritischen Blick für die realen Erscheinungsformen des Christentums, aber er schätzt die Mystik, insbesondere Meister Eckhart: „Eckehardt [sic!] entzückt mich, er ist der göttliche Freigeist fast schon im allerreinsten Sinne" (F/K, 1986,

S. 35). Von Buddhismus und Taoismus, zu deren Grundanschauungen seine Philosophie eine erstaunliche Nähe aufweist, hat er sehr wenig Kenntnis. Friedlaender ist in einem weiten Sinn eine Art philosophischer Mystiker, und sein Verständnis der schöpferischen Indifferenzierung der Personmitte ist ein genauer Blick aus einer westlich philosophischen Perspektive auf das Zentralthema authentischer Spiritualität, den befreienden grundlegenden Wandel im Kern der Identität.

Für Friedlaender ist Philosophieren nicht „akademlich" gelehrt und distanziert, sondern eine radikale Auseinandersetzung mit den Grundlagen der eigenen Existenz. Es geht ihm nicht um ein breites Viel-Wissen, nicht um eine Auseinandersetzung mit der philosophischen Tradition, auf die er außer auf Schopenhauer, Nietzsche und Kant kaum näher eingeht, sondern um eine existenzielle geistige Tiefbohrung durch scheinbare Sicherheiten und Selbstverständlichkeiten hindurch zu den wirklich tragenden Gewissheiten. In seinen zentralen geistigen Einsichten fühlt er sich für ihn befreiend unmittelbar eins mit den schöpferischen Gestaltungsprinzipien des Lebens: „Meine Philosophie ist gar keine Philosophie mehr, sondern das Leben selber" (F/K, 1986, S. 11).

III. Friedlaenders Philosophie und die Gestalttherapie

Die elementare Denkkonzeption Friedlaenders, Indifferenz und polare Differenzierung, kommt bei Fritz Perls in unterschiedlicher Wortgestalt zur Geltung, wie z.B. *Mitte, Zentrum, Nullpunkt, Nichts, Leere, Prä-Differenz, Gleichgewicht, Balance, Zentrierung, Gegensätze, Pole, Polarisieren.* Wenn man genauer hinsieht, lässt sich bei diesen Begriffen meist unschwer die Grundstruktur von Friedlaenders Philosophieren ausmachen.

Im ersten Punkt des Revisionskonzeptes seines ersten Buches nennt er Friedlaenders polares Philosophieren „differenzierendes Denken" und sieht darin ein „geistiges Präzisionsinstrument" (Perls, 1991a, S. 17), das den Punkt der „Prä-Differenz", wie er die *Schöpferische Indifferenz* auch nennt, finden lässt, den Nullpunkt, die Mitte, von wo aus balancierendes Gleichgewicht möglich ist und wir die

> umfassendste und am wenigsten verzerrte Anschauung gewinnen können. (...) Indem wir wachsam im Zentrum bleiben, können wir eine schöpferische Fähigkeit erwerben, beide Seiten eines Vorkommnisses zu sehen und jede unvollständige Hälfte zu ergänzen. Indem wir eine einseitige Anschauung vermeiden, gewinnen wir eine viel tiefere Einsicht in die Struktur und Funktion des Organismus (ibid., S. 19).

Mitte ist für Friedlaender ein „Zauberwort" (F/K, 1986, S. 220), und auch für Perls ist das „Finden einer Mitte" (1981, S. 32), die Zentrierung, das grundsätzliche Ziel von Therapie, weil wir dadurch die „schöpferische Fähigkeit erwerben, beide Seiten eines Vorkommnisses zusehen", wie er oben sagt. Als Beispiel sei hier die für die Gestalttherapie so charakteristische „Zentrierung im Jetzt" (Naranjo, 1979) angeführt. Das Hier und Jetzt ist das Zeitzentrum, auf das die Pole Vergangenheit und Zukunft als ihre Mitte zu beziehen sind (Perls, 1991 a, S. 103).

Auch die beiden folgenden Punkte des Revisionskonzeptes von Perls, die Integration der gestaltpsychologischen Perspektive und seine Organismuskonzeption, sind klar von Friedlaenders philosophischem Motiv geprägt (Petzold, 1984, S. 11). Aus der Gestaltpsychologie übernimmt er deren zentrale Figur/Hintergrund-Konzeption. Danach differenziert die Wahrnehmung prinzipiell in einen unscharfen, diffusen Hintergrund und in eine prägnante Figur nicht *im* sondern *als* Vordergrund. Das ist das Grundprinzip unseres unterscheidenden Wahrnehmens, des Erkennens von differenzierten Gestalten. Unschwer sind *Vorder*grund und *Hinter*grund als Pole einer Polarität zu verstehen, eben wie *vorne* und *hinten*. Sie entsprechen strukturell der polaren Differenzierung bei Friedlaender. Was ist dann aber die Entsprechung zur Schöpferischen Indifferenz? Weder in der Gestaltpsychologie und -theorie noch in der Gestalttherapie findet sich dafür eine klare Analogie. Geht man (sprach-)logisch an die Frage heran, so muss die Antwort lauten: der *Grund* (Frambach, 1994, S. 55). Die polare Differenzierung in Vordergrund und Hintergrund hat im Grund ihre Indifferenz. Der Grund ist nicht mit dem Hintergrund zu verwechseln. Dieser ist diffus, der Grund jedoch ist indifferent. Er ist kein wahrnehmbares differenziertes Phänomen. Er ist das, was (sich) differenziert, schöpferische Mitte und Quelle aller Differenzierung. Perls hat das, was als der indifferente Grund verstanden werden kann, inhaltlich in seinen Aussagen über das „Nichts" und die „fruchtbare Leere" angesprochen: „Meine erste Begegnung mit dem Nichts im philosophischen Bereich war die Null in Gestalt des Nullpunktes. Ich fand es unter der Bezeichnung *Schöpferische Indifferenz* bei Sigmund [sic!] Friedländer" (Perls, 1981, S. 73).

Die zentrale Bedeutung des Nichts für Perls – „*Nichts* kommt *Wirklichkeit* gleich" (1969b, S. 65, Hervorhebung im Original) –, bei der er sich oft auf Buddhismus und Taoismus bezieht, ist wesentlich auf Friedlaender zurückzuführen, dem er hier interessanterweise den Vornamen von Freud zuschreibt. Auch wenn er sich dessen nicht voll reflektiert bewusst war – sonst hätte er so etwas wie eine explizite Analogie von Indifferenz und Grund entwickelt –, so hat ihn doch m.E. insbesondere die implizite Strukturanalogie der Figur/Hintergrund-Konzeption mit dem polaren Denkansatz von Friedlaender an der Gestaltpsychologie fasziniert. Er begegnet hier Friedlaenders elementarem Thema wieder, transponiert in eine andere Begrifflichkeit in einem anderen geistigen Kontext.

Auch im dritten Revisionspunkt, den Perls mit „Der Organismus und sein Gleichgewicht" überschreibt (1991 a, S. 34), klingt dieses Thema deutlich durch. In seiner Organismuskonzeption, bei der er sich vor allem auf die Arbeiten von Goldstein, Smuts und Reich bezieht, sind das Fließgleichgewicht der *Homöostase* und die *organismische Selbstregulierung* die zentralen Theoreme. Die Plus- und Minus-Funktionen des physischen Stoffwechsels werden als polar-regulative Prinzipien auch auf den „geistig-seelischen Stoffwechsel" (ibid., S. 115 ff) übertragen. Der „Organismus" Mensch, für Perls Metapher der Einheit von Leib, Seele und Geist im Kontext des Feldes der Lebenswelt, wird in seiner Gesamtheit von einem lebendigen Balance-Geschehen in komplexer Weise homöostatisch selbstreguliert.

Auch in *Gestalttherapie* (Perls et al., amerikan. Original 1951; dt. u.a. 1997 und 1991 b), dessen theoretischer Teil vor allem von Paul Goodman ausgearbeitet wurde, ist die polare Denkbewegung Friedlaenders aufzuzeigen, wenn auch nicht explizit auf ihn Bezug genommen wird. Die in diesem Zusammenhang bedeutsamsten Begriffe sind m. E. das *Selbst* und der *mittlere Modus*. „Das Selbst ist spontan im mittleren Modus“ (Perls et al., 1997, S. 170), es integriert die Pole Aktivität und Passivität, Tun und Erleiden, indem es aus deren Indifferenz und Mitte als eine „schöpferische Unparteilichkeit“ (ibid.) die Basis spontan freien Fühlens, Denkens und Tuns eröffnet.

IV. Das Fünf-Schichten-Modell der Neurose

Die theoretischen Grundlagen der Gestalttherapie von Fritz Perls im ersten Kapitel von *Das Ich, der Hunger und die Aggression* haben m. E. ihre entscheidende strukturelle Prägung von Friedlaenders polarem Denken erhalten. Von daher ergibt sich auch eine stimmige, psycho-*logisch* stringente Interpretation des „Fünf-Schichten-Modells“ der Neurose (Frambach, 1994, S. 83–114), das von Perls recht unklar ausgeführt wurde und mit wenigen Ausnahmen (Staemmler/Bock, 1987, S. 1991[8]) nur relativ oberflächlich rezipiert wurde, wenn überhaupt.

Die „aufgesetzte Schicht“ der Rollen und Spiele ist bei Perls die Ausgangssituation. Die neurotische Unfreiheit besteht prinzipiell in einer *Fixierung* auf bestimmte Aspekte der Identität, die den Vordergrund der Bewusstheit besetzt halten. Andere nicht angenommene Aspekte der Persönlichkeit werden mehr oder weniger permanent in den Schatten des Hintergrunds, hinter die Kulissen der Lebensbühne verdrängt. In der „phobischen Schicht“ werden diese vermiedenen Impulse zunehmend bewusster, und damit auch die Angst, die phobische Haltung, die zur Vermeidung führte und sie aufrechterhält. Es wird eine *Differenzierung* vollzogen, die Bewusstheit wird differenzierter, da bislang ungelebte gegenpolige Seiten und Bedürfnisse der Psyche zumindest teil- und zeitweise die Möglichkeit haben, ins Erleben zu treten und Gestalt zu werden. Zum Beispiel tritt eine permanent in den Hintergrund gedrängte Aggression in den Vordergrund, der sonst durchgehend von einer aufgesetzten, gleichsam chronischen Freundlichkeit besetzt ist. Der Widerstreit der *E-motion*, der *Heraus-bewegung*, und der zurückdrängenden Gegenbewegung der Angst verdichtet sich weiter zu einer *Diffusion*, von Perls als „Impasse“ bezeichnet. In diesem Engpass, dieser Sackgasse oder Blockierung, hat sich die alte Struktur der bisherigen vordergründigen Identifikations-Fixierung in diffuse Verwirrung aufgelöst. Harrt man in dieser beängstigenden Phase aus, dann tritt ein *Vakuum* ein, von Perls „Schicht des Todes“, „fruchtbare Leere“ oder „Implosion“ genannt. Hier

---

8 Frank Staemmler und Werner Bock haben eine differenzierte Interpretation des „Fünf-Schichten-Modells“ vorgelegt (1987; revidierte Fassung 1991). Ich unterscheide mich in meiner Interpretation, die ich mit Bezug auf Friedlaenders polare Philosophie und im Vergleich mit transformativen Prozessen der Spiritualität (Zen u. christl. Mystik) entwickelt habe, vor allem im Verständnis der vierten Schicht. Diese ist für mich als Erfahrung der Schöpferischen Indifferenz im Sinne Friedlaenders charakterisiert, als Erfahrung des Grundes. Staemmler/ Bock gehen in ihrer Interpretation nicht weiter auf Friedlaender ein.

findet keine polare Differenzierung in Vorder- und Hintergrund statt, hier wird deren kreative Mitte erfahren, der Grund, das Nichts der *Schöpferischen Indifferenz*. Was als „*furcht*bare" Leere drohte, als Verlust, erweist sich im Nachhinein als „*frucht*bare" Leere. Nach einseitiger, schiefer Identifikation findet der Mensch wieder zum „mittleren Modus", aus dem heraus das Selbst frei und spontan gestaltet. Das geschieht dann auch umgehend in der Phase, die Perls als „Explosion" bezeichnet. Ein bislang hintergründiger psychischer Aspekt, wie z.B. Aggression oder Trauer, kann sich nun unbehindert im Vordergrund entfalten und dadurch eine „unerledigte Situation", eine „offene Gestalt" schließen. Es kommt zur *Integration* eines nicht angenommenen seelischen Aspektes, der zusammen mit seinem bereits zugelassenen psychischen Gegenpol als balancierende Polarität in den Verantwortungsbereich der Persönlichkeit *integriert* wird.

Die Stadien *Fixierung, Differenzierung, Diffusion, Vakuum* und *Integration* des „Fünf-Schichten-Modells", die in einer unendlichen Variation individueller Intensität, Zeitdauer, Wiederholung usw. durchlebt werden, ergeben sich als stimmiger Prozessverlauf, wenn man Friedlaenders polare Indifferenz-Philosophie als strukturierendes Interpretament anwendet und insbesondere Vorder- und Hintergrund als polare Differenzierung versteht sowie den Grund als Indifferenz. Wenn Perls diese Zusammenhänge auch nicht explizit herausgearbeitet hat, so finden sich bei ihm doch deutliche Hinweise darauf:

> Die grundlegende Lehre der Gestalttherapie ist die der Wesensdifferenzierung und der Integration. Die Differenzierung als solche führt zu Polaritäten. Als Dualitäten werden diese Polaritäten leicht in Streit kommen und sich gegenseitig paralysieren. Indem wir gegensätzliche Züge integrieren, machen wir die Menschen wieder ganz und heil. Zum Beispiel Schwäche und tyrannisches Verhalten integrieren sich als ruhige Festigkeit (Perls in Petzold, 1980, S. 155).

Klar kommt hier Perls' grundsätzlich polare Sicht psychischer Dynamik zum Ausdruck. Es geht ihm darum, Dualitäten, einseitige Identifikationen mit eigentlich gleichwertigen psychischen Polen, zu ausgewogenen Polaritäten zu integrieren. Oder anders ausgedrückt: Es kommt darauf an, die Mitte zu finden, den „mittleren Modus" des Selbst, den Grund der „Schöpferischen Indifferenz", von wo aus kreative, situationsgerechte polare Differenzierungen erfolgen können. Bei der psychisch „gestörten" Persönlichkeit, die aus dem seelischen Gleichgewicht geraten ist, hat sich gleichsam wie bei einer Wippe die balancierende Mitte verschoben, weil man sich zu einseitig und überwiegend mit nur einem Pol einer psychischen Gegensatzeinheit, wie z.B. Freude und Trauer, identifiziert. Dadurch kippt die innere Balance, und es entsteht eine Schieflage, auf der man sich nur in einer anstrengenden Weise aufrecht halten kann, nämlich durch die Ausgleichsbewegung neurotischer Vermeidungsmechanismen. Der existenziell eigentlich „schwerwiegendere" Pol, von dem man aus irgendwelchen Ängsten abgerückt ist, sinkt unter das Bewusstheitsniveau in den Schatten des Hintergrunds, und der für einen „leichtere" wird vordergründig pseudo-dominant. Die/der eigentlich „überwiegend" Traurige „neigt" dazu, kompensatorisch eine vordergründig heitere Fassade zu zeigen. Der Weg der Heilung besteht daher grundsätzlich in einem „Prozess der Zentrierung", in der „Aussöhnung von Gegensätzen ... zu einem produktiven Zusammenspiel" (Perls in Petzold, 1980, S. 95). Diese Aussöhnung geschieht im Finden der Mitte, der *Schöpferischen*

Indifferenz, die den „Magnetismus der Extreme" (F, 1926, S. 32) bewirkt, der widerstreitende Dualitäten zu komplementären Polaritäten integriert.

Wendet man Friedlaenders polaren Denkansatz konsequent an, dann ist davon auszugehen, dass die Psyche, wie jedes andere Phänomen auch, prinzipiell polar, paarig, komplementär strukturiert ist. Es gibt keine einzelnen, für sich isolierten psychischen Phänomene, sondern es ist von Gegensatzeinheiten auszugehen, wie z.B. Zuneigung und Abneigung, Freude und Trauer, Durchsetzen und Nachgeben usw.

Polarität ist für das Verstehen der Psyche von grundlegender Bedeutung. Sie ist insbesondere in allen Ansätzen, die von der Psychoanalyse ausgehen (Jung, Adler, Reich, Szondi u.a.), mehr oder weniger deutlich aufzuzeigen (Schlegel, 1982, S. 275). Die polare Ausrichtung von Perls ist eindeutig auf Friedlaender zurückzuführen, der ihm außer dem Prinzip der polaren Differenzierung noch die zentrale Bedeutung der integrierenden Indifferenz vermittelte. Mit diesem Motiv hat die polare Indifferenzphilosophie Friedlaenders die Denkbewegung der Gestalttherapie anfänglich und entscheidend geprägt und ist entsprechend als ihr wesentlicher philosophischer Hintergrund[9] anzusehen. Ziel des gestalttherapeutischen Prozesses ist es aus dieser Perspektive, aus einseitiger Fixierung auf Vordergründiges zunehmend zum Grund zu führen, von der Peripherie zu Mitte und Zentrum, indem starre Dualitäten zu flexiblen Polaritäten integriert werden. Es scheint mir darum, aufgrund der hier zwangsläufig komprimiert dargestellten Zusammenhänge, sachlich durchaus angemessen, folgende ideengeschichtliche Definition zu formulieren: Die Gestalttherapie von Fritz Perls ist die psychotherapeutische Umsetzung der polaren Indifferenz-Philosophie Salomo Friedlaenders auf der Grundlage der Psychoanalyse Sigmund Freuds, vorwiegend ausgedrückt und präzisiert durch zentrale Konzepte der Gestalttheorie und -psychologie und durch eine ganzheitliche „organismische" Auffassung (Goldstein, Reich, Smuts) des Menschen bestimmt. In diesen Rahmen fließt noch eine Vielzahl weiterer Quellen aus Philosophie, Psychologie, Kunst und Religion ein, wobei ich hier den Aspekt dialogischer Begegnung (Buber) und die Phänomenologie besonders hervorheben möchte.

Conclusio

Was Friedlaender, dieser herausragende Vertreter der deutsch-jüdischen Kultur-Avantgarde der ersten Jahrzehnte des zwanzigsten Jahrhunderts (Kiefer, 1986), aus seiner philosophischen Perspektive unter „Schöpferischer Indifferenz" versteht, ist die kreative Zentraldimension menschlicher Existenz. Gleich, ob im Blick auf Kreativität im Sinne künstlerischen Schaffens oder im Sinne neuer Er-

[9] Claudio Naranjo teilte mir in einem Gespräch mit, dass er lange die Vermutung hatte, hinter der Gestalttherapie, wie er sie durch Fritz Perls kennen lernte, müsse eine spezifische Philosophie stecken. Als er dann Friedlaender etwas näher im deutschen Original kennen lernte, wurde ihm klar, dass er hier den spezifischen philosophischen Quellgrund der Gestalttherapie vor sich hatte.

kenntnisse und Einsichten auf wissenschaftlichem Gebiet oder eben im Sinne psychotherapeutischer, aber auch spiritueller Prozesse, immer lässt sich ein Stadium der Indifferenz, der fruchtbaren Leere, des Nichts, ausmachen, das durchlebt werden muss. In gewissem Sinne ist jeder wirklich schöpferische Akt eine *Creatio ex nihilo,* eine Schöpfung aus dem Nichts. Wenn wir das Gewohnte loslassen, was mehr oder weniger mit Unsicherheit und Ängsten verbunden ist, dann treten wir notwendigerweise in ein indifferentes Stadium ein, aus dem heraus sich neue Differenzierungen, neue Schöpfungen ergeben. Wir erfahren uns in diesem kreativen „mittleren Modus" zwischen Aktivität und Passivität deshalb sowohl als aktiv Gestaltende wie auch als passiv Empfangende, welchen eine Einsicht, eine Idee etc. geschenkt wurde. Friedlaender, der als „der Philosoph des Expressionismus" (Taylor, 1990, S. 118) angesehen werden kann, hat diesen grundlegendsten schöpferischen Akt menschlicher Existenz mit seiner Lehre der „Schöpferischen Indifferenz" philosophisch ausgelotet und so dem Bewusstsein in neuer Weise zugänglich gemacht. Fritz Perls hat mit seinem „Riecher" für grundlegende geistige Konzepte (Frambach, 1996 b) die weitreichende, lebenspraktische Potenz von Friedlaenders Philosophieren erkannt und auf psychotherapeutischer Ebene umgesetzt. Vom elementaren Motiv polarer Differenzierung und der Mitte schöpferischer Indifferenz her lassen sich viele Theoreme des Gestalt-Ansatzes vertieft begreifen, vor allem die polare Vordergrund/Hintergrund-Differenzierung, die durch das Verständnis des indifferenten Grundes ergänzt wird. Dieser Grund der „Schöpferischen Indifferenz" ist Quell und Potenz des Geistes, durch den sich kreative Entwicklung vollzieht. Er ist das „weltenschwangere Nichts".

Literatur

Barlach E (1977) Ein selbsterzähltes Leben. Heyne, München

Bocian B (1994/1995a, b) Gestalttherapie und Psychoanalyse I/II/III. Gestalttherapie 1994/2: 12–36; 1995/1: 61–83; 1995/2: 69–83

Cardorff P (1988) Friedlaender (Mynona) zur Einführung. Junius, Hamburg

Exner L (1996) Fasching als Logik. Über Salomo Friedlaender/Mynona. Bellville, München

Frambach L (1994) Identität und Befreiung in Gestalttherapie, Zen und christlicher Spiritualität. Via Nova, Petersberg

Frambach L (1995) Gestalttherapie und Spiritualität. Transpersonale Psychologie und Psychotherapie 2: 22–39

Frambach L (1996a) Salomo Friedlaender/Mynona. Ausgrabung einer fast vergessenen Quelle der Gestalttherapie. Gestalttherapie 1: 5–25

Frambach L (1996b): Von der Unfähigkeit des Intellekts das Absolute zu erkennen oder der Wettlauf zwischen Hase und Igel. Transpersonale Psychologie u. Psychotherapie 1: 51–65

Frambach L (1996c) Die Ursprünge der Gestalttherapie. Gestaltkritik 2: 40–47

Friedlaender S (1905) Julius Robert Mayer. Theodor Thomas, Leipzig

Friedlaender S (1907a) Logik. Die Lehre vom Denken. H Hillger, Berlin

Friedlaender S (1907b) Psychologie. Die Lehre von der Seele. H Hillger, Berlin

Friedlaender S (1908) Durch blaue Schleier. Gedichte. AR Meyer, Berlin

Friedlaender S (1911) Friedrich Nietzsche. Eine intellektuale Biographie. GJ Göschen, Leipzig

Friedlaender S (1918) Schöpferische Indifferenz. Georg Müller, München

Friedlaender S (1924) Kant für Kinder. Fragelehrbuch zum sittlichen Unterricht. Steegemann, Hannover

Friedlaender S (1926) Schöpferische Indifferenz. 2. um ein Vorw. vermehrte Aufl. E Reinhardt, München
Friedlaender S (1978) Katechismus der Magie. Reprint von Friedlaender (1925) mit Kommentar von M Schönberger: Das magische Prinzip der Natur. Aurum, Freiburg i. Br.
Friedlaender S (1982a) Aus den philosophischen Tagebüchern/Moral und Politik. Merkur 7: 679–683
Friedlaender S (1982b) Briefe aus dem Exil. H Geerken (Hrsg) v. Hase & Koehler, Mainz
Friedlaender/Mynona S, Kubin A (1986) Briefwechsel. (Hrsg) V. Geerken H, Hauff S. Edition neue texte, Wien
Huder W (1972) Salomo Friedlaender/Mynona 1871–1946. Akademie der Künste Berlin, 5. Mai bis 4. Juni 1972. Ausstellungskatalog. Berlin
Kapfer H, Lindenmeyer C (Hrsg) (1993) Maßnahmen des Verschwindens. – Salomo Friedlaender/ Mynona, Anselm Ruest, Heinz-Ludwig Friedlaender im französischen Exil. Ausstellung und Hörspiele von Hartmut Geerken. Redaktion: S Hauff. München
Kiefer KH (1986) Avantgarde – Weltkrieg – Exil. Materialien zu Carl Einstein und Salomo Friedlaender/Mynona. Peter Lang, Frankfurt a. M
Kuxdorf M (1990a) Der Schriftsteller Salomo Friedlaender/Mynona: Kommentator einer Epoche. Peter Lang, Frankfurt a. M
Kuxdorf M (1990b) Die Lyrik Salomo Friedlaender/Mynonas: Traum, Parodie und Weltverbesserung. Peter Lang, Frankfurt a. M
Mynona (1913) Rosa die schöne Schutzmannsfrau. Verlag der Weißen Bücher, Leipzig
Mynona (1914) Für Hunde und andere Menschen. Der Sturm, Berlin
Mynona (1919) Die Bank der Spötter. Ein Unroman. Kurt Wolff, München Leipzig
Mynona (1920) Der Schöpfer. Phantasie. Kurt Wolff, München
Mynona (1922) Trappistenstreik und andere Grotesken. Walter Heinrich, Freiburg/Baden
Mynona (1965) Rosa die schöne Schutzmannsfrau und andere Grotesken. Otten E (Hrsg) Arche, Zürich
Mynona (1980) Prosa. Bd. 1 & 2. Geerken (Hrsg) edition text+kritik, München
Mynona (1988) Das Eisenbahnglück oder der Anti-Freud. Junius, Hamburg
Mynona (1989) Graue Magie. Ein Berliner Nachschlüsselroman. Fannei & Walz, Berlin
Naranjo C (1979) Zentrierung im Jetzt. Integrative Therapie 3: 165–191
Perls FS (1969a) Ego, hunger and aggression. The beginning of Gestalt therapy. Vintage/ Random House, New York
Perls FS (1969b) Gestalt-Therapie in Aktion. Ernst Klett Verlag, Stuttgart
Perls FS (1971a) Four lectures. In: Fagan J, Shepherd IL (1971) Gestalt therapy now. Theory/ techniques/applications. Harper Colophon, New York, pp 14–38
Perls FS (1971b) Gestalt therapy verbatim. Bantam, New York
Perls FS (1972) In and out the garbage pail. Bantam, New York
Perls FS (1966) Gestalt therapy and human potentialities. In: Stevens JO (ed) (1977) gestalt is. Bantam, New York, pp 1–8
Perls SF (1981) Gestaltwahrnehmung. Verworfenes und Wiedergefundenes aus meiner Mülltonne. Verlag für humanistische Psychologie, Frankfurt/Main
Perls FS, Hefferline R, Goodman P (1951) Gestalt therapy: Excitement and growth in the human personality. Dell, New York
Perls FS (1991a) Das Ich, der Hunger und die Aggression, Dtv, München
Perls FS (1991b) Gestalttherapie. Praxis. Dtv, München
Perls FS (1997) Gestalttherapie. Grundlagen. Dtv, München
Petzold H (1980) (Hrsg) Gestalt-Wachstum-Integration. Junfermann, Paderborn
Petzold H (1984) Die Gestalttherapie von Fritz Perls, Lore Perls und Paul Goodman. Integrative Therapie 1–2: 5–72
Portele G H (1992) Der Mensch ist kein Wägelchen. Edition Humanistische Psychologie, Köln
Schlegel L (1982) Die Psychodynamik der Polarität in der Psychologie von Jung. In: Eicke D (Hrsg) Tiefenpsychologie. Bd 4. Beltz, Weinheim, S 265–276
Schönberger M (1981) Verborgener Schlüssel zum Leben. Weltformel I-GING im genetischen Code. Scherz, Bern
Spencer-Brown G (1979) Laws of form. EP Dutton, New York

Staemmler FM, Bock W (1987) Neuentwurf der Gestalttherapie. Pfeiffer, München
Staemmler FM, Bock W (1990) Ganzheitliche Veränderung in der Gestalttherapie. Pfeiffer, München
Taylor S (1990) Left-wing Nietzscheans. The politics of German expressionism 1910–1920. de Gruyter, Berlin

Otto Ranks schöpferischer Wille und sein Einfluss auf die Gestalttherapie*

Bertram Müller

In einem Buch über Kunst und Kreativität in der Gestalttherapie darf eine Auseinandersetzung mit dem Werk Otto Ranks nicht fehlen. Perls et al. (amerikan. Oiginal: 1951) haben Ranks theoretische Arbeit zwar mehrfach lobend erwähnt und unter anderem sein Meisterwerk *Kunst und Künstler* als „über jedes Lob erhaben" (Perls et al., 1979, S. 185) gefeiert. Umso erstaunlicher ist, dass in der weiteren Entwicklung der Gestalttherapie ausgerechnet die Schriften des ‚Großmeisters' der Erforschung der kreativen Persönlichkeit, des schöpferischen Lebens und des künstlerischen Schaffens sowie die Nutzung diesbezüglicher Erkenntnisse für das Verstehen und die Linderung psychischen Leids bisher nicht ausführlicher zu Rate gezogen wurden. Isadore From, Gestalt-Lehrtherapeut der ersten Stunde, aber auch der Biograph von Paul Goodman, Taylor Stoehr, gingen sogar so weit, die Schriften Otto Ranks für die Entwicklung der Gestalttherapie für mindestens ebenso wichtig zu halten wie die Theorien der Gestaltpsychologen (Müller, 1993). Eine kritische Sichtung der weitläufigen Entwicklung der Gestalttherapie und ihrer Praxis lässt jedoch leider den Schluss zu, dass Rank immer noch nicht die Anerkennung gefunden hat, die ihm gebührt hätte. Aufgrund der spärlichen theoretischen Publikationen zum Thema Kreativität in der Psychotherapie trotz der Vielfalt gestalttherapeutischer Autoren und Autorinnen, stimme ich Nancy Amendt-Lyon zu, die zu Recht beanstandet, dass trotz einiger inspirierter Beiträge zur Gestalttherapie immer noch keine schlüssige Theorie zur Kreativität in der Gestalttherapie vorliege (Amendt-Lyon, 1999). Rank kann zu eminent wichtigen Einsichten führen, daher werde ich in diesem Kapitel das angesprochene Versäumnis teilweise auszugleichen suchen, mich dabei aber auf die Entwicklung und den Einfluss von Ranks Konzept des schöpferischen Willens in der Gestalttherapie beschränken.

Noch weniger beachtet als einzelne seiner psychologischen Schriften ist Ranks literarisches Vermächtnis zum Thema Kunst, zum künstlerischen Schaffen und zur künstlerischen Persönlichkeit. Diese grundlegenden Werke, vor allem zum Thema ‚schöpferisches Handeln des Menschen', könnten wesentlich dazu beitragen, dass kreative wie auch von psychischen Blockaden her-

* Dieser Artikel wurde auf Deutsch zur Verfügung gestellt.

rührende Prozesse in der Psychotherapie und im Kunstschaffen besser verstanden und genutzt würden.

Rank stellt besonders in seinen nachfreudianischen Schriften (ab 1925) wesentliche Fragen zum menschlichen Schaffensdrang, zum künstlerischen Schaffen, zur Entwicklung der künstlerischen Persönlichkeit, zu Ethik und Ästhetik. Woher käme der menschliche Schaffensdrang überhaupt? Was benötige er zu seiner Entfaltung? Wie äußere er sich in den verschiedenen Epochen? In welch verschiedenen Weisen drücke sich der Schaffensdrang aus? Was sei seine individuelle, was seine gesellschaftliche Funktion? Wie trage er zu einer Erklärung von Entwicklung und Funktionsweise der menschlichen Persönlichkeit (Rank, 1932) bei? Was treibt nun einen Menschen überhaupt zum Schaffen künstlerischer Werke, statt dass er das Leben einfach genösse? Was spornt den einen zu übermenschlichen Taten an, sodass er mit seinem Werk berühmt und vielleicht sogar unsterblich wird, während ein anderer in Zurückgezogenheit Weisheit und individuelles Glück oder gar die ewige Glückseligkeit sucht? Rank war die Beantwortung dieser Fragen nicht nur im Hinblick auf ein besseres Verständnis des schöpferischen Prozesses beim Künstler wesentlich, sondern auf die Psychologie des Menschen allgemein.

Schöpferische Motive erwüchsen weniger, so argumentiert Rank vor allem gegenüber Freud, aus angeborenen, sublimierten Trieben noch seien sie durch Sozialisation befriedigend erklärbar, denn vieles Menschliche und Schöpferische geschehe ohne bzw. gegen die natürlichen Instinkte und gegen alle *realiter* in der Vergangenheit gemachten Erfahrungen. Nur der schöpferische Austausch mit der Umwelt, mit all ihren Wirklichkeiten, Illusionen und Ideologien, könne die besondere innere Dynamik, aus der das schöpferische Werk geboren wird, begreiflich machen. Im Gegensatz zu Freud und ähnlich wie Perls et al. (1951) pflegte Rank die Kraft des schöpferischen Willens zu betonen, welcher in jedem Individuum während dessen Tätigkeit und im Vorgang des Assimilierens vergangener und gegenwärtiger Erfahrung mehr oder weniger am Werke sei.

Rank erforschte die schöpferische Persönlichkeit und den kreativen Schaffensprozess deshalb so genau, weil er besonders im kreativen Menschen, allen voran im Künstler, ein Beispiel einer eigenständigen, von anderen, dem Kollektiv, wie er es nennt, sowohl nehmenden, aber auch (durch das geschaffene Werk) ihm etwas zurückgebenden Persönlichkeit sieht, deren besondere psychische Dynamik, ‚mit und in der Welt zu sein', Hinweise darauf gibt, wie man den Menschen helfen könne, welche an der ureigenen humanen Aufgabe einer sowohl individuell wie auch sozial befriedigenden Lebensgestaltung scheitern (z.B. Neurotiker, Soziopathen).

Ausgehend von der Bezogenheit des Menschen führte Rank die psychotherapeutische Theoriebildung über Freuds deterministische Ansichten zur menschlichen Natur hinaus und rückte das wichtigste Attribut des Menschen wieder in den Brennpunkt des Interesses, nämlich seine Fähigkeit, als Individuum Entscheidungen insbesondere in Bezug auf die Außenwelt zu fällen.

> Um das Leben voll auszukosten, ja um zu überleben, muss der Mensch zunächst einen Willensakt leisten, der einen Akt der Selbstaufgabe mit einschließt, zunächst über die willentliche Bejahung des Obligatorischen, d.h. er muss zum Leben ‚ja' sagen. Dieser Akt der persönlichen Willensentscheidung, nämlich zum Obligatorischen ‚ja' zu sagen, wird dann zu einem wesent-

lichen schöpferischen Aspekt der Anpassung. Zweitens muss der Mensch, nach Maßgabe seiner eigenen Fähigkeiten und der Besonderheit der jeweiligen Situation, Wandel bewirken. Er tut dies, indem er Neues hervorbringt. Das ist der adaptive Aspekt der individuellen Schöpfung (Menaker, 1972, S. 12).

Ranks philosophisch-theoretische Begrifflichkeit ist ähnlich der Perls' et al. (1951) von einem Denken in Polaritäten und Prozessen bestimmt. Rank gruppiert all diese Polaritäten allerdings ganz um den einen, schöpferischen Lebensimpuls, den er in seiner bewussten Form den „schöpferischen Willen" nennt. Die Gestalttherapie könnte von Ranks Anregungen außerordentlich profitieren, zum Beispiel davon, wie der Mensch die Fähigkeit zu ethischem und ästhetischem Handeln überhaupt erlangt, welche weder ausschließlich von außen noch aus dem Über-Ich herrührt.

I. Ranks Konzepte des schöpferischen Willens, Bewusstsein, die schöpferische Persönlichkeit und die Willenstherapie

Rank postuliert den schöpferischen Willen als „den psychologischen Faktor erster Ordnung" (Rank, 1929). Ranks neue Botschaft in den Jahren nach der Trennung von Freud, welche er auch die „neokopernikanische Rückwendung zum bewussten Willen" (ibid., S. 6) nannte, hob den einzigartigen, freien und individuellen Willen als biologische Grundbestimmung jeder Person, ungeachtet aller Prägung und Kindheitsgeschichte hervor. Für Rank ist der individuelle schöpferische Wille der primäre Gestalter des Ichs, der Individualität sowie die entscheidende Voraussetzung für die Verantwortungsfähigkeit des Einzelnen. Die Leugnung des schöpferischen individuellen Willens bildet nach Ranks dynamischer, konstruktiver Willenspsychologie die Grundlage jedweder Neurose.

Auch wenn Rank die Idee, dass das menschliche Ich von früheren Identifikationen, vor allem von der Beziehung zur Mutter, geprägt sei, noch als gültig erachtet, so behauptet er gleichwohl, dass das Ich vor allem durch den eigenen Willen gestaltet werden könne. Die Stärke dieser das Individuum (das Ich) repräsentierenden autonomen Urkraft nennt Rank „Wille". Dieser Wille wird dann schöpferisch, wenn er sich durch das bewusst wahrnehmende und seiner selbst bewusst werdende Ich hindurch zu einem sich selbst bejahenden Über-Ich formt und dort zur selbst geschaffenen Idealbildung führt, die letzten Endes ursprünglich aus dem Es, nicht aber von außen stammt (ibid., S. 7). Für Rank ist der Mensch anders als in Freuds Weltbild nicht bloß determiniert. In seinen Augen gibt es eine ursprüngliche Ursache innerhalb des Individuums! Er nennt diese die „dynamische Kausalität des individuellen Willens", die sowohl die Entwicklung der eigenen Persönlichkeit als auch die der unmittelbaren Kultur bestimmt (ibid., S. 53).

In seiner kulturtheoretischen Schrift *Seelenglaube und Psychologie* (1930) zeichnet Rank in einmaliger Weise nach, wie unsere gesamte Kulturgeschichte als Entwicklungs- und Verdrängungsgeschichte des schöpferischen Willens interpretiert werden kann. Die Antwort auf eine der vorrangigsten anthropologischen, theologischen wie auch psychologischen Fragestellungen, nämlich „Wie kommt das Negative in die Welt?", lässt sich aus Ranks sorgfältiger kulturgeschichtlicher Analyse des Seelischen entschlüsseln: Es handle sich um nichts anderes als den menschlichen Gegen- bzw. Eigenwillen, der die Sterblichkeit leugne.

Ranks These, dass nicht das Es primär regiere, ist für die Gestalttherapie von besonderem Interesse. Ranks neues psychologisches Gedankengebäude dreht sich, wie oben ausgeführt, um das ebenso eigenständige und mitunter tyrannische, seiner selbst bewusste und eigen-willige Ich. Der schöpferische Typus und sein mehr oder minder gehemmter Vetter, der Neurotiker, beweisen, dass das Ich nicht lediglich Kampffeld polymorph perverser Triebe ist (Rank, 1968), sondern vielmehr als steuernde und gestaltende, dynamische Urkraft zu betrachten ist. Rank versteht den Willen nicht wie die experimentelle Willenspsychologie als innerseelische, subjektive Entität und nicht als momentane, Richtung gebende Kraft, sondern als fortschreitenden, differenzierten, dynamischen Prozess, der von inneren und äußeren Intentionen und Gegenkräften bestimmt ist (vgl. dazu die Ausführungen zur Ich-Funktion bei Perls et al., 1997). Für Rank gehört die Psyche vor allem in die Gegenwart; die überwiegend individuell mitbestimmten Handlungen des Willens im Kontext einer spezifischen Situation in ihrer Sinn- und Zielbestimmung wird stets neu erschaffen (Rank, 1998).

Nur in der Bejahung des individuellen Willens hätten wir, so Rank, ein einzigartiges humanes Phänomen vor uns: die unmittelbare, schöpferische und heilsame Spontaneität. Dieses flexible psychische Funktionieren des aktuellen, individuellen Wollens ist für Rank eine entscheidende Qualität des Menschen, welche ihn als Schöpfer seiner selbst und seiner Beziehung zur äußeren Welt definiere. Diese Selbstdefinition vor allem im psychisch Kranken zu stärken ist Ziel der Willenstherapie Ranks.

Rank bezeichnet in *Wahrheit und Wirklichkeit* (1929) und in seinem dreibändigen Werk *Technik der Psychoanalyse I-III* (1926–31)[1] den Willen allgemein als Ich-Funktion, als eine Energie oder formende seelische Kraft, die das Auswählen, Zurückweisen und das Treffen bewusster Entscheidungen, d.i. letztlich das Schöpferisch-Sein des Individuums, möglich macht.

In seiner posthum veröffentlichten, in englischer Sprache abgefassten Aufsatzsammlung *Beyond Psychology* (1941) gelingt Rank die umfassendste Definition seines Willensbegriffs:

> [Unter dem Willen] meine ich eher eine autonome, organisierende Kraft im Individuum, die keinen bestimmten biologischen Impuls oder sozialen Trieb darstellt, sondern den schöpferischen Ausdruck der Gesamtpersönlichkeit konstituiert und das eine Individuum vom anderen scheidet. Dieser individuelle Wille ist die vereinte und zwischen Impulsen und der Hemmung ausgleichende Kraft, der entscheidende psychische Faktor im menschlichen Verhalten. Seine Doppelfunktion als impulsive und desgleichen hemmende Kraft ist der entscheidende psychische Faktor menschlichen Verhaltens. Ihre Doppelfunktion als impulsive und zugleich hemmende Kraft ist für das Paradoxon verantwortlich, dass sich der Wille schöpferisch oder destruktiv manifestieren kann, was von der Haltung des Individuums zu sich selbst und zum Leben im Allgemeinen abhängt (Rank, 1941, S. 50).

---

[1] Die Bände II und III sind unter dem Titel *Will Therapy* (1936 a) ins Englische übersetzt worden (A. d. Hg.).

In einer stark komprimierten Zusammenfassung stellt Rank (1929) die Entwicklung von Trieb, Wille, Bewusstsein und, was in diesem Zusammenhang besonders interessiert, von Wertebildung (psychische Kategorien) folgendermaßen dar:

Am Anfang steht auch bei Rank das triebhafte Selbst. Allmählich entstehe das Ich, zunächst als begleitender Interpret dessen, was ist und was aufgrund der Instinkte sein muss. Der erste Konflikt kommt auf, wenn aus dem bisherigen, rein bestätigenden ‚ja, ich will, was ich muss' ein ‚es soll nicht sein' oder ein ‚es ist nicht' wird, d.h. wenn die Möglichkeit, die naturbestimmten Notwendigkeiten zu leugnen, hinzukommt. Die Folge ist eine Veränderung des Bewusstseins und des Willens. Das Bewusstsein wird zu einer selbstständigen Kraft, die den triebhaften Willen nicht nur zu unterstützen, sondern auch zu leugnen und zu hemmen vermag. Der Wille, der bisher nur ausführend gewesen ist, wird erstmals schöpferisch und zwar zunächst *negativ schöpferisch* in Form einer Verleugnung in dem Sinn, ‚etwas nicht zu wollen, was naturbestimmt ist'. Rank hebt die weitreichenden Folgen des negativen Ursprungs des Willens hervor.

Laut Rank ist die Geburtshelferin des freien schöpferischen Willens demnach das Bewusstsein. Rank geht von der allgemeinen Annahme aus, dass das Bewusstsein ursprünglich nur ein Sinnesorgan zur Wahrnehmung (awareness) äußerer Qualitäten war, worauf die Fähigkeit zur Wahrnehmung innerer Befindlichkeiten folgte. Daraus entwickle sich das seelische Vermögen, zwischen innen und außen zu unterscheiden, das eine vom anderen abzugrenzen und so teilweise auch zu beherrschen. Schließlich erlange das Bewusstsein die Fähigkeit zur selbstreflexiven Erkenntnis seiner selbst, womit es sich nicht nur von der Herrschaft der umgebenden Naturmächte, sondern auch vom eigenen Es befreie. Es beeinflusse vor allem zunehmend positiv sowohl die Entwicklung des eigenen Über-Ichs als auch die konkrete Gestaltung der Außenwelt.

Wie entwickeln sich nun laut Rank ethische Werte und ästhetische Maßstäbe, d.i. das *Was* des jeweiligen Wollens, wenn sie eben nicht lediglich von außen und per Sozialisation (Über- Ich), wie die Psychoanalyse es vorsieht, geprägt werden? Das Bewusstsein selbst sei, so führt Rank seine auf Polaritäten aufgebaute Theorie aus, in seiner Entwicklung wiederum vom Willen beeinflusst. Deshalb könnten diese beiden Phänomene nach Rank nur in ihrem Wechselspiel und in ihrer fortwährenden Veränderlichkeit erfasst werden. In Bezug auf den Willen richtet sich das Bewusstsein sowohl nach innen wie nach außen. Nach außen gerichtet erwirbt es das Vermögen bewusster Triebäußerung bzw. der gewollten Tat. Nach innen gerichtet gewinnt es die Qualität bewusster Triebwahrnehmung, das Gefühl, das Rank als den Index des jeweiligen Was des Wollens bezeichnet (Rank, 1929).

Dieses Wechselspiel findet kontinuierlich und spontan statt. Aus diesem Grund ist für Rank jede von außen herangetragene Deutung dieses Vorgangs ein störender Versuch, diesen spontanen wechselseitigen Interpretationsprozess von Wille und Bewusstsein zu unterbrechen. Diese Art externer Deutung entspränge laut Rank vor allem der Unsicherheit, dem Fluss des Lebens folgen zu wollen und einer Sehnsucht nach festem Halt. Darin wird ihm die Gestalttherapie beipflichten. Erkenntnisse und noch weniger therapeutische Wirkungen kämen, so er, daher nicht über externe interpretative Deutung zustande, sondern nur über ein unmittelbares und bewusstes Selbsterleben dieses wechselhaften Vorgangs zwischen Wille und Bewusstsein. Nicht zu Unrecht bezeichnet Rank seine dynamische Willenstherapie unter Bezugnahme auf Einstein demgemäß als ‚Relativitätstheorie der Psychotherapie' (Rank, 1968).

Damit ist jedoch Ranks Fokus seines theoretischen Diskurses, der in unserem Zusammenhang so wichtigen Entwicklung des Was und Wie, der ethischen und ästhetischen Aspekte des Wollens und Handelns also, noch nicht Genüge getan. Zu dieser Entwicklung sind die geistigen Strukturen nötig, die sich autonom aus den eigenen Idealen herausbilden: Rank nennt sie „psychische Kategorien". Wie der Wille so habe das Bewusstsein als Erkenntnisinstrument grundsätzlich zwei Richtungen: innen suche es nach Wahrheit, oder wie Rank es ausdrückt, nach „innerer Wirklichkeit", im Gegensatz zu der nach außen gerichteten (äußeren) Sinneswahrheit, der sogenannten Realität.

Diese doppelte Wirkung des Bewusstseins auf den Willen (entsprechend dem Willensakt und der Gefühlswahrnehmung) sei mit dem Einfluss des Bewusstseins vergleichbar, welches ebenfalls eine doppelte Wirkung auf die eigene Idealbildung entfalte, nämlich

- aktiv als schöpferischer Ausdruck in Form des Ich-Ideals und
- passiv in der Schaffung bestimmter ethischer und ästhetischer Normen für das eigene Handeln und Schaffen, ohne deren jeweilige Zustimmung in der Regel keinerlei Aktion zugelassen wird.

Es sei nunmehr gerade diese nach innen gerichtete Bewusstseinsmacht, die durch die selbstgeschaffenen ethischen und ästhetischen Normen den Inhalt des ursprünglich rein Triebhaften zu den jeweils einzig möglichen Formen qualifiziere, in denen das Individuum den Inhalt seiner jeweiligen Triebtendenzen realisiert. Kurz gesagt, qualifiziert das Ich selbst über seine kontinuierliche Bewusstmachung die in die Willenssphäre gehobenen Triebe zu bestimmten Interessen um. Deren Durchsetzung hängt aber wieder von den aus der eigenen Idealbildung geschaffenen geistigen Formen ab (vgl. Rank, 1929, S. 43). Durch den Einfluss dieser normgebenden Bewusstseinsmacht gewänne der Wille nicht nur impulsive, sondern auch hemmende, d.h. vor allem steuernde Bedeutung. Das wirke sich nicht nur in der Beherrschung der Realität, sondern auch in der Kontrolle über das eigene Triebleben konstruktiv aus. Damit ist der bewusste Wille für Rank die entscheidende steuernde und vereinigende Kraft des Individuums. Der in vieler Hinsicht unklar gebliebene Begriff des Selbst in der Gestalttherapie, vor allem was den Ich-Aspekt des bewussten Kontaktmachens angeht, bekommt durch Ranks Ausführungen mehr Klarheit insofern, als er das Zusammenspiel und die dynamischen Wandlungen von Trieb, Wille, Bewusstsein bis hin zur Festlegung von Werten und zur Handlung in einem konkreten Feld sehr detailliert beschreibt. Diese Gedanken stehen über ihre philosophische und anthropologische Grundlage der Gestalttherapie sehr nahe. Da klinische Psychotherapie es mit dem Verlust der Fähigkeit zu einem flexiblen und selbstbestimmten Wechselspiel von Bewusstsein, Wille und autonomer Wertebestimmung zu tun hat, ist eine detaillierte Vorstellung und Kenntnis dieses Wechselspiels für den Therapieerfolg äußerst relevant.

II. Schöpferischer Wille und Schuld

In diesem knappen Kontext beschränke ich mich auf Schuld und Schuldgefühl, ein nicht unerheblicher Themenkomplex im Leben des Einzelnen und im künstlerischen Schaffen. Gestalttherapeuten möge das Folgende als Beispiel für die integrative theoretische und klinische Relevanz der oben skizzierten Zusammenhänge dienen.

Wille und Schuld sind nach Rank komplementäre Seiten ein und desselben Phänomens. Auf den oben beschriebenen Mechanismus einer vom bewussten Ich zum ethischen Wollen umgeformten Triebregung folge nämlich unerbittlich das Schuldgefühl. Der psychische Mechanismus des individuellen, bewussten Wollens erzeuge sozusagen als Reibungshitze eben dieses Schuldgefühl, das sich allerdings teilweise versteckt als Rationalisierung von Motiven, als Verfälschung von Wahrheit und in Form von Zweifeln an der Berechtigung des eigenen Wollens äußere.

Schuld, Schuldbewusstsein und Schuldgefühl sind für Rank nichts anderes als der Preis für das im Individuum selbst entsprungene Wollen. Die Funktion des Schuldgefühls und Schuldbewusstseins sei deshalb, eine Balance herzustellen zwischen Geben und Nehmen, zwischen Ich und Kollektiv. Es wirke wie ein steuernder Thermostat mit individuellen Einstellungsmöglichkeiten. Rank betont, dass man nicht nur anderen, dem Kollektiv, etwas schuldig sein könne, sondern auch sich selbst, wenn man sich selbst nicht gerecht geworden ist. Zur Bezeichnung der gegenüber dem Kollektiv empfundenen Schuld wählt Rank den Begriff Schuldbewusstsein, das Erleben einer Schuld sich selbst gegenüber bezeichnet er als Schuldgefühl.

Zur Frage, woher das Schuldbewusstsein seinen Ursprung nähme, behauptet Otto Rank, es stamme aus der dynamischen Beziehung zwischen Wille und Bewusstsein: „In der bewussten Wahrnehmung der Willensphänomene ist die Erkenntnisseite, im gegenwärtigen Inhalt des Wollens die Erlebnisseite betont" (Rank, 1929, p.37). Mit anderen Worten: Ich werde mir einerseits bewusst, *dass* ich etwas will, und andererseits dessen, *was* ich will. Rank schreibt jedoch weiter

> erst wenn eine moralische Wertung in Form von ‚schlecht', die das Individuum von außen aufnimmt, vom einzelnen Inhalt des Wollens auf den Willen als solchen insgesamt übertragen wird, entsteht aus einem äußeren Willenskonflikt ein innerer ethischer Konflikt im Individuum selbst, der schließlich, statt zum einfachen Verzicht auf den einzelnen Willensakt und Inhalt zur Verleugnung des eigenen Willens überhaupt und, als symptomatische Dauerfolge davon, zum Schuldgefühl führt (ibid.).

Diese umfassende Verleugnung wird aber nicht nur von außen, sondern auch von der individuellen, internen Willensseite bestimmt. Denn gegen die Vorherrschaft des Bewusstseins, das ja aus sich selbst heraus ethische Normen von Recht und Unrecht (nicht von Gut und Böse) für das Individuum aufstellt, reagiert der Wille gelegentlich auch mit einer starken und nachhaltigen Verurteilung des Bewusstseins, so er dessen Normen als hinderlich für sein wollendes Handeln empfindet.

Dieser Tatbestand ist das, was von Rank als die entscheidende Dynamik der Bildung des Schuldbewusstseins beschrieben wird. Das Bewusstsein, das den

Willen durch seine ethische Normierung hemmt, wird von dem Willen als ebenso schlecht empfunden wie der individuelle Eigenwille von Seiten des Bewusstseins. Diese wechselseitige Hemmung von Wille und Bewusstsein ist das, was sich nach Rank als Schuldbewusstsein manifestieren kann. Diese Dynamik schlägt sich in der Kulturgeschichte bis heute weitgehend nieder. Für Rank geht es darum, dem Individuum nicht nur das Wollen zu gestatten, sondern es zum *autonomen* Wollen anzuleiten, um so das unvermeidliche Schuldgefühl, das das eigene Wollen begleitet, wenigstens konstruktiv zu rechtfertigen, durch die schöpferische Leistung nämlich, die oft dem gewollten und selbst-bejahten Handeln folgt und ja oft eine soziale Dimension aufweist. In Ranks Willenstherapie und in seinen Ausführungen zum künstlerischen Schaffen legt er besonderes Augenmerk auf das Annehmen des mit dem bewussten Wollen unvermeidlich einhergehenden Schuldbewusstseins.

III. Der schöpferische Wille und die Neurose

Von diesen Ausführungen über den Zusammenhang zwischen Bewusstsein, Wille und Schuld ist es nur ein kleiner Schritt zur Beschreibung der Merkmale eines neurotischen Menschen, den Rank als jemanden sieht, in dem sich ein ebenso starker Wille manifestiert wie etwa im Künstler bzw. im schöpferischen Tatmenschen, nur dass sich dieser Wille im neurotischen Menschen in seiner ursprünglich negativen Eigenschaft als Gegenwille ausdrückt und fatalerweise nach innen richtet; zugleich wird er durch die bewusste Selbsterkenntnis in besonderer Weise als Schuldbewusstsein empfunden. Der „Leidmensch kann nicht kreativ handeln, weil sein Selbstbewusstsein seinen Willen hemmt, was sich bei ihm als Schuldgefühl gegenüber dem eigentlichen Handeln manifestiert" (Rank, Quelle nicht eruierbar, A. d. Ü.).

Rank stellt hier bereits die neurotischen Erlebens- und Verhaltensweisen nicht als Krankheitsform dar, sondern als Entwicklungsphase der Individualität, in der der bewusste, schöpferische Eigenwille noch verleugnet wird (ibid., S. 66). Später schlägt die Gestalttherapie den nämlichen Gedanken vor.

Die Heilung des Neurotikers ist individuell und sozial nur auf ein und dieselbe Weise möglich: indem man ihm gestattet, das zu wollen und derjenige zu sein, der er sein will und ist, ohne sich deswegen auch nur irgendwie schuldig oder minderwertig fühlen zu müssen, und indem man ihm stattdessen hilft, zu einem schöpferisch gestaltenden Tatmenschen zu werden.

Der sogenannte psychisch Kranke repräsentiert in Ranks willenstherapeutischer Diagnostik vereinfacht gesagt letztlich nur eine Variation des heutigen Menschentyps, der sich je nach Vorherrschen eines von vier psycho-physischen Grundelementen unterscheidet: dem Trieb, dem Willen, dem Bewusstsein sowie der Angst – wobei das dynamische Verhältnis dieser Faktoren die jeweilige psychische Grundeinstellung in der betreffenden Situation bestimmt.

Rank zufolge steht der Neurotiker dem Künstler sehr nahe. Er nennt diesen auch *artiste manqué*, eine etwas missglückte, gehemmte, für seine Individualität noch nicht volle Verantwortung übernehmende Persönlichkeit. Der Neurotiker leidet im Grunde genommen daran, dass er sich selbst, seine eigene Individualität und seine Persönlichkeit nicht akzeptieren kann. Einerseits ist er zu selbstkritisch, andererseits idealisiert er sich zu sehr. Er stellt an sich Perfektionsansprüche, deren Nichterfüllung nur zur Verschärfung der Selbstkritik führt. Laut Rank haben Neurotiker deshalb ein schlechtes, festgefahrenes Verhältnis zur Vergangenheit, weil sie sie nachträglich neu erschaffen wollen, statt sie zu akzeptieren.

Künstler seien demnach gewissermaßen artverwandte Gegenstücke zu den Neurotikern. Nicht dass Künstler sich nicht auch selbst kritisierten, aber im Akzeptieren ihrer Persönlichkeit legen sie eine Fähigkeit an den Tag, nach der die Neurotiker vergebens streben, und sie gehen über ihre einmal erreichten Grenzen hinaus. Die Voraussetzung dafür, eine schöpferische Persönlichkeit zu sein, ist mithin nicht die Selbstakzeptanz alleine, sondern nahezu die Glorifizierung des eigenen Selbst.

Die emanzipatorische, therapeutische Aufgabe beinhalte deshalb das Akzeptieren des eigenen Selbst mit all seinen individuellen Facetten des Ichs und seiner Willens- und Gefühlsautonomie. Das Ziel der konstruktiven Willenstherapie ist für Rank und später für die Gestalttherapie einheitlich: Es liege nicht in der Überwindung des Widerstands, den er als Willensphänomen auch in seiner negativen Form achtet, sondern in der Transformation des negativen Willensausdrucks (Gegen-Wille als Hemmung von Trieben und Tendenzen, die nach innen gerichtet sind) zu einem vom Selbst gesteuerten kreativen Ausdruck seiner Persönlichkeit.

IV. Der künstlerische Schaffensdrang

Der Künstler und das künstlerische Schaffen können, so Rank, nicht psychologisch auf rein individueller Ebene erklärt werden (2000, S. 27). „Die Unsterblichkeitsideologie ist nicht nur Resultat, sondern eine der wichtigsten Grundvoraussetzungen des künstlerischen Schaffens" (ibid., S. 35).

Rank schloss aus seinen anthropologischen Untersuchungen, dass in allen Kulturen die Sicherung des ewigen Lebens in der Regel ein viel wichtigeres Anliegen gewesen ist als Glück und Wohlstand im realen Leben, wofür nicht nur der Lebensversicherungs-, Schönheits- und extreme Gesundheitskult in unserer Kultur spricht.

Der Durchschnittsbürger gibt sich nach Rank mit der Anpassung an das Gegebene und mit der Identifikation mit kollektiven Formen der Unsterblichkeitssicherung, wie sie etwa Religion, Glaube, Staat, Familie, Kinder usw. bieten, zufrieden. Die selbstbewusste, willensstarke und abgrenzungsfähige Künstlerpersönlichkeit strebe jedoch eine individuelle Lösung dieser grundlegenden Problematik an. Der Impuls zu einer persönlich-individuellen und keinesfalls kollektiven Selbst-Verewigung sei nach Rank eine wesentliche Quelle des individuellen Schaffensdrangs (Rank, 1968).

Religion entstehe durch den am Kollektiv orientierten Unsterblichkeitsglauben. Aus dem individuellen Selbstbewusstsein der eigenen Persönlichkeit und daraus folgend einem Streben nach einem individuellen Weg der Unsterblichkeitssicherung entstehe die Kunst (Rank, 1932, S. 16). Natürlich sind diese beiden Wege nicht grundsätzlich getrennt. Das Kollektiv braucht einen Künstler in seinen Reihen, um die abstrakte Seele durch Sprachdichtung, Malerei und Musik zu konkretisieren und real werden zu lassen. Und der individuelle Künstler, der ja Kollektives, z.B. die kulturell vorgegebene Sprache nutzt, um Individuelles etwa in einem Gedicht auszudrücken, braucht die kulturelle Tradition und die Bestätigung seiner Mitbürger oder Nachkommen, um durch ihren Lobpreis unsterblich zu werden.

Kunstschaffen sei wie der menschliche Schaffensdrang überhaupt nach Rank nur aus der konstruktiven Überwindung des fundamentalen Dualismus von ‚kollektiv' und ‚individuell' zu erklären (ibid., S. 2). Sinn und Herkunft aller individuellen bzw. kollektiven Ideologien seien also auf eine gemeinsame seelische Wurzel zurückzuführen, die Otto Rank im Unsterblichkeitsglauben entdeckt zu haben meinte:

> Das Wesen des künstlerischen Typus besteht daher darin, dass er seinen individuellen Menschheitskonflikt, den Kampf zwischen Individuum und Gattung, zwischen persönlicher und kollektiver Unsterblichkeit, *ideologisch* austragen kann und dass ihn dabei die Besonderheit dieses Konflikts nötigt oder befähigt, zu diesem Zwecke *künstlerische* Ideologien zu benützen (Rank, 2000, S. 314).

Diese Fähigkeit zur Symbolisierung (Ideologisierung) sei es, die der neurotische Mensch noch nicht wie der Künstler zu erreichen in der Lage ist.

Wesentliche und doch andere Besonderheiten der Künstlerpersönlichkeit sind nach Rank dessen besondere Fähigkeit zur (symbolischen) Darstellung von Totalerlebnissen, ihr Mut und ihre Fähigkeit, sich selbst zum Künstler zu ernennen und ihr besonderes Verhältnis zur Kunst selbst.

Das Besondere am Künstler, das ihn vom intuitiv spielenden Kind und vom kreativen Lebenskünstler unterscheidet, ist, dass er neben aller Begabung, individuellen Erfahrung und spontanen Intuition des Es vor allem die Kultur und den Kunststil seiner Zeit zu nutzen weiß, um im Kontrast individuell Neues zu schaffen: „Der Künstler nimmt sozusagen nicht nur Leinwand, Farbe und Modell, um ein Bild zu malen, sondern auch die Kunst selbst, wie sie ihm formal, technisch und ideologisch innerhalb seiner Kultur gegeben ist" (Rank, ibid. S. 50 f). Der Künstler nutzt das kollektiv Vorgegebene, um sich individuell abzugrenzen, und er braucht das Kollektiv, um seine individuelle Neuschöpfung gegebenenfalls bestätigen zu lassen.

> Der Künstler als eine bestimmte schöpferische Individualität, benützt die von ihm vorgefundene Kunstform, um etwas Persönliches auszudrücken: dieses muss mit der herrschenden Kunst- und Kulturideologien irgendwie identisch oder verwandt sein, da er sie sonst nicht benützen könnte, es muss aber auch davon verschieden sein, da er es sonst nicht benützen müsste, um etwas Eigenes zu gestalten (ibid.).

Das Besondere an Ranks Abhandlungen zur schöpferischen Persönlichkeit besteht darin, dass „dieses Schaffen *durch* das und *im* Individuum selbst [beginnt], d.h. mit der Selbstschöpfung der Persönlichkeit zum Künstler" (ibid., S. 67), welche Rank als Selbsternennung zum Künstler beschrieben hat. Die über das bisherige Selbstverständnis hinausgehende Selbsternennung zur künstlerischen Persönlichkeit „ist so das erste Werk des produktiven Individuums und bleibt im Grunde auch sein einziges Hauptwerk, da alle anderen Werke teils vervielfachter Ausdruck dieser Urschöpfung des eigenen Selbst, teils Rechtfertigungen desselben [i.e. der glorifizierenden Selbsternennung] darstellen" (ibid., S. 67).

Diese Selbstgestaltung und Selbstbildung zum Künstler ist aber auch aufs Engste mit dem Leben und Erleben des Künstlers verbunden. Leben und Schaffen sind wechselseitig aufeinander bezogen, da der menschliche Schaffensdrang sich im Erleben wie im Hervorbringen auswirkt. Bei Künstlern tut er dies auf ganz spezifische Weise: Der Künstler habe nämlich, so Rank, die Neigung, vor dem Erleben zu flüchten, das heißt, vor dem wirklichen, unmittelbaren, aber eben vom Tod bedrohten Leben, welches er über das Gestalten zu kontrollieren sucht. Im Schaffen versuche er, sein vergängliches Leben zu konservieren, zu verewigen. Deshalb werden Schaffen und Erleben (Alltagsleben) nicht nur vom Künstler als Gegensätze erlebt (vgl. ibid., S. 97 f).

Der Schaffensdrang des Künstlers, der seiner Selbstverewigungstendenz entspringt, kann so mächtig werden, dass er sich gegen das vergängliche Erleben zur Wehr setzt. Der Künstler flüchtet mit all seinen Erlebnissen vor dem wirklichen Leben, das für ihn eben überwiegend Vergänglichkeit bedeutet, während das von ihm gestaltete Erleben sein Bewusstsein um die Vergänglichkeit besänftigt und ihm, weil es Schöpfung ist, imponiert. Rank bringt es dialektisch folgendermaßen auf den Punkt:

> Im Schaffen versucht der Künstler sein vergängliches Leben zu verewigen; er will sozusagen Tod in Leben verwandeln, verwandelt aber eigentlich Leben in Tod. Denn das Kunstwerk lebt nicht nur weiter, sondern ist auch in gewissem Sinne tot; nicht nur im Material, das es beinahe unorganisch macht, sondern auch seelisch, psychologisch, indem es ihm nichts mehr bedeutet, für ihn tot ist, sobald er es produziert hat. So flüchtet er wieder zum Leben zurück, indem er Erlebnisse schafft, die ihrerseits wieder nur Vergängliches repräsentieren, die er aber gerade deswegen im Werk verewigen will (ibid., S. 74).

V. Conclusio

Ranks Untersuchungen zum schöpferischen Handeln und zur Künstlerpersönlichkeit und seine Rückschlüsse auf Entstehung und Heilung von psychischem Leid verbinden viele Wissensgebiete und sind insgesamt viel zu komplex, als dass man sie in einem einzigen kurzen Aufsatz zusammenfassen könnte. Ich empfehle Ihnen, Ranks Schriften selbst zur Hand zu nehmen und sich zum Zwecke der Einführung die Lektüre von Liebermans (1985) fundierter und spannend geschriebener Biographie zu Gemüte zu führen.

Ranks überquellendes Plädoyer für die schöpferischen, freien, willentlichen, eigenartigen Seiten des Menschen ist hier gewiss deutlich geworden. Lassen Sie mich daher auch einige einschränkende Gedanken Ranks, das schöpferische Handeln des Menschen betreffend, an den Schluss stellen.

Rank entlarvt nicht nur den u.a. bei Gestalttherapeuten verbreiteten Drang zum übermäßig schöpferischen Handeln und wohlmeinenden Helfen als Reaktionsbildung auf einen unbearbeiteten Ödipus-Komplex, den Rank natürlich nicht sexuell, sondern als Ich-Leistung im Sinn einer Reaktion auf die Einschränkung der Eltern gegen das Wollen des Kindes interpretiert. Rank nennt dies den „Prometheus-Komplex" in Anlehnung an die bekannte griechische Mythengestalt, die eigenmächtig und gegen den Götterwillen den Menschen helfen und sie beglücken wollte (Rank, 1928). Die Grundhaltung des Therapeuten charakterisiert Rank weder als passive Spiegelung zur Entfaltung des Verdrängten noch als aktive, im Sinne einer schöpferischen Verwirklichung der Persönlichkeit des Therapeuten, sondern als ‚mittleren Modus' teilnehmender Bereitschaft (vgl. Perls et al., 1997) bzw. als Rolle einer ‚Geburtshelferin', die zupackt, aber auch trennen hilft, da, wo Mutter und Kind dies wollen und brauchen. Rank warnt nicht nur, wie in seiner wichtigen, mit S. Ferenczi (1925) verfassten Schrift *Entwicklungsziele der Psychoanalyse* (1925), vor einer mechanischen Anwendung von Techniken, sondern auch ganz besonders vor einem Selbstbild des Therapeuten, das dem schöpferischen Künstler ähnelt. Therapeuten heilen nicht durch Mittel und Techniken, auch nicht bloß über die Äußerungen ihrer Kreativität, sondern über ihre fachlich gezügelte wie auch spontan resonanz- und ver-antwort-ungs-fähige Persönlichkeit. Therapeuten im Sinne Ranks lassen sich vor allem auch durch den Patienten formen und jeweils zu dem machen, was der Patient will und braucht.

Angesichts des Überflusses an Wissen, an Neuem und immer neuen Produkten einerseits und einer bedrohlich endgültigen Ausbeutung natürlicher Ressourcen andererseits, die durch übermäßiges produktives Wirken und Gestalten des Menschen verursacht wird, stellt Rank die Frage, ob wir nicht längst an die Grenzen unserer individuellen und künstlerischen Produktivität gelangt sind. Wie der Künstler Joseph Beuys es fünfzig Jahre nach Rank formuliert hat: „Der Fehler fängt ja an, wenn man Pinsel und Leinwand kauft" (Beuys, in Oman, 1998). Weniger kreieren, sondern selbst mutieren durch selbstschöpferische Gestaltung der eigenen Persönlichkeit ist das vielleicht überlebenswichtigste Kunstwerk des Menschen der Zukunft. Oder wie Rank am Schluss seines Hauptwerks *Kunst und Künstler* schreibt: „Der schöpferisch Begabte, der auf den künstlerischen Ausdruck im Dienst der Persönlichkeitsgestaltung verzichten kann, weil er das Kunstschaffen nicht mehr zum Ausdruck seiner bereits entwickelten Persönlichkeit zu verwenden vermag, wird den selbstschöpferischen Typus neu erschaffen, der seinen Schaffensdrang direkt in den Dienst der eigenen Persönlichkeit stellen kann" (Rank, 2000, S. 360). Dieser programmatische Satz einer postmetaphysischen, post-religiösen und mit Kunstausstellungen sich noch wild gebärdenden Kulturepoche ist nicht leicht zu verdauen. Doch Rank verheißt auch Tröstliches, indem er weiter ausführt:

> Dazu ist aber die Überwindung der Angst vor dem Leben die Voraussetzung, denn diese vor allem hat zum Ersatz des Lebens durch das Kunstschaffen und zur Verewigung des allzu sterblichen Ich im Kunstwerk geführt. Denn das künstlerische Individuum hat im Kunstschaffen anstatt im wirklichen Leben gelebt, (...) ohne sich selbst jemals völlig dem Leben hingegeben zu haben (...). Der schöpferische Typus, der diesem Schutz durch das Kunstwerk entsagen kann und seine volle Schöpferkraft dem Leben und der Lebensgestaltung zuzuwenden vermag, wird der erste Vertreter des neuen Menschentypus sein, der für diese Entsagung das volle Glück der Persönlichkeitsschöpfung eintauschen wird (ibid., S. 360).

So bleibt nach Rank für Therapeuten und Künstler noch viel zu tun: dazu beizutragen, die Angst der Menschen vor dem vollen Leben und Erleben – gestalttherapeutisch: vor dem Kontaktvollzug, nach dem das Selbst verblasst (vgl. Perls et al., 1997, S. 200) – zu reduzieren, indem wir über die Unterstützung ihres kreativen Wollens ein Reifen der eigenen, selbst-erschaffenen, voll resonanzfähigen Persönlichkeit ermöglichen.

Literatur

Amendt-Lyon N (1999) Kunst und Kreativität in der Gestalttherapie. In: Fuhr R, Srekovic M, Gremmler-Fuhr (Hrsg) Handbuch der Gestalttherapie. Hogrefe, Göttingen, S. 857- 877

Lieberman EJ (1985) Acts of will. The life and work of Otto Rank. Free Press, New York

Menaker E (1972) Adjustment and creation. J of the Otto Rank Association, 7 (7): 12–25

Müller B (1993) Isadore From's contribution of the theory and practice of Gestalt therapy. Studies in Gestalt Therapy 2: 7–22

Oman H (1998) Joseph Beuys. Heyme Verlag, München

Perls F, Hefferline R, Goodman P (1979) Gestalt-Therapie. Lebensfreude und Persönlichkeitsentfaltung. Klett-Cotta, Stuttgart

Perls F, Hefferline R, Goodman P (1997) Gestalttherapie. Grundlagen. Dtv, München

Rank O, Ferenczi S (1925) The development of psychoanalysis. NMDMS, No. 40

Rank O (1928) Gestaltung und Ausdruck der Persönlichkeit. Deuticke, Wien

Rank O (1929) Wahrheit und Wirklichkeit. Deuticke, Wien

Rank O (1936a) Will therapy. Knopf, New York

Rank O (1936b) Truth and Reality. Knopf, New York

Rank O (1941) Beyond psychology. Dover Publication, New York

Rank O (1968) Art and artist. Agathon Press, New York

Rank O (1998) Psychology and the soul. The Johns Hopkins Press, London

Rank O (2000) Kunst und Künstler. Psychosozial-Verlag, Gießen

Schönheit und Kreativität in zwischenmenschlichen Beziehungen

Joseph C. Zinker

Gestalttherapie als kreativer Prozess ist von mir im gleichnamigen Buch beschrieben worden (amerikanische Originalfassung: 1977). Dieser Prozess ist ein Durchbruch zu Neuem, Transzendentem, Außerordentlichem und Überraschendem in zwischenmenschlichen Beziehungen.

Seit jener Veröffentlichung ist mein Interesse daran, wie der Inhalt den Prozess in einen Kontext platziert, kontinuierlich gewachsen. In meinem Verständnis ist jedoch der Prozess beim Bilden von *Imagines* – Vorstellungsbildern – und ästhetischen Konfigurationen primär. Ich glaube, dass das zu Perls' wichtigsten Entdeckungen gehört, nämlich dass sein Nachfragen nach Bewegungen, Gesten und dem Intonieren der Stimme den Patienten zur Sinnfindung führte. Nicht die (erzählte) Geschichte stellte die Gesten in einen Zusammenhang, sondern die Gesten waren es, die neue Dimensionen an der Geschichte hervortreten ließen. Fast immer gibt es ein kontrapunktisches Pendeln zwischen Inhalt und Prozessphänomenen. Der Patient behauptet beispielsweise, er fürchte sich und lächelt dabei.

Eine weitere Dimension, die meine Arbeit in diesen Jahren geprägt hat, ist der mächtige Einfluss verschiedenster sozialer Systeme, innerhalb derer der Mensch und die Familie ihre Funktion entfalten. Ein und dasselbe Zwiegespräch eines Ehepaares in Saudi-Arabien bedeutet beispielsweise etwas ganz anderes, als wenn es in Frankreich stattfindet; ja, es würde nicht einmal als dasselbe Gespräch erkannt. Man muss die eigene Wahrnehmung der Realität und ihre Einbettung und Manifestation in einer bestimmten Umgebung in einem fort modifizieren. Sonia Nevis hat uns beigebracht, dass wir grundlegende phänomenologische Daten in ihrem Kontext wahrnehmen müssen, und dass darauf das Erkennen der Systemkompetenz und dessen, was nicht vollständig entwickelt worden ist, folgen müsse. Dann könne das Lernen durch das Experiment „erweitert" werden, ohne dass Widerstand mobilisiert würde (persönliche Mitteilung).

In diesem kurzen Aufsatz möchte ich Ihnen meine Prozessbeobachtungen einfach mitteilen, die Phänomene, die an den Menschen um mich auftauchen, die phänomenologischen Rohdaten und ihre intrinsischen ästhetischen Qualitäten sowie deren Schönheit. Die daraus entstehende Bedeutungsgebung und -anreicherung entwickelt sich nachträglich im therapeutischen Vorgang.

Kreativität ist ein *relationaler* Prozess. Er wird in unserem Sehnen, unserer Energie und in unseren Bewegungs-, Sing-, Tanz- und Berührungsimpulsen angeregt. Kreativität wird durch Liebe, Zorn und den Schmerz über Verlust und Tragik und durch unseren heftigen Wunsch, ganz zu werden und aneinander Erfüllung zu finden, genährt. Mensch zu sein, bedeutet, kreativ zu sein. Und Mensch zu sein, ist etwas so Wundersames, da nur wir unserer Sterblichkeit, unseres vorübergehenden Erdendaseins und unseres Sehnens nach vollkommenem Aufgehen ineinander und in Gott gewahr sind.

Das schöpferische Handeln findet zwischenmenschlich beziehungsweise zwischen einem Menschen und einer Sache statt. Die Kreativität lebt im interaktionellen, zwischenmenschlichen Raum. In dem Augenblick, da wir miteinander in Austausch treten, wird höchst verlässlich etwas davon auftauchen, was sich aus den oben genannten Elementen zusammensetzt. Wir behaupten, dass wir von Gott erschaffen sind, und allein schon unsere vielfältigen Beschreibungen Gottes sprechen Bände über unsere eigene schöpferische Natur.

Schönheit ist eine ästhetische Eigenschaft von Objekten oder Ereignissen. Schönheit ist nicht statisch. Sowohl Objekte als auch Ereignisse kommen durch aufeinander bezogenes Handeln mithilfe verschiedenster Materialien und zwischen Personengruppen mithilfe von Sprache, Bewegung und Gestik zustande. Schönheit liegt im Auge des Betrachters. Objekt oder Vorgang an sich sind ohne Bezug zu einem Betrachter/Zuhörer bedeutungslos. Diese Ereignisse werden durch das Variieren von Sprache und Kultur, durch historische und geographische Begebnisse, durch Werte und Struktur einer bestimmten ästhetischen Ausrichtung ausgeschmückt. Was unter den zwischenmenschlichen Dingen dem einen als schön gilt, ist für den anderen hässlich; was in den Augen der Griechen des ersten Jahrhunderts schön war, mag auch den Indianern des zwölften Jahrhunderts als schön gegolten haben oder eben nicht. Dies führt uns den Faktor soziale Schicht und Bildung vor Augen. Das Schönheitsempfinden wandelt sich mit dem Bildungsstand und der Schichtzugehörigkeit. Unser Geschmack in Schönheitsdingen wird von Eltern, Erziehern und Gleichaltrigen geprägt.

Kunst ist ein umfassenderer Begriff als die Schönheit. Ihre Reichweite ist gewaltig. Kunst umschließt schöne wie hässliche, erleuchtende wie düstere, grausame wie böse, schmackhafte wie ekelige Dinge: im Theater, in der Choreografie, im schriftlichen Wort und in der Malerei/Bildhauerei. Was Kunst ist, ändert sich von Generation zu Generation. Kunst kann mit ethischen, religiösen oder politischen Werten im Einklang oder in Beziehung sein – und auch nicht.

Ein New Yorker Bürgermeister hatte jüngst angedroht, dem Brooklyn Museum die Subventionen zu streichen, da eine Photoausstellung sich eines ausdrücklich homosexuellen Sujets angenommen hatte. Im Zweiten Weltkrieg ist die moderne Malerei von Stalin und Hitler als Schund abqualifiziert worden. Was dem einen Leser schöne Literatur ist, ist für den anderen überaus sentimental und daher nicht Werts genug, in einer Anthologie abgedruckt zu werden.

Kunst, Schönheit und der schöpferische Prozess stimmen nicht immer mit den gesellschaftlichen Normen einer Epoche überein. Der Künstler oder der schöpferische Mensch ist häufig ein gegenkultureller Charakter. Er reizt die Grenzen des Gehörigen, Schönen, Geschmackvollen oder „Gebührlichen" in seiner Kultur aus. Die Künstlerin oder Filmproduzentin mag eine Revolutionärin sein, die sich für entscheidende Veränderungen in ihrer Gesellschaft engagiert.

Der Psychotherapeut als schöpferischer Mensch in einer Kultur steht mitunter unter dem Druck sozialer Normen, die vorschreiben, was gesund oder krank sei oder was sich für Krankenhausdirektoren, das medizinische Establishment oder für Ethikprofessoren gehöre. Der begabte Psychotherapeut steht mit einem Bein im professionellen Establishment und mit dem anderen im schöpferischen Vorgang.

I. Die Sehnsucht nach dem Transzendenten

An dieser Stelle gedenke ich meines Lehrers Abraham Maslow. Er unterschied zwischen physiologischen Bedürfnissen an dem einen Ende des Kontinuums und den Bedürfnissen nach Selbstverwirklichung am andern. Auf der einen Seite mühen sich die Menschen mit dem bloßen Überleben und der Selbsterhaltung ab, auf der anderen kämpfen sie mit ihrer Sehnsucht nach dem Schönheitsbegabten, dem Transzendenten, dem „Umkehr"-Erlebnis. Nach Maslows Theorie blockieren Entbehrung und schwere Krankheit schöpferische Aktivität und Interaktion, und erst müssen wir die Bedürfnisse nach Sicherheit, Zugehörigkeit und Liebe befriedigen, ehe wir in die Sphäre der Selbstverwirklichung und des schöpferischen Lebens eintreten.

Jedoch wohnt dem Wesen unseres Schöpfergeistes etwas inne, das uns unter den verheerendsten Umständen zum Erleben und zum Empfinden von Schönheit, zum Erfahren echter Liebe und zum Spüren von Verbundenheit miteinander treibt. Wir sehnen uns nach Transzendenz. Während meines Doktoratsstudiums am Highland View Hospital in Cleveland hatte ich eine Begegnung mit einer mittellosen schwarzen Patientin, die aufgrund ihres Krebsleidens im Sterben lag. Sechs Monate lang saß ich täglich an ihrem Bett und redete einfach. Wir kamen miteinander zu dem Schluss, dass sie mit der Zeit trotz ihres physischen und psychischen Verfalls mit mir eine Transzendenz und ein spirituelles Wachstum geteilt hatte, das sie noch nie erlebt hatte. Eine andere Patientin wiederum, die an einer ähnlichen Krankheit im Endstadium litt, verfiel zusehends und verlor stetig das Interesse an den Menschen und am Leben. Das ist ein Geheimnis. Genau so ein Geheimnis, wie wenn Menschen sich verlieben oder großartige Schauspieler, Schriftsteller oder Komponisten werden. Aber in fast all diesen Fällen haben die Menschen ein Verschmelzungserlebnis mit der Natur, dem Publikum, mit ihren Liebsten oder einfach mit dem erweiterten Erleben einer mathematischen oder philosophischen Problemlösung.

Diese Erlebnisse weisen fast immer Eigenschaften eines Prozesses, einer Kokreation, eines gemeinsamen Eintauchens, eines Kontexts oder dessen, was sich als „gute Form" anfühlt, auf. Wir sehnen uns nach der Erfahrung von Ganzheit, nach vollendeter Form und Integration. Von großen Mathematikern und Physikern sind Aussprüche bekannt wie: die Gleichung, die sie entdeckt hatten, sei wahrhaftig „schön" gewesen. Schönheit ist nicht konfessionsgebunden. Wir finden sie dort, wo wir sie am wenigsten erwarten würden. Jedoch brauchen wir Augen und Ohren und ein Gespür, sie aufzufinden und auszukosten.

II. Liebe

Liebe ist ein *„starkes Gefühl des Hingezogenseins; eine starke, im Gefühl begründete Zuneigung zu einem [nahe stehenden] Menschen"* (gr. Duden, 2000). Das Liebeserleben ist fast immer Begegnung. Schönheit und der Schaffensvorgang werden an der Grenze zwischen Individuen oder, phänomenologisch gesehen, im fruchtbaren, verdichteten zwischenmenschlichen Raum geboren. Auf der physiologischen Ebene werden Pheromone und auch Endorphine ausgeschüttet, das sind Neurotransmitter, welche den Schmerz dämpfen und die Lust am Miteinander-Sein steigern. Wir erleben einander als „schön." Der Duft des Körpers des anderen ist köstlich und macht einem den Mund wässrig.

In der objektiven Welt ist dieser Sinn für erhöhte Schönheit präsent, unabhängig davon, wie die Menschen tatsächlich aussehen. Meinem Empfinden nach ist er das Geschenk Gottes an alle Säugetiere und Menschenwesen, die Gabe nämlich, Schönheit zu erleben, gleichgültig, wie „schön" wir in Wirklichkeit sind. Wir befinden uns im Kaleidoskop des Lebendigen; die Welt beginnt jedes Mal in Glanz und Reinheit von vorne. Wir fühlen uns verwandelt, unsterblich. Wir leiden, wenn der andere fern ist, oder mitunter an erzwungener Trennung oder wenn jemand stirbt.

Wenn wir es zulassen, geliebt zu werden, ist dies mit erhöhter Empfindungsfähigkeit, Energie, Neugierde und Hingabe aneinander verbunden.

Wir ertappen uns bei spontanem Singen, Herumtanzen und natürlich beim Gedichteschreiben. Hier haben wir es wieder mit spontaner Schöpfung zu tun, ob „gut", ob „schlecht":

Life in the sunshine
without you is cloudy ...
Dinners leave me hungry.
Laughter without you is a circus ...
Watching lovers kiss looks vulgar.
Racy novels are dull ...

Where are you, my love?

Leben im Sonnenschein
ohne dich ist wolkentrübe
Mahlzeiten stillen meinen Hunger nicht.
Lachen ohne dich ist Zirkus ...
Dem Kuss Liebender zusehen vulgär.
Schwungvolle Romane fade ...

Wo bist du, mein Liebstes?

(Zinker, 2001, S. 88)

Der Liebende liest Liebesgedichte und tritt gelegentlich in eine Art Partnerschaft mit dem Dichter ein, wenn er oder sie seine/ihre Liebe – und ihre Feierstimmung – ausdrückt. Dazu ein Beispiel:

My love came to my bed and slept –
I could hear her moist sensuous breath
Quiet, still, as if contemplating the
beginning of the universe.
My love slept and I sat at her side
reading Neruda
who instructed me about my hunger for
Silence in the infinite embrace of life.
Suddenly Neruda jumped out of his book
and stood above me smiling.

Mein Liebstes kam in mein Bett und schlief –
Ich hörte ihren feuchten, sinnlichen Atem
Ruhig, still, wie in Betrachtung
der Anfänge des Weltenalls.
Mein Liebstes schlief und ich saß ihr zur
Seite
Neruda lesend,
der mich meines Hungers inne machte,
nach dem Schweigen im unendlichen Umschlungensein des Lebens.

He put his hand gently on my
shoulder,
saying softly (as not to wake
her up) ...
He said softly,
"when a gift like this comes to you,
guard her with your life,
feed at her breast,
and most importantly, dance!
Dance your whole life with her,
And only her!"
Then Neruda vanished, leaving me alone,
To birth myself.

Da sprang Neruda aus seinem Buch
Und stand über mir, lächelnd.
Er legte mir die Hand sanft auf die Schulter,
und sagte leise (um sie nicht zu wecken) ...
Er sagte leise,
„kommt eine Gabe wie diese zu dir,
labe dich an ihrer Brust,
und zu alleroberst, tanze!
Tanze dein ganzes Leben mit ihr,
und nur mit ihr!"
Dann schwand Neruda, mich alleine lassend,
auf dass ich mich zur Welt brächte.

Zinker, 2001, S. 180

Das Liebeserlebnis macht einen für ein stärkeres Verbundenheitsgefühl mit dem Partner, mit dem eigenen Inneren und mit dem Sinn des Lebens empfänglich. Es ist eine Art Wiedergeburt des Staunenkönnens. Diese gesteigerte seelische Energie bringt einen dazu, alles nur Vorstellbare mit vermehrtem Mitgefühl zu betrachten: die auffallende Grausamkeit in Beziehungen, in Familien, zwischen Staaten, das bemerkenswerte Tempo neuer Technologien und Theorieentwicklungen, das Wesen des Chaos, die Politik, die Diplomatie und das Wirtschaftsverhalten der Nationen.

Liebe vergibt sich für die Schönheit, aber genauso gut kann sie die dunkleren Seiten der Menschheit wecken. Die grausamsten Torturen und der schlimmste Verrat finden zwischen Vertrauten statt, nicht zwischen Fremden. Zwischen Fremden wohl auch. Aber denken Sie nur an die ethnischen/religiösen „Säuberungen" und Gräueltaten in Polen, Irland, Palästina, (Ex-)Jugoslawien, im Nahen Osten und in Afrika.

Liebe ist nicht immer schön. Sie ist ein widersprüchlicher Impuls, der uns quält und in vielerlei Richtungen lenkt. Liebe kann bei den Jungen eine auf Kleinfamilie und Sicherheit bedachte Nestbautätigkeit auslösen, die Älteren aber stellt sie auf die Probe, ob sie mehr Verantwortung für die Zukunft unserer Zivilisation zu übernehmen bereit sind.

III. Humor

Humor ist ein Gleitmittel im zwischenmenschlichen Umgang. Humor ist der Vetter ersten Grades der Freude, der Überraschung und der Verblüffung. Humor birgt wichtige politische und philosophische Lektionen in sich, Witze tun das nicht. Witze sind in Konserven gegossene Begebenheiten und können auch von humorlosen, freudlosen Personen ziemlich mechanisch erzählt werden. Witze haben keine Seele, sie sind aber oft politisch und sozial relevant. Witze sind oft lustig (was von der jeweiligen Kultur und dem Standort abhängt), Humor ist komplexer und variantenreicher. Humor bringt uns zusammen und lässt uns die Welt auf den Kopf stellen, unsere Sterblichkeit ertragen, das Unerträgliche auf uns nehmen (wie in dem Lied „Frühling für Hitler" im Broadway Musical *The Producers),* Schönheit in einer hässlichen Welt erblicken und der Widersprüchlichkeit des Lebens Gutes abgewinnen. Der Humor setzt Freude frei und bringt den Kranken und Leidenden Erleichterung; Humor ist ein schöpferischer zwischenmenschlicher Vorgang. Er ist ein ich-syntones Instrument, das uns akzeptieren lässt, wie närrisch wir sein und wie sehr wir den Sterbeprozess leugnen können. Er hilft uns, die unausweichlichen Enttäuschungen des Lebens sowohl zu akzeptieren als auch zu negieren. Humor ist eine wunderbare menschliche Erfindung.

Es ist viele Jahre her, dass sich mein 80 Jahre alter Vater ins Krankenhaus begab, um sich einer Bypassoperation zu unterziehen. Es handelte sich um einen der frühen Versuche eines berühmten Chirurgen, die Bypasstechnik an einem Achtzigjährigen durchzuführen. Die Nacht vor der Operation verbrachte ich mit meinem Vater allein. Er war starr vor Angst vor dem gefährlichen Eingriff.

Ich suchte nach Wegen, um ihm Erleichterung zu verschaffen. Da fiel mir ein, dass mein Vater ein Geschichten- und Witzeerzähler war; ich war auf der Suche nach einer Lösung, um den Abend für ihn zu retten. Ich schlug ihm ein Spiel vor, in dem ich ihm ein Stichwort geben würde, und er würde daraus einen Witz oder eine Geschichte machen. Mein Vater ging auf den Vorschlag ein, und das kam dabei heraus:

Joseph: Petrus an der Himmelstür ...
Vater: Ein sehr reicher, frommer Mann starb und ...
Joseph: Ein junger Mann ging zu einer Prostituierten ...
Vater: Oh ja! Da fällt mir ein guter ...

Es kamen dabei allerlei Witze über Ehefrauen, Schwiegermütter, Säufer, Rabbis und Priester, Politiker und Professoren heraus.

Der Abend ging mit viel Gelächter und manchmal auch unter Tränen herum. Er erzählte seine liebsten Kriegsgeschichten und schien die Operation vergessen zu haben. Ich habe meinen Vater an jenem Abend wirklich geliebt. Es bestand ein schöner, vertrauter Kontakt zwischen uns.

Diese kleine Geschichte handelt nicht vom Witzeerzählen. Sie handelt von der Heilkraft des Humors und vom Austausch gemeinsamer Erinnerungen zwischen einem alten Mann und seinem „kleinen" Sohn. Nun bin ich selbst ein alter Mann und trage jenen denkwürdigen Abend noch immer im Herzen. Auch ist dies ein Beispiel für ein spontanes schöpferisches Gebilde, das sich zu einem Experiment von schmerzlicher Intensität und Kraft entwickelte.

IV. Improvisation

Der tagtägliche zwischenmenschliche Umgang im Alltag lässt nur wenige Abweichungen von eingefahrenen Gewohnheiten und Kommunikationsregeln zu. Ein Grund dafür sind Effizienz- und Ordnungsdenken. Wir haben Jahrtausende gebraucht, um ein simples Gespräch miteinander führen zu können und unsere Angelegenheiten zu regeln. Stellen Sie sich mal vor, ein Käufer fängt, während er über den Kauf eines Hauses verhandelt, zu singen an. Da wird wohl alles zum Stillstand kommen, irgendwer in dem Grüppchen wird aus dem Häuschen geraten, und die Transaktion wird ein Ende finden. Solche Improvisationen können in einer Komödie, im Theater oder in schwierigen Situationen, die nach dieser Gabe des spontanen Geschichtenerfindens verlangen, vergnüglich sein.

Improvisation ist die Fähigkeit, von einem vorgegebenen Thema abzuweichen und über die feste Definition seiner konventionellen Bedeutung hinauszugehen. Viele Menschen fühlen sich mit ihrem Wissen in einer Welt der buchstäblichen Bedeutungen sicher. Sicher mag diese Art „Wissen" ja sein, es beschränkt jedoch ihr Welterleben auf standardisierte, „eingefrorene" Gestalten. Angst, Leiden und Neurose gehen oft mit diesen Trost bietenden Standardbedeutungen einher: So ist eine Mutter also entweder eine Frau mit Kindern oder eine strafende Hexe.

Improvisation stattet das Individuum mit der Flexibilität aus, Bilder oder musikalische Themen hinzuzuerfinden, die den anderen aufhorchen lassen. In einem pseudo-autobiographischen Film eines amerikanischen Schauspielers und Regisseurs erscheint dessen Mutter überlebensgroß am Himmel von New York City. Sie redet auf ihn ein: „Ich suche dich schon die ganze Zeit, Melvin ... Ich rufe dich und du antwortest mir nicht." Daraufhin bildet sich in den Straßen ein Auflauf, die Menschen fangen ein Gespräch mit der Mutter an. Eine Frau erwidert ihr: „Ja, ja, so einen Sohn hab ich auch ... Hier, sehen Sie sich das Photo von ihm an, wie gut er nur aussieht!" Die Mutter antwortet vom Himmel herunter: „Nur *ein* Photo?! Was für eine Mutter sind Sie eigentlich?" Noch mehr Leute strömen zusammen und zeigen einander ihre Photos.

Improvisation ist die Fertigkeit, von den vorgegebenen Bedeutungen, Lauten, Melodien, literarischen Formen bewusst abzuweichen und zu einem Gewebe und Gefüge zu kommen, das mit dem *Offenkundigen* nur eine geringfügige Berührung aufweist und sich auf eine komplexe *Bearbeitung* zubewegt, die, so scheint es, in andere Sphären eintaucht und andere Verbindungen eingeht, welche am Ende doch zum Thema, Bild oder zur Ausgangsmelodie des Ursprungs zurückkehren. Das sind bewusst getroffene Abweichungen vom Sinn und kein unbewusstes Sich-Ergehen in Wahnvorstellungen, wie es Psychotiker oder unter Drogeneinfluss Stehende tun. Das Unterscheidungskriterium ist, dass bei Vorliegen einer psychischen Krankheit die sogenannten „Improvisationen" im Allgemeinen statische, oft paranoide oder größenwahnsinnige, *repetitive* Inhalte sind, denen es an Abwechslung und Bedeutungskomplexität mangelt.

In der Psychotherapie hingegen führt der kreative Praktiker *vorsätzlich* eine Improvisation ein, welche den Klienten verblüfft oder überrascht, sodass er etwas Ursprüngliches und oft Hilfreiches in Bezug auf seine gegenwärtige Sorge oder sein Anliegen denkt oder fühlt. Das verschafft jenen Menschen Erleichterung, die unausgesetzt an obsessiven und zwanghaften Symptomen leiden, welche sie Tag und Nacht plagen. Die Menschen lachen unter Umständen sogar über sich und sie gewinnen ihren Humor in Bezug auf die Ereignisse wieder, welche ihr Denken und ihr Vorstellungsvermögen zuvor „eingefroren" haben.

V. Multikontextualität

Als Freud den Gedanken von den verschiedenen Kräften und Polaritäten innerhalb des Unbewussten erstmals formulierte, machte er eine neue Art Literatur möglich, die nicht logisch-positivistisch, sondern multikontextuell war. In der modernen Literatur gibt es dafür zahlreiche Beispiele. Lesen Sie beispielsweise T. S. Elliots *Das wüste Land* und geben Sie sich dem Vergnügen hin, die Bandbreite gegensätzlicher Bilder, „Filme", Stimmen, religiöser Metaphern und anderer freier Assoziationen auf sich wirken zu lassen. Eine geradlinige, logische, lineare Rede ist das nicht. Der russische Dichter Puschkin offeriert eine geradlinige Aussage, und Rubens mehr oder weniger ebenso. Beide sind auf schöne Art und Weise geradlinig. Picasso hingegen ist multikontextuell.

Mit multikontextuell meine ich, dass jedwedes menschliche Phänomen oder jedwede Interaktion vom schöpferischen Menschen als Konglomerat von Bildern und Ereignissen gesehen wird, die gleichzeitig stattfinden (und wahrgenommen werden), wobei jedes Bild auf einzigartige Weise zur Gesamtwahrnehmung des Menschen beiträgt. Insgesamt genommen ergeben sie eine multidimensionale „Collage", eine Art „Skulptur", die sich darauf zubewegt und danach „strebt", sich selbst zu offenbaren, und zwar in einer vollständigen, sich selbst verwirklichenden Weise. Der Beobachter tastet die Person/en ständig auf dieses Streben nach der „guten Form" ab, und nachdem er verschiedene Dimensionen wahrgenommen hat, verhandelt er mit der Einzelperson oder dem Paar, um ein Ereignis oder, wie wir sagen würden, um ein „Experiment" zu erstellen, in dem sich die vollständige Form in ihrer neuen, befriedigenden „Schönheit" offenbart.

In meinen schriftlichen Arbeiten der letzten 35 Jahre habe ich Beispiele für diese Transformation in Gruppen, Familien, Paaren und Einzelpersonen angeführt. Man muss in der Lage sein, die verschiedenen „Kontexte" genau unter die Lupe zu nehmen, während man ein bestimmtes Phänomen beobachtet, und eine Fantasie vom Veränderungspotenzial zu entwickeln. Oft werden Metaphern zur Beschreibung einer Erfahrung herangezogen. Ein depressiver junger Mann wird gefragt, wie er sich augenblicklich im Körper fühle. Er erwidert: „Ich fühle mich wie ein alter Bettler." Würde er es nun für sich in Betracht ziehen, sich darzustellen: 1) als alter Mann oder 2) als Bettler, der die Gruppenmitglieder um Geld anpumpt; 3) würde er in seinen Schuhen herumschlurfen? 4) würde er damit experimentieren wollen, sein Gesicht zur Maske erstarren zu lassen (wie bei einem fortgeschrittenen Parkinson)? und so weiter. Sein Interesse ist angestachelt und mithilfe seiner Frau, seiner Partnerin oder seiner Therapiegruppe offenbart er nach und nach die multikontextuellen Aspekte seines Leidens. Er beginnt seinen Schmerz zu „begreifen", und die anderen sind inspiriert, darüber nachzudenken, was sie zu seiner misslichen Lage beigetragen haben, und auch, wie sie sich verhalten können, um die Bürde von seinen Schultern zu nehmen.

Das *gesamte* Feld menschlicher Interaktion ist in Bewegung, es bewegt sich potenziell auf ein Ergebnis zu, das das Klientensystem lehrt, sich auf *neuartige* Weise wahrzunehmen. Hier haben wir es mit einem verwandelnden, multikontextuellen Ereignis zu tun, das der „guten Form" zustrebt, einem Entschluss, einer Form, die denen *Erleichterung* und Befriedigung verschafft, die ihr Leben lang gelitten haben und in statischer Bewegungslosigkeit und Hoffnungslosigkeit befangen waren.

Schöpferische Menschen wie Picasso vermögen multikontextuell zu kommunizieren und bleiben dennoch verständlich, farbig, oft auch witzig, tragisch, spritzig, das Wahrnehmungsvermögen herausfordernd und sogar schrill. T. S. Elliots *Das wüste Land* oder James Joyce' *Ulysses* rühren uns zutiefst und lehren uns vom Leben.

VI. Kinder

Kinder improvisieren spontan und mühelos.

Beatriz (6 Jahre) und Rodrigo (10 Jahre) streifen in einem Einkaufszentrum in Sao Paulo herum. Auf einmal sind sie in einem großen Möbelgeschäft, und während ihre Mutter mit der Verkäuferin über die Preise spricht, fällt ihr Blick auf die Abteilung mit den japanischen Möbeln, mit niedrigen, zierlichen Tischchen und Lampen. Ohne zu zögern knien sie sich – wie in einer Teezeremonie – hin, falten ihre Hände, Finger an Finger, wiegen sich hin und her und verfallen in einen „chinesisch" intonierten Singsang. Sie kneifen ihre Augen zu Schlitzen zusammen und wiegen ihre kleinen Körper hin und her. Da ist keinerlei Boshaftigkeit oder Herabsetzung an ihrem Verhalten; keinerlei vorurteilshaftes Herabwürdigen – nur Spaß. Eine schöne, spontane Improvisation. Mutter und Verkäuferin lachen vor Vergnügen. – Das war ein frei erfundenes Experiment von einiger Komplexität. Dazu gehörten:

1. Den Kontext eines Warenhauses in einen Ort des Gebets zu verwandeln.
2. Den kulturellen Kontext umzuwandeln.
3. Die gewohnten Laute in ihren Stimmen abzuwandeln.
4. Die Möbel als Requisiten bei der Erfindung eines Dialogs zu verwenden, der ein urwüchsiges Aufeinander-Abstimmen von Stimmen und Gesten beinhaltete (es handelte sich um weiße, katholische Brasilianerkinder, deren Eltern Brasilianer, deren Großeltern Portugiesen waren).

Das nenne ich spontane Improvisation. Die Voraussetzungen dafür sind Selbst-Ermächtigung, Freiheit der Fantasie und eine nicht strafende Umgebung und das Erleben innerer Güte und Schönheit. Für die Kinder war das keine große Angelegenheit. Sie zogen mit ihrer Mutter sofort wieder weiter in ein anderes Geschäft, ohne Protest oder Theater.

VII. Erwachsene

Kürzlich spazierte ich auf der Durchreise nach Sizilien mit meiner kleinen Einwegkamera eine enge alte Gasse entlang. Ich hielt auf zwei Steinmetze zu, die gerade auf Pause waren, und wollte mit ihnen in Kontakt treten; meine Italienischkenntnisse wären allerdings frustrierend gewesen. Also hielt ich diskret Abstand und sah zu, wie die beiden Männer mit ihren Handys telefonierten. Fragen Sie mich nicht „warum", aber meine Fantasie war, dass sie mit ihren

Müttern telefonierten. Ich trat näher, drehte meine Kamera seitwärts, ein Handy nachahmend und sang: „Mamma, oh! Mamma, wo bist du nur hin?" Das war ein magischer, Verbindung stiftender Augenblick. Beide Männer drehten sich erst überrascht, dann amüsiert zu mir um, erst zeichnete sich ein Lächeln auf ihre Lippen, dann Gelächter: Drei Fremde lachten schallend miteinander. Später führten sie mich in einem alten Gebäude herum und zeigten mir ihre Restaurationsarbeiten, sprachen Italienisch, während ich mit Händen und Füßen redete. Meine Frau Sandra, Zeugin der ganzen Begebenheit, half mit ihrem Italienisch aus. Wir wünschten ihnen ein frohes Fest anlässlich der bevorstehenden Santa Lucia-Prozession und gingen unserer Wege.

Das ist ein weiteres Beispiel spontaner Improvisation eines Durchschnittstouristen mit Fotoapparat, der an zwei staubige Steinmetze in einem alten Mittelmeerstädtchen gerät. Die „Interventionen" und die Motive für spontanes Improvisieren müssen nicht unbedingt therapeutisch sein. Sie sind die urtümlichsten, Kontakt herstellenden Schöpfungen unter Menschen. Bei solchen Gelegenheiten erfahren wir, was es heißt, Teil derselben Menschen-Familie zu sein.

VIII. Bewegung und Gestik

Bewegung ist meist beziehungsrelevant und improvisiert. Die Menschen bewegen sich in Reaktion auf und in Beziehung zu jemandem, in einer Art gigantischem kosmischem Tanz. In den Straßen von Paris setzen die Leute ihren Körper anders ein als beispielsweise in New York City oder Tel Aviv. In New York fühle ich mich in dem Sinn wahrgenommen, als mir von den anderen ein gewisser physischer Raum zugestanden wird (in Fahrstühlen und U-Bahnen gilt das schon weniger!). So geschäftig wir auch sein mögen, unsere Bewegung kommt dennoch über eine räumliche Choreografie zustande, die dadurch bestimmt ist, wie aufmerksam die Menschen füreinander sind und was ihre Dringlichkeit „an ihr Ziel zu kommen" motiviert.

In den Straßen von Paris scheinen die Leute einander als Hindernis wahrzunehmen, um das man seinen Körper herummanövrieren muss – es sei denn, man trifft einen Freund unterwegs: Dann sind plötzlich alle Hindernisse und persönlichen Raumregeln aufgehoben, und die Fremden sehen sich einmal mehr mit der Aufgabe konfrontiert, sich auf noch beengterem Raum bewegen zu müssen.

London ist während der typisch regnerischen, dunklen Stoßzeit schwierig. An einem solchen Abend ging ich mit meiner Frau auf der Straße am Britischen Museum spazieren. Plötzlich machte sich hinter mir eine Baritonstimme bemerkbar und ein großer Schwarzer stieg buchstäblich über mich hinweg. Während er sich vorwärts boxte, schrie er nach allen Seiten: „Geht es nicht ein bisschen schneller!? Sie hemmen den Fluss ..." Er war flink von einem Punkt zum anderen unterwegs, auf offensive Weise graziös, als wollte er einen Basketball ins Netz befördern. Was für ein Tempo! Was für eine Anmut! Und kollisionsfrei. Seine weit ausholenden, zielstrebigen Schritte und sein gebieterischer Bariton ließen mich daneben wie so einen Vagabunden aussehen, dicklich und plump. Seine Stimme und sein Körper hatten mich definiert.

Ohne viel Gewahrsein erschaffen wir miteinander eine Choreografie, die aus gemessenen Gesten und Rhythmen besteht, welche ein ästhetisches, modernes

Ballett ergeben. Das Ballett definiert unser Körperschema, unser Körpererleben und unsere Beziehungen zueinander.

IX. Kultur

In manchen Kulturen kommt man sich so nahe, dass man den muffigen, intensiven und strengen Geruch anderer riechen kann, als trügen sie ein totes Tier oder eine überreife exotische Käsesorte unterm Hemd. Angehörige dieser Kulturen mögen sich selbst im Vorbeigehen sagen: „Sie trägt den Hauch eines reifen Feigenkranzes und zermanschter Granatäpfel an sich." Düfte, Rhythmen und Bewegungen der Körper mischen sich wie in einem Orchester bei der Aufführung. Es gilt lediglich zu schauen und hinzuhören!

Wie auch immer wir uns bewegen, wir kommen nicht umhin, uns „ästhetisch definiert" zu fühlen, entweder als „Tollpatsch" oder als Tänzer, der träumerisch mit ausgebreiteten Armen wie in einem Chagallgemälde über den Tanzboden schwebt. Oder wie aufrechte Zinnsoldaten, die den Körper einseitig beanspruchen. Beobachten wir eine Straßenszene, springen uns Leute ins Auge, die sich über ihre Handys beugen und enthusiastisch hineinreden. Das gehört alles zu dem Gemeinschaftsritual, in dem die Bewegung jedes Mitwirkenden Frage wie Antwort ist.

Es ist schier unmöglich, die Schönheit eines Straßentanzes nicht zu bemerken, so man sich von wachen Augen leiten lässt. Auf jeden Fall funktioniert sie, und es gibt keine ernsthaften Störungen im Feld; die Menschen bewerkstelligen ihre Choreografie prächtig. Sie ziehen uns mit ihren verschiedenartigen Aufmachungen in ihren Bann, ob sie nun mausgrau oder elegant sind, ob sie eher in einer vertrauten oder in einer strategischen Beziehung zu uns stehen. Die Szene „klappt", funktionell wie ästhetisch gesehen.

X. Kontextuelle Eigenschaften von Schönheit und Kreativität in zwischenmenschlichen Beziehungen

Schönheit offenbart sich in nahezu jedem zwischenmenschlichen Vorgang beziehungsweise in den Vorhaben, bei denen emotionales Engagement und Energieaufwand zwischen uns sowie musikalische Ausdrucksformen, szenische Darstellungen von Ereignissen, Geschichtenerzählen, Tanz und Spiel mit Kindern gefragt sind. Der Ausdruck oder die Geste jedes Menschen bereichern unsere Erfahrung kontextuell. Schönheit ist erhaben; sie bewegt uns tief; sie rührt uns zu Tränen; sie erfüllt das, nach dessen Vollendung wir uns gesehnt haben, in uns und *zwischen uns.* Schönheit überrascht uns und erhebt uns zur Freude des Einander-Erhöhens, wo die individuelle Ausdrucksmöglichkeit nicht hinreicht und scheitert.

Martin Buber (1962) sagte, wenn jemandes Stimme zum Himmel strebe, aber keine Höhe erreiche, könne uns nur die Gemeinschaft mit einem anderen zur Schönheit hinanheben. Wir brauchen einander, um freudvolle, tief bewegende Erfahrungen von Schönheit zu wecken. Der schöpferische Prozess wird in dem

Moment angeregt, als wir in bedeutungsvollen Kontakt treten. In diesem Raum, in dieser verdichteten Verbundenheit miteinander wird Schönheit geboren, so wie der Säugling aus dem Mutterschoß hervorbricht. Wir beten zu Gott, und mit unseren Gesängen um Sühne und Vergebung „schaffen" wir Schönheit. Schönheit offenbart sich, wenn wir unsere Fragilität, unser Bedauern und unsere Demut einbekennen. Schönheit begünstigt das Artikulieren unserer tiefsten Zweifel, nicht unserer heroischen Oberflächlichkeit. Wir machen miteinander einen Prozess durch, der zur Geburt der Schönheit lockt.

Es gibt noch eine Reihe weiterer phänomenologischer Dimensionen unseres Menschseins, die man im Zusammenhang mit dem schöpferischen Prozess und der Erschaffung von Schönheit beschreiben könnte. Ich liste im Folgenden die Bedingungen und allgemeinen Eigenschaften auf, die zur Untersuchung solcher Begebenheiten hilfreich sein mögen:

1. Die Aufrechterhaltung eines optimalen Energieniveaus, sodass wechselseitige Stimulation (in mannigfaltiger Form) gewährleistet ist.
2. Die Balance zwischen der strategischen „Sorge für sich selbst" und intimer Verbundenheit. Haben wir die strategische Sphäre einmal betreten, ist die Transparenz, die in der Intimität liegt, umwölkt.
3. Die Balance zwischen dem Erfahren der Dunkelheit und der Härte des anderen einerseits und der gefühlvollen Sanftheit/Ausstrahlung andererseits.
4. Das Wissen um die destruktive Macht versus Streben nach dem Guten.
5. Die Intentionen und die Motive des anderen zu artikulieren und zu erfragen.
6. Die Balance zwischen Konflikt und Konfluenz: das Unterstützen eines angemessenen mittleren Grundes.
7. Das Akzeptieren der eintönigen, gewöhnlichen Seiten unseres Lebens – das Loslassen.
8. Die Balance zwischen unserem Wunsch nach Wachstum einerseits und dem Erkennen von Rückgang/Entropie andererseits.
9. Die Balance zwischen dem Leugnen tragischer Lebenserfahrungen und der Fähigkeit, Tiefe, Seelenschmerz, Mitgefühl und Bedauern zu empfinden.
10. Das Vermögen und die Ausdauer, Erfahrungen miteinander zu beginnen, weiterzuentwickeln und abzuschließen.
11. Die Balance zwischen dem Bestreben, einander vor leidvollen Erfahrungen zu schützen, und dem Zulassen von Autonomie und der Freiheit, zu straucheln.

Worum drehen sich nun Kreativität und Schönheit in unseren Beziehungen? Lassen sie sich im Schatten einer Welt, in der die Menschen einander täglich effizient abschlachten, überhaupt definieren? Ein kleines bisschen Antwort liegt darin, dass wir uns entwickeln, indem wir uns der Schönheit beziehungsweise der Hässlichkeit zuneigen oder vielmehr danach streben, diese Kräfte in uns zu integrieren und miteinander in Balance zu bringen.

Im Zuge des Älterwerdens verhärtet sich das Herz so mancher, ohne Zweifel aufgrund der Härte in unser aller Leben. Andere bleiben wie durch ein Wunder der Natur für die gesamte Bandbreite menschlicher Erfahrung offen. Manche von uns haben Liebespartner, Freunde und Lehrer gefunden, die sie dazu ermutigt haben, weiterhin dem gemeinsamen Sehen, Hören und Erschaffen von Schönheit nachzugehen.

Es bleibt ein Geheimnis unserer Entwicklung, dass manche Kinder, so verzärtelt, angebetet und mit jeglicher Möglichkeit ausgestattet sie auch sind, dem Leben gegenüber offen zu bleiben, zu gewöhnlichen „Beta"-Typen heranwachsen, die unsere Kultur stabilisieren helfen (doch siehe, wie zärtlich sie zu ihren Kindern sind!). Auch gibt es Menschen, die sich trotz aller Entbehrung, Schmähung und Demütigung zu wunderbaren Menschenwesen oder großen Künstlern, Dramatikern oder Sängern entwickeln. Alles hat seinen Preis. Sie können auch herzlose Menschen sein, der Intimität und Nähe unfähig. Trauma und Entbehrungen wirken sich auf andere wieder ganz anders aus. Sie sind vom Schmerz weich geklopft. Sie leiden wohl, und doch bleiben sie für Mitgefühl und Freude offen Über solcherlei Phänomene wissen wir nicht viel. Wir beobachten sie einfach aneinander.

Meiner eigenen Erfahrung nach kommt man an der Ganzheit und Grazie einer ästhetischen Entwicklung kaum vorbei, und für jeden Segen an Schönheit und Kreativität wird uns etwas genommen, und wir werden anderswo um etwas gebracht und bleiben für immer unvollendet.

Literatur

Buber M (1962) Ten rungs: Hasidic sayings. Schocken Books, New York

Zinker J (1990) Gestalttherapie als kreativer Prozess. Junfermann, Paderborn

Zinker J (2001) Sketches. An anthology of essays, art, and poetry. GestaltPress/Analytic Press, Hillsdale New Jersey

Die Ästhetik des Commitments[1]: Was Gestalttherapeuten von Cézanne und Miles Davis lernen können

Michael Vincent Miller

I. Dranbleiben ...

Dieser Essay ist ein Nachsinnen über ein gängiges Gestaltidiom: über den Ausdruck ‚dranbleiben' im Sinne des Bleibens an der Wahrheit der eigenen gegenwärtigen Erfahrung, sei sie nun positiv oder negativ. Als Intervention ist dies bei Gestalttherapeuten äußerst verbreitet, ja beinahe schon Klischee. Wenn Sie Gestalttherapeut sind, wird kaum ein Tag in ihrer Privatpraxis verstreichen, an dem Sie nicht diesem oder jenem Klienten vorschlagen, „bei seinem zornigen Gefühl" oder „an seiner Fantasie, seine Mutter umzubringen" oder „bei dieser Empfindung in seiner Brust" oder „an der Art und Weise, wie er auf der Stuhlkante kauert" zu bleiben. Wie jede idiomatische Intervention in jedweder therapeutischen Schule kann sich die Aufforderung an einen Klienten, bei dem zu bleiben, was gerade passiert, zu einer inhaltsleeren und stereotypen Technik verhärten, die dann hervorgezogen wird, wenn einem sonst nichts mehr einfällt. Sie wurzelt jedoch in einem wichtigen, ursprünglich gestalttherapeutischen Prinzip – dem Ersetzen der „therapeutischen" Kontrolle der Erfahrung des Klienten mit Hilfe von Deutungsmethoden oder Konditionierungsprogrammen durch die grundsätzliche Achtung vor seiner Subjektivität als Prüfstein guter Psychotherapie.

In den frühen Tagen der Gestalttherapie gehörte komplementär zum Begriff des durchgängigen Respekts der Gedanke, dass die Therapeutin am Klienten „dranzubleiben" habe, statt zu ihrem eigenen therapeutischen Programm abzu-

---

[1] Da das engl. Wort ‚Commitment' ein breites Bedeutungsspektrum umfasst und es keine direkte Entsprechung im Deutschen gibt, habe ich es im Titel beibehalten, variiere die Übersetzung im Text aber, je nach Zusammenhang und Bedeutungsnuance. Das Spektrum dieses Begriffs (inkl. dazugehörigem Verb) reicht von Engagement, Hingabe, sich jemandem oder einer Sache verschreiben, sich einlassen, eine Verpflichtung auf sich nehmen, eine Bindung eingehen, sich bindend festlegen, sich engagieren, sich überantworten, sich oder jemanden anheim geben (auch dem Gefängnis oder der Psychiatrie). Das Wortspiel des Autors weiter unten beruht darauf, dass der Begriff auch negative (hier: die ‚Freiheit' beschränkende) Aspekte mit einschließt (A. d. Ü.).

schweifen, welches vorschreibt, was der Klient zu erleben hat. Heute ist die gestalttherapeutische Theorie dazu übergegangen, stärker auf ihren Grund zu pochen: durch die Begriffsbildung des jeweils neu entstehenden Feldes, statt von zwei gut definierten Figuren beziehungsweise Rollen, sprich Therapeut und Klient, auszugehen, als wüssten beide bereits, was sie demnächst tun werden. Wir könnten daher von einem „Dranbleiben" am sich entfaltenden Prozess sprechen, während dieser an die Oberfläche tritt, sich ausdifferenziert, zerfließt, neuerlicher Unterschiedsbildung Platz macht und so fort. Wir versuchen jetzt unbedarfter und unbestimmter an die Sache heranzugehen und lassen den Ereignissen ihr Maß, wiewohl wir zu ihrer Formgebung beitragen.

Eine solche Sichtweise steht eher der Wellentheorie denn der älteren Teilchentheorie nahe. Die Gestalttherapie hat stets den therapeutischen Primat kooperativer Aufmerksamkeit zwischen Therapeut und Klient an der Kontaktgrenze als gegeben angenommen, statt sich auf das Innenleben von Klient oder Therapeut zu konzentrieren. Die neue Perspektive reicht jedoch über die klassische Formulierung, zwei wohl definierte Wesen träfen sich an der Kontaktgrenze, hinaus, da komplexere Gestaltverschiebungen und -bildungen als die oben angesprochene stattfinden. Darauf näher einzugehen würde hier jedoch zu weit führen.

Merken Sie, dass diese Betonung des Dranbleibens an einer Sache, die in Entfaltung begriffen ist, die Dimension Zeit und damit Veränderung und Entwicklung hereinbringt. Das „Dranbleiben" beginnt im gegenwärtigen Moment, aber es dreht sich nicht um den Moment. Es dreht sich um den vergehenden Moment, der sich im Nu zu etwas anderem verwandelt, sobald man in ihn eintritt. Schließlich und endlich leben wir in der Zeit, nicht in einem zeitlosen gegenwärtigen Augenblick, den es ohnehin nicht gibt. Im Augenblick bleiben zu wollen, käme neurotischer Fixierung gleich. Erving Polster führt die zeitliche Dimension der Gestalttherapie auf höchst direkte Weise ein, indem er unterstreicht, wie sehr Sequenzen, seien es solche des Verhaltens oder des Erzählens, sich aus dem simplen Prinzip herleiten, dass „eins ins andre führt" (Polster, persönliche Mitteilung).

Wenn Sie an solchen Sequenzen dranbleiben und sich von ihnen tragen lassen, was mal dem Ritt auf einem bockigen Wildpferd, mal dem Lenken eines Sportwagens auf offener Autobahn gleicht, werden Sie zu dem Schluss kommen, dass alle Wege nach Rom führen. Mit anderen Worten heißt das, dass Sie in der Therapie an einer x-beliebigen Stelle beginnen können, und wenn Sie dem Prozess folgen, dringen Sie zu des Pudels Kern vor. Dennoch bleibt die Frage offen: Was ist „Rom"? Ich plädiere dafür, dass Rom weder der Kern der Persönlichkeit noch das authentische Selbst ist, ja nicht einmal die bedeutenden Traumata der Vergangenheit, wiewohl solche Themen auftauchen und auf dem Weg nach Rom an Bedeutung gewinnen können. Ich möchte behaupten, dass es Rom noch gar nicht gibt; es muss erst gebaut werden. Der Prozess des Dranbleibens am Erleben spielt in diesem Bauvorgang einen zentralen Part.

Was ich hier bezwecke, ist, dass ich diesen Punkt des „Dranbleibens" über ein technisches, psychotherapeutisches Prinzip hinaus erweitern will. Für mich ist es sowohl zu einem ästhetischen Transformationsprinzip als auch zu einer ethischen Position geworden. Ich werde es die gestalttherapeutische Ausprägung des *Commitments* nennen. Von Commitment u.ä. ist heutzutage viel die Rede, wenn auch auf lähmende Weise, in Zusammenhängen wie „du solltest dich mehr auf diese Beziehung oder jene berufliche Laufbahn einlassen". Eine häufig ins Treffen geführte Formel, wenn eine Beziehung schief geht, lautet derzeit: „Männer sind in der Liebe nicht bindungsfähig." Als ob man sich an die Liebe oder an einen Beruf binden (oder anheim geben) wollte, wenn man es von außen diktiert bekommt! Damit verkommt Commitment zu einer Freiheitsstrafe, die zur Aussage „Psychiater ‚stellen' jemanden der geschlossenen Abteilung einer Irrenanstalt ‚anheim'" in bedenkliche Nähe rückt.[2]

Commitment hat jedoch eine organischere und unmittelbarere Bedeutung, die etwa so lautet: Fühlt sich etwas heute gut, wichtig oder hilfreich an, wird man wahrscheinlich auch morgen dabei bleiben. Ich glaube, es war der im 19. Jahrhundert wirkende amerikanische Schriftsteller Ralph Waldo Emerson, der ein gutes Leben als eine Ansammlung guter Tage bezeichnet hat. „Gut" bedeutet in diesem Zusammenhang nicht unbedingt glücklich oder vergnüglich, sondern der Mühe wert, lohnend – in Ihren Augen. Weder Emersons noch meine Sichtweise handeln von dem sogenannten Streben nach Glück. Einem guten Leben beziehungsweise dem Glück kann man nicht nachlaufen, es kann lediglich eine Projektion sein – da es das Ideal einer Vollständigkeit ist –, so dass man es nie erreicht oder aber bereits verpasst hat. Wenn Sie aber an der lebendigen Aktualität des gegenwärtigen und des darauf folgenden Augenblicks dranbleiben, werden Sie unter Umständen eines Tages zurückblicken und feststellen, dass Sie ein gutes – oder zumindest erfülltes – Leben gehabt haben. Tatsächlich verhält es sich ja so, dass es nicht das Vollendete ist, das die Hingabe inspiriert. Was getan ist, ist getan, und Sie sollten es hinter sich lassen, bevor sich tödliche Langeweile breit macht. Dass Sie ein wunderbares Gespräch mit einem Freund führen, zeigt sich unter anderem daran, dass Sie sich beim Auf-Wiedersehen noch eine Menge mehr zu sagen hätten. Alle Themen des Gesprächs sind nach wie vor offen und im Fluss. So sieht gesundes Commitment aus; Sie bleiben, weil die Sache, der Sie hingegeben sind, sich immer noch reizvoll unvollständig und daher lebendig anfühlt.

Was die beiden Künstler anlangt, die ich hier besprechen werde – Cézanne und Miles Davis –, so war ihre Kunst stets unvollendet, daher blieben sie Suchende. Was ich hoffe zeigen zu können, ist, dass eine derartige Einstellung zu einer Ästhetik und nicht zu einer Tyrannei der Hingabe führt. Unter Umständen entsteht daraus sogar eine Vision von Commitment, die als Kur für Leiden wie Angst und Depression an Stelle von Prozac, Zoloft und anderen Antidepressiva treten könnte.

Was auch immer Commitment sonst noch ist, es gehört Disziplin dazu. Den Begründern der Gestalttherapie waren Engagement beziehungsweise Disziplin alles andere als gleichgültig. Frederick „Fritz" Perls beispielsweise hielt sich nicht wie Paul Goodman mit Sozial- und Kulturkritik auf, wenngleich beide Anarchisten waren. Perls interessierte sich vorwiegend für die Lebensqualität des Einzelnen. Hie und da pflegte er zwar eine Attacke auf irgendeinen Aspekt der

---

2 Siehe Fußnote 1.

amerikanischen Gesellschaft zu reiten, wenn er ihn für mitverantwortlich am Absterben der Lebendigkeit hielt. Seine empfindlichste Kritik galt dem „Streben nach Glück"[3], das in Perls' Augen nichts anderes als Hedonismus war. „Wir haben eine Wendung um 180 Grad vom Puritanismus und Moralismus zum Hedonismus gemacht", schrieb er in den einleitenden Seiten von *Gestalt-Therapie in Aktion*. „Auf einmal muss alles Spaß und Lust sein, und jedes echte Engagement, jedes wirkliche *Hiersein*, wird missbilligt" (1988, S. 10).

Perls wandte sich nicht gegen den Hedonismus im landläufigen Sinne, welcher ein dem lustvollen, sinnlichen Vergnügen hingegebenes Leben meint. Das mochte für Perls ja angehen. Er sah im amerikanischen Hedonismus eine seichte, unnatürliche Auffassung angenehmen Zeitvertreibs, der im Großen und Ganzen auf das Vermeiden von Schmerz hinauslief. Das konnte einzig und allein über die Selbst-Desensibilisierung bewerkstelligt werden. Diese resultierte in einem tief reichenden Verlust des Gewahrseins, da man damit die Fähigkeit, überhaupt etwas zu fühlen, Liebe, Freude oder Vergnügen mit eingeschlossen, aufgab. Das Streben nach Glück führte zum Verlust des Vermögens, das Leben voll auszukosten. Sie können sich unschwer vorstellen, was Perls von solchen Blitzkuren gehalten hätte, die im Verschreiben von Medikamenten für jeden, der gerade eine Periode der Ängstlichkeit oder Depression durchmacht, besteht. In *Gestalt-Therapie in Aktion* behauptet er weiter: „(...) es gibt nur einen Weg, um die Seele wiederzugewinnen, oder auf amerikanisch, um die amerikanische Leiche wiederzubeleben und sie zum Leben zurückzubringen. Das Paradoxe ist, dass wir, um die Spontaneität zu erlangen, wie im Zen, äußerste Disziplin brauchen" (ibid., S. 58).

Während Engagement und Disziplin für Fritz Perls das Dranbleiben am jeweils momentanen Gewahrsein jeglichen aktuellen Vorkommnisses war, bedeuteten Engagement und Disziplin für Laura Perls, an den Einschränkungen, die einem die aktuellen Umstände auferlegten, dranzubleiben und sie zu akzeptieren und einen möglichst schöpferischen Gebrauch vom Vorhandenen zu machen. In ihrer kleinen, feinen Rede[4] über den japanischen Film „Die Frau in den Dünen" sagt sie:

> So lange unser Mann in der Geschichte die Begrenzungen der Situation nicht akzeptieren kann, fühlt er sich gefangen. Als er seine Begrenzungen akzeptiert, werden die Möglichkeiten innerhalb der Grenzen Wirklichkeiten: Die Wüste wird fruchtbar, die Frau wird Mutter. Das öffnet die Falle, die Grenzen weiten sich. Indem er sich erneut auf die etwas veränderte, aber immer noch sehr begrenzte Situation einlässt, übernimmt der Mann Verantwortung für die *Konsequenzen* seiner eigenen kreativen Aktivitäten. (...) Indem er das, ‚was ist', akzeptiert und sich damit befasst, transformiert und transzendiert er die Situation und erreicht wahre Freiheit (1989, S. 116 f).

Laura Perls' Aussage erscheint mir besonders bedeutsam. Wie Hegel behauptet sie, es gäbe keine Freiheit ohne Notwendigkeit. In anderen Worten ist die

---

[3] Der Begriff ist in der amerikanischen Verfassung verankert und geht auf die Unabhängigkeitserklärung vom 4. Juli 1776 zurück (A. d. Ü.).

[4] Diese Rede wurden am 17. Mai 1985 als Einführungsvortrag zur 8. Jahreskonferenz der Theorie und Praxis der Gestalttherapie gehalten und in *The Gestalt Journal* (1986) veröffentlicht und danach in *Leben an der Grenze* (Perls L, 1992, S. 115–119) im Kapitel *Commitment* abgedruckt.

Freiheit eine Folge des Engagements und der Disziplin – in den Künsten wie in der Liebe. Die meisten meinen anscheinend, es verhielte sich umgekehrt.

Womit wir bei den Hauptcharakteren oder den „Fallgeschichten" meiner Erzählung wären. Warum ausgerechnet Cézanne und Miles Davis? Weitgehend deshalb, weil sie zu meinen größten Favoriten zählen. Aber wir haben ja auch ein Thema, und dafür sind die beiden meines Erachtens ein gutes Beispiel (genauso gut hätte ich, wie im Folgenden klar werden wird, eine x-beliebige Zahl anderer Künstler herausgreifen können). Beide waren häufig in Probleme verstrickt und befanden sich zeitweise persönlich in einem nachgerade verheerenden Zustand: Cézanne voller Angst und Selbstzweifel; Miles Davis voll finsterer Wut und Melancholie. Wichtig ist jedoch anzumerken, dass keiner von beiden, so schwierig die Dinge auch waren, jemals weit von der Ausübung seiner Kunst und seiner tief greifenden Suche nach der je eigenen Wahrheit im Rahmen seines künstlerischen Ausdrucksmittels abschweifte.

II. Paul Cézanne

Cézannes Streben, seiner subjektiven unmittelbaren Wahrheit seiner Sinneseindrücke Form zu verleihen, geriet nie mehr wieder ins Wanken, nachdem er einmal der juridischen Fakultät ade gesagt hatte. Er hatte aus Gehorsam gegenüber den Wünschen seines bürgerlichen Vaters Jura studiert; dieser war Hutmacher gewesen und später Bankier. Das Ausscheiden aus der juridischen Fakultät war ein Akt der Rebellion gegen die Lebensart seiner Familie. Das war für ihn nicht leicht. Er litt daraufhin an Ängsten, Selbstzweifeln und Zorngefühlen fast sein ganzes Leben lang und lebte weiterhin in großer Angst vor seinem Vater. Als er sich in eine Frau verliebte und mit ihr zusammenzog, fand er nicht den Mut, es seinem Vater zu sagen, nicht einmal dann, als sie ein Kind hatten.

Er war ein schwieriger Mann. So schildert ihn John Rewald, sein Hauptbiograph und Herausgeber seiner Briefe:

> Frivol und sorglos in seinen Jugendjahren, wird er später argwöhnisch und in sich verschlossen. Seine Äußerungen schwanken von Zärtlichkeit und sogar Demut bis zur Arroganz, sein Selbstvertrauen wird gelegentlich von Bitterkeit und Enttäuschung abgelöst, seine Nachsicht und Höflichkeit schlagen manchmal schnell in Grobheit um (in Cézanne, 1962, S. 6);

Er war nie zufrieden. Er malte jedoch nie anders als mit größtmöglicher Konzentration. Sein Leiden – seine Angst und sein Zorn – wurde mit Sicherheit größer, als die Kritiker seine frühen Werke als wertlos abtaten und ihm jegliches Talent absprachen. Er litt daran, ließ sich aber nie von seinem Weg abbringen.

Als Cézanne 1874 seine Bilder bei der ersten Impressionistenausstellung der Öffentlichkeit zu Gesicht brachte, wurde er wie die meisten anderen Impressionisten von den Kritikern verlacht. Cézanne bezog die schlimmste Schelte. Ein Kritiker beschrieb ihn als „eine Art Irrer, der im Delirium tremens malt" (Wechsler, 1975, S. 3). Nach drei weiteren Jahren solcherlei Rezeption entzog sich Cézanne dem Auge der Öffentlichkeit bis zum Jahre 1889. Im Zustand relativer Isoliertheit malte er unverdrossen weiter. Er verschrieb sich nur noch mehr der Wiedergabe seiner eigenen und eigenwilligen Vision, der Wahrheit seiner Wahr-Nehmungen.

Um 1895 hatte sich seine Reputation gewandelt: Cézanne war als „Maler der Maler" bekannt geworden – Pissarro, Renoir, Degas und Monet gehörten zu denjenigen, die seine Arbeit tief beeindruckte, und um 1904 wurde bereits festgestellt, dass sein Einfluss in der gesamten Kunstwelt spürbar war (ibid., S. 5). Heute lässt sich sagen, dass es kaum eine intellektuelle Bewegung gegeben hat, die sich Cézanne nicht als Schlüsselfigur an die Brust geheftet hätte. Ein Kunsthistoriker listet folgende Strömungen auf: die Naturalisten, die Symbolisten, die Neoklassiker, perzeptionalistische, formalistische, didaktische, marxistische, psychoanalytische (Freudianische wie Jungianische), phänomenologische und existenzialistische Geistesströmungen (ibid., S. 2). Der englische Romancier D. H. Lawrence, der österreichische Dichter Rilke und der französische Philosoph Maurice Merleau-Ponty haben alle bedeutende Kommentare zu Cézanne verfasst.

Cézanne malte aus Loyalität gegenüber seiner Subjektivität, die so unverfälscht war, dass seine Bilder selbst zu einer Methode des Sehens wurden und nicht eine des Hinzufügens von Gefühlen, Symbolen oder Be-Deutungen dessen, worauf sein Blick fiel. Im Alleingang entwickelte er eine neue Mal-Sprache, die jeden Maler der westlichen Zivilisation nach ihm beeinflusst hat. Der Umstand, dass er sich der Gesellschaft und dem Blick der Öffentlichkeit entzog, mag zum Teil seiner Ängstlichkeit und Depressivität oder was immer zuzuschreiben sein, er verwandelte sein Alleinsein jedoch in ein epistemologisches Forschen nach dem wahrnehmenden Subjekt mittels Malerei. Dies war ein profunder Akt der Hingabe. Ein Kritiker der Moderne, Kurt Badt, schrieb:

> Die bloße Tatsache, dass er seine eigene Person und sein Schicksal zum Sujet seiner Kunst machte, zeichnete Cézanne als modernen Künstler aus; seine Modernität zeigte sich fernerhin an der (freilich nicht beziehungslosen) Tatsache, dass Einsamkeit eine große und bedeutende Rolle in seiner Kunst spielte. Dadurch dass er sich seiner Kunst voll und ganz widmete, akzeptierte er nun [um 1870] das Los der Einsamkeit als wesentliche Voraussetzung für seine Arbeit, er überließ sich ihr und gewann dadurch jene neue Weltsicht, die fortan in seinem gesamten Werk zum Ausdruck kam (in Wechsler, 1975, S. 142).

Badt sieht dies als etwas, was einer religiösen Bekehrung nahe kommt. Er stellt diese Haltung den Impressionisten gegenüber, die in der Natur etwas Liebliches und Tröstendes erblickten:

> Während andere Künstler in einer Atmosphäre der Vergnügungen, in einer subjektiven und intimen Beziehung mit den Sujets, die sie abbildeten, arbeiteten (...), malte Cézanne indes in einem Zustand der Selbstvergessenheit, in der er sich ganz den Objekten weihte, in deren Wesenheit er einzudringen suchte (ibid., S. 143).

Meyer Schapiro, ein großer Kunsthistoriker und Kritiker der Moderne, sagte über Cézanne, „sein Werk ist ein lebendiger Beweis, dass ein Maler zu gültigem Ausdruck gelangen kann, indem er seiner Vorstellung von der ihn umgebenden Welt Gestalt verleiht ohne bei einer Religion, einem Mythos oder irgendwelchen sozialen Idealen Zuflucht zu nehmen" (S. 30).

D. H. Lawrence schrieb, „die interessanteste Figur in der modernen Kunst, und die einzig wirklich interessante Figur, ist Cézanne: und das nicht so sehr wegen seiner Errungenschaften sondern wegen seines Ringens" (1980, S. 571). Cézannes All-Ein-Sein, sein Ringen und sein weihevolles Hingegebensein an seine eigenen Wahrnehmungen gehören allesamt zu den Facetten seines Commitments.

III. Miles Davis

Miles Davis war ebenfalls ein zorniger und unglücklicher Mann. Er wuchs in einer wohlhabenden afroamerikanischen Familie in St. Louis auf (sein Vater war Zahnarzt); dieser Hintergrund machte ihn gegenüber dem allgegenwärtigen Rassismus außerhalb der Familie noch empfindlicher und wütender. Sein Leben war oft die Hölle, zunächst wegen seiner Heroin- und Alkoholsucht, die er beide aufgab, später wegen des erneut aufgenommenen Drogenkonsums und wegen einer schweren Krankheit. Aber nichts konnte ihn vom Trompetenspiel abbringen, das er seit seinem zehnten Lebensjahr betrieben hatte, und während seiner außergewöhnlichen Karriere als Jazzer ließ er nie davon ab, nach neuen Wegen zu suchen, welche seine Lebensvision musikalisch zum Ausdruck brachten.

Er war wirklich kein einfacher Zeitgenosse, mit dem man gut auskam, in Sachen Rasse schon gar nicht. Er war dafür bekannt, dass er in Jazz-Clubs seinem Publikum den Rücken zuzuwenden pflegte und mit seinem Horn in die Band hineinspielte. Wenn sein Kopf mit Drogen oder Alkohol zugedröhnt war, lieferte er der Öffentlichkeit mit Vorliebe wilde Szenen. Eine nicht untypische Anekdote aus der Biographie Davis', die der Dichter Quincy Troupe verfasst hat, ist folgende:

> So passierte es zum Beispiel, dass Miles mitten auf der West End Avenue seinen Ferrari stehen ließ, weil er glaubte, von einem Polizisten verfolgt zu werden. Er war derart paranoid und high vom Kokain, dass er in ein Wohnhaus rannte und in den Aufzug stürzte. Dort traf er auf eine erschreckte weiße Frau, gab ihr eine Ohrfeige und fragte sie, was sie in seinem Auto zu suchen habe. Sie rannte schreiend aus dem Aufzug, und Miles fuhr in den obersten Stock hinauf, wo er sich bis zum späten Abend im Müllraum versteckte (2001, S. 33).

Sehen Sie sich aber auch Troupes Beschreibung von Miles' Spiel an:

> Miles Davis war ein großer Poet auf seinem Instrument. Er konnte warme, volle Töne spielen, die die tiefsten menschlichen Gefühle ansprachen, (...) Miles' Sound ließ uns jederzeit aufhorchen. Er war geschliffen, gedankenschwer, und er war unvergesslich. (...) Wenn man Miles im Radio hörte, wusste man sofort, dass er es war. Man erkannte ihn an seinem Sound, denn wie Louis Armstrong, Duke Ellington, Thelonious Monk oder John Coltrane hatte auch er einen unverkennbar einzigartigen Ton (ibid., S. 7).

Wie kommt man vom Schlamassel in Miles Davis' Leben zur Poesie seines Jazz? Die Antwort liegt in seinem unverbrüchlichen, disziplinierten Hingegebensein an das Meistern seiner Kunst. Das Bedürfnis, sein Blasinstrument zu spielen, befähigte ihn, seine Süchte zu überwinden, weil sie ihm zu sehr in die Quere kamen. Er hat sich die Notwendigkeit der Disziplin von seiner lebenslänglich anhaltenden Liebe zum Boxkampf abgeschaut. Wie er in seiner Autobiografie angibt (1990, S. 213), sei der große Preisboxer Sugar Ray Robinson sein Vorbild gewesen:

> Eigentlich war es aber das Beispiel von Sugar Ray Robinson, das mir dabei half, endgültig vom Heroin wegzukommen; ich sagte mir immer, wenn er so diszipliniert sein kann, kann ich es auch sein. (...) Sobald er im Ring stand, war er total ernst, ganz Boxer. Ich nahm mir vor, genauso zu sein, mich ernsthaft und diszipliniert um meine Sache zu kümmern.

Davis war unter den Jazzmusikern keineswegs eine Ausnahme, was seine Verstrickung in den Drogenkonsum, seine Launenhaftigkeit und sogar sein häufig bizarres Verhalten in der Öffentlichkeit oder auf der Bühne anging, doch nur wenige ausübende Künstler haben derart dramatische Szenen hingelegt. Die Gewohnheiten oder das Verhalten von Jazzmusikern im Verein mit der Tatsache, dass ihre Darbietungen auf spontaner Improvisation beruhen, könnten einen zur Vorstellung verleiten, dass es ihnen in ihrer Kunst an Disziplin mangelte. Das ist ein grundlegendes Missverständnis. In seiner Bestandsaufnahme über die Wirkkraft von Miles Davis in der amerikanischen Kultur zitiert Gerald Early (2001, S. 13) den Romanschriftsteller Ralph Ellison, der diesbezüglich vom Jazz sehr viel verstand. Ellison bekennt sich ganz klar dazu, dass er von den Jazzmusikern eine Menge über den Einsatz gelernt habe, den ein Schriftsteller leisten muss:

> Nun, ich hatte von den Jazzmusikern, mit denen ich als Junge in Oklahoma City Bekanntschaft gemacht hatte, etwas von ihrer Disziplin und Hingabe an die Kunst gelernt, die ein Künstler braucht. (...) Diese Jazzer, viele davon sind nun weltberühmt, lebten intensiv für und mit ihrer Musik. Ihre Antriebskraft waren weder Geld noch Ruhm, sondern der Wille, den gewandtest möglichen Ausdruck ihrer Gedanken und Emotionen über die technische Beherrschung ihrer Instrumente zu erreichen. (...) Ich hatte auch gelernt, dass der Endzweck all dieser Disziplin und technischen Meisterschaft die Sehnsucht war, eine bejahende Lebenshaltung zum Ausdruck zu bringen. (...) Das Leben konnte hart, laut und im Unrecht sein, wenn es wollte, aber sie kosteten es in seiner Fülle aus, und wenn sie ihre Haltung gegenüber der Welt ausdrückten, geschah dies in einer fließenden Weise, in einer, die das Chaos des Lebens reduzierte, indem sie ihm Form gaben.

IV. Das Ausdrücken von Subjektivität

Wahrscheinlich führten weder Cézanne noch Miles Davis ein Leben, um das wir sie beneiden müssten. Manche von uns mögen meinen, dass sie nichts lieber als große Maler oder Jazzmusiker wären. Aber Paul Cézanne oder Miles Davis zu sein, war nicht leicht. Ihrer beider Leben war randvoll mit Problemen. Infolge dieses Tohuwabohus entzogen sie sich beide jahrelang dem Blick der Öffentlichkeit. In der Ausübung ihrer Kunst waren sie jedoch in einem außerordentlichen Maß ihrer Suche nach dem bestmöglichen Ausdruck ihrer einzigartigen Subjektivität hingegeben. Miles Davis hörte der Welt und sich selbst zu. Er hörte die Stimmen der Schwarzen, die ihre Pein, ihren Jammer und ihre Freude ausdrückten. Er hörte die gesamte Geschichte ihrer Musik heraus, er hörte auf jede andere Musik, er hörte auf die Äste, die sich im Wind wiegten, auf den Monolog des Ozeans und die Geräusche der Stadt. Währenddessen suchte er all das zu einer Musik umzuformen, die dem, was er hörte, während es seine Existenz durchwanderte, Ausdruck verlieh. Cézanne betrachtete die Welt absolut hingegeben, sodann arbeitete und arbeitete er daran, sein Erleben des Gesehenen zu malen, ohne sich auf eine Ideologie, eine Konvention, den Symbolismus oder irgendwelche äußeren Hilfsmittel zu berufen. Keiner von beiden ruhte sich jemals auf dem Erreichten aus, weil ihre Aufgabe ihrem Empfinden nach niemals vollendet war.

Kraft ihrer disziplinierten, ungeteilten Aufmerksamkeit und kraft des Aufgehens in der subjektiven Wahrheit ihrer Erfahrung hat jeder dieser beiden Künstler neue Formen geschaffen, die den Kurs alles Folgenden verändern sollten. Weder die Malerei noch der Jazz waren nach ihnen jemals wieder dasselbe. Nachdem Cézanne den Impressionismus hinter sich gelassen hatte, schuf er beinahe im Alleingang die moderne Kunst. Miles Davis, der in der Bebop-Ära groß geworden war, erfand fast zur Gänze auf sich allein gestellt den „Cool Jazz", um in der Folge die meisten neuen Möglichkeiten zu kreieren, die den Jazz bis heute prägen.

Wie könnte man nun dieses Ideal disziplinierter Ergebenheit beispielsweise auf eine Intimbeziehung übertragen? Wenn Sie mich fragen, hat niemand einen besseren Eindruck davon zu geben gewusst als D. H. Lawrence, den ich noch immer als weise Autorität auf dem Gebiet der Liebe erachte. In einem feinsinnigen Essay mit dem Titel „Wir brauchen einander" schreibt Lawrence über die Beziehung zwischen Hingabe und sexuellem Begehren:

> Und was ist denn Sex schließlich anderes als das Symbol für die Beziehung Mann zur Frau und Frau zum Mann? Die Beziehung vom Mann zur Frau ist so umfassend wie alles Leben. Sie besteht aus unzähligen verschiedenen Strömungen zwischen den beiden Menschen: verschiedenen und scheinbar sogar entgegengesetzten Strömungen. Keuschheit ist ein Teil der Bindungen zwischen Mann und Frau, was die körperliche Liebe betrifft. Und über diese hinaus gibt es eine unendliche Skala feinster Bindungen, von denen wir nichts wissen. Ich möchte behaupten, dass die Beziehung zwischen zwei annehmbar nett verheirateten Eheleuten sich alle paar Jahre gründlich ändert, und oft ohne dass es ihnen selbst bewusst wird, obwohl jede Veränderung Schmerzen verursacht, auch wenn sie ein großes Ausmaß an Freude mit sich bringt. Die lange Laufzeit eines Ehelebens ist ein lange währendes Ereignis mit ständigen Veränderungen, bei denen Mann und Frau ihre Seele wechselseitig aufbauen und zu einem Ganzen werden. Es ist wie bei Flüssen, die durch neues Land fließen, weiter und weiter, dauernd unbekanntes Gelände.
>
> Doch wir sind so töricht und haben uns durch unsre begrenzten Ideen festgelegt. Da sagt zum Beispiel ein Mann: „Ich liebe meine Frau nicht mehr, ich will nicht mehr mit ihr schlafen." Wie kann er wissen, ob nicht ein andrer, subtiler und lebenswichtiger Austausch zwischen ihm und ihr stattfindet, der sie beide zu einem Ganzen macht – gerade in diesem Zeitabschnitt, in dem er nicht mit ihr schlafen möchte? Und sie – anstatt zu bocken und zu sagen, alles sei vorbei und sie müsse sich einen andern Mann suchen und sich scheiden lassen –, warum wartet sie nicht ab und lauscht auf die neuen Regungen bei ihrem Mann? Mit jeder Veränderung entsteht ein neues Wesen, und ein neuer Rhythmus spielt sich ein; wir erneuern unser Leben mit dem Älterwerden, und das ist der wahre Frieden. Warum, oh, warum wollen wir, dass wir beide immer gleich bleiben, starr festgelegt wie eine Speisekarte, die nie geändert wird?
>
> Wenn wir nur vernünftiger wären! Aber wir werden von ein paar fixen Ideen über Sex und Geld in Bann gehalten, ‚wie man sein sollte' und so weiter, und dabei verpassen wir das eigentliche Leben. Sex ist etwas Unbeständiges, bald lebendig, bald still, bald feurig, bald scheinbar ganz verpufft, ganz verpufft. Doch der Durchschnittsmann und die Durchschnittsfrau haben nicht genug ‚Mumm', um das Geschlechtliche in seiner Vielgestalt hinzunehmen. Sie verlangen grobe, primitive geschlechtliche Begierde, immer verlangen sie nur das, und wenn es nicht da ist, dann wird – bumms und bäng! – die ganze Geschichte in Stücke geschlagen. Ich lass mich scheiden! Ich lass mich scheiden! (1971, S. 99 f).[5]

Ich mache mir über diese Thematik schon seit geraumer Zeit Gedanken – begonnen hat es mit einem frühen Artikel, den ich mit „Notes On Art and Symptoms" (Miller, 1980) überschrieben habe. Ich habe mich darin über die ästhetische Transformation psychischen Leidens in der Psychotherapie geäußert und die Tätigkeit der Künstler dazu als Vorbild herangezogen. Dies hat mich nicht nur zum Gedanken der Transformation als Resultat, sondern zu einem Hingabeprozess geführt, der den eigenen Schmerz beziehungsweise die Schwierigkeit im Leben nicht leugnet, sondern eine Form von „Heilung" erzielt, indem er davon

[5] D. H. Lawrence in der Übersetzung von Elisabeth Schnack.

produktiven Gebrauch macht. In meinem Denken ist diese Hingabe die Liebe im weitesten Sinn, ob nun in einer Intimbeziehung oder ob man seiner Berufung folgt. Sie ist ein Weg, mit dem Leben in dieser schwierigen und unvollkommenen Welt in Verbindung zu bleiben, statt sich in die Depression zurückzuziehen, die oft nur die Kehrseite des Anspruchs ist, dass das eigene Leben paradiesisch zu sein hat, und die Kehrseite der Weigerung, sich mit weniger zufrieden zu geben („Entweder das Paradies oder gar nichts", tönt der depressive Schrei). Wie ich anhand von Perls und Lawrence bereits gezeigt habe, sind solche Commitments der Gegensatz eines seichten „Strebens nach Glück", bei dem man sich der einen Beziehung entledigt und sich auf die Suche nach der nächsten macht, sobald Probleme auftauchen, oder eine Pille schluckt, in der Hoffnung, damit Angst und Depression abzuschaffen, ohne jegliches Bemühen um Selbsterkundung und ohne Übernahme von (Selbst-)Verantwortung.

Ich gehöre nicht zu denjenigen, die Psychotherapie und spirituelle Fragestellungen zu vermischen belieben. Ich muss jedoch gestehen, dass ein ästhetisches Verständnis hingebungsvollen Engagements, das in dem Bestreben wurzelt, der Wahrheit der eigenen Erfahrung Form zu verleihen, mich bisweilen vor die Frage stellt, ob jener Zusammenhang geleugnet werden kann. Die Ästhetik der Hingabe ist so nahe wie nur etwas am Ideal des Glaubens beziehungsweise an der spirituellen Hinwendung, welche einen zu einer erhabeneren Freiheit geleiten könnten. Für mich liefern Künstler wie Cézanne und Davis Beispiele für die Idee, die in Kierkegaards Titel: *Die Reinheit des Herzens ist Eines zu wollen* (1924) zum Ausdruck kommt. Das heißt nicht, dass man ein Monomane oder ein Besessener sein muss; es heißt lediglich, dass man dem, was man gerade tut, die volle Aufmerksamkeit schenkt und dass man ihm die wahrhaftigste Form angedeihen lässt, die man zu geben imstande ist. Kierkegaard stellt dies der von ihm so genannten „Zwiespältigkeit" gegenüber, worunter er Leugnung, Selbsttäuschung, Ausflucht oder das Sich-Unempfindlich-Machen gegenüber Angst und Depression versteht. Die Aufmerksamkeit und die Kreativität aus ganzem Herzen der Wahrheit hinzugeben, und sei es der Wahrheit des Leidens, führt zu Transzendenz und Transformation, wie Laura Perls herausstreicht. Kierkegaard nennt das, „das Gute zu wollen". Es ist wohl wahr, dass Künstler oft fragwürdige oder furchtbare Leben führen; in ihrer Arbeit scheinen sie jedoch herauszufinden, wie man das Gute wollen kann. Als Modell zur Alltagsbewältigung scheinen ihre Leben nicht gerade hilfreich; ihre Arbeitsweisen hingegen können uns eine Menge über den Weg zu einem besseren Leben lehren.

Literatur

Cézanne P (1962) Briefe. Aus dem Französischen übertragen und herausgegeben von John Rewald. Diogenes, Zürich

Davis M, Troupe Q (1989) Miles: The autobiography. Simon and Schuster, New York

Davis M, Troupe Q (1990) Die Autobiographie. Hoffmann und Campe, Hamburg

Early G (ed) (2001) Miles Davis and American culture. Missouri Historical Society Press, Saint Louis

Kierkegaard S (1924) Die Reinheit des Herzens. Christian Kaiser-Verlag, München

Lawrence DH (1971) Wir brauchen einander. In: Pornographie und Obszönität. Diogenes, Zürich

McDonald E (ed) Lawrence DH (1936) Phoenix: The posthumous papers, Penguin Books, New York
Miller MV (1980) Notes on art and symptoms. In: Rosenblatt D (Hrsg) A Festschrift for Laura Perls. Special Issue. The Gestalt J 3 (1): 86–98
Perls FS (1974) Gestalt-Therapie in Aktion. Konzepte der Humanwissenschaften, Klett-Cotta, Stuttgart
Perls L (1986) Commitment: Opening Address, 8th Annual Conference on the Theory and
Practice of Gestalt Therapy, May 17, 1985. In: The Gestalt J 9 (1): 12–15
Perls L (1989) Leben an der Grenze. Edition Humanistische Psychologie, Köln
Schapiro M (Jahreszahl nicht angegeben) Cézanne. Buchgem. Donauland, Wien
Troupe Q (2001) Mein Freund Miles. Koch GmbH/Hannibal, Höfen
Wechsler J (ed) (1975) Cézanne in perspective. Prentice-Hall, Englewood Cliffs, New Jersey

Kontakt und Kreativität: Der Gestaltzyklus im Kontext

Gordon Wheeler

Eine nützliche Definition der Kreativität beinhaltet deren Beschreibung als Kapazität, neue Problemlösungen zu generieren, was natürlich die Fähigkeit, die Welt überhaupt einmal unter der Ägide des Problemlösens wahrzunehmen, mit einschließt. Diese schöpferische Fähigkeit ist eindeutig das Charakteristikum, das unsere Spezies, eine extrem junge Formation der Primatenordnung, definiert; sie hat es geschafft, sich im Zuge von nur etwa 3000 Generationen, einem Wimpernschlag an Evolutionszeit, herauszubilden und sich auf dem ganzen Planeten auszubreiten. Die angesprochene Kapazität wurzelt wiederum gewissermaßen in unserer Biogenese, und da besonders auf der bemerkenswert raschen Expansion des Hirngewebes in unserer Vorfahrenreihe, in der der Neokortex mitsamt seinen Einstülpungen seine Oberfläche zirka vervierfachte, und das in dem kleinen Evolutionsfenster von schwachen zwei Millionen Jahren (Calvin, 2002). Ein derartiges Tempo verweist schlicht auf eine starke positive Feedbackschleife zwischen Anpassung und evolutionärem Druck, in der jeglicher neue, auch noch so kleine Entwicklungsschritt neues Territorium in der Umwelt erschließt, was nachfolgend einen starken selektiven Druck nach Expansion jener neuen Fähigkeit bewirkt, und zwar in jener rekursiven Weise, wie sie der Evolution eigen ist. Gerade diese Expansion hat mit der sie begleitenden Reorganisation das Wachstum und die Ausbildung der imaginativen Kraft sowie die Einnistung eines aktiven Langzeitgedächtnisses ermöglicht und ist gleichzeitig von diesen angetrieben worden – alles Fähigkeiten, die der Schlüssel zu unserer *Experimentier*fähigkeit sind – das heißt zum Erfinden neuer Lösungen und zu deren flexibler Anwendung – sowohl „in unseren Köpfen" als auch in der „wirklichen Welt".

Um das alles zu bewerkstelligen, sind wir per Evolution „festverdrahtet" (um eine gängige Metapher aus der Kybernetik zu verwenden), damit wir den mehr oder minder kontinuierlich stattfindenden Problemlösungsprozess durch- und überstehen und Neuheit generieren, indem wir uns auf eine fortwährend rekursive Abfolge eines abstandskonstanten Abtastens unserer Welt (der „inneren" wie der „äußeren") einlassen, dabei Kontraste und Unterschiede registrieren und im Unterwegssein ein wohlorganisiertes Bild oder eine Landkarte (die „bestmögliche Gestalt") erstellen. Wir versehen jene Landkarte mit einer emotionalen Wertigkeit, während wir in unseren Köpfen „Szenarien" auf der Grundlage jener Abtastungsresultate und jener Wertigkeit ablaufen lassen, die wahrscheinlichen Folgen erwägen und das integrierte Ganze des Prozesses als Boden für Experiment und Handeln nutzen. Wir nutzen dazu auch die ganze übrige flexible, sich immer wieder neu kombinierende Wahrnehmungsorganisation, die uns als *Experiment* bekannt ist (siehe Wheeler, 2000). Das ist die laufend angewandte Überlebensstrategie unseres menschlichen Prozesses, der Herausforderungen annimmt und unter den Gegebenheiten unserer biologischen Natur zu wachsen sucht: Wir sind Wesen, die wenig instinktbegabt, aber sehr lernfähig sind und zu nicht viel anderem taugen als eben zu dieser schöpferischen Problemlösung.

Damit haben wir es geschafft, konkurrierende Hominiden und andere Arten zu übertreffen und zu überleben, und das in dem gesamten variantenreichen Spektrum planetarer (und jetzt auch einiger außerplanetarer) Umwelten.

Zugleich läuft diese rekursive Sequenz auch auf eine Beschreibung unserer angeborenen *gestalt-prozesshaften Natur* hinaus; diese ist die Grundgegebenheit und der Gegenstand unseres Gestaltmodells, wie Wandel zu verstehen und mit welchen Interventionen er zu erzielen ist. Kreativität ist so betrachtet also nichts anderes als unsere *Gestaltnatur in Aktion* – was im Gestaltmodell unter dem bedeutungsträchtigen Terminus *Kontakt* verstanden wird, dem Aufbau sinnvoller (d.h. hilfreicher, experimenteller/vorhersagbarer) ganzer Bilder des Verstehens im integrierten Erfahrungs- und Lebensfeld (Lewin, 1936; Perls et al., 1951).

Wie dieser Kontaktprozess – die Entfaltung einer schöpferischen Sequenz – funktioniert, ist in der Gestaltlehre und -literatur mannigfach erforscht und herausgearbeitet worden. Daraus sticht das heuristisch/diagnostische Modell, das als Kontakt- oder Erfahrungszyklus bekannt ist, besonders hervor; es stellt die Verlaufsgeschichte eines Impulses oder eines Verlangens schematisch dar. Es legt eine Spur von der sinnlichen Wahrnehmung und dem Gewahrsein (der Formierung eines Bedürfnisses) über die Steigerung von energetischer Zufuhr und Aktivierung (zunehmend konzentrierte Aufmerksamkeit und gesteigerter Muskeltonus, wie er der Bewegung vorausgeht) zur Aktivität auf das Ziel hin, den „Kontakt" im Sinne einer Transaktion oder eines Entschlusses, hin zum Rückzug/zur Schließung bis zur nächsten Sinneswahrnehmung und zum nächsten Bedürfnis (siehe Abb. 1). Ob der erreichte Kontakt/die Lösung dabei neuartig/kreativ oder vertraut und routinehaft ist, wird in dem Modell nicht angesprochen: Wenn überhaupt, tendieren die Beispiele in der Literatur dazu, sich mit simplen biologischen Trieben abzugeben, die relativ unproblematisch im Feld sind (siehe Wheeler, 1991). So oder so wird darin impliziert, dass diese Sequenz natürlich, „organismisch" und grundlegend biologischer Natur sei; für sich genommen sollte sie also auf eine Reihe befriedigender Ergebnisse in einem homöostatischen Prozess „organismischer Selbstregulierung" hinauslaufen (Perls et al., 1951) (von internen Unterbrechungen oder „Widerständen" einmal abgesehen); und vermutlich sollte sie auch Ziele und Wege mit der bisweilen in sie eingelassenen, bisweilen widerspruchsvollen Entfaltung anderer Ziele (und der Ziele anderer!) koordinieren – was alles irgendwie außerhalb der Grenzen der schematischen Darstellung liegt.

Doch können jedwede biologische Unterstützung und die organismische Selbstregulierung, so wichtig sie auch sind, nur Teil der Kreativitätsnarrative sein.

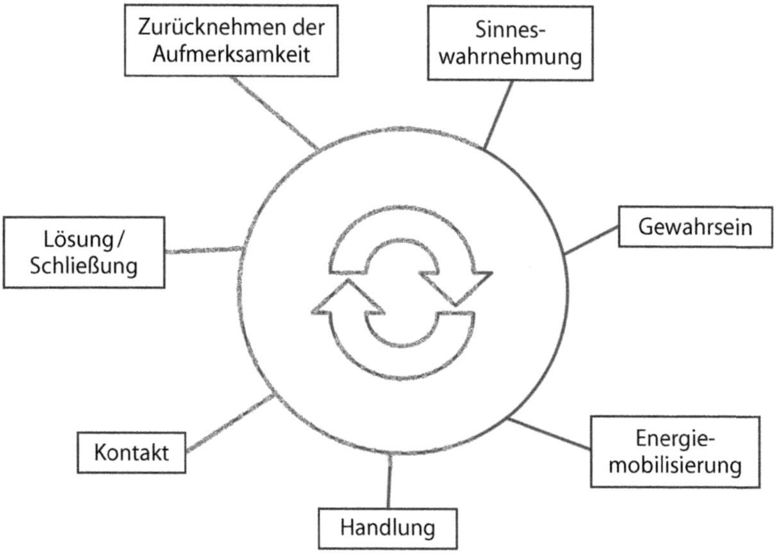

Abb. 1. Der „Gestalt-Zyklus der Erfahrung: Fluss einer nicht unterbrochenen Sequenz" (aus Nevis, 1987, abgebildet mit Erlaubnis des Autors)

Denn so wie wir von hoch flexibler, hoch lernfähiger und wenig instinktbegabter animalischer Natur sind, so sind wir gleichermaßen die intensivst und vielfältigst *sozialen* Tiere, diejenigen, die sich durch extreme Neotenie (Unreife bei der Geburt) und entsprechend lange kindliche Abhängigkeit sowie durch konzentriertes soziales Lernen auszeichnen. Daher sind wir von Natur aus *beziehungsorientiert,* für die interpersonelle Orientierung und *Intersubjektivität* „vorprogrammiert", d.h. mit jener Kapazität ausgestattet, die uns uns selbst wie auch andere durch die Brille eines gemeinsamen motivationalen Prozesses blicken lässt (was eine andere Formulierung unserer integrierten gestalttherapeutischen/konstruktivistischen Natur beziehungsweise der flexiblen Organisation des Erfahrungsfeldes ist, und zwar in Form unserer wahrgenommenen Bedürfnisse [Wheeler, 2000]). Somit blicken wir nicht einfach auf andere: Wir blicken darauf, dass andere *auf uns blicken.* Damit diese Kapazität, nämlich das soziale Feld intersubjektiv kennen zu lernen und zu nützen, gut zum Einsatz kommen kann, muss sie im Zuge der Entwicklung erlernt werden; unsere herausragende Lernfähigkeit ist an sich angeboren und in unserem Wesenskern verankert als jene sich selbst abrufende Endlosschleife aus Natur und Kultur, die das gesamte Leben kennzeichnet und doch das Kennzeichen unserer Spezies schlechthin ist. Bei den Menschen *ist* die Natur Kultur, wie der Biologe Paul Ehrlich (2000) beobachtet hat.

Leider findet sich wenig bis gar nichts von diesem sozialen, relationalen Seinsgrund in den uns vertrauten Gestaltzyklusmodellen wieder. Der Zyklus in seiner üblichen Darstellung (Abb. 1) gibt ein Schema der Lebenszeit eines Impulses isoliert wieder, als existierte er getrennt sowohl von seinem „inneren" Kontext konkurrierender und einander überschneidender Wünsche und vom Hintergrund an Glaubenssätzen, Erwartungen und Werten – als auch separat vom „äußeren" Kontext (der gleichfalls ein lebendiger Bestandteil unseres „Innenlebens" ist) *anderer Menschen*, die die für uns relevante Landschaft und unsere kontextuelle Welt ergeben. Nun lebt sicherlich jedes abstrakte Modell von dem notwendigen Kompromiss, den es zwischen lebensechter Komplexität einerseits und der Klarheit, Einfachheit und Handhabbarkeit andererseits schließen muss: Eine Landkarte ist, wie wir wissen, nicht das dargestellte Territorium noch wäre sie brauchbar, wenn dem so wäre. Ein Modell ist demnach nicht mehr (und nicht weniger) als eine Linse, die dazu dient, gewisse Charakteristika stärker in den Brennpunkt zu holen, womit es notgedrungen andere ausblendet; solange dieses Modell so gehandhabt und verwendet wird, wie es gedacht ist, nämlich als diagnostisches und heuristisches Hilfsmittel (und keinesfalls als vollwertiges, normatives Bild des realen Flusses des menschlichen Prozesses und der menschlichen Erfahrung), werden wir, so steht zu hoffen, die eher reduktionistischen Implikationen des Diagramms vermeiden können. Aber leider gibt es eine Überfülle an solch normativen, reduktionistischen Lehrinhalten und Anwendungen des Zyklusmodells, die gelegentlich bis hin zu einer Trivialisierung des Gestaltansatzes selbst und seiner einzigartigen Kraft beim Klären unserer Interventionen und unseres Verständnisses menschlicher Angelegenheiten[1] reichen.

Insbesondere scheinen die Zyklusmodelle in der üblichen Darstellungsform oft nahe zu legen, dass der einzig signifikante Ort, an dem man nach der menschliches Verhalten motivierenden Dynamik suchen kann, „innerhalb" der Person läge. So eine eminent individualistische Tendenz verzerrt und reduziert unser Verstehen des menschlichen Prozesses im sozialen Feld ganz allgemein und das des schöpferischen Prozesses ganz besonders. Nach diesem Diagramm müsste die Kreativität als eine ihrem Wesen nach mystische Angelegenheit betrachtet werden, die ausschließlich aus dem Inneren kommt – was mehr oder weniger dem Genie- oder Inspirationsmodell romantischer Tradition gleichkommt (die ihrerseits aus dem hypertrophen Individualismus der Griechen rührt. Denken Sie nur daran, dass die Kreativität nach griechischer Version den Musen zugeschrieben wurde, jenen weiblichen Gottheiten, deren Aufgabe es war, die Inspiration beziehungsweise den Odem dem schöpferischen Genie einzuhauchen – welches selbstredend *männlich* war nach der frauenfeindlichen Lesart, die man in hyperindividualistischen Kulturen so oft antrifft). Das Rekontextualisieren und Neuentwerfen des Modells innerhalb seines lebendigen Kontexts mag Licht auf einige ganz andere, oft vernachlässigte Striche unserer menschlichen Landschaft werfen, wodurch sich seine Kraft entfalten wird, mit der die Dynamik schöpferischer Erfahrung und ebensolchen Verhaltens geklärt werden kann.

---

[1] Ausnahmen gegenüber dieser übermäßigen Vereinfachung bilden die Arbeiten von E. Nevis, Zinker, Melnick und S. Nevis, die allesamt wichtige Vorstöße in Richtung interpersoneller beziehungsweise relationaler Lesart des Modells unternommen haben.

I. Der Zyklus im Kontext

Die diversen Zyklusmodelle haben sich aber in einem breiten Anwendungsspektrum als äußerst beständig und nützlich erwiesen (am meisten wohl in den interpersonellen und systemischen Analysen, in denen es wesentlich unwahrscheinlicher ist, diese schematische Landkarte mit irgendeiner Idealvorstellung von persönlicher Erfahrung und persönlichem Prozess zu vermengen [siehe Nevis, 1987; Zinker, 1977]). Wie können wir also das Modell deutlicher in seinen natürlichen Grund einbetten, der da heißt: lebendiges soziales Feld, und es „erfahrungsnäher" machen und dann dazu nützen, Licht in die Dynamik des schöpferischen Prozesses zu bringen? Eine derartige Konzentration auf den sozialen Kontext verweist zunächst darauf, dass sich eine *latente Diskontinuität* im herkömmlichen Modell, und zwar an der Stelle, wo der Zyklus von der Aktivierung in die Handlung übergeht (siehe Abb. 2), befindet. Was dabei ausgeblendet wird, ist der *Zustand oder die Phase des Übergangs* von der „Innen"-Welt mehr oder weniger privater Gedanken, Gefühle, Impulse und Wünsche in die „äußere" Welt öffentlichen Handelns unter einem deutlich diskontinuierlichen Anstieg der Gefahrenmomente, Risiken und Möglichkeiten an Befriedigung und anderem. Entwerfen wir nun das Diagramm unter Berücksichtigung dieser Überlegungen neu und „rollen" wir den Zyklus zu einer Wellenlinie „auf" (ähnlich wie Nevis, 1987) und platzieren wir ihn in seinen *Erfahrungfeld-Kontext,* wobei sich jenes Feld um diese grob gezeichnete „Ich/Nicht-Ich"-Grenze (um Sullivans Sprachgebrauch [1953] zu übernehmen) organisiert – bei welcher es sich um eine Vorab-Organisation handelt, auf die Stern (1985), Fogel (1993) und andere als das oberste kategorisierende Prinzip unserer Entwicklung von Geburt an verweisen[2]. Dabei werden wir an Stelle eines eindimensionalen Strichs einen sich sammelnden Strom oder Kanal des Aufmerksamkeitsfokus einzeichnen, mit gefühlten Grenzen zwischen dem, was innerhalb, und dem, was außerhalb des jeweils organisierenden Belangs liegt.

Hier (in Abb. 2) wird der vorhin angesprochene Phasenübergang von privat zu öffentlich zum wichtigsten Organisationsprinzip des sich in Entwicklung befindlichen Diagramms und des Gutteils an gelebter und gefühlter Erfahrung. Unterhalb der Strichlinie liegt der gesamte „innere" Bereich der Wünsche, Befürchtungen, Absichten, der vergangenen Erfahrungen – der ermutigenden wie der entmutigenden – und des integrierten Lernens, welcher den „inneren Grund" für Glauben und Handeln bildet. Darüber im Diagramm liegt die „Außenwelt", die Welt der Ressourcen und Risiken, der Unterstützung und der Hindernisse, am maßgeblichsten in Form *anderer Menschen*. Allen von uns ist das tiefe Atemholen oder Aufseufzen, das dem Augenblick der Grenzüberschreitung oder des „Sich-Hineinstürzens" in die Außenwelt vorangeht, bekannt, ein Augenblick,

---

2 Beachten Sie jedoch, dass es sich hierbei noch immer um einen westlichen, hochindividualistischen Weg handelt, das Feld differentiell darzustellen, so als wären meine Gemeinschaft, meine Beziehungen und andere Verbindlichkeiten eindeutig „Nicht-Ich." Ein weniger kulturell verzerrtes Etikett könnte „Körperselbst"/„Feldselbst" – oder vielleicht personal/transpersonal lauten, wie es in vielen religiösen oder anderen spirituellen Richtungen Brauch ist.

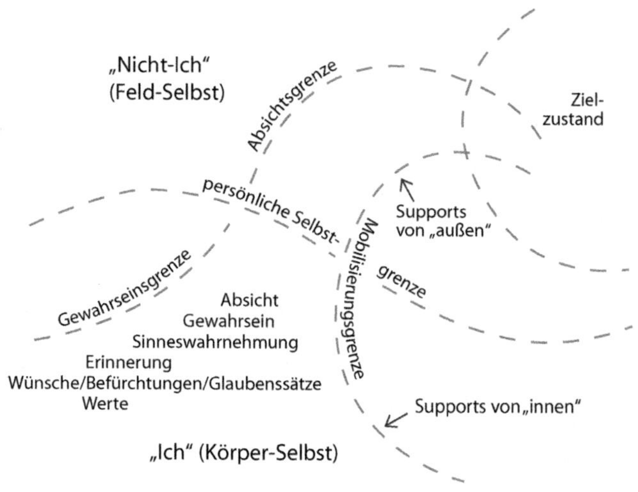

Abb. 2. Der Zyklus im Kontext: Das Organisieren/Handhaben des Erfahrungsfeldes (aus Wheeler, in Druck, Abdruck genehmigt[3])

der sich gelegentlich durch Sätze wie „hier geht gar nichts" oder auch „stärke mir den Rücken" ankündigt, welche man sich selbst zuraunt oder laut zu einem Beobachter/Beistand sagt. Wenn man das Bild so zeichnet, hilft das dabei, eine Reihe von Erfahrungsthemen und -prozessen zu klären, die in dem Kreisdiagramm übergangen worden sind, z.B. die *Dynamik und der Prozess des Aufmerksamseins* (indem wir deutlicher zeigen, wie Aufmerksamkeitsgrenzen mit Energie versorgt und unterstützt werden müssen; siehe dazu Kent-Ferraro und Wheeler, 2003); das *Spiel* (siehe Mortola P, Wheeler G.)[3] und vor allem die entscheidende Frage des *Supports* (Wheeler, 2000). In jedem Fall wird die Kraft für Einsicht und Intervention daraus gewonnen, dass man diese Vorgänge wieder im sozialen Feld, in ihrer dynamischen, kontextuellen Heimat also, verortet.

Lassen Sie mich nun für unsere Zwecke den Augenblick beziehungsweise den Raum des Überganges an sich herausheben, den Raum, wo mein feld-organisierender Prozess den schicksalsschweren Schritt aus der Welt der Gefühle, der Fantasie und des physischen Körpers hinaus tut und in die weitläufigere, riskantere Welt der Nahrung und Fürsorge, der reichhaltigen Ressourcen, der satten Befriedigungen und potenziellen Katastrophen tritt (Abb. 3).

Hier konzentrieren wir uns ganz besonderes auf den „Zwischen-Raum" zwischen inneren und äußeren Erfahrungswelten (ab jetzt verzichte ich auf die Anführungsstriche rund um diese reichlich problematischen Ausdrücke, *innere* und *äußere,* welche oft in einem scharf abgegrenzten individualistischen Sinn gebraucht werden, als ob diese Bereiche streng getrennt wären und einander nicht in hohem Maße durchdrängen und prägten, wie es in gelebter Erfahrung ja tatsächlich ist). Die gegenseitige Durchdringung der beiden Erfahrungswel-

---

[3] Wheeler G (in Drucklegung) Experiment and play: The cycle reconsidered. In: Mortola P, Wheeler G (eds) Play. The Analytic Press/GestaltPress, Hillsdale, New Jersey.

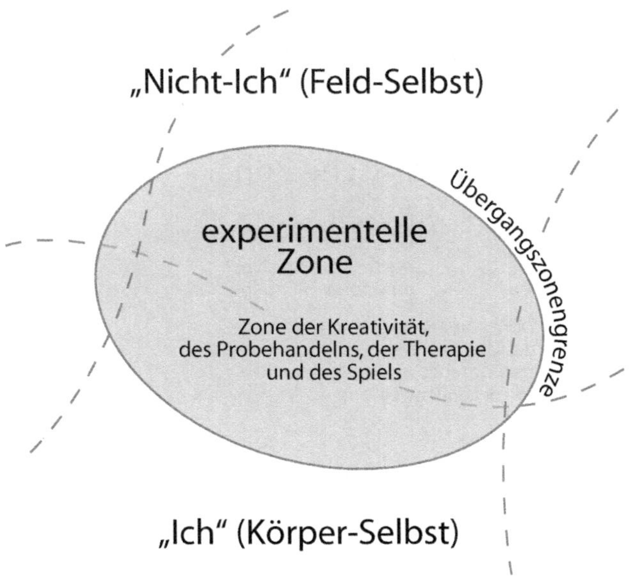

Abb. 3. Die „experimentelle Zone", der Phasenübergangsraum

ten wird hier durch die grobe Strichlinie quer durch das Diagramm in Abb. 3 wiedergegeben, welche die individuelle Welt und das soziale Umfeld *trennt und verbindet.* Der Säugling kommt auf die Welt, sicherlich dazu „vorprogrammiert", mit der Integration der Erfahrung des Selbst in Form dieses grundlegenden, feld-organisierenden Unterschieds „Ich/Nicht-Ich" (oder auch hier besser: „Körper-Selbst/Feld-Selbst") zu beginnen, und doch ist jene Grenze stets biegsam, situationsabhängig, hoch mobil und unterschiedlich durchgebogen oder entspannt, was vom Ausmaß wahrgenommener Gefahr, Sicherheit und Stützung abhängt.

Was uns an dieser Zone in dem hier wiedergegebenen Diagramm als erstes auffällt, ist, wie der sich überschneidende Raum *an beiden Welten teilhat,* an der inneren wie der äußeren. Indem wir darum herum eine Grenze ziehen, markieren wir gleichzeitig einen *dritten Raum,* eine Übergangszone, die frei aus *beidem,* nämlich den Gefühlen und Fantasien der privaten Zone *und* der physischen Realität der öffentlichen Zone schöpft, während sie vor den hohen Gefahren und lebensbedrohlichen Risiken, die den äußeren Bereich, die „richtige Welt", bisweilen kennzeichnen, relativ geschützt ist. Auch physische Dinge in diesem dritten Raum haben den Charakter von Winnicotts (1965) „Übergangsobjekten", das sind Gegenstände, die greifbar und real sind und dennoch Bezüge und Sinninhalte aus der inneren Vorstellungswelt verkörpern. Kinderspielsachen wie Teddybären, Puppen und Schmuseobjekte wie etwa Decken weisen diesen Doppelcharakter auf, aber auch viele Werkzeuggegenstände, Spielsachen, Verpflichtungen oder Aktivitäten des Erwachsenenalters tun dies in nicht geringerem Maße – Kohut (1977) nannte sie „Selbst-Objekte", ein Terminus, der (von anderer Warte aus) auf deren Doppelnatur sowie auf deren Rolle bei der Erhaltung eines kohärenten Selbstgefühls hindeutet.

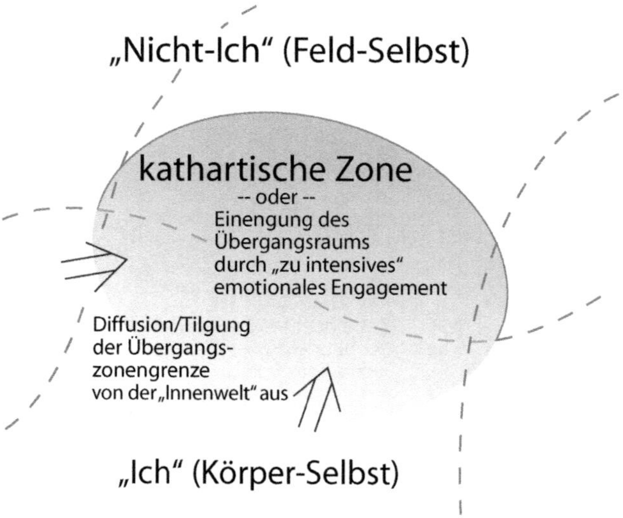

Abb. 4. Aristoteles' Katharsistheorie des Dramas: Vollständige Auflösung der Grenze zwischen „innerem Raum" und der „Welt des Spiels"

Dieser Bereich ist die Arena, die dem *Probehandeln, dem Experiment und dem Spiel* ganz besonders vorbehalten ist. Spiele, die nach *formalen Regeln* ablaufen, gehören *per definitionem* dieser Übergangszone an – wobei die Grenze des Raums mit der des Spiels zusammenfällt. Das heißt, dass das Spiel wie jegliches Spielen *sowohl wirklich als auch nicht wirklich ist.* Wird es nicht als ausreichend wirklich empfunden – hat es nicht am inneren Raum teil –, dann investiere ich nichts darein, es liegt mir nicht genug daran, um „wirklich zu spielen" (diesen Vorwurf machen einem Kinder gelegentlich, wenn man nur „mechanisch mittut", wo sie sich doch einen „wirklichen Spielgefährten" gewünscht haben). Verliere ich jedoch jegliches Gefühl für die Grenze zwischen Spiel-Raum und „wirklicher Welt", mutiere ich zu einem problematischen Spielpartner, zu einem „über-involvierten", wenn ich z.B. in einem Wettkampfsport vergesse, dass es sich „nur um ein Spiel" handelt (zur weiterer Erörterung des Spiels aus gestalttherapeutischer Perspektive siehe Mortola und Wheeler, in Drucklegung).

Dieser Raum ist auch der des *Geschichtenerzählens, des Schauspiels und, holt man weiter aus, der gesamten Kunst.* Aristoteles' Katharsistheorie vom Schauspiel, der gemeinsamen emotionalen Läuterung des Publikums, beruht auf einem zeitweiligen Vergessen der Tatsache, dass das, was wir beobachten, „nicht wirklich" ist; wir verlieren also vorübergehend das Unterscheidungsvermögen, das im Diagramm durch den unteren Bogen des Ovals dargestellt ist (siehe Abb. 4). Wenn wir weinen oder Schrecken empfinden oder uns durch ein Kino- oder Theaterstück oder einen Roman erhöht fühlen, setzen wir Aristoteles' Ansicht zur dramatischen Kunst praktisch um, wir „verlieren uns" eine Weile im Erleben.[4] Mit

[4] Beachten Sie, dass dieser Verlust eines getrennten Selbst-Empfindens temporär ist, und die zeitliche Grenze als Ersatz für die vernebelte Unterscheidungsfähigkeit zwischen gefühlter Emotion und Fantasiewelt fungiert. Ist die Vernebelung permanent, sprechen wir nicht mehr von Vorstellung, sondern von Wahn.

denselben Argumenten stellte Brecht (1967) sich gegen diese Form des Schauspiels, da es das Publikum in Selbstzufriedenheit einlulle, indem es dessen Empathie und politische Empörung im künstlichen Raum des Theaters aufhebe und aushöhle: Dies ist die Begründung für sein politisches „Verfremdungstheater", in welchem er das Publikum fortwährend daran erinnert, dass es sich lediglich um ein Spiel handle, dass Happy Ends bei realen Menschen nicht real seien, und dass es die wirkliche politische Welt außerhalb des Theaters, nämlich die der Armut, der Ausbeutung und des Krieges sei, die zähle.

II. Die Zone der Kreativität

Dieser Übergangsraum ist also gleichzeitig der Bereich der *Imagination,* was gleichbedeutend mit der *Zone der Kreativität* ist. Das, was wir in diesem Übergangsraum tun, ist *per definitionem* experimentell: Wir erproben die Neukombinationen einzelner Bestandteile, Merkmale, Aufgabenstellungen und Lösungen – die ganze Palette fantasievoller Tätigkeit, die wir als besondere Fähigkeit der menschlichen Natur herausgestellt haben. Tatsächlich *können* wir das alles, ganz allgemein gesprochen, ja meist *nicht nicht* tun, es sei denn, es läge ernsthafte Traumatisierung vor. An dieser Stelle mag das Trauma selbst als ein Ereignis definiert werden, das sich der Integration widersetzt und dem kreativen Bereich daher nicht zur Verfügung steht: Es wird zur „gefrorenen Gestalt", zu Mustern und Sequenzen, die sodann für solcherlei Dekonstruktion, für schöpferische Rekombination und für das Spiel nicht mehr empfänglich sind. Man könnte sagen, man habe diese Ereignisse *durchgemacht,* ohne sie in ihrer Fülle *durchlebt* zu haben – was Integration in ein *organisiertes, flexibles und brauchbares narratives Bedeutungsganzes* ja heißen würde. Das Hauptmerkmal solch vollends integrierter Erfahrung besteht also genau darin, dass man *damit spielen* – das heißt: es schöpferisch handhaben kann.

Um dazu in der Lage zu sein, müssen unsere Gehirne/Gedankenwelten *narrativ* organisiert sein – d.h. als wechselseitig ineinander eingelassene *Gestalten mit einer Zeitdimension* (siehe Wheeler, 2000). In der Gestaltterminologie ist das Narrativ die Struktur des Grundes, die Organisation der Erfahrung in Geschichten erzählenden Einheiten, welche sich zur Rekombination, zum Hand-Haben und zum Wieder-Aufrufen eignen. Wir lassen also Szenarien in unseren Köpfen – Probe-Narrative oder „Als-Ob"-Szenen" – ablaufen, die verschiedene Szenen und Sequenzen, mannigfache Kombinationen imaginierter Ausgänge, Wünsche, Befürchtungen und andere Überlegungen, allesamt im imaginären und experimentellen Raum, durchspielen. Das vermögen wir in erster Linie wegen des als solchen empfundenen Unterschieds, wie er von der oberen Grenzlinie im Diagramm dargestellt wird und welcher den narrativen Probebereich, sprich: den *kreativen Raum,* von der Gefahrenzone des „wirklichen Lebens" abgrenzt. Auf diese Weise lernen wir begreifen, wie das Schützen dieses Raums zu den wesentlichen Feldbedingungen des schöpferischen Prozesses gehört.

Solange das Experiment lediglich in der Vorstellung existiert, bewegen wir uns noch immer in der unteren Region des Ovals unseres Diagramms, d.h. im Bereich der Tag- (und Nacht-)Träume und Fantasien, Erinnerungen und Hoffnun-

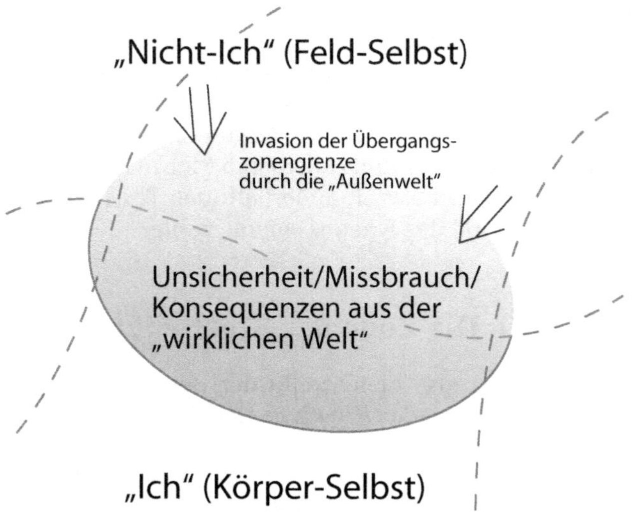

Abb. 5. Raum des potenziellen Missbrauchs in der Therapie: Die obere Grenze ist getilgt (durch den Therapeuten):
Der verletzte schöpferische Raum wird zum „wirklichen Raum"

gen, des Bedauerns und des Befürchtens – aber auch in dem des mentalen Probens, der Reflexion (inklusive Theorie: des Neukombinierens von Konzepten und Ideen) und der Philosophie. Letztendlich entspringt unser gesamtes Verhalten, das der Entscheidung zugänglich und nicht bloß Routine ist, diesem Raum: die Auswahl eines Szenarios, zu Ungunsten eines anderen zeigt die Bereitschaft an, die Strichlinie zu überschreiten – zuerst in den oberen Teil des Ovals hinein, des *tatsächlich ausgeführten Experiments,* und weiter zu einem gänzlich öffentlichen Raum.

Oder wir dürfen den nächsten Schritt tun, indem wir über die Strichlinie treten, um in irgendeiner Art mit handfesten Materialien zu experimentieren – sei es im Dialog, in einem Labor, anhand künstlerischer Medien beziehungsweise bei Proben oder anderen Versuchs- oder tatsächlich stattfindenden Sitzungen. Therapie findet in dieser Zone statt, die Goodman (2003) so treffend als Raum „des sicheren Notfalls" bezeichnet und damit genau die Doppelnatur aller kreativen/experimentellen Prozesse treffend formuliert hat. Auch darin ist Therapie, wie eben jedes ernsthafte Spiel und die gesamte Aktivität in diesem Raum, zugleich *wirklich und nicht wirklich* – das macht sie zum kreativen Raum, zur Experimentierzone, in jeglichem Modell (das gilt unabhängig davon, ob das Hauptaugenmerk einer bestimmten Schule oder Theorie, wie bei der Gestalttherapie, auf dem experimentellen Prozess selbst liegt oder nicht). Wie im Spiel-Raum ist es auch hier: Ist die Therapie „zu unwirklich", zu wenig *empfunden* (wie im Fall der Leugnung der gegenwärtigen relationalen Gültigkeit der Begegnung, wie das klassische psychoanalytische Modell es vorsieht), dann wird ein Gutteil der Aktivität der Innenwelt des Klienten – insbesondere das, was mit den aktuellen

Wahrnehmungen und Gefühlen und der Organisation des aktuellen inneren/äußeren Feldes zu tun hat – abgetan oder negiert, was in einer Verarmung des Potenzials dieses Raumes, welcher das schöpferische Experiment nähren könnte, resultiert. Wird auf der anderen Seite Therapie „zu real" und wird sie (vom Therapeuten) so aufgefasst, als fände sie ausschließlich in der äußeren Zone, der Zone der Beziehung statt, dann wird die hilfreiche Unterscheidung zwischen der realen therapeutischen Beziehung und anderen Beziehungsarten in der „realen Welt" geopfert und dem Missbrauch ist Tür und Tor geöffnet (Abb. 5). So oder so geht das kreative Potenzial des Prozesses verloren, der ein Raum ist, der dem Erfahren neuer relationaler Bedeutungen und dem Ausprobieren neuer Beziehungssequenzen gewidmet sein sollte, so die Bedingungen sicher genug und die Gefahren relativ gering sind – was die Voraussetzung jedwedes kreativen Prozesses und Experiments ist.

III. Die Feldbedingungen der Kreativität

Dies leitet zur Frage der Vorkehrungen und der Stützung der *Feldbedingungen für den kreativen Prozess* selbst über – wobei wir stets in Erinnerung behalten wollen, dass wir uns im Gestaltmodell, so vom Feld die Rede ist, auf die *gesamte Erfahrungswelt* der inneren *und* äußeren Bereiche der Wahrnehmung und Erfahrung beziehen. Diese Version des Diagramms stützt vor allem die Einsicht, wie *die Kreativität von der Behauptung/dem Schutz der Grenze um diesen „dritten Raum" herum,* dem Raum des experimentellen Prozesses selbst, *abhängt und von ihm gefördert wird.* Wann immer die Konsequenzen jeglichen Probehandelns oder jeglicher Neukombination von Elementen und Ideen zu Konsequenzen der „wirklichen Welt" zu werden drohen, ist die experimentelle Zone in eben diesem Ausmaß kompromittiert, wenn nicht überhaupt zunichte gemacht. Je höher die Gefahren, desto mehr bin ich gezwungen, das Risiko einzudämmen und mich an vertraute Reaktionsmuster zu halten, selbst dann, wenn sie ganz und gar unbefriedigend sind. Schließlich kommen wir genau deswegen in Therapie: weil unsere vertrauten Gewohnheitsmuster unbefriedigend sind. Und eingesperrt, wie wir aufgrund der offenbar hohen Risiken, die deren Verlassen mit sich brächte, sind, gewinnen wir weder den Durchblick dafür, dass sie angelernte Muster sind, noch machen wir eine korrigierende Erfahrung, die uns darauf hinwiese, dass es andere Wege geben könnte – gemeinsame nämlich, in einem Raum, der zum Durchführen dieser Experimente hinlänglich sicher ist. Die Therapie ist für uns, wenn wir einmal so weit sind, speziell dazu konzipiert, diesen ausreichend sicheren, schöpferischen Raum zur Verfügung zu stellen, in dem Therapeut oder Therapeutin selbst zum Übergangsobjekt werden können, im Sinne einer intersubjektiven Exploration, wobei er/sie genügend – jedoch nicht zu sehr – an beiden Welten teilhat (besser wäre, von einem *„Übergangssubjekt"* zu sprechen, einem Partner auf Zeit im Übergangsraum von Experiment und Kreativität). Demzufolge ist es der besonderen Verantwortung des Therapeuten anheim gegeben, die obere Grenze des ovalen Bereichs im Diagramm zum Wohle des Klienten zu schützen, die Grenze, die den Unterschied zwischen dieser speziellen „wirklichen Beziehung" und anderen Beziehungen aus der „realen Welt" darstellt, und dadurch die *experimentelle, ungefährliche Qualität* der Begegnung zu erhalten.

Diese Feldbedingungen therapeutischen Wachstums sind demnach, dynamisch gesprochen, dieselben wie die Feldbedingungen jeglicher Kreativität. In all diesen so unterschiedlichen Fällen – beim Herstellen neuartiger Kombinationen und neu erprobter Lösungen in der Kunst, der Wissenschaft, dem „freien Spiel", den Gesellschaftsspielen, der Theorie, der Psychotherapie und ähnlicher Beziehungen – hängt der kreative Prozess selbst von den *Feldbedingungen des Schutzes und der Stützung dieses Übergangsraumes* ab, welcher der für Experiment und Neuheit wesentliche Raum ist, der sodann an beiden Erfahrungswelten teilhaben kann, an der äußeren/öffentlichen sowie der inneren/privaten, ohne vom einen oder anderen überwältigt zu werden. Für das sich entwickelnde Kind kommt die Stützung notwendigerweise von den erwachsenen Betreuungspersonen, die den Erfahrungsprozess und die Produkte des Kindes bekräftigen und seine Interpretationsversuche der Welt und der Beziehungserfahrung aufnehmen und darauf reagieren – auch dann, wenn sie das Kind auf zunehmend komplexere, ambitioniertere Lösungen zu anleiten und hinsteuern. Ohne diese Stützung hat das Kind keine Erfahrungsgrundlage zum Erforschen und zur allmählichen Wertschätzung des experimentellen Raums.

Bei Erwachsenen hängt die Stützung des kreativen Raumes und des sinnvollen Experiments entscheidend von zwei Dingen ab, 1) von der Kenntnis/Beurteilung unserer inneren Welt der Gefühle, Wünsche, Befürchtungen u.ä., damit wir neues Material und neue fantasievolle Kombinationen erhalten, mit denen wir arbeiten können, und 2) von der Identifikation mit einer *bedeutsamen Bezugsgruppe,* von der unsere eigenen experimentellen Kombinationen und versuchten Be-Deutungen angenommen und in der einen oder anderen Hinsicht verstanden (oder als versteh*bar,* wenn schon nicht als erfolgreich oder wünschenswert angenommen) werden. Jeder dieser Punkte wird weiter unten aufgegriffen und detailliert erläutert, wenn wir uns damit beschäftigen, wie der kreative Raum behindert oder blockiert wird, wenn eines oder beide dieser wesentlichen Stützungsmomente nicht vorhanden sind oder nicht gespürt werden.

IV. Scham und die Einengung des kreativen Raums

Jegliche Feldbedingung, die dieser Stützung entgegensteht, arbeitet auch in oppositioneller Weise, das heißt, sie beschränkt oder löscht den Raum, in dem Experiment und Kreativität aufkommen und genutzt werden können. Wichtig ist festzuhalten, dass wir unter dem „Gegenteil von Support" in einem Feld-Selbstmodell (im Unterschied zu einem individualistischen Modell) nicht einfach aktives Opponieren verstehen, sondern den viel heimtückischeren Komplex sozial/emotionaler Felddynamik, die uns als *Scham* bekannt ist. Widerstand ist immerhin eine Form des Engagements: Treffen wir in der Außenwelt auf aktiven Widerstand, reagieren wir darauf häufig mit einer Verdoppelung des Energieaufwands und einer Steigerung der Kreativität, wozu das schöpferische Organisieren von mehr Support da oder dort in unserem sozialen Feld gehört. Vermögen wir jedoch nicht, Opposition in dieser Weise zu be-antworten, ist das Problem oft, dass der Support selbst von Gefühlen beschämender Abhängigkeit eingefärbt ist – von Gefühlen, die das Material von Therapie sind.

Engagierter Widerstand, der energetisierend bis hin zu inspirierend sein kann, wird zu lähmender Scham, wenn sich unsere Mitwelt von der Opposition gegenüber *unseren Handlungen* auf den Rückzug aus und das Meiden von unseren *inneren Befindlichkeiten, unseren Wünschen, Befürchtungen und Träumen* verlegt. Ist dies in unseren frühen Jahren chronisch oder ernsthaft der Fall, dann hört das Kind irgendwann in seiner Entwicklung auf, ganze Teile seiner „Innenwelt" überhaupt mit Energie zu speisen und folglich ganze Dimensionen des Selbst überhaupt kennen zu lernen, zu erforschen, zu erproben und zu entwickeln. In der Folge wird die experimentelle Zone selbst nicht mehr von „unten" (lt. Diagramm) voll gestützt und mit Energie versorgt: Bei fortgesetztem oder schwererem Beschämen *wagen* wir buchstäblich *nicht zu träumen.* Schrumpfung und Schwächung jener Zone, die der wesentliche Raum des schöpferischen Prozesses wäre, sind die unvermeidlichen Folgen.

Diese Probleme sind in einer hyperindividualistischen Kultur wie unserer „westlichen" heute noch schlimmer, am gravierendsten wohl in der US-amerikanischen, die in der individualistischen Tradition fest verwurzelt ist. In einem individualistischen Selbstmodell und einer Ideologie, in der ein starres Autonomieverständnis oft als Entwicklungsideal hochgehalten wird, gilt die Unterstützung selbst notgedrungen als schwach und regressiv, und die Empfindlichkeit gegenüber dem Mangel an elementarer sozialer Bestätigung oder gegenüber Demütigungen als besonders blamabel (siehe Wheeler, 1996, 2000). Zugleich baut sich, wenn wir größtmöglichen individuellen Selbstausdruck ebenfalls als ein Ideal dieses Systems annehmen, eine Art Doublebind-Dynamik auf, in der großer Druck nach kreativem Selbst-Ausdruck und „Originalität" mit dem behinderten Zugang zur inneren Welt des freien Impulses und des Gefühls und der sozialen Zugehörigkeit und des Supports in der Außenwelt miteinander im Wettstreit liegen. Bei einer in solchem Ausmaß geschwächten experimentellen oder schöpferischen Zone und dennoch starkem Druck, kreativ „produzieren" zu sollen, kommt wahrscheinlich eine Kreativität heraus, die sprunghaft und impulsiv, asozial oder antisozial ist und nicht in einer Gemeinschaft wurzelt, die Zugehörigkeit wie Sinn miteinander teilt. Von künstlerischer Kreativität kann man unter diesen Umständen nur erwarten, dass sie von der Politik, der Ethik und dem authentischen Fühlen oftmals abgetrennt ist. Während die Kreativität in Wirtschaft und Technik ohne Rücksicht auf soziale, politische und ökologische Folgen zu explodieren droht, scheint die Kreativität in der Politik und in den sozialen Gefügen selbst zu verdorren. Die uralte und in der Natur der Sache liegende Verbindung zwischen persönlichem Ehrgeiz und kollektiver Wohlfahrt ist durchtrennt, das „Selbst kontra Mitmensch" scheint mittlerweile als die natürliche Ordnung in zwischenmenschlichen Beziehungen, in der Evolution und der Natur selbst zu gelten. Nachdem der Drang nach Integration und Lösung des gesamten Erfahrungsfeldes noch immer der Grundimperativ unserer Menschennatur und ihres Prozesses ist, können heutzutage Dominanz und Unterordnung womöglich leicht zu den grundlegenden Ordnungsprinzipien unserer Gesellschaft und zur Hauptantriebskraft unseres schöpferischen Prozesses werden. Dass all das eine reelle (wenn nicht universelle) Beschreibung der Welt, in der wir heute leben, darstellt, spricht für das Weiterbestehen der Kreativität angesichts ungünstiger Bedingungen – und für die Untrennbarkeit des kreativen Ausdrucks und der schöpferischen Form von jenen Feldbedingungen.

V. Die Erweiterung/Einengung der Kreativitätszone

Wie können wir die kreative Zone sonst noch fördern und erweitern und dabei sowohl deren Reichweite als auch das lebendige Vibrieren dieser Arena der neuen Kombinationen, der Versuche geringen Aufwands, der neuartigen Lösungen und des Wachstums ausweiten? Eine solche Stützung und Steigerung muss stets auf die Belange und Quellen der Scham Rücksicht nehmen, in der Innen- wie der Außenwelt. Erstens ist Support in der inneren Erfahrungswelt immer nötig – in dem gesamten Bereich, den wir salopp als privat bezeichnen (wenngleich diese Privatheit natürlich relativ ist; wie oft „verraten" wir unsere Ängste und Wünsche, indem wir Dinge, die wir mit Sicherheit für uns behalten wollten, preis-geben). Dieser Support wird bei gesunder Entwicklung im alltäglichen Geschehen intersubjektiver Interaktion automatisch bereitgestellt: Das ist die Interaktion, bei der unser integrativer Erfahrungsprozess wahrgenommen, bestätigt, und bei der auf ihn eingegangen wird, auch in solchen Fällen, in denen unsere Wünsche beziehungsweise Handlungen selbst auf Widerspruch stoßen. Es sei nochmals darauf verwiesen, dass es nicht der Widerstand in der Welt des Handelns *an sich* ist, der die Kreativität hemmt; vielmehr schrumpft meine, für das schöpferische Experiment wesentliche Energiezone dann, wenn ich in dem Gefühl lebe, dass meine eigene Erfahrung, mein Selbst- und Welt-Empfinden und meine Versuche, jenes Empfinden in einem Sinn zu integrieren, keine Zeugen, keinen Beistand und keine Resonanz in dem so entscheidenden äußeren Feld *anderer Selbste* finden. Ich finde keine belebende Zugehörigkeit in meinem natürlichen sozialen Umfeld; die Welt, die mir gegeben ist, ist *nicht meine Welt.*

Hier erkennen wir, wie jener Sinn für das Innere/Äußere, der gelegentlich meine Selbst-Erfahrung so nutzbringend zu einer Handlung organisieren hilft und möglicherweise im Zustand der Gegnerschaft am klarsten zu Tage tritt, bloß die Aus- oder Einbuchtung einer Grenze ist, welche stets beiderseits durchlässig und stets nur eine von mehreren möglichen organisierenden Dynamiken eines vitalen, lebendigen Ganzen ist. Beim Erwachsenen bedingt die Heilung des Mangels an bestätigender Resonanz, jener Stützung bei der Neuorganisation der (zumindest) inneren Erfahrungswelt, immer das Identifizieren von und das Identifizieren mit einer *anderen sozialen Bezugsgruppe* mit. Unter dem romantischen, westlich-kulturellen Bild des einsamen Helden auf *seiner* unerschrockenen Suche (das Bild ist schwer mit Geschlechtsstereotypen beladen) liegt die Realität reichhaltigen, sozialen Supports, ob dieser nun von einer aktuellen, bestätigenden Gruppe gleich gesinnter Nonkonformisten und/oder von einer entfernteren bedeutsamen Bezugsgruppe, über Identifikation und Inspiration kommt. So findet Mandela seine schöpferische Inspiration über die Identifikation mit M. L. King und anderen, King mit Gandhi, Gandhi mit Thoreau, Thoreau mit den frühen amerikanischen puritanischen Dissidenten, die sich wiederum mit Jesus identifizierten, und so weiter. Wir mögen uns Reife und reife „Autonomie" in der Tat nicht so sehr wie in Perls' berühmter Bemerkung als Übergang vom „Support durch andere zum Selbstsupport" vorstellen, sondern viel komplexer und intersubjektiver als Übergang von der *Abhängigkeit von und Identifikation mit unmittelbar Anwesenden* (wie das Kind von/mit seinen Bezugspersonen) zu einer variantenreicheren Autonomie der Fähigkeit des Erwachsenen, *jene sozialen Stützungen und Kontexte auszuwählen,* die sich mit unseren weiter gesteckten erwachsenen Zielen und tieferen erwachsenen Werten vereinbaren lassen. Wir wachsen aus unserem Bedürfnis nach sozialer Resonanz von anderen zugunsten eines vereinzelten „autonomen Selbst" nicht hinaus, wenn wir Support für unser eigenes kreatives Lernen und Wachstum suchen: Vielmehr werden wir zunehmend fähig, diesen wesentlichen, referentiellen, sozialen Support in und mit uns zu tragen und dazu zu verwenden, die „kreative Zone" zu schützen und zu stützen, in der jenes Experimentieren und Wachsen stattfindet.

VI. Kreativität und „internalisierte Scham"

Was aber, wenn das Nichtvorhandensein jenes essenziellen Kontexts für Kontakt und intersubjektive Resonanz in der Entwicklung so gravierend und anhaltend war, dass es sich zu einer fortlaufenden Traumatisierung beziehungsweise zu einem posttraumatischen Zustand auswuchs (in Erinnerung daran, dass das Trauma aus gestalttherapeutischer Perspektive als das verstanden werden kann, was sich der Integration chronisch widersetzt und Musterwiederholung oder „eingefrorene Gestalten" an Stelle der normalen, kreativen Fähigkeit zur Integration des Neuen im Erfahrungsfeld setzt)? Das ist die Selbst/Feld-Bedingung, die unter „internalisierter Scham" (Kaufman, 1980), „Schamfessel" (ibid.) oder „Schamattacke" (Lee, 1994) bekannt ist. In so einem Fall ist die Anwesenheit eines aktiv „beschämenden Anderen" nicht weiter nötig, um eine signifikante Schamreaktion auszulösen, welche die schöpferische Zone beziehungsweise unsere Resonanzfähigkeit einschränkt oder überhaupt lähmt, von total repetitiven Reaktionsweisen einmal abgesehen. Die ursprüngliche Schamquelle ist internalisiert worden, und zwar sehr häufig in ein wohl integriertes Wahrnehmungs-, Emotions-, Verhaltens- und Glaubensschema (Fodor, 1996), und dann oft vergessen worden (an dieser Stelle fällt mir ganz besonders ein bestimmter Gruppenteilnehmer ein, der sein automatisches, sich selbst lähmendes Reagieren auf Äußerungswünsche und auf das freie Wünschen überhaupt als seinen „inneren Rottweiler" titulierte).

Das ist die Einengung beziehungsweise der Einbruch der Kreativitätszone „von unten her" (wieder lt. Diagramm), wie wir sie oben diskutiert haben; es handelt sich hierbei um einen Zustand, in dem Sinnesempfindungen, Wünsche und Wahrnehmungsinhalte aus der Innenwelt, welche notwendige dynamische Bauteile neuer kreativer Synthesen sind, nicht mit Energie geladen werden oder frei in die experimentelle Arena fließen können. Neue Gedanken, Gefühls- und Wunschkombinationen können nicht einmal wahrgenommen und nicht lange genug in Erregung gehalten werden, sodass die kreative Zone versorgt würde, was das Experiment und erstmals versuchte Kombinationen unter relativ sicheren Bedingungen zum Leben erwecken würde.

Auch in diesem Zusammenhang wird die Lockerung der Einengung und die Wiederherstellung von Kreativität und Wachstum *durch Kontaktnahme* entscheidend von der *Wiedereinführung einer bestätigenden sozialen Welt* und vom Auffinden oder Wiederfinden einer *stützenden Bezugsgruppe* nach oben diskutiertem Muster abhängen. Dieser Support, der im Allgemeinen unmittelbar anwesend und zum Greifen nahe sein muss, wenigstens für eine Weile, in Gestalt einer fürsorglichen, intersubjektiv resonanzfähigen Person, wird oft zunächst im Therapeuten gefunden. Mit der Zeit muss er jedoch auch fast immer in einer *Bezugsgruppe, mit der man sich identifiziert,* gefunden werden, in einer Gruppe, die aus Menschen besteht, die ein ähnliches Beschämtwerden für ähnliche innere Erfahrungen erlebt haben, und/oder in anderen Gruppenmitgliedschaften. Denken Sie beispielsweise an einen „heterosexuell identifizierten" Therapeuten, der mit einem homosexuell identifizierten Klienten arbeitet, der in seiner Entwicklungsgeschichte wegen seiner „falschen" erotischen Reaktionen und seiner Orientierung während seiner Entwicklung auf traumatische Art und Weise bloßgestellt worden ist. Irgendwann wird der Klient fast immer irgendwelche Verbindungen mit anderen Menschen knüpfen müssen, die jene Erfahrung teilen, bis die Identifikation robust genug ist, dass sie auch trägt – d.i. wieder ziemlich ähnlich wie bei Kohuts „Selbst-Objekten" (1977) – und dazu dient, seine Erfahrungswelt zu spiegeln und mit ihr mitzuschwingen, damit seine oder ihre schöpferischen Prozesse weitergehen können, auch in Abwesenheit jener bestätigenden Anderen. Unser Bedürfnis nach Resonanz und Bestätigung unseres Kreativitätserlebens und der Gültigkeit unseres Selbstprozesses an sich ist nicht etwas, was überwunden wird oder woraus man im reifen Erwachsenenalter hinausgewachsen ist. Das, was sich im Falle von Gesundheit und Kreativität entwickelt, ist nicht die fortschreitende Gleichgültigkeit gegenüber dem sozialen Feld, sondern das Vermögen, jene seinerzeit notwendige Bezugsgruppe zur Identifikation in uns ab- oder aufzurufen, sie „in uns zu tragen" und sie als Support für unseren schöpferischen Prozess zu nutzen, wenn ein solcher in unserer unmittelbaren sozialen Umgebung fehlt.

VII. Conclusio

Die *Feldbedingungen des schöpferischen Prozesses* so zu analysieren, wie wir es hier getan haben, bedeutet dennoch nicht, ihn und sein Mysterium auf jene Bedingungen beziehungsweise auf seine ihn konstituierenden Einzelteile zu reduzieren. Auch wenn wir unsere Analyse (wenigstens vorläufig) abgeschlossen haben, bleibt jenes Mysterium, die Alchemie der Kreativität an sich, bestehen, durch welche die vorhandenen Elemente unter bestimmten Bedingungen zu etwas Neuem im Universum *umgeordnet* werden, zu einem Muster, das vorher nicht existiert hat und das durch die Existenz im Jetzt jedes andere Muster im Feld unausbleiblich so oder so beeinflusst, jetzt und in Hinkunft. Goodman (Perls et al., 1951) war jene Alchemie als *mittlerer Modus* bekannt, als mystische Vereinigung grundlegend erotischer Natur, bei der sich die trennende Unterscheidung zwischen dem Selbst und dem/r anderen aufhebt oder, wie wir sagen würden, sich in ihr natürliches kreatives Ganzes hinein entspannt, das der Keim des Lebens selbst ist. Das alternierende Wölben und Lockern jener unterscheidenden Grenze im Feld ist selbst der fundamentale erotische Akt, der das Universum des Erlebens gebiert und das Leben und die Kreativität selbst ist.

Jene Kreativität erwacht in erlebter Form zum Leben in einer *Übergangszone*, welche sowohl an inneren als auch an äußeren Bereichen, welche unser Erfahrungsfeld ausmachen, teilhat. Dieser „Zwischen-Raum" ist die eigens dafür vorgesehene Arena *des Experiments, des Probens, der Kunst, der Spiele und des Spielens überhaupt – und die der Therapie*. Um den schöpferischen Prozess zu fördern, müssen wir diese Zone selbst fördern, die Zone des sicheren Notfalls, indem wir sowohl den Energiefluss und das Material aus den größeren Bereichen, dessen Teil sie ist, freisetzen als auch diesen dritten Raum vor Eindringlingen beziehungsweise seinem Einbrechen in die großräumigeren Bereiche rundherum schützen. Diesen Raum zu schützen und diesen Fluss anzureichern, gehört zu den speziellen Anliegen der Psychotherapie, wes Zuschnitts sie auch immer sei, was (so die Therapie erfolgreich) in einer Steigerung der Fähigkeit des Klienten resultiert, neue kreative Lösungen bei der Arbeit, in der Kunst, in seinen Beziehungen und im Leben zu finden.

Starke Scham behindert und schädigt potenziell diese so wichtige Übergangszone: Sie verarmt von „unten" (durch Beschneidung der Fantasie und des Begehrens), und von „oben" wird in sie eingedrungen (indem zu viele Konsequenzen des experimentellen Probens und Erprobens aus der „realen Welt" auf sie einstürmen). Als dynamische Feldbedingung, welche der funktionale Gegenspieler des Supports ist, bringt die Scham die schöpferische Zone zum Schrumpfen, was auf ein Schrumpfen des Selbst hinausläuft. Die Wiederherstellung eines schöpferischen Selbstprozesses geht zwangsläufig mit der Rekonstruktion jenes fehlenden Supports einher – was die Identifikation mit einer maßgeblichen sozialen Bezugsgruppe mit einschließt, mit der und in der der/die Klient/in das Echo und die Bestätigung findet und spürt, die er/sie eigens für seinen/ihren integrativen, kreativen Selbstprozess braucht, woran es in Fällen traumatischen Beschämens chronisch mangelt. Die Wiederherstellung eines frei mit Erregung versorgten Selbstprozesses ist somit die Wiederherstellung und Förderung der Kreativität, des Eros in Aktion, der Inspiration und des Atems unseres Lebens und unseres Selbst.

Literatur

Brecht B (1967) Die Dialektik auf dem Theater. In: Schriften zum Theater, Suhrkamp Verlag, Frankfurt/Main, S. 867–941

Calvin W (2002) A brain for all seasons. Univ. of Chicago Press, Chicago

Ehrlich P (2000) Human natures: Genes, cultures, and the human prospect. Island Press, Washington DC

Fodor I (1996) A woman and her body: The cycles of pride and shame. In: Lee R, Wheeler G (eds) The voice of shame: Silence and connection in psychotherapy. Jossey-Bass, San Francisco, pp 229–268

Fogel A (1993) Developing through relationship. Univ. of Chicago Press, Chicago

Goodman P (2003) Novelty, excitement and growth (volume 2 of Gestalt therapy). In: Wheeler G (ed) Reading Paul Goodman: Gestalt for our times. The Analytic Press/GestaltPress, Hillsdale, New Jersey, pp 201–423

Kaufman G (1980) Shame: The power of caring. Shenckman, Rochester, Vermont
Kent-Ferraro J, Wheeler G (2003) ADD: A Gestalt perspective. In: Wheeler G, McConville M (eds) The heart of development: Gestalt approaches to working with children, adolescents & their worlds, vol. I: Childhood. The Analytic Press/GestaltPress, Hillsdale New Jersey, pp 199–238
Kohut H (1977) The restoration of self. International Universities Press, New York
Lee R (1994) Couples' shame: The unaddressed issue. In: Wheeler G, Backman S (eds) On intimate ground: A Gestalt approach to working with couples. Jossey-Bass, San Francisco, pp 262–290
Lewin K (1936) Principles of topological psychology. McGraw-Hill, New York
Melnick J, Nevis S (1994) Intimacy and power in long-term relationships: A Gestalt therapy-systems perspective. In: Wheeler G, Backman S (eds) On intimate ground: A Gestalt approach to working with couples. Jossey-Bass, San Francisco, pp 291–308
Nevis E (1987) Organizational consulting: A Gestalt approach. Gardner Press, New York
Perls F, Hefferline R, Goodman P (1951) Gestalt therapy: Excitement and growth in the human personality. Julian Press, New York
Perls F, Hefferline R, Goodman P (1997) Gestalttherapie. Grundlagen. Dtv, München
Stern D (1985) The interpersonal world of the infant. Basic Books, New York
Sullivan HS (1953) Interpersonal theory of psychiatry. Norton, New York
Wheeler G (1991) Gestalt reconsidered: A new approach to contact and resistance. Gardner-Press, New York
Wheeler G (1996) Self and shame: A new paradigm for psychotherapy. In: Lee R, Wheeler G (eds) The voice of shame: Silence and connection in psychotherapy. Jossey-Bass, San Francisco, pp 23–60
Wheeler G (2000) Beyond individualism: Toward a new understanding of self, relationship, & experience. The Analytic Press/GestaltPress, Hillsdale, New Jersey
Winnicott D (1965) The child, the family, & the outside world. Penguin, Harmondsworth, United Kingdom
Zinker J (1977) Creative process in Gestalt therapy. Brunner/Mazel, New York

Teil III
Das Zusammenspiel von Theorie und Praxis: Fallbeispiele

Kreativität verkörpern und Erfahrung entwickeln: Der therapeutische Prozess und seine entwicklungspsychologische Grundlage

Ruella Frank

I. Einführung

Es ist eines jeden menschlichen Organismus' Zweck, mit seiner Umwelt in Beziehung zu treten. Durch diese dynamische Interaktion verändert sich der Organismus und er wächst, „indem er aus der Umwelt assimiliert, wessen er zu seinem Wachstum bedarf" (Perls F et al., 1985, S. 11). *Wie* sich der Organismus das, was für seine Entwicklung lebensnotwendig ist, einverleibt, das geschieht durch die Kreativität des Anpassens beziehungsweise spontanen Interagierens des einen mit dem andern zur Schöpfung von Andersartigem und Neuartigem. Jegliche Anpassung ist insofern kreativ, als sie zur Integration führt: Es ist die Vereinigung zweier ungleicher Wesenheiten, die dabei zu einem umfassenderen Ganzen werden. Das ist die Kontakterfahrung – die qualitätvolle Eigenschaft, zu sich selbst und zur Umwelt Verbindung aufzunehmen.

Um das Wesen der Beziehungen des menschlichen Organismus' zu begreifen, was der Gegenstand der Psychologie ist, müssen wir den Organismus stets in die Umwelt einbinden. *Wie* Beziehungen funktionieren, das wird durch Anpassungserfahrungen höchst offenkundig. Dabei treffen Organismus und Umwelt aufeinander und formen die Erfahrung, die sich ‚Selbst' nennt.

Das Selbst ist fließend und beziehungsorientiert. Dem Säugling bietet die Mutter eine sichere Umgebung, aus der er Nahrung und Unterstützung bezieht. Zugleich bietet er der Mutter ein Umfeld, an dem sie ihre Liebe ausdrücken kann. Man passt sich *aneinander* an und erschafft ein Erfahrungsganzes. Das Selbst ist kein „Ding", das unabhängig vom anderen existierte, noch existiert es vor aller Beziehung. Das Selbst ist ein Prozess, der durch die kontaktreichen Erfahrungen des Erschaffens und Anpassens ins Leben gerufen wird.

In einer prozessorientierten Therapie wie der *Gestalt* untersuchen wir Therapeuten die Anpassungsprozesse und ermitteln detailliert, wie unsere Klienten sich selbst innerhalb des Beziehungsfeldes erleben. Da wir phänomenologisch diagnostizieren, sehen wir darauf, was unsere Klienten (und wir selbst) fühlen, wahrnehmen und daraus wissen. *Wie* jemand zu seinem Wissen gelangt, das kommt in erster Linie über Bewegung zustande. Die Exploration der Bewegungen des eigenen Körpers innerhalb einer bestimmten Umgebung erzeugt einen dynamischen Input in Form eines propriozeptiven Feedbacks. Die Propriozeption, das Wahrnehmen eigener Bewegungsabläufe, hilft uns zu wissen, *dass, wo und wie* wir uns innerhalb jener spezifischen Umgebung erleben bzw. Teil jener sind.

Ändert sich unsere Umgebung, spüren wir den Unterschied im Körper. Wenn wir einen gewissen Unterschied im Körper erleben, so subtil er auch sein mag, empfinden wir eine Veränderung in unserer Beziehung zur Umwelt. Es ist nicht möglich, sich getrennt von seiner Umwelt zu erkennen. Indem wir Bewegung erleben, werden wir der Existenz der anderen vermittels unserer eigenen Reaktionen, die wir merken, gewahr.

Der Input aus dem propriozeptiven Gewahrsein unterstützt unsere Fähigkeit des freien Explorierens, die die Differenzierung eines Körperteils vom anderen *und* von der Welt rundum ermöglicht (Frank, 2001). Je deutlicher Anteile des Feldes ausgemacht werden können, desto eindeutiger ist unser Interesse und desto präziser unsere Auswahl dessen, was für uns von Belang sein wird. Was man dabei findet und auswählt, wird sodann durch spontanes Anpassen assimiliert. Das Assimilieren, sprich: das *Unähnliches-ähnlich*-Machen, fördert Veränderung und Wachstum, da zusätzliche relevante Feldaspekte einverleibt werden.

Unsere Fähigkeit, Unterschiede im Feld deutlich wahrzunehmen – d.h. leuchtende, aus dem Hintergrund auftauchende Figuren zu erschaffen –, lebt vom frei fließenden, schöpferischen Anpassen. Während unser Körper – *„jener Teil der Umgebung, welcher ebenfalls propriozipiert"* (Kitzler, persönliche Mitteilung, 2001) – sich ungehemmt und ungehindert im Feld bewegt, trägt er bereitwillig zu den Kontaktvorgängen beziehungsweise zu einer frei fließenden Formierung des Selbst bei. Während des spontanen, schöpferischen Anpassungsvorgangs empfinden wir das, was *außerhalb* war, nun als *innerhalb von uns* – was eine harmonische Form von Erfahrung darstellt.

Das vorliegende Kapitel befasst sich eingehend mit der Rolle der Propriozeption, die allen kreativen Anpassungsleistungen zugrunde liegt – zunächst beim Säugling und dann beim erwachsenen Therapieklienten. Ferner werden einige notwendige Kontexte oder Feldattribute identifiziert und untersucht, welche stets Teil der Anpassungsvorgänge sind – beim Säugling während dessen gesamter normaler Entwicklungsdauer und beim Erwachsenen im Hier und Jetzt der Therapie. Gegen Schluss des Kapitels sollen zwei klinische Fallvignetten die Nützlichkeit dieser Kontexte in der Psychotherapie illustrieren und erhellen.

II. Die Kreativität des Säuglingsalters

Nirgends kann man die Vorgänge der kreativen Anpassung klarer als am sich entfaltenden Forscherdrang von Säuglingen erleben. Zu jedem Zeitpunkt erleben wir an ihnen kontinuierliches Experimentieren, damit der/die/das Andere als Teil der Erfahrung gesucht, gefunden und inkorporiert werden kann. Die Hinbewegung auf einen Gegenstand des Interesses zu ist im Allgemeinen bestimmt in seiner Absicht und eindeutig in seinem Sinn. In ihrem lebhaften Reagieren auf den anderen erschaffen Säuglinge eine fortschreitende Differenzierung des Ichs vom Nicht-Ich und sie bauen die Fähigkeit auf, *sich vom anderen zu separieren und ihn gleichzeitig einzuschließen,* was das Wesen der Kontaktnahme ist. Das Selbst entwickelt sich durch eine Vielzahl solcher fortwährenden, koordinierten Interaktionen im Feld.

Das nun Folgende ist eine Analyse der Bewegungsmuster eines Säuglings, welche auf einem Videoband festgehalten sind. Der Leser wird merken, wie der Säugling beim Experimentieren und beim Problemlösen mit einer Vielfalt von Alternativen kontinuierlich zur bestmöglichen Wahl findet. Jedes Aufeinandertreffen von Säugling und Umwelt bietet diesem präzise und notwendige propriozeptive Informationen über seine Beziehung zum Feld. In diesem spielerischen Prozess erhellt die kindliche Manipulation seines Spielzeugs für ihn die eigene Absicht und klärt sie. Im Hier und Jetzt des Erforschens verändern die Erlebnisse beim schöpferischen Anpassen das Kind und lassen es ein bisschen mehr werden, als es vorher war. Außerdem wird sich herausstellen, wie die vorangegangene Sequenz kreativer Anpassungsleistungen den Boden für die Entfaltung der nächsten Sequenz bereitet. Der Leser wird Zeuge einer Reihe aufeinanderfolgender schöpferischer Anpassungsmomente, während der Säugling in seinem Geschick, zunehmend elastische Beziehungen zu gestalten und eine immer größere werdende Fluidität des Selbst zu entwickeln, wächst.

A. Der Säugling und die Kettenglieder

Sich auf Ellbogen und Unterarme stützend liegt ein viereinhalb Monate altes Mädchen auf dem Fußboden und spielt mit einer Kette, bestehend aus vier bunten Gliedern – rot, gelb, blau und grün. 1) Mit der linken Hand ergreift sie das rote Glied an dem einen Ende der Kette. Mit ihrer Rechten erfasst sie das grüne Kettenglied am anderen Ende. 2) Der Säugling schiebt Unterarme und Hände zusammen, wodurch die Kettenglieder ein Häufchen bilden. 3) Das Mädchen hebt seine linke Hand, die das rote Glied umgreift, und führt sie zum Mund. Währenddessen starrt es unentwegt auf das gelbe Glied, das am Fußboden neben seiner anderen Hand liegt. 4) Nun zieht sie die Hände auseinander und das rote Glied fällt ihr aus dem Mund. 5) Ihr Kopf kippt nach vorne und sie starrt eben dieses Kettenglied an. 6) Erneut schiebt sie Unterarme und Hände zusammen, dabei ein Häufchen aus Kettengliedern bildend. Sie reckt ihren Kopf auf das Glied in ihrer Hand zu und schnappt mit dem Mund danach. 7) Nachdem sie ein Weilchen daran gesaugt hat, zieht sie ihre Hände wieder auseinander und breitet die Kettenglieder vor sich aus. 8) Nun betrachtet sie das gelbe Kettenglied. 9) Sie unternimmt einige Anläufe, ihre Hände zusammen zu bringen und wieder auseinander zu ziehen, während sie ihren Kopf auf und nieder neigt und das gelbe Kettenglied mit dem Mund zu fassen sucht. 10) Zu guter Letzt gelingt ihr die Aufgabe. Das gelbe Kettenglied ist in Besitz genommen und sie saugt daran. Da sie aber das gelbe Kettenglied nicht mit Hand wie Mund (gleichzeitig) festhalten kann (ihre Hände krallen sich nach wie vor um das rote und das grüne Glied an den Kettenenden), fällt das gelbe Glied heraus. 11) Hierauf lässt der Säugling das rote Kettenglied los, was seine linke Hand frei macht. 12) Das Mädchen streckt seine linke Hand zur Seite und übt Kneifbewegungen mit Daumen und Zeigefinger. 13) Nun schiebt die Kleine ihre Unterarme wieder zusammen und versucht, die Kettenglieder wieder zusammenzuraffen. Flugs wendet sie ihre eben erworbene Kneiffertigkeit an, um das gelbe Kettenglied mit Daumen und Zeigefinger zu fassen. Sie führt es zum Mund und saugt daran. 14) Während sie glücklich an ihrem gelben Kettenglied saugt, sieht sie zu ihrer Mutter auf, die die ganze Zeit ruhig neben ihr gesessen ist, und lächelt. Sie ist sich dessen bewusst, dass sie etwas Wunderbares vollbracht hat. (Ich habe diese Handlungsschritte der eingehenden Beobachtung in Beverly Stokes' Video „Amazing Babies" [1995] entnommen und daraus herausgefiltert.)

Obige Beschreibung illustriert die Präzision überdeutlich, mit der der Säugling sein Spielzeug zweckgerichtet erforscht und im Prozess eine neue Erfahrung des Selbst erfindet. Mit jedem Experiment erschafft das Baby ein propriozeptives Feedback, das für die Positionierung seines Körpers in klarer Relation zum Objekt seiner rührigen Aufmerksamkeit von entscheidender Wichtigkeit ist. In Sequenz #1 haben die Kettenglieder die Aufmerksamkeit des kleinen Kindes auf sich gezogen und versetzen es in Erregung. Es reagiert mit einem Anstieg an Energiezufuhr. Die Spannung seines organischen, nervösen und muskulären Tonus' verändert sich und bewirkt einen Wechsel seiner Haltung. Das Baby nimmt diesen Unterschied im Erleben als Reaktionsbereitschaft wahr. Die fortlaufend stattfindenden Veränderungen in der Muskulatur, seine sich neu bildende Haltung gestalten seine Bewegungen auf das Objekt zu sowie seine Orientierung im Raum. Das stimulierende Objekt hat das Mädchen zum Handeln verlockt.

In Sequenz #2 bringt sie die Kettenglieder zusammen und bringt dabei neue und andere Eigenschaften ans Licht und damit die Beziehung weiter. Indem sie das rote Kettenglied festhält und in den Mund steckt (Sequenz #3), erforscht sie seine Eigenschaften – seinen Geschmack, seine Oberflächenstruktur und seine Konturen. Zugleich fixieren ihre Augen das gelbe Kettenglied, welches sie mit zusätzlicher Information füttert. In Sequenz #4 zieht und breitet sie die Kettenglieder auseinander und dekonstruiert das, was sie gerade hergestellt hat. Die Bewegungen des Zusammenziehens und Auseinanderschiebens ihrer Unterarme und das propriozeptive Feedback, das sie aus diesen verdichtenden und zerstreuenden Bewegungsvollzügen erhält, sind für die Differenzierungsprozesse entscheidend. Diese Bewegungsabläufe sind in der Tat Vorläufer der subtileren Kneifbewegungen, ebenfalls Spielarten verdichtender und zerstreuender Erfahrungen, welche sie mit Daumen und Zeigfinger in einer späteren Phase des Experiments unternehmen wird. Als sie geübter ist (Sequenz #12), bereiten diese schärfer artikulierten Kneifbewegungen den Weg für die letzte Erfahrung dieser Serie, nämlich das gelbe Kettenglied mit Daumen und Zeigefinger (#13) zu fassen und es in den Mund zu stecken, um daran zu saugen.

In diesem fließenden Tanz werden viele Figuren des Interesses organisiert und reorganisiert, erschaffen und zerstört, während sie der Integration und der Assimilation zustreben. Hier lässt sich klar erkennen, wie eine frühere Figurbildung zum Grund später entstehender und sich organisierender Figuren wird. Die Reihe heraufdrängender Anpassungen schreitet spiralenartig voran, während die Handlungen, die das Kind klar in Beziehung zu seinem Objekt (gelbes Kettenglied) setzen, in sich selbst zusammenzufallen scheinen und die Wahrnehmungsgrundlage für den sich als nächstes abzeichnenden Akt bilden (Mead, 1938). Das in der ersten Experimentphase involvierte Verdichten und Zerstreuen festigt sich mit einem Mal zu einer Erfahrung und bildet den Hintergrund, auf dem präzisere Bewegungen – die Kneifbewegungen zum Beispiel – entstehen können. Ferner sind all die vielfältigen Wege, auf denen der Säugling die Ringe über Berühren/Bewegen erforscht hat, was die Möglichkeiten des Schmeckens, Sehens und, wenngleich weniger offensichtlich, des Riechens und Hörens gefördert hat, für die Schöpfung neuer Erfahrungen und deren Vorgänge unabdingbar.

Zum guten Schluss sei erwähnt, dass noch eine weitere Erfahrungskonsolidierung stattgefunden hat, nämlich zu dem Zeitpunkt, als der erfolgreiche Säugling zu seiner Mutter hochblickte, um sich Bestätigung und Unterstützung zu holen. Die Experimente waren ja innerhalb eines größeren sozialen Feldes durchgeführt worden. Die Mutter war es, die dem Kind die Kettenglieder zu allem Anfang reichte und damit dem Baby Gelegenheit gab, seine Fertigkeiten zu üben. Die verschiedenen Möglichkeiten, die die Kettenglieder in sich bargen, stellten sich erst in Bezug auf das sich entwickelnde Potenzial des Säuglings heraus. In obigem Szenario stand die Art und Weise, *wie* das Bewegungsmuster Gestalt annahm – was der kindliche Körper vermochte und nicht vermochte –, in Relation zu den Bedingungen, die das Objekt (die Umwelt) bot. Was die Umwelt dem Kind zu bieten (und nicht zu bieten) hatte, wurde durch die und anhand der Struktur des Organismus' erzeugt. Mit anderen Worten wurden Kind wie Objekt in der Erfahrung konstruiert. Es war leicht zu ersehen, dass sich das propriozeptive Gewahrsein des Säuglings im Zuge seiner differenzierter werdenden Bewegungen steigerte und damit die Deutlichkeit der Figur stärker hervortrat.

III. Die fünf notwendigen Kontexte zum Assimilieren von Neuem in der Säuglingsentwicklung[1]

Die folgenden Kontexte gehören zu den natürlichen Erkundungen des Säugling/Umwelt-Feldes; sie ermöglichen die Prozesse dynamischer und schöpferischer Anpassung und vereinfachen sie. Jeder dieser Kontexte interagiert mit den anderen, sodass für das Kind Flexibilität und Stabilität im sich kontinuierlich ändernden Feld gewährleistet sind. Die Eigenschaft der Flexibilität garantiert die Flüssigkeit der Anpassung – die Fähigkeit des Säuglings, sich auf vielerlei Art in Bezug zu anderem zu bewegen. Zur gleichen Zeit befähigt die Eigenschaft der Stabilität – das Vermögen, Gleichgewicht zu finden und zu erleben – das Kind, das, was sich eben ereignet hat, zu assimilieren.

Dieselben Kontexte sind für das Verstehen und Leiten eines Psychotherapieprozesses an Erwachsenen maßgeblich. Sie sind beim Organisieren von Experi-

---

1 Diese hier beschriebenen Kontexte sind von dem Feldenkrais-Praktiker und -Lehrer Mark Reese, Ph.D., inspiriert, dessen Artikel „Notes on lines of convergence between the Feldenkrais Method and Dynamic Systems Principles" die Techniken Moshe Feldenkrais' erörtert, welche zur Steigerung des Lernpotenzials seiner Studenten genutzt wurden. Dazu gehören: neue Aufgaben, neue Umgebungen, Neuorientierung im Raum und Antriebssubstitution.

menten in einer Therapiesitzung und zum Zwecke stärkerer Integration, ergo des Wachstums, im Klient/Therapeuten-Feld besonders wichtig.

A. Fürsorgliche Präsenz

An der Spitze steht der soziale Kontext, der da heißt: fürsorgliche Präsenz. Die primäre Bezugsperson wird allgemein als beständige, verfügbare und ausreichend berechenbare *Präsenz* erlebt, sodass der Säugling Unterstützung beziehen kann. Die Präsenz der Betreuungsperson ist aktiv und im Vordergrund, sodass der Säugling bei seinem Umgang mit Frustration, welche jenseits seines entwicklungsbedingten Fassungsvermögens liegt, nicht sich selbst überlassen ist. Die Präsenz der Betreuungsperson stellt auch eine Stabilität im (und als) Hintergrund dar, die es dem Kind erlaubt, seine Fertigkeiten zur Vollbringung der anstehenden Aufgabe selbstständig auszuüben. Oft macht die Betreuungsperson mit und unterstützt den Säugling spontan in seinen eben entstehenden Fertigkeiten und macht damit die neue Aufgabe zu einem geselligen Ereignis. Die fürsorgliche Anwesenheit sorgt in jedem Fall – es sei denn ihr Beitrag wird durchkreuzt oder in eine falsche Richtung gelenkt – für eine *ausreichend sichere Umgebung,* sodass das Kind Risiken eingehen und sich schrittweise über das bereits Bekannte hinauswagen kann. Das relationale Feld ist ein auf Gegenseitigkeit, aber nicht unbedingt auf Gleichheit beruhendes Feld (Kitzler, persönliche Mitteilung, 2002).

Ist die Anwesenheit der Bezugsperson dergestalt, dass sich der Säugling bei seinen Erkundungen ausreichend sicher fühlt, wird der Input aus der propriozeptiven Rückmeldung als klar erlebt und als hilfreiche Richtschnur bei weiteren Abenteuern im Feld herangezogen. Ist die fürsorgliche Präsenz chronisch inkonsequent, nicht verfügbar und unberechenbar, wird das Kind eher zögern, sich vollends auf seine Erkundungen einzulassen, das propriozeptive Feedback wird verstummen, und die weiteren Erkundungsgänge und das Sammeln von Informationen im Feld werden eingeschränkt.

B. Die stützende Unterlage

Obwohl dies oft nicht ins Gewahrsein dringt, stellt doch der Boden selbst, auf dem der Säugling sitzt, krabbelt, rollt oder geht, eine solide Unterlage und eine kontinuierliche Stützung dar. Von ihm gehen alle Bewegungen und affektgeladenen Interaktionen aus. Die Stimulation, die von der Unterlage (dem Erdboden) ausgeht, drückt sich in das Gewebe des kindlichen Körpers, und das Kind spürt, was seine Peripherie *ist.* Es fühlt sich durch etwas begrenzt, das nicht es selbst ist – durch etwas, was getrennt von und doch in seiner Erfahrung inbegriffen ist. Das Ausmaß, in dem die Unterlage von einem Kind gespürt wird, variiert mit den Feldbedingungen. Ist die fürsorgliche Präsenz beispielsweise reichlich unglücklich, zornig oder ängstlich, wird der Säugling entweder mit gesteigertem oder verringertem Gesamtmuskeltonus reagieren. Das Spannungsniveau in den Muskeln, in welchem Moment auch immer, wirkt sich darauf aus, wie die Säuglinge auf dem Boden aufliegen, wie sie sich darüber hin- und von ihm wegbewegen.

Es wirkt sich, anders ausgedrückt, auf ihr Resonanz- und Beziehungsvermögen im Feld aus. Jede x-beliebige, auch noch so momentane Veränderung, die die Fähigkeit der Bezugsperson betrifft, eine unterstützende Umgebung bereitzustellen, hat Einfluss auf den kindlichen Muskeltonus und dadurch auf dessen Vermögen, die Tragfähigkeit seiner Unterlage zu erleben. Fühlt sich die Unterlage nicht ausreichend stabil an, werden die fließenden kindlichen Erkundungsausflüge im Feld behindert. Leistet das sorgende Umfeld reichlich psychologischen und emotionalen Support, erfährt der Säugling die Tragfähigkeit der Unterlage als beständig und er bewegt sich anmutig durch die Welt. Das Erleben adäquater Tragfähigkeit einer Unterlage, welche zu problemlosen Erkundungen und zu einer frei fließenden schöpferischen Anpassung so nötig ist, hängt mithin mit der stützenden fürsorglichen Präsenz sowie mit der *Kapazität* des Kindes, jenen Support erleben zu können, zusammen. Diese variiert von Situation zu Situation und von Säugling zu Säugling.

C. Die kokreierte Aufgabe

Die Aufgabe stellt sich in dem Moment, als die anregende Umwelt *und* die aufregenden *internen* Bedürfnisse des Säuglings dynamisch interagieren. Die sich daraus ergebende Tätigkeit muss stimulierend genug sein, um seine Neugierde zu erhalten, während er sich mit ihr befasst und sie zu Ende führt. Ein schwach gesetzter Stimulus aus der Umwelt wird das Kind nicht in Atem halten, und das zum Reagieren und Sich-Beziehen auf das Objekt notwendige Erregungsniveau wird sich nicht aufbauen. Ist der Stimulus zu intensiv, steigt die kindliche Erregung zu rasch an und ist daher nicht tolerabel. Das Kind kann dieses Erregungsniveau nicht halten und muss es umgehen, indem es seinen Blick abwendet und etwas anderes sucht, worauf es seine Konzentration richten kann. Der Umstand des Blickabwendens und das Verlagern des Fokus' geben ihm Zeit, sich zu erholen, während das Erregungsniveau abnimmt und leichter eingehalten und abgestützt werden kann. Die nun freigesetzte Energie und die Erregung werden dazu genützt, etwas anderes zu finden und zu machen – die sich als Nächstes ergebende Tätigkeit. Das Umfeld stimuliert mitunter so sehr, dass das Kind das, was intolerabel ist, ausblenden kann und muss. Die kindliche Erregung verringert sich, und es selbst ist ängstlich darum bemüht, sich aus seiner Umwelt zurückzuziehen. In solchen Momenten braucht das Kind sogar länger, um seine Neugierde wiederzugewinnen. Ist die Intensität der Stimulation weder zu schwach noch überflutend, wird sie die Aufmerksamkeit des Säuglings bannen (Stern, 1990). Sein Erregungsniveau baut sich unmittelbar und leicht auf, während das Objekt der Aufmerksamkeit es in seinen Bann zieht. Während ein stetiger und fließender Rhythmus steigt und fällt, halten die stimulierende Bezugsperson *und* das freudig erregte Kind ihr Engagement aufrecht. Die Tätigkeit, in dem Fall ein müheloses Sich-aufeinander-Einstimmen von Kind und Umwelt, organisiert sich leicht und kann auf einfache Weise vollendet werden.

D. Der Spannungszustand des Nervensystems

Nicht minder als das kleine Kind auf eine adäquat stimulierende Umgebung angewiesen ist, die es gefangen nimmt, muss sich auch sein Nervensystem in einem Stadium der Reaktionsfähigkeit befinden. Das bedeutet, dass das kindliche Erregungsniveau sich mühelos aufbaut und sich der sich entfaltenden Aufgabe stellt. Das kindliche Erregungsniveau entscheidet faktisch darüber, *wie* sich sein Interesse an der Aufgabe entwickelt. Der Grad, in dem sich der Säugling stimuliert fühlt, ist auch derjenige, in dem er ermuntert und energetisch verfügbar ist, um die aktuelle Aufgabe zu erschaffen und zu bewältigen.

Die jeweilige Verfassung des Nervensystems spiegelt sich im allgemeinen Muskeltonus des Kindes wider und drückt sich darin aus. Ist der Allgemeinzustand des Nervensystems überaktiv, wird sein *Tonus* allem Anschein nach *hoch* sein. Das bedeutet, dass es leicht erschrecken wird, schnell auf stimulierende Ereignisse reagieren und mehr Anstrengung als nötig in das Erforschen seiner Umgebung investieren wird. Seine Bewegungen wirken möglicherweise übertrieben und es wirkt agitiert. Der hypererregte Status des Nervensystems und die Hypertonie der Muskulatur fördern im Kind leichtes Kommunizieren der Körperteile untereinander nicht gerade, und die Propriozeption ist eingeschränkt. Wichtige Anteile der Umgebung, welche spontanes und kreatives Anpassen fördern, können deshalb nicht klar differenziert und erkannt werden.

Ist der allgemeine Spannungszustand des kindlichen Nervensystems überaus passiv, wird sein *Tonus* allem Anschein nach *niedrig* sein und stärkerer Stimulation bedürfen, bevor das Kind reagiert, und es wird mehr Zeit zum Reagieren selbst benötigen. Es wird nur geringes Bemühen in die Erkundung seiner Umgebung legen, seine Bewegungen werden verlangsamt oder gar lethargisch wirken. Die Eindrücke aus der Umwelt können vom kindlichen Körper weder leicht absorbiert noch in den Dienst des Anpassens gestellt werden. Die Propriozeption ist auch hier abgestumpft, und die Unterscheidungstätigkeit im Feld verzögert.

Ist der Ruhetonus des Nervensystems jedoch angemessen aktiv, und reagiert das Kind geistesgegenwärtig auf ein adäquat stimulierendes Umfeld, erscheint der *Tonus ausgeglichen*. In dieser Befindlichkeit können die diskreten muskulären Veränderungen, wie sie bei anmutiger Bewegungsexploration vonnöten sind, vor einem Hintergrund relativ entspannten Aufwands klar erspürt werden. In so einem Fall finden die spontanen Felderkundungen Stützung.

Während der jeweilige Zustand des Nervensystems so erscheinen mag, *als ob* er rein organismischer Natur wäre, und die Intensität der Stimulation den Eindruck vermitteln mag, *als ob* sie rein umweltgegeben wäre, ist dies jedoch weit von der Wahrheit entfernt. Realiter kommen die beiden im Akt des schöpferischen Anpassens zusammen, in dem ein jedes das jeweils andere beeinflusst und miterschafft. Die Wahrnehmungsfähigkeit des kleinen Kindes entdeckt das stimulierende Objekt, während Möglichkeiten des stimulierenden Objekts eben jene Empfänglichkeit hervorbringen (Mead, 1938).

E. Flexibilität im Orientierungsvermögen

Für jede neue Aufgabe benötigt der Säugling die Flexibilität, sich spontan in Bezug auf die sich verändernden Anforderungen der Umwelt zu reorientieren. Das kommt durch feine Kopfbewegungen zustande, welche von den Sinnesorganen initiiert werden: von Mund, Augen, Nase, Ohren, während sie zum anderen hinstreben oder sich von ihm wegbewegen. Es findet ein geradezu simultanes Hin- und Herpendeln zwischen sensorischem Input und der Bewegungsreaktion in einer Weise statt, dass *interne* organismische und *externe* Umweltprozesse im Erleben eins werden. Flexibilität in der Orientierungsfähigkeit des Kindes, wie sie durch das feine Recken von Kopf und Hals vorgeführt wird, verändert die räumliche Beziehung zwischen Kind und Umwelt kontinuierlich. Auf diese Weise werden die Wahrnehmungen in einem fließenden Prozess organisiert, aufgelöst und re-organisiert, wobei sie dem Kind eine große Bandbreite von Reizantworten auf ähnliche oder anders geartete Stimuli aus der Umwelt zugestehen. Eine solche Variation in der Reizantwort ermöglicht fluides und kreatives Anpassen an neue Bedingungen. Und das größer gewordene Potenzial der *Antwort-Fähigkeit,* des *Ver-Antwortens* (*response-ability*) erweitert das Spektrum der Interaktionen um neue. Die Möglichkeiten propriozeptiver und exterozeptiver (über die Sinnesorgane) Rückmeldungen mehren sich. Es gibt noch viel mehr zu entdecken, auszuwählen und sich zueigen zu machen. Ohne die Elastizität von Kopf und Hals wären Wahrnehmungsradius und -tiefe klarerweise eingeschränkt.

Diese fünf miteinander in Verbindung stehenden Kontexte – die fürsorgliche Präsenz, die tragende Unterlage, die kokreierte Aufgabe, das Spannungsniveau des Nervensystems und die Flexibilität der Orientierungsfähigkeit – sind immer Teil des Organismus/Umwelt-Feldes und spielen entweder als Vor- oder als Hintergrund bei den schöpferischen Anpassungsvorgängen eine entscheidende Rolle. Nun werden wir die Psychotherapiesitzung von der Warte dieser Kontexte aus untersuchen.

IV. Experimentieren in Kreativität: Die Therapiesitzung mit Erwachsenen

Die Gestalttherapie lässt sich von anderen Therapien am besten anhand ihrer Auffassung vom und der Anwendung des experimentellen Prozesses unterscheiden. Man kann sich die gesamte Gestalt-Sitzung *de facto* als Experiment vorstellen, in dem der Prozess selbst das Gewahrsein fördert. Es gibt kein spezifisches Ergebnis eines therapeutischen Experiments, sondern lediglich ein sich von Augenblick zu Augenblick steigerndes Gewahrsein dessen, was wirklich und wahr ist. Das „tatsächliche Durchleben" einer Situation versetzt die Klientin in die Lage, sich selbst in ihrer Beziehung zur Welt zu erleben und dadurch die eigene Authentizität zu realisieren. Während das Experiment weitergeht, werden die Klienten ermutigt, mehr und mehr sie selbst zu werden (vgl. Perls et al., 1985). Dies wird als ununterbrochener Vollendungsakt betrachtet, dessen Ergebnis bei jeder Klientin zu einem persönlich validierten Erleben des Selbst in der Welt führt. Die Gültigkeitserklärung der Erfahrung ist der aus dem Experiment erlangte

Beweis. Bei der fließenden Fertigstellung einer Handlung werden Spüren, Bewegen, Wahrnehmen und Fühlen und der Sinn, der aus diesen miteinander verzahnten Strukturen konstruiert wird, zu einem Erfahrungsganzen assimiliert und dienen dann als Support im Hintergrund. Das heißt, dass die assimilierte Handlung (ein reibungsloses Koordinieren von Organismus und Umwelt) in einer Weise integriert wird, dass sie Balance und Gleichgewicht schafft. Daraus entstehen weitere Experimente schöpferischen und spontanen Lebens sowohl innerhalb als auch außerhalb der therapeutischen Beziehung. Das Validieren jeglicher Erfahrung erweist sich an diesem ungehinderten Durchleben beziehungsweise Vollenden dieses Akts (Kitzler, persönliche Mitteilung, 2002). Das ist der Vorgang der kreativen Anpassung beziehungsweise der Kontaktnahme.

Innerhalb des Gesamtexperiments, welches Therapie ist, werden zahlreiche kleinere Experimente von Klientin wie Therapeutin erfunden. Diese *miteinander erschaffenen, kokreierten* Aufgaben werden den Klientinnen zum Zwecke der Entdeckung ihrer essenziellen Wahrheiten angeboten. Diese Aufgaben machen es den Klientinnen möglich, ihre erstarrten Positionen zu verlassen, sich selbst besser zu erkennen und Verantwortung für ihr Verhalten zu übernehmen (Perls L, 1989). Die experimentelle Aufgabe muss bei der Klientin auf genügend Interesse stoßen, um Aufmerksamkeit zu gewährleisten. Und es muss sich vom gewohnten Verhalten der Klientinnen genügend unterscheiden, um ihre Aufmerksamkeit zu erhalten und um das schrittweise Entfalten des Gewahrseins zu ermöglichen. Die Aufgabe holt das, was zuvor Hintergrund und nicht im Gewahrsein gewesen ist, als bewusste Reaktion in den Vordergrund.

Während die Therapeutin die Klientin beobachtet, kreiert die Therapeutin eine Aufgabe, von den augenfälligsten Phänomenen inspiriert – dem Neigen des Kopfes der Klientin, dem Anhalten ihres Atems, dem Anspannen der Schultern oder dem Lagewechsel. Die Therapeutin weiß, dass beim Dranbleiben am Augenscheinlichen das relevanteste, existenziellste Anliegen der Klientin – das heißt, ihre nicht gespürte missliche Lage – mit Leichtigkeit an den Tag kommen wird. Das ist deshalb so, weil jegliches bewusste Nachgehen der Klientin diese befähigt, etwas Spannung aus ihrer gehaltenen Muskulatur abzuführen, und zwar so, dass das habituelle Erleben damit bereits durchbrochen wird. Während der experimentellen Aufgabe wird offenkundig (sowohl für Therapeutin wie Klientin), wie Klientinnen in ihre frühere Gewohnheit des Fixierens zurückfallen und dabei die Organisation ihres Verhaltens im Hier und Jetzt offenbaren. Das Experiment kann die jüngsten Erfolge der Klientin verstärken und den Wert dessen, was bereits gut funktioniert, noch zusätzlich bekräftigen.

Das Experiment hat lediglich zwei Ziele: die bewusste Reaktion auf alles, was hier und jetzt existiert, zu steigern und dadurch die Vitalität beziehungsweise gesunde Aggressionsenergie freizusetzen. Der Stand gesunder Aggression auf Klientenseite kann am Ausmaß des Aufwands, den er zur Vollendung einer Aufgabe braucht, gemessen werden – mehr (oder weniger) braucht es nicht. Im Allgemeinen ermuntert der Therapeut den Klienten, bei seiner Aufgabe zu bleiben, er muss das Neue „genau ansehen, probieren, ob es passt, es – und gewissermaßen sich selbst – durcharbeiten. So werden das schon Gewusste und das neue Wissen *einander assimiliert*" (Perls F et al., 1985, S. 125). Das Experiment ist also selbst ein Explorieren kreativer Anpassung.

Jedes Therapie-Experiment ist auf die Bedürfnisse des jeweiligen Klienten zugeschnitten. Um dieser Aufgabe gerecht zu werden, muss die Therapeutin die Organisationsfähigkeit des Klienten, das heißt, die *Befindlichkeit des Nervensystems* einberechnen. Diese zeigt sich am klarsten im generellen Muskeltonus des Klienten, der in der Beschaffenheit seiner Bewegungen zum Ausdruck kommt. Bisweilen regt das Experiment eine Minderung der Anspannung beim Klienten an, indem er die Fixierungen des neuromuskulären Systems aufgibt, sodass er erlebt, *wie* er sich selbst fixiert und *wie* er, nicht dessen gewahr, das fließende Vollenden eines Aktes abblockt. Bei anderen Gelegenheiten regt die experimentelle Aufgabe eine Verstärkung der generellen neuromuskulären Anspannung an, aus ähnlichen Gründen. So oder so wird die Aufgabe die Aufmerksamkeit des/r Klienten/in nur insoweit bannen, als er/sie verfügbar ist und darauf einzugehen vermag.

Im weitesten Sinne wird die therapeutische Aufgabe also von der Therapeutin erfunden und der Klientin zur Steigerung propriozeptiven Gewahrseins angeboten. Die Klientin meldet danach das Experiment an die Therapeutin in Form einer Äußerung rück (Bloom, persönliche Mitteilung, 2002). Die Rückmeldung kann verbal ausgedrückt oder über die mitunter trügerische, aber augenfällige Körpersprache ausgedrückt werden: über Verschiebungen in der muskulären Spannung und in den Gestik-, Atem- oder Körperhaltungsschemata. Die Therapeutin wiederum mag ihre eigene Reaktion auf die Klientin rückmelden, indem sie ihr deren Körperhaltungsschema sowie deren Veränderung in der Muskelanspannung und des Atemrhythmus' mitteilt – das ist das simpelste kinästhetische Aufeinander-Einstimmen. Sitzt der Klient beispielsweise aufgeregt auf seiner Stuhlkante, werden sich die Anspannung von Stimme, Atem und Muskeln sowie die Bewegungsmuster der Therapeutin kinästhetisch und empathisch an das Erleben des Klienten annähern. Der Vorgang wird gefühlt und mitgeteilt.

Die experimentelle Aufgabe ist so abgestuft, dass sowohl Klient als auch Therapeut interessiert aufmerksam werden, wenn sich ein bewusstes Unterbrechen oder gesundes Überprüfen einer Erfahrung aus dem Gewahrsein schleicht. Das ist gleichfalls am Atmungs-, Haltungs- und Gestikmuster des Klienten beobachtbar. Der Klient bewegt sich beispielsweise frei in seiner Erregung und von einem Moment auf den anderen hält er den Atem an, spannt Hals und Kehle an. Merkt der Klient diese Erfahrungsunterbrechung nicht, wird der Therapeut sie höchstwahrscheinlich um der näheren Erkundung willen ansprechen.

Sowohl die Aufgabe als auch die *Präsenz des Therapeuten* werden den reziproken Rückmeldungsprozessen entsprechend moduliert. Auf diese primäre Erfahrungsebene eingestimmt baut der Therapeut das Experiment Stufe um Stufe aus, damit der Klient seine Stellung an der Grenze beibehalten kann – „zeitweiser Gleichgewichtsmangel (…) am Wachstumsrande (...) wenn wir mit einem Fuß auf bekanntem, mit dem anderen auf unbekanntem Grunde stehen: das Grenzerlebnis par excellence" (Perls L, 1989, S. 112). Der Therapeut wechselt von der aktiven Position im Vordergrund – die er, um das Experiment zu strukturieren und zu leiten, eingenommen hat – zur Zurücknahme und zu einer abwartenden Haltung über. Die Neuheit der Erfahrung beschwört im Allgemeinen Missbehagen beim Klienten herauf, da die Kreativität und Spontaneität des Anpassens das De-Strukturieren vormals festgehaltener Begriffe und damit einhergehender muskulärer Fixierungen erforderlich machen. Während das Experiment fortschreitet, offeriert der Therapeut dem Klienten, bei dem verschiedene Schichten angstbesetzter Verlegenheit und peinlicher Erregung hochkommen – wofür der Therapeut sensibel ist –, aktiven, verständigen Support, und zwar nur insoweit, als der Klient die eigene Unsicherheit nicht erträgt. Während das Experiment ohne Unterbrechung dahingleitet, tritt der Therapeut in den Hintergrund und gibt dem Klienten Raum, seine wachsenden Fähigkeiten zu voller Geltung zu bringen.

Die experimentelle Aufgabe lädt den Klienten ein und macht ihm Mut, sich schöpferisch anzupassen, was auch der *Elastizität des Orientierungsvermögens* des Klienten zur Weiterentwicklung verhilft.

Das bedeutet, dass der Klient, nun wacher in Bezug auf sich selbst und seine ganze Umgebung, eine größere Bandbreite an Reaktionen zeigt. Nicht mehr stumpf in seinen Sinnen, erweitert sich seine Fähigkeit, sich spontan an den Anforderungen der Umwelt zu orientieren, was weitere neuartige Erfahrungen verspricht. Die Therapeutin überwacht die wachsende Flexibilität der Klientin, indem sie die hochsubtilen Veränderungen im Verhältnis der Augen zu Kopf, Kopf zu Hals, Hals zu Rumpf im Auge behält. Da wir wissen, dass fixierte Muster gerade in diesen Körperregionen eine Versteinerung des Orientierungsvermögens anzeigen, stellt jegliche Freisetzung dieser habituellen Fixierungen Kreativität und Vitalität der Klienten unmittelbar wieder her.

Um das Potenzial zur kreativen Anpassung in der Therapiesitzung zu maximieren, muss die Therapeutin eine in sich konsistente, verfügbare und vorhersagbare Präsenz darstellen, damit sich die Klientin ausreichend gestützt fühlt, um mit Verhaltensweisen zu experimentieren, welche neu und andersartig sind und manchmal mit einem Überraschtsein einhergehen. Indem die Klientin die *Anwesenheit der Therapeutin* wahrnimmt, verändert sich ihre Fähigkeit, die Unterlage und die *tragende Erdoberfläche* zu erleben. Dies ist an einer Veränderung des Atmens (tiefere und vollere Züge), des Muskeltonus' (die einst eingezogenen Schultern sind nun entspannt) und der Gestik (von ruckartig oder fahrig hin zu fließend) von der Therapeutin zu beobachten und von der Klientin erlebbar. Das Verhältnis der Klientin zur Unterlage, auf der sie ruht, stellt die primäre Diagnose der Beziehungen im Feld dar, und sie zeigt an, wie sich das Therapieexperiment entwickelt.

Kraft der Natur des Experiments schöpft die Klientin Mut, sich vom gewohnt und banal Gewordenen freizumachen und etwas Neues zu erfinden. Die Neuheit fordert nun das heraus, was zuvor als unmöglich gedacht gewesen ist. Dies wird durch die folgenden zwei klinischen Fallvignetten erhellt. Jedes therapeutische Experiment spiegelt die oben näher ausgeführten Kontexte unbedingt wider und benötigt sie, wenn Neues assimiliert werden soll. Ist die Therapeutin dieser Kontexte gewahr, ist sie gerüstet, Experimente auf die einzigartigen Bedürfnisse eines jeden Klienten zuzuschneiden.

Bei Michele diagnostizieren die früheren Experimente deren Schwierigkeit im propriozeptiven Gewahrsein, wohingegen die späteren die Steigerung ihres Selbstgefühls begünstigen. Die Experimente für Lara sind so gestaltet, dass sie ihre Aufmerksamkeit fesseln und sie somit instand setzen, ihre festgefahrenen neurotischen Verhaltensweisen auszuschalten. Am Ende der Sitzung vermag sie die Erfahrung ihres Selbst in der Welt klar anzuerkennen, und sei es nur für einen Augenblick.

A. Michele

Michele kommt hüpfend in den Therapieraum. Sie trägt ein grell-buntes, viel zu großes, langärmeliges T-Shirt und eine ausgebeulte Trainingshose. Sie „fläzt" sich in den ausladenden, weichen Lehnstuhl, zieht die Beine hoch und überkreuzt ihre nackten Füße nach Yoga-Manier. Michele ist klein, hat ein volles Gesicht und einen rundlichen Körper. An besagtem Vormittag trägt sie ihr Haar zu einem langen, lockigen Pferdeschwanz gebunden, was sie jünger als ihre fünfundzwanzig Jahre erscheinen lässt. Mit ihrem Humor (im Allgemeinen) und ihrem ansteckenden Lachen wirkt Michele wie ein Engelchen. Da wir schon fast drei Jahre lang einmal wöchentlich miteinander arbeiten, haben Michele und ich eine herzliche Zuneigung zueinander gefasst.

Michele, eine talentierte Darstellerin, ist soeben von einem Vorsprechen gekommen und darauf erpicht, mich in allem detailliert auf den neuesten Stand zu bringen. Ihre Geschichte ist wie gewöhnlich lustig und unterhaltsam. Während sie mir die Geschehnisse erzählt, rutscht sie immer rastloser von einer Position in die nächste. Sie zieht die Beine hoch und kreuzt sie unter sich; als nächstes quetscht sie sie auf die eine Seite im Sessel; dann pflanzt sie die Füße auf die Sitzfläche, während sie ihre Knie gegen den Brustkorb drückt. Als ich ihr beim Zappeln zusehe, fällt mir auf, wie mein Atem langsamer und tiefer wird, und ich mutmaße, dass ich auf diese Weise ein Gegengewicht zu ihrem agitierten, atemlosen Tempo herzustellen suche.

Als sie mit ihrer Geschichte fertig ist, frage ich Michele, was sie an sich selbst in diesem Moment merke. „Ich fühle mich ziemlich überdreht", sagt sie. „Ja", füge ich hinzu, „Sie scheinen sehr erregt. Ihr Sprechtempo ist im Verlauf Ihrer Geschichte immer schneller geworden." „Ach wirklich", sagt sie, „das ist mir gar nicht aufgefallen." Ich schlage ein Experiment vor und lade Michele ein, so schnell mit mir zu sprechen, wie sie nur kann. Das fällt ihr leicht, und als sie die Aufgabe ausführt, sagt sie: „Das unterscheidet sich nicht allzu sehr von meinem normalen Tempo", und ich stimme ihr zu. Ihre Selbst-Offenbarung macht sie neugierig, und sie bekennt, dass sie, obwohl ihre Freunde sie schon darauf aufmerksam gemacht haben, ihr nie richtig bewusst ist, dass sie „zu schnell spricht".

Ich schlage ihr ein anderes Experiment vor. Ich bitte sie, ganz genau darauf zu achten, wie ihr Körper im Sessel ruht, und mich jegliche Empfindung wissen zu lassen, die sie eventuell wahrnehmen könnte. Nach einigen wenigen Sekunden tut Michele kund: „Ich habe so einen fetten Bauch! Wenn ich auf mich achte, bemerke ich mein Fett ... UGH!" Ich mache sie darauf aufmerksam, dass eine Beurteilung etwas ganz anderes ist, als eine Empfindung zu gewahren. Zugleich wird uns beiden bewusst, wie schwierig es für Michele ist, auf ihren Körper zu achten, ohne sich zu hassen. Ich kündige an, dass ich einen weiteren Plan im Kopf habe.

Ich bitte Michele, ihr Rückgrat in die Lehne des Stuhls zu drücken und so lange herumzurutschen, bis sie sich sicher ist, dass Rückgrat und Rückenpolsterung eng aneinander liegen. Dann bitte ich sie, ihre Arme und Hände hochzuheben und sie auf die Armlehnen fallen zu lassen, nacheinander. Als sie das getan hat, frage ich Michele, was ihr auffiele. „Ich spüre mein Rückgrat an der Rückenpolsterung des Sessels, aber meine Arme und Hände spüre ich nicht."

Ich reiche Michele zwei weiche, runde Bällchen und fordere sie auf, sie in ihren Händen zu kneten. Als sie es versucht, merkt sie an, dass ihre Hände und Finger schwach seien, und dass sie die Bälle kaum eindrücken könnten. Nachdem ich ihr mein nächstes Experiment auseinandergesetzt und ihre Erlaubnis eingeholt habe, nehme ich einen weichen Borstenpinsel und streiche damit langsam an der Innen- und Außenseite ihrer Arme vom Ellbogen bis zu Hand hinunter. Sie genießt die Berührung des Pinsels auf ihrer Haut, und mir fällt auf, dass ihr Atem tiefer geworden ist, so wie meiner. Als ich damit fertig bin, sagt sie: „Jetzt spüre ich Arme und Hände." Da sich Michele dieser Körperareale nun bewusster ist, gebe ich ihr wieder einen Ball und fordere sie auf, ihn mit ihren Händen und Fingern zu erkunden, um seine Oberflächenstruktur, sein Gewicht und sein Volumen zu spüren. Danach experimentiert sie mit einer Reihe von Bällen unterschiedlichster Form, Größe und Beschaffenheit – hart, schwer, weich, leicht, rau, abgesteppt, leicht einzudrücken und so weiter. Mit sichtlichem Interesse und mit Hingabe widmet sich Michele den Bällen: In die einen bohrt sie ihre Finger, andere rollt und quetscht sie zwischen ihren Handflächen, einen lässt sie auf den Boden prallen, wirft ihn dann in die Luft und fängt ihn auf. Während ich ihrem spielerischen Treiben zusehe, nehme ich einen Ball zur Hand, so einen, der die Form verändert, wenn man ihn drückt, und werfe ihn ihr zu. Es dauert nicht lange, und wir sind mitten in einem Fang-den-Ball-Spiel:

Zuerst wird der Ball gequetscht, dann hin- und hergeworfen. „Ich benütze meine Hände nicht sehr oft", eröffnet mir Michele, „ich sorge mich dauernd um Bazillen und wasche mir viel die Hände, daher fasse ich nicht viele Gegenstände an. Außer Jungs ... zählt das überhaupt? Ich liebe es, Jungen zu berühren." Ich antworte, dass sie, wenn sie das, was sie berührt, limitiert und einschränkt, mit der Zeit den Kontakt zu sich selbst verliert. Wenig später füge ich hinzu: „Ja! Junge Männer zu berühren zählt absolut."

Als wir damit zu Ende sind, teilt mir Michele mit, dass sie ihre Arme und Hände spüre und dass sie nunmehr mit dem Körper verbunden zu sein scheinen. Ich fordere sie auf, das Gewicht ihres Körpers zu fühlen, das auf dem Sessel aufliegt, und ihre Atmung wahrzunehmen. Diesmal gestattet sie sich, ruhig sitzen zu bleiben, und sie scheint sich länger auf ihren Körper konzentrieren zu können – eine Minute etwa. „Ich bin jetzt wirklich ruhig", sagt sie. Nach einer Weile stillen Dasitzens versetzt sie: „Jetzt mache ich mir Sorgen, dass ich so anders bin, dass ich mich gar nicht wiedererkennen werde." Ich frage Michele, welche Empfindungen sie bemerke, nun, da sie sich sorgt, und sie berichtet über eine milde Anspannung in Schultern und Bauch. Ich erwidere, „Manchmal macht uns das Anderssein Angst. Und wir verschließen uns irgendwo in unserem Körper, und manchmal macht uns das Anderssein neugierig, und wir öffnen uns." Wir verharren einige Augenblicke schweigend, und ich beobachte Michele, wie sie immer tiefere Atemzüge macht. Es bleiben uns noch zehn Minuten bis zum Ende der Sitzung, und ich lasse meinen Gedanken laut werden, nämlich, dass Michele wahrscheinlich ihre Hände waschen möchte, nachdem sie die Bälle berührt hat, und so frage ich nach, ob wir das Händewaschen zu einem Experiment machen können. Sie lächelt und sagt: „Aber sicher!"

Im Bad rollt sich Michele die Ärmel auf und zeigt mir, wie rau die Haut an Armen und Händen von dem häufigen und zwanghaften Händewaschen geworden ist, und Traurigkeit überkommt mich. Auf dem Rand des Waschbeckens liegt ein marmorfarbenes Stück Seife. Michele greift danach und beginnt sich rasch einzuschäumen. Ich ermuntere sie, das Tempo so weit zu verlangsamen, dass sie die Berührung der Hände, das zärtliche Streichen der einen über die andere und die Berührung des warmen Wassers fühlt. Sie wird um einiges langsamer und sagt, dass ihr der Lavendelduft der Seife behage, auch kommentiert sie deren ungewöhnliche Farbe. Ich sehe zu, wie Michele sorgfältig jeden Finger, auch unter den Nägeln, wäscht, und bin von ihrer Gründlichkeit beeindruckt.

Wir kehren zu unseren Stühlen zurück, und ich reiche ihr eine Flasche mit einer cremigen Lotion, mit der sie sich die Hände eincremt, was sie genießt, und ich tue dasselbe. Das Ende der Sitzung ist nun gekommen, und ich schlage Michele vor, zu Hause unser Experiment des „bewussten Händewaschens" fortzusetzen. Ich sage: „Wenn Sie spüren, wie Ihre Hände einander berühren, mögen Sie zugleich bei sich denken: ‚Das sind *meine* Hände. Das ist *mein* Körper.'"

B. Die Gestaltung des Experiments

Michele, ihres gewohnt schnellen Redeflusses nicht gewahr, ist mit ihrer Erfahrung nicht in Berührung. Ihre Erregung und ihre Angst bauen sich rasch auf und sind nicht leicht zu zerstreuen, was darauf hinweist, dass ihr nervöser Tonus hoch ist. Ihr allgemeiner Muskeltonus ist jedoch flach. Dies weist auf ein Ungleichgewicht im Muskelgewebe hin, welches *Haltemuster* in anderen Körperarealen schafft. Dieses Halten, so vermute ich, ist höchstwahrscheinlich in bestimmten Muskeln aufzufinden, und zwar in denjenigen, die am nächsten am Skelett anliegen, im Bindegewebe und in ihrem Organsystem. Michele litt in der Tat an einem Reizdarm-Syndrom, an impulsiven Durchfällen nach dem Essen seit ihrer Teenagerzeit und hat in der Therapie spüren gelernt, wie sie unerwünschte Gefühle automatisch niederhält, indem sie ihren Unterleib anspannt.

Eine Reihe fein abgestufter sensomotorischer Experimente bewirkten eine Steigerung von Micheles Propriozeption, was nötig war, damit sie mehr mit sich selbst und daher ihrer Umgebung in Berührung kam. Was für Säuglinge während ihrer gesamten Entwicklung gilt, machte sich auch hier geltend, nämlich dass im Zeitablauf jede vorangehende schöpferische Anpassung im Hier und Jetzt von Micheles Therapie den Grund für spätere und komplexere, sich spontan ergebende Anpassungsleistungen bereitete.

Im ersten Experiment wurde Michele eingeladen, so schnell zu sprechen, wie sie nur konnte. Doch hatte sie bereits so schnell gesprochen, dass es nicht noch schneller ging. Auf dem Hintergrund einer dermaßen gesteigerten nervlichen Anspannung vermochte Michele die Feinheiten der sich in ihr aufbauenden Erregung beziehungsweise ihrer Ängste nicht zu erleben. Das Experiment diente als diagnostisches Hilfsmittel, und mir wurde bald bewusst, dass ich für Michele Experimente erstellen musste, die zunächst ihre allgemeine Hintergrundspannung reduzieren sowie den *übermäßigen Aufwand* mindern würden, den sie aus Gewohnheit in all ihren Interaktionen trieb. Ich nahm an, dass sie eine Abnahme an Spannung befähigen würde, die feineren Veränderungen im Erleben mit ihren Sinnen wahrzunehmen, welche für ein fluides Anpassen von einer Situation zur anderen unerlässlich sind.

Wir begannen damit, dass Michele sich spüren sollte, während sie im Sessel saß. Dieses Basisexperiment, dachte ich, würde die Unterlage und die Art und Weise, *wie* sie davon als Unter-Stützung Gebrauch machte, in ihr Gewahrsein heben. Die Aufgabe führte zu Micheles negativer Selbstbewertung – „Fett!!! Ugh!!!" – und nicht zu einem Erleben. Ich wusste somit, dass ich das Experiment straffer strukturieren musste, um ihre vorhersagbaren negativen Reaktionen auf sich selbst auszuhebeln. Ich stellte Michele zwei Aufgaben: sich im Sessel zu winden und zu spüren, wie ihr Rückgrat die Polsterung berührte, und ihre Arme zu heben und auf die Sessellehnen sinken zu lassen. Ich hatte mich für diese Zonen ihres Körpers entschieden, Rückgrat und Hände, da sie meinem Dafürhalten nach weniger wahrscheinlich Gefühle des Unbehagens oder missbilligende Urteile provozieren würden, welche wiederum Vermeidung nötig machen würden. Ferner stellte ich mir vor, dass diese aktivere Aufgabe ihre Aufmerksamkeit fesseln würde, und zwar so, dass ihr Körper im Erleben für sie klarer fühlbar würde. Und so war es auch. Michele merkte den Unterschied zwischen dem, was sie spürte – ihr Rückgrat –, und dem, was sie nicht spürte – Arme und Hände. Sie befasste sich nun intensiv mit den subtilen Vorgängen der Differenzierung – des einen Körperteils vom anderen und ihres Körpers vom unmittelbaren Umfeld, den Sessel. In dem Prozess ging Michele auf, dass der Sessel ihr Rückenstütze gab – die nun ins Gewahrsein getretene tragende Unterlage –, was die Anfänge einer verlässlichen Grundlage waren, aus der ihre Vordergrundaktivitäten, die Propriozeption ihrer Arme und Hände, entstanden. Obwohl sie ihre Arme und Hände nicht deutlich spürte, war mir bewusst, dass das Erleben des *Nicht-Fühlens* bei Michele den Beginn von *Etwas-Fühlen* darstellte. Während propriozeptives Gewahrsein gewonnen und gesteigert wurde, konnten zusätzliche Körperregionen in weitere spontane und schöpferische Anpassungsvorgänge einbezogen werden.

Im nächsten Experiment knetete Michele die Bälle, die ich ihr in eine jede Hand gelegt hatte, und sie bemerkte ihre Schwäche. Dies mag die Folge von allzu großer, im Schulterbereich festgehaltener Spannung gewesen sein, sodass sie nicht über die erforderliche Kraft verfügte, ihre Hände zu einer kräftigen Handhabung von Objekten zu gebrauchen. Meine Spekulation war, dass sich Micheles Schultern nach Jahren ängstlichen Zurückziehens von den Dingen sowie durch die aufdringliche Berührung von Seiten ihrer „ängstlichen und bedürftigen" Mutter verspannt und blockiert hatten, was ihr freies Erkunden/ Zugreifen zusätzlich hemmte. Ich strich ihr mit dem weichen Pinsel über ihre Arme und Hände und stimulierte ihren Berührungssinn und machte sie wach und lebendig. Vitalität in diesen vormals abgetöteten Regionen würde meiner Annahme nach die Spannung, die sie in ihren Schultern herumtrug, sofort etwas mindern. Als sich ihre einmal lokalisierte Muskelspannung etwas löste, beruhigte sich ihre hohe nervliche Anspannung. Die Beschwichtigung von Micheles überstimuliertem Nervensystem würde ihr erlauben, ihre Erregungen Takt für

Takt schrittweise aufzubauen. Erregung, der es an Stützung mangelt, geht leicht in Angst über.

Mir war sehr wohl bewusst, dass ich mit dem Berühren Micheles, eine intime Erfahrung für uns beide, ein Risiko eingegangen war, daher hatte ich das Experiment vorher erläutert. Und obwohl ich auf ihre Fähigkeit vertraute, dass sie mir sagen würde, was sie in einer Sitzung wollte oder nicht, wachte ich sorgfältig über ihr Erleben und über meines, im Wissen, dass selbst das feinste Zurückweichen oder Atemanhalten von ihrer Seite näheres Eingehen auf das von uns beiden Erlebte erfordern würde, und dass jegliches Unbehagen auf meiner Seite ein Hinweis auf die Notwendigkeit wäre, auch dem Geschehen zwischen uns genauer nachzugehen. Es wäre denkbar gewesen, Michele ihre eigenen Gliedmaßen mit dem Pinsel berühren zu lassen, aber ich entschied mich dafür, mich selbst als aktivere Präsenz ins Spiel zu bringen, von der sie Stützung beziehen könnte. Schließlich handelte es sich um ein früheres Beziehungsfeld, dem sich Michele spontan entzogen hatte: von der Mutter ihrer Kindheit. Auf dem Weg zur Wiederherstellung erachtete ich es daher für notwendig, das größere soziale Feld als den aktiveren Part ins Experiment einzuführen. In der Konzentration auf die angenehmen Streichelempfindungen entdeckte Michele *sich* und *mich* über ihre gesteigerte kinästhetische Empfindungsfähigkeit neu.

Da ihr Sinnessystem nun einmal über das Streicheln wach und aufmerksam geworden war, war Micheles Bewegungsrepertoire expansionsfähig. Meine Einladung, die verschiedenförmigen und sich verschieden anfühlenden Bälle zu erforschen, befähigte sie, ihre Sinne einzusetzen, worauf ein reichhaltigeres Spektrum an Erfahrungen an die Oberfläche kam, da sie *die Bälle zum Gebrauch verlockten*, in mannigfacher Weise. Nun verschob sich ihre Orientierung, während sie dem Hinauf- und Hinunterwerfen der Bälle, dem Schubsen von einer Hand in die andere folgte, indem sie Kopf und Augen hin- und herbewegte. In einem geschmeidigen Fließprozess bewältigte Michele ihre Aufgabe mit gerade dem Aufwand, der zu deren Erledigung nötig war. Während der organischen und fluiden Koordination ihrer Bewegungen kam es zu einer natürlichen kreativen Anpassung. Mit der Spontaneität ihrer Ballinteraktionen mitgehend brachte ich mich erneut ins Experiment ein, und wir spielten mit dem Ball Fangen.

Vor dem Ende der Sitzung ermunterte ich Michele zu einem weiteren Experiment, nämlich bei einer Tätigkeit aufmerksam zu sein, die sie allzu häufig ausführte. Wir hatten Sitzung um Sitzung miteinander verbracht, ihre Angst vor Bazillen und ihr ständiges Händewaschen durchzubesprechen – eine schöpferische Anpassungsleistung, die sie während ihrer Kindheit im Versuch, ihre Angst zu beschwichtigen, entwickelt hatte. Diesmal wollte ich ihr systematisch zwanghaftes Verhalten in einer neuen Weise nützen, indem ich dieses Anpassungsmuster verfeinerte und so einstellte, dass es spontan und kreativ wie das zuvor stattgefundene Erkunden der Bälle werden konnte. Die habituelle Tätigkeit wurde unter einem neuen Umstand begutachtet: Ich war im Raum bei ihr – eine Support-Erfahrung, welche in der isolierten Ängstlichkeit zwanghaften Verhaltens fehlt. Statt sich auf das Loswerden der Bazillen zu konzentrieren, etwas, dem Michele einen großen Teil ihres Lebens gewidmet hatte, fasste sie Interesse am Spüren des Wassers, am Riechen der Seife und am Spüren der einen Hand auf der anderen. Die Schlussphase des Experiments, als ich meine Handlotion am

Ende der Sitzung mit ihr teilte, stärkte unsere Beziehung über eine gemeinsame Pflegetätigkeit zusätzlich. Die Hausaufgabe (bewusstes Händewaschen) war eine Methode, die Kreativität und Neuartigkeit des Experiments in ihr Alltagsleben zu integrieren. Mein Zusatz: „Das sind *meine* Hände. Das ist *mein* Körper", bringt das ins Gewahrsein, was zuvor enteignet gewesen war: die Fülle verkörperter Erfahrung.

Die Ziele der nächsten Fallvignette – Laras – waren grundsätzlich dieselben wie bei Michele, nämlich das Gewahrsein und die freie, gesunde Aggressionsenergie zu steigern, sodass das Anpassen schöpferisch und spontan geschieht –, wiewohl der Charakter der dafür erstellten Experimente ein ganz anderer war. Der Leser wird merken, wie das Schöpfen aus den fünf Kontexten, welche das kreative Anpassen begleiten, das Experiment ausgestalten und verfeinern kann.

C. Lara

Lara kommt an diesem Vormittag noch langsamer als sonst in den Therapieraum und sinkt in dem großen, grünen Sessel zusammen. Sie ist mittelgroß, von durchschnittlichem Gewicht, aber ihre Gesamtstruktur wirkt schwächlich, wie ohne Kraft. Während die obere Rumpfhälfte und ihre Arme dünn und zerbrechlich sind, erscheinen der untere Teil und die Beine leicht geschwollen.

Laras feuchtschimmernde Augen sind sanft, kühl und leuchtend und weichen in den meisten Sitzungen den meinen aus. Stattdessen sind Becken und Unterschenkel direkt auf mich gerichtet, während ihr Oberkörper nach rechts gewandt ist, wodurch sie halb über die Sessellehne hängt. Ihr Kopf blickt in dieselbe Richtung wie ihr verdrehter Rumpf, und die Augen ebenso, nach unten. Lara starrt auf einen Stapel Polster in der Ecke des Raums, und wir sind eine Weile still.

In den zwei Jahren unseres Zusammenseins haben Lara und ich einen Gutteil der Zeit darauf verwendet, an ihrer Neigung, von mir wegzusehen, zu arbeiten. Ich habe das so kommentiert, dass sie, wenn sie wegsehe und auf „nichts besonderes blickt", einsam wirke. Da dies einmal bemerkt und gewürdigt ist, empfindet Lara eine „ferne Traurigkeit". Gesagt hat sie, es sei ihr „anscheinend unmöglich", mich direkt anzusehen. Versucht sie es, bekommt sie Angst; dann erfüllt sie erbarmungslose Scham. Lara bleibt nur einen Augenblick an ihrer angsterfüllten Scham, bevor sie das Gefühl sofort in fixe Ideen und habituelle Bekundungen des Selbsthasses ummünzt. Da Lara unfähig ist, an ihrer Erfahrung zu bleiben, erfährt sie nie richtig, was an unserem Einander-Anblicken für sie so beängstigend oder so beschämend ist. Sie ergeht sich indessen in selbstverunglimpfenden Bemerkungen. „Blöd" sei sie, weil sie mich nicht direkt anzusehen vermöge, ohne sich unbehaglich zu fühlen. „Jeder, der auch nur ein halb funktionstüchtiges Hirn hat", sagt sie, „könnte das. Es ist so simpel." Laras Selbsthass verwandelt sich auf der Stelle in Depression. Der ganze Vorgang dauert nicht länger als dreißig Sekunden.

Lara und ich haben einige Zeit darauf verwendet, diesen Prozess zu dechiffrieren, und sind beide verblüfft, wie schnell er in Gang kommt. Zu ihrer Bestürzung wird sie jenen schambesetzen, ängstlichen Teil ihres Selbst jedoch nicht los. Und da sie nichts anderes als sie selbst sein kann – ein für sie inakzeptables Selbst –, verfällt sie in Depression. Laras Depression, die in ihrem Erleben immer irgendwo da ist, ist so tief verwurzelt, dass alles, was neu ist, es schwer hat, an die Oberfläche durchzubrechen, in der Therapie oder sonstwo.

In dieser Sitzung muss ich ein Experiment für Lara erfinden, das interessant genug ist, um ihr äußerst gut organisiertes Repertoire an systematisch vernichtenden Verhaltensweisen zu umgehen. Ich fordere sie daher auf, sich ihrer Körperhaltung bewusst zu werden. „Ich bin ganz nach einer Seite verdreht", sagt sie. „Ja, das ist eine interessante Lage, in die Sie sich da manövriert haben." Ich sage das und halte, gefasst auf eine eventuelle selbstverachtende Bemerkung, meinen Atem an. Lara findet jedoch Gefallen an meiner Äußerung. „Was ist daran so interessant?" sagt sie. Ich antworte Lara, dass wir, so sie das will, ihre Haltung untersuchen und möglicherweise eine für sie interessante Entdeckung machen könnten.

Lara ist bereit, sich selbst zu erkunden, und während sie das tut, fallen ihr einige Dinge auf. Erstens liege das Gewicht der unteren Körperhälfte, obwohl diese frontal mir zugewandt ist, lediglich auf der rechten Hälfte ihres Sitzbeins, so sagt sie. Außerdem sei ihr Oberkörper nach vorne geschoben und neige sich zur Rechten und hänge zusammengesunken über die Sessellehne, so ihre Worte, und Rückgrat und Brustkorb sackten quasi in das Becken hinein. Des Weiteren fällt ihr auf, dass der Kopf abwärts und in Richtung Zimmerecke blicke, und die Augen ebenso.

Wir schweigen nun beide, und ich warte neugierig darauf, was als Nächstes passieren wird. Lara lässt sich Zeit, als wäre sie mit dem Verdauen einer schweren Mahlzeit beschäftigt, und sagt dann: „Ich mache die Figur eines Fragezeichens!" Einen kurzen Augenblick glaube ich, dass sie ihre Selbstoffenbarung einfach genießen würde; stattdessen reitet sie ihre altbekannte Attacke. „Das ist wieder typisch", sagt sie, „ich bin immer so konfus. Aus diesem Grund fälle ich keine Entscheidungen. Das hasse ich an mir."

Ich ignoriere ihre krankhafte Selbstdiagnose und sage zu Lara, dass ich an ihrer Erfahrung interessiert bin, und denke mir eine Aufgabe für sie aus. Ich frage nach, ob sie mit ihrer Haltung experimentieren wolle, indem sie auch ihr linkes Sitzbein in die Sitzfläche des Sessels drücke. Um diese neue Lage einnehmen zu können, erkennt Lara, muss sie ihr Becken und ihren verdrehten Rumpf gerade richten, so dass sie mir direkter zugewandt ist. Ich ermutige sie, dies so weit zu tun, wie es ihr möglich ist, während sie Kopf und Augen immer noch in die Zimmerecke und nach unten gerichtet hält. Nun sagt Lara, „Ich fühl' mich ein bisschen ängstlich." „Das ist gut", sage ich zu ihr, „das ist der Anfang von etwas Andersartigem. Sie werden nicht umhin können, etwas Angst zu empfinden, wenn Sie weniger depressiv sein möchten."

In der Hoffnung, dass mein Kommentar ihren Verstand nicht zu sehr stimuliert hat, bitte ich Lara unmittelbar danach, den Sessel unter ihrem Becken zu spüren. Ist sie dessen einmal gewahr, lade ich sie ein, ihre Augen weiterhin in die Ecke zu richten, während sie den Kopf in meine Richtung dreht. Dies ist eine schwierige, knifflige Aufgabe für sie, aber sie ist zu einem Versuch bereit. Dann bitte ich Lara, ihre Augäpfel, die ganz nach rechts schielen, ganz nach links gleiten zu lassen, ohne dabei den Kopf zu bewegen, und sie dann wieder zurück auf ihre bevorzugte rechte Seite zu rollen. „Diese Bewegung habe ich noch nie gemacht", sagt sie lachend, „das macht mich schwindlig." Ich sage, „Das kann ich mir vorstellen."

Ohne meine Anleitung rollt Lara ihre Augen noch einige Male von einer Seite auf die andere und sagt: „Das fühlt sich komisch an, aber irgendwie gut." Dann frage ich sie, ob sie ihren Kopf (der immer noch direkt mir zugewandt ist) noch einmal nach rechts drehen und ihre Augen in dieselbe Richtung wie den Kopf bringen wolle. Als Kopf und Augen in dieselbe Richtung blicken, fordere ich sie auf, ihren Kopf noch weiter nach rechts und ihre Augen wieder nach ganz links außen zu drehen. Dieser letztgenannte Schritt ist eine noch schwierigere Aufgabe, und Lara wird leicht erregt. „Was soll das? Wozu mache ich das überhaupt?" lautet ihre berechtigte Frage. Meine Vorstellung ist, dass Lara nun möglicherweise das Aufkeimen lebendiger Verlegenheit zu spüren bekommt. Nachdem sie aber ihre Verlegenheit fast immer im Keim erstickt, was gewohnheitsmäßig Selbsthass nach sich zieht, sage ich zu ihr: „Sie machen diese irren Bewegungen, weil Sie eine irre Therapeutin haben", und spreche die Bitte aus: „Bitte halten Sie mich bei Laune." Wir lachen beide. Lara holt tief Luft und fährt mit ihrer Aufgabe fort, da die Saat des spontanen Spiels aufgegangen ist.

Für ein Weilchen wendet Lara Augen und Kopf in den verschiedensten Kombinationen hierhin und dorthin: die Augen hinauf, während sie den Kopf hinunterdrückt; sie hält den Kopf ganz hoch und lässt dabei ihre Augen nach unten rollen und so weiter. Lara erfindet nun ihre Experimente selbst. Ich sehe zu, wie sie ihren Rumpf ins Spiel bringt, indem sie ihn bewusst in die gegenteilige Richtung von Kopf und Augen bringt.

Während sich ihre Energie weiterhin aufbaut, fordere ich Lara auf, Kopf, Augen und Rumpf mir zuzuwenden. Sie sieht mich geradeheraus an, und das eine ganze Weile. Eine nachdenkliche Lara sagt, dass sie den Eindruck habe, es sei nun irgendwie leichter, mich anzusehen, und dass ich sehr klar aussehe. Plötzlich gibt es ihr einen Ruck. Lara kommt zu Bewusstsein, dass es zuvor deswegen schwer gewesen ist, mich anzusehen, weil sie nicht gern gesehen wird. „Was ist, wenn Sie etwas sehen, was Ihnen an mir nicht gefällt?" sagt sie. „So etwas will ich in Ihren Augen nicht sehen." Beide sind wir von der Spontaneität ihrer brillanten Offenbarung verblüfft. „Was sehen Sie in meinen Augen gerade eben?", frage ich. „Güte", sagt Lara, während ihr die Tränen kommen. „Ich sehe Güte."

D. Die Gestaltung des Experiments

Laras Oberflächenmuskeln scheinen generell unter ihrer Haut zurückzuweichen und sind weich, was auf einen niedrigen Tonus schließen lässt. Ihr nervöser Tonus, der durch Laras zusammengesunkene Haltung sowie die vorherrschende Langsamkeit in Reaktion und Resonanz gekennzeichnet ist, ist ebenfalls schwach. Um ihre Aufmerksamkeit, die Vorläuferin einer sich entwickelnden Propriozeption, zu gewinnen, war es nötig, Experimente zu erfinden, die stimulierend genug waren, um sie für sich einzunehmen und ein erträgliches Maß an Erregung aufzubauen, das allerdings nicht so aufwühlend sein durfte, dass sie davon überwältiget würde und sich defensiv davor verschließen müsste. Erst als

Laras Nervensystem ausreichend aktiviert war, konnte sich welche vorgeschriebene Tätigkeit auch immer klar aufbauen und ihr Interesse kontinuierlich fesseln.

Das erste Experiment, das sich mit der Untersuchung ihrer Sitzposition beschäftigte, lenkte Laras Aufmerksamkeit auf ihren Körper, statt sich wie üblich auf ihre Gedanken zu richten. Obwohl es ihr gelang, sich selbst zunächst mit etwas Interesse wahrzunehmen, dämpfte sie das Feuer ihrer Neugierde rasch, um mit dem Beurteilen statt dem Erleben ihrer selbst fortzufahren. Laras Fertigkeit, ihr Erleben so schnell als wertlos abzutun und sich zu rügen, war durch jahrelange Übung unter der Kuratel ihres brillanten, erfolgreichen und kritischen Vaters entstanden, der sie fortwährend angewiesen/von ihr verlangt hatte, *„jemand zu sein!“*. Ihr großer Wunsch, sich auf brutale Art zu kritisieren und infolgedessen in sich zusammenzusacken, war ihr im Vergleich zu dem überwältigenden Druck als die bessere Alternative dazu erschienen, die Person sein zu *sollen*, die sich ihr Vater ausgedacht hatte. Obwohl ihre Depression – das Resultat dessen, dass sie sich einredete, *im Unrecht* oder *böse* zu sein – Integrität besaß – immerhin sorgte sie für eine vorhersagbare, stabile Welt –, trug sie doch auch zu ihrem Jammer bei.

Ich zog zwei verschiedene Experimente für Lara in Betracht. In dem einen bat ich sie, ihre abgeknickte Körperpose zu übertreiben und herauszufinden, was sie während dieses Prozesses fühle. Ich entschied aber rasch, dass sie dabei noch mehr in sich zusammenfallen würde, und das wäre dann die ihr bereits allzu bekannte Haltung. In sich selbst zusammenzusinken, und sei es bewusst, hätte keine ausreichende Erregung stimuliert. In einem solchen Fall hätte sich nichts Neues ereignet. Ich lud sie stattdessen ein, mit der Verlagerung ihres Körpergewichts zu experimentieren, was letztendlich die Lage ihres Beckens und ihres Rumpfes veränderte. Dieser Zug versetzte uns in eine ganz andere Beziehungskonfiguration (ihr Becken und ihr Rumpf waren direkter mir zugewandt), als es zwischen uns die Norm war. Indem sie etwas anderes tat, schob sich ihre angemessene und oftmals niedergehaltene Angst in den Vordergrund.

In der Absicht, ihre Risikofreude zu unterstützen und ihr zu helfen, an der Grenze der Erfahrung zu verweilen, sagte ich zu Lara, dass das Spüren von Angst ein notweniger Schritt aus ihrer Depression heraus sei. Ich wusste, dass sie, ohne die sich langsam steigernde Angst spüren und aushalten zu können, nicht in der Lage sein werde, die Erregung zu erhalten, die darin gefangen war. Ich brachte sie geradewegs dazu, auf den Sessel unter ihr zu achten. Diese stabile Unterlage stützte, sobald ihr Aufmerksamkeit zuteil wurde, ihre Gefühle des Missbehagens und der Befangenheit ab. Diese oft vermiedenen Erfahrungen mussten von Lara erst angenommen werden, damit sie von habituellen zu fluiden Verhaltensweisen übergehen konnte.

Als Lara ihren Kopf ganz nach rechts und ihre Augen ganz nach links rollte, wurde sie erregt und fragte: „Was soll das?“ Ich bot auf spielerische Weise meinen Support an, wobei es mir wieder darum ging, dass sie an der Grenze der Erregung und des Neuartigen weitermachte. „Sie haben eben eine irre Therapeutin“, bat ich um Nachsicht. Ich hoffte, dass ein weniger schwerwiegendes Moment den allzu bekannten Einbruch in den Selbsthass nicht nur nicht heraufbeschwören, sondern diesen in Spuren vorhandenen Teil daran hindern würde, die Gesamtheit ihres Erlebens zu beherrschen.

Laras nunmehr ans Licht gekommene, abgestützte Angst ging rasch in Erregung über und wurde zur freien Exploration genützt, bei der sie ihre eigenen Orientierungsexperimente von sich aus entdeckte und erfand. Die Ausführung dieser noch nicht zur Routine gewordenen Aufgaben erforderte von Lara, dass sie alle Kraft zusammennahm. Es war die Form von Konzentration, die mit der Zeit zur Faszination wurde und der Trance ähnelte. In diesem Stadium glitt die Stimulation, wie etwa meine Präsenz, die sie oft auf schmerzliche Weise betreten gemacht hatte, als auch ihre schwächenden Gedanken weit genug in den Hintergrund. Da die Sache sie so intensiv in Anspruch nahm, wurden jegliche externe Bemühungen, die sie sonst für diese Tätigkeit verwendet hätte, auf einem Mindestmaß gehalten. Zugleich unterstützte die Reduktion ihres allgemeinen Muskeltonus' die wachsende Faszination ab.

Ihre hoch differenzierten Kopf-, Augen- und anschließend Rumpfbewegungen in vielerlei Richtungen forderten Laras zugrundeliegendes, zur Routine gewordenes Orientierungsmuster heraus und forderten sie, präsent und wachsam zu bleiben. „Im *Jetzt* nutzt du, was verfügbar ist, und du musst schöpferisch sein" (Perls F, 1974, S. 58). Der Wandel in ihrer Orientierungsfähigkeit, ihre wachsende Fluidität in der Beziehung zwischen Augen, Kopf, Hals und Rumpf erhöhten ihr propriozeptives Gewahrsein, was Laras vormals schematisierte Wahrnehmungsmuster zu Erweiterung und Umgestaltung verhalf. Ich bat Lara, mich direkt anzusehen. Dass die Veränderung so ohne Mühe vonstatten ging, kam für sie überraschend. Da sie nun ihr Gefühl nicht vermied, trat der tiefere Sinn ihres Verhaltens zutage: *Wenn ich Sie ansehe, werde ich draufkommen, dass Sie mich nicht mögen.* Gegenwärtig hatte Lara die Freiheit und die Kühnheit, einfallsreichere Konfigurationen des Selbst zu entdecken – „Ich sehe Güte".

Die solide Kenntnis der fünf Kontexte, welche mit spontanem schöpferischem Anpassen einhergehen, und ihr Bezug zur Propriozeption befähigten mich, wirkungsvolle Experimente für Michele und Lara zu erfinden. Jedes Experiment stärkte die Fähigkeit beider Klientinnen, sich in Bezug auf die veränderliche Umwelt elastischer zu bewegen. Und die Integration solch frei fließender Anpassungsleistungen wurde Teil eines stabilen Hintergrunds, aus dem Folge-Anpassungen erwuchsen.

Indem Michele und Lara ihre Erfahrung mit Hilfe des Experimentierens verkörperten, bekamen sie ein Gefühl für den graduellen Erregungsaufbau, während sie sich von sich aus an die Neuheit jeder Aufgabe anpassten. Am Ende waren beide gewachsen, in ihren Fertigkeiten und an sich selbst.

Literatur

Frank R. (2001) Body of awareness: A somatic and developmental approach to psychotherapy. GestaltPress/Analytic Press, Hillsdale, New Jersey

Mead GH (1938) The philosophy of the act. Univ of Chicago Press, Chicago

Perls F (1959) Gestalt Therapie verbatim. Real People Press, Utah

Perls F (1974) Gestalt-Therapie in Aktion. Klett-Cotta, Stuttgart

Perls F, Hefferline R, Goodman P (1985) Gestalt-Therapie. Wiederbelebung des Selbst. Klett-Cotta, Stuttgart

Perls F, Hefferline R, Goodman P (1990) Gestalt therapy: Excitement and growth in the human personality. Souvenir Press, London
Perls L (1989) Leben an der Grenze. Edition Humanistische Psychologie, Köln
Stern D (1990) Diary of a baby. Harper Collins/Basic Books, New York

Eine Therapiesitzung: Dialog und Kokreation in der Kindertherapie

Sandra Cardoso-Zinker

Stellen Sie sich einen zerbrechlichen, kleinen Jungen vor, der in der Ecke eines Wartezimmers auf dem Fußboden sitzt und Zeitschriften anguckt. Er ist allein. Drei Jahre alt. Ich werde Ihnen seine Geschichte erzählen. Zunächst gedenke ich, ein paar grundsätzliche theoretische Gedanken mit Ihnen zu erörtern. Ich werde im Text zwischen männlichem und weiblichem Geschlecht alternieren, weil ich weder dem einen noch dem anderen den Vorzug geben will.

I. Gestalttherapie und menschliches Wachstum

1951 haben Perls, Hefferline und Goodman das menschliche Wachstum in folgendem Kontext erwähnt:

> Das Feld als Ganzes strebt nach Vervollständigung, Erreichen des einfachsten Gleichgewichts, das auf der jeweiligen Stufe des Feldes möglich ist. Da aber die Bedingungen stets wechseln, ist das erreichte Partialgleichgewicht immer wieder ein neues, in das man hineinwachsen muss Der Organismus erhält sich nur, indem er wächst. Selbsterhaltung und Wachstum sind Pole auf einem Kontinuum, denn nur, was sich erhält, kann durch Assimilation wachsen, und nur, was immer wieder Neues assimiliert, kann sich erhalten, ohne zu degenerieren. Dies also sind die Stoffe und Energien des Wachstums: das konservative Bestreben des Organismus zu bleiben, wie er ist, die neue Umwelt, die Zerstörung früherer Partialgleichgewichte und die Assimilation neuer Stoffe (Perls et al., 1997, S. 166 f).

Ein Kind ist zum Wachstum geboren. Diese optimistische Auffassung vom Menschen hat meine Arbeit grundlegend geprägt. Eine Klientin unter der Aussicht aufzunehmen, dass sie auf dem Weg zu einem neuen Platz im Leben ist, egal wie das geschehen wird, macht mich frei, mit ihr in Kontakt zu treten. Es gibt kein bestimmtes Ziel zu erreichen. Meine Aufgabe besteht darin, das Erleben meiner Klientin in einen lebendigen Dialog zwischen ihr und allem, was zu ihrer Beziehungswelt gehört, überzuführen.

Wir sind in ständigem Wandel begriffen. Perls, Hefferline und Goodman schreiben:

> Der Kontakt, das heißt die Arbeit, die in Assimilation und Wachstum ihr Ergebnis hat, erschafft sich eine anregende Figur auf dem Hintergrund des Organismus/Umwelt-Feldes. Diese Figur (oder: Gestalt) der bewussten Wahrnehmung ist klar und lebendig, ob als Vorstellung, Bild

oder als Einsicht; ... Die Erschaffung von Figur und Hintergrund bedeutet einen dynamischen Prozess, in dem die Notwendigkeiten und die Hilfsquellen des Feldes der Spannung, Leuchtstärke und Macht der beherrschenden Figur ihre Kräfte verleihen (ibid., S. 13 f).

Wir stehen mit der Umwelt kontinuierlich in Beziehung. Jedes Kind verfügt über seine einzigartige Weise, Erfahrung zu assimilieren, was zugleich eine einzigartige Weise, auf die Außenwelt zu reagieren, hervorbringt. Wie Gary Yontef es beschreibt: „Die *schöpferische Anpassung* ist eine Beziehung zwischen einer Person und der Umwelt, in welcher die Person [1] ihren Lebensraum verantwortungsvoll kontaktiert, anerkennt und bewältigt und [2] Verantwortung für die Schaffung von Bedingungen übernimmt, welche ihrem Wohlbefinden förderlich sind" (1993, S. 195)[1].

Diese Grundideen der Gestalttherapie stehen mit dem dynamischen Fluss des Kontakts und des Kontaktherstellens in Beziehung. Unser elementares In-Kontakt-Sein geht über die Erfahrung des Lebens vonstatten. In unserer Arbeit achten wir darauf, wie die Energie unseres Klienten in Bezug auf den Erfahrungsaustausch mit anderen und der Welt fließt. Ist die Energie kraftvoll und farbenfroh, gibt es Wachstum. Manchmal wird diese Energie jedoch von Erlebnissen beeinflusst, die negativ assimiliert werden und die Energieinvestition in neue Erfahrungen lähmen oder schwächen. So einem Moment mangelt es an spontaner Kreativität, und das Gewahrsein ist eingeschränkt. Das Kind wird gegenüber seinen eigenen Empfindungen und Gefühlen desensibilisiert. Die verschiedenen Möglichkeiten, die das Feld bereithält, um die Bedürfnisse eines Kindes zu erfüllen, werden nicht bemerkt oder vorzeitig fahren gelassen.

Sogar die Erfahrung von Schmerz und Mühe, welche die Vitalität unseres Antriebs mobilisiert, wird vertan. Das Gefühl, ganz da zu sein, kommt zum Erliegen. Ein Kind braucht Hilfe und Unterstützung, um den Energiefluss, welcher es konstant in Bewegung und am Wachsen hält, wiederherzustellen. Bei dieser Gelegenheit braucht das Kind die Erfahrung eines findigen Therapeuten, der seine Klientin so weit zu stimulieren vermag, dass sie ihre Umwelt in Lebendigkeit und mit vermehrter Neugierde erlebt:

Der kreative Therapeut sieht den Klienten in seiner Ganzheit: seine Plastizität und Rigidität, seinen Scharfsinn und seine Dummheit, er sieht Fließen und Stocken, kognitive Exaktheit und Leidenschaft. Der kreative Therapeut ist ein Choreograph, Historiker, Phänomenologe, jemand, der den Körper studiert, ein Dramatiker, ein Denker, ein Theologe, ein Visionär (Zinker, 1990, S. 27).

Wir vermögen uns unseren Klienten mit offenem Herzen und Hirn in der Erfahrung des Augenblicks anzuschließen. Wir können den existenziellen Dilemmata des Kindes Sinn abgewinnen, über unser Mitgefühl und unsere Achtsamkeit. Unsere Klientinnen werden als fähige menschliche Wesen über den „Filter" unserer Präsenz mit ihren eigenen Ressourcen in Berührung kommen. Ein Kind befindet sich beinahe immer im Zustand des „Spiels" beziehungsweise des

---

[1] Diese Stelle ist dem Original entnommen und dann übersetzt (Kapitel *Clinical Phenomenology,* Abschn. *Evaluation and Maturity*), da die deutsche, hierfür eingesehene Ausgabe auch lt. Angaben des Verlags nicht textgleich mit dem amerikanischen Original ist (A. d. Ü.).

spontanen Experimentierens und Improvisierens. Die Kindertherapeutin vermag dem Gewahrsein und der Aktivität ihrer Klienten zu folgen, ohne sich selbst in den Vordergrund zu spielen.

Zinker bemerkt dazu:

> Gestalttherapie ist tatsächlich eine Erlaubnis, kreativ zu sein. Unser grundlegendes methodologisches Werkzeug ist das Experiment, ein behavioristischer Ansatz, der auf eine neue Art zu funktionieren hinzielt. Das Experiment bewegt sich auf das Herz des Widerstandes zu, es formt Rigidität um in ein Hilfssystem für den Menschen. Es muss nicht schwierig und ernst und nicht einmal genau passend sein; es kann theatralisch, heiter, verrückt, transzendent, metaphysisch, komisch sein. Das Experiment erlaubt uns, Priester, Dirne, Schlampe, Heiliger, Medizinmann, Magier zu sein – all die Dinge, Wesen und Vorstellungen, die in uns versteckt sind. Experimente müssen sich nicht aus Konzepten entwickeln; sie können von mutwilligem Spaß bis zu tief reichenden konzeptuellen Entdeckungen fortschreiten (ibid., S. 27).

Der Therapeut sorgt für die Erdung der Experimentiertätigkeit des Kindes, damit es mit seiner Umwelt in Verbindung bleiben kann.

All diese Grundideen und die Gestaltmethodik bilden den Hintergrund meiner Arbeit mit Kindern. Im Folgenden bringe ich ein Beispiel für ein solches Stück Arbeit mit einem Kind.

II. Mit Kindern arbeiten: eine aufregende Herausforderung

> Der junge Mensch erlebt die Welt von seiner einzigartigen Warte aus, in einem Prozess, in dem sich das Gewahrsein seiner selbst und seiner Umgebung herausbildet, und der in ständigem Wandel und stetiger Transformation begriffen ist, physisch, kognitiv und emotional. Er entwickelt seinen Kommunikationsstil, wobei er seine Erfahrungen assimilieren, seine Innenwelt zum Ausdruck bringen und sich selbst präsent zu machen lernt. Es ist ein besonderes Erlebnis, Zeuge zu werden, wie das Kind seinen Stil des Kontaktnehmens und schöpferischen Anpassens entwickelt, und wie es auf die Neuheit des Augenblicks reagiert. Man muss für das Abenteuer des Kindes mit dem Unbekannten offen sein, mit klarem Blick für das, was ist (Cardoso-Zinker, unveröffentlichtes Manuskript[2]).

Im Prozess des Erwachsenwerdens laufen wir Gefahr, uns den Kindern um uns zu entfremden und sie im Kampf um ihr Erwachsenwerdens allein zu lassen. Werden Kinder vernachlässigt, nicht gesehen und gehört, kommen sie nicht vorwärts und geben ihren Kontaktprozess mit der Welt auf: „Das Kind braucht Stimuli aus der Umgebung, um seine Fertigkeiten auszubilden und sein Erfahrungsfeld auszuweiten. Das ist eine relationale Dynamik: Das Kind assimiliert und integriert die Stimuli über Erfahrung" (ibid.).

Stehen Kinder unter starkem Stress, geben sie das Experimentieren mit der Welt und die Freiheit der Kreativität auf. Die natürliche authentische Bewegung wird von der überwältigenden Erfahrung des Sich-zusammennehmen-Müssens abgelöst. Der Akt des Experimentierens wird zugunsten stereotypen Verhaltens

---

2 Dieses Zitat entstammt einem Artikel mit dem Titel „The Story of Daniel: Gestalt Therapy Principles and Values" und ist zur Veröffentlichung in Lee R (ed) The values of connection: A field perspective on ethics als auch in *Gestalt Review* vorgesehen.

aufgegeben, was von den kulturellen und sozialen Ansprüchen aus der Umgebung üblicherweise auch noch gefördert wird. Die Vision des Gestalttherapeuten besteht darin, die Wiedergeburt kontinuierlichen kindlichen Experimentierens einzuleiten.

Das Kind benötigt Unterstützung und Bekräftigung. Das Kind muss seine Fähigkeit und Kompetenz erfahren dürfen, damit es die Welt rundum erforschen kann (dieses Prinzip wird in der im Folgenden beschriebenen Sitzung konkretisiert). Das Kind braucht jemanden, der seine Lernerfahrung validiert, gültig macht. Ein durchschnittliches Kind befindet sich dauernd in Bewegung und wird von einem anscheinend endlosen Energiestrom angetrieben. Um sich zu retten, blockiert das Kind diesen Fluss, hält seinen Atem an und friert seine Bewegungen ein. Diese physischen Phänomene sind allesamt meisterhafte Strategien, über die das Kind sich selbst vor weiterer Bestrafung und/oder schmerzhafter Interaktion mit seiner Umgebung bewahrt.

Jedes Kind ist Meister der Selbsterhaltung sowie des Schutzes vor den erwachsenen Betreuungspersonen. Das Kind assimiliert die unausgesprochene Kultur seines familiären Systems und „spielt intuitiv nach seinen Regeln", um sowohl sich als auch seine Familie vor Leid zu schützen. Spürt das Kind beispielsweise, dass das Fortsetzen seines Weinens in einem großen Schaden für sich selbst oder für sein Elternsystem resultieren könnte, wird es versuchen, das Schluchzen zu unterdrücken oder sich, wenn nötig, „tot zu stellen", um zu überleben. Das ist ein „Symptom" und zugleich ein Siegeszug kindlicher kreativer Anpassung.

In diesem Fall wird die Energie, die zum Luftschnappen und Weinen aufgewendet worden wäre, in den Dienst des Herstellens von Ruhe und Frieden im inneren Feld und zwischen sich und den Menschen rundum aufgewandt. Die Therapeutin, dieses Phänomens gewahr, hilft diesem Kind schrittweise die Energie freizusetzen, die es zum Ausdrücken seiner selbst zurückbringt.

Wir Therapeuten fördern das Kind darin, sich mit dem magischen Augenblick seines lebendigen Prozesses und Strebens nach seiner meisterhaften Verbundenheit mit dem Leben rückzuverbinden.

III. Die Geschichte von Pedro

Kennen gelernt habe ich Pedro, als er drei Jahre alt war. Er sprach, spielte und interagierte weder mit anderen Kindern noch mit Erwachsenen. Die Kommunikation lief über seine Mutter, die es verstand, subtile Laute oder Gesten seinerseits mit sozialer Bedeutung zu belegen, auch im Fall seines unerklärlichen Weinens. Die Bindung an seine Mutter war offensichtlich stark. Der Vater war distanziert und betrachtete Pedro als behindertes Kind. Dieser zerbrechliche kleine Junge hatte eine drei Jahre ältere Schwester, welche laut Angaben der Mutter eifersüchtig auf die Aufmerksamkeit war, die ihrem Bruder geschenkt wurde.

Pedro wurde von Logopädin und Physiotherapeutin an mich verwiesen, die in ihren therapeutischen Sitzungen mit ihm nicht weiterkamen; sie konnten keine emotionale Verbindung zu dem Kind herstellen. Als ich Pedro und seine Familie kennen lernte, schien sich eine Atmosphäre des Versagens und der Hilflosigkeit durch ihr Leben zu ziehen. Ich war gerührt von ihrem Schmerz und ihrem Bemühen, eine sehr schwierige Phase überwinden zu wollen.

Als ich über Pedro nachdachte, fiel mir unsere erste Zusammenkunft im Wartezimmer meiner Praxis ein: Er hatte sich in die Ecke eines großen Zimmers, förmlich hinter die Couch verkrochen, als ich eintrat und ihn und seine Mutter begrüßte. Er wandte mir sein Gesicht zu und starrte mich zirka zwei Sekunden an, ohne auch nur einen Gesichtsmuskel zu verziehen, dann wandte er sich ab, der Wand zu. In dem Augenblick äußerte er sich selbst durch das Mich-Ansehen und Sich-Abwenden. Er drückte sein rasches Pendeln zwischen Sicherheit und Angst aus. Die zwei Sekunden des Mich-Anblickens und Sich-Abwendens sind das Resultat seiner schöpferischen Anpassung gewesen.

Meinem Verständnis nach obliegt es mir nicht, in seiner Haltung nach Pathologischem zu suchen, hingegen betrachte ich jegliche Äußerung eines Kindes als dynamischen Austausch zwischen verschiedenen Seiten seines Erlebens. Immer wenn das Kind wahrnimmt, sieht und fühlt, findet kreative Anpassung statt. Ein Kind assimiliert die Umgebung auf zirkuläre und dynamische Weise. Ich verfüge über keine Definition, welches Verhalten als schöpferischer als ein anderes zu werten wäre, und ich suche nicht nach der Haltung, die in einem bestimmten Kontext als ‚gut angepasst' oder ‚nicht angepasst' zu gelten hätte. Ich schaue auf die Kompetenz des Kindes, das uns in jedem Quäntchen Raum und Zeit auf höchst originelle und einzigartige Weise wissen lässt, wie die Welt auf es einwirkt; währenddessen verändert das Kind mit seiner Präsenz die Welt um sich nicht minder. Jegliche kindliche Präsenz ist eine schöpferische Anpassung an die Welt.

Lassen Sie uns in den Warteraum zurückkehren, zu jenem Moment, als ich Pedro ansehe. Seine zwei Sekunden währende Aufmerksamkeit, seine Art und Weise, sich zu schützen, erweckten in mir den Eindruck, dass er das Potenzial hatte, sein Erleben zu re-kreieren, neu zu erschaffen; und er hatte, wie jedes andere Kind, das Zeug zum Erforschen der Welt. Mein Glaube an ihn würde keine zusätzliche Erwartung schaffen, der er erst recht wieder nicht gerecht werden würde, sondern mir Stärke und Support geben, um Tag für Tag mit ihm zu arbeiten.

Ich akzeptierte, wozu er in dem Moment in der Lage war, und verhalf ihm zu Sicherheit und Selbstvertrauen auf seinem Weg in die Zukunft; in seiner Zukunft lagen alle Möglichkeiten, seine Existenz in dieser Welt zu verwandeln.

Die Sitzung, die ich hier beschreiben werde, fand drei Jahre nach Beginn unserer therapeutischen Arbeit statt. Pedro stand an einem sehr wichtigen Punkt seines Lebens: Eine seiner größten Herausforderungen würde der Besuch einer Regelschule und der Umgang mit anderen Kindern und Lehrern sein. Zum ersten Mal in seinem Leben sollte er ein Umfeld erleben, das sich von seinem Zuhause und den Therapeutenpraxen unterschied.

Anhand dieser Sitzung wird sich zeigen, wie wichtig Unterstützung, Vertrauen und Respekt in unserer Arbeit als Begleiter sind. Die Herausforderung besteht darin, dem schöpferischen Prozess, den das Kind auf natürliche Weise einbringt, folgen zu lernen und als Therapeuten für die Welt des Kindes aufmerksam zu sein und dabei mit unserer emotionalen Freiheit mit ihm mitzugehen; wir erlegen keine Regeln oder vorgefassten Definitionen auf, was

„kreativ" sei. Wir zwängen das Kind nicht in ein Konzept, wie es zu sein habe. Jedes Kind hat seine unverwechselbare Art, sich auszudrücken. Unsere Aufgabe besteht darin, hinzuhören, Respekt zu zollen und ihm dabei zu helfen, zunehmend zu dem zu werden, der es als Menschenwesen in seinem Lebenskampf ist.

Der Therapeut verfügt über eine – hoffentlich voll entwickelte – kraftvolle, erweckende Präsenz, die die bestmöglichen Anstrengungen des Kindes hervorlockt, damit es ganz auf die Welt kommt und irgendwann darin erstrahlt.

A. Beschreibung der Sitzung: Der phänomenologisch-existenzielle Ansatz in der Therapie mit Kindern

Ab dem Augenblick der Geburt wandelt sich die Welt des Kindes ständig. Seine Fertigkeiten und Möglichkeiten durchlaufen einen Reifungsprozess. Es lernt über sich und die Welt durch einen kontinuierlichen Prozess des Experimentierens.

Therapeutin eines Kindes zu sein bedeutet, in einem existenziellen Moment bei ihm zu sein, in dem das Erleben des Augenblicks voll ausgeschöpft wird. Nichts ist bedeutsamer als das, was hier zwischen Therapeut und Kind *ist*. Die Lebensenergie wird zwischen den beiden wechselseitig reflektiert.

Wir bestätigen das Erleben des Kindes wieder und wieder. Wir akzeptieren seine Sprache, seine Fantasien, seine Ängste und die Art, die es zum Ausdrücken seiner Frustrationen und seiner Auffassungen wählt. Wir akzeptieren seine Grimassen und seine körperlichen Bewegungen. Das Kind trägt die Weisheit in sich, wie es in der ihm gegebenen Umwelt überleben kann. Sehr früh beginnt es mit dem Prozess, die Regeln und Codes des Sozialverhaltens zu erlernen. Das müssen wir erkennen, wollen wir seine Weise des Assimilierens und Anwendens dieser Informationen in ihrer Gesamtheit akzeptieren.

Es ist uns ein Vergnügen, den Geschichten des Kindes zu lauschen, von seinem Erleben zu erfahren und es auf seiner Reise zur Sinnfindung zu begleiten. Unser oberstes Prinzip ist, uns ihm in *seiner* Welt anzuschließen, indem wir seine Sprache, seine Metaphern und seine Bilder verwenden. Dann bieten wir ihm unsere Welt an und führen damit die Neuheit und die Herausforderungen eines schöpferischen Dialogs zwischen uns ein. Die Sitzung ist ein kokreatives Ereignis.

Die Sitzung mit Pedro wird in vier separaten Sequenzen dargeboten.

Pedro betritt den Therapieraum, wirft einen Blick auf die Spielsachen und schlägt rasch vor, dass wir das „Spaghettispiel" spielen, das wir schon gespielt haben. Ich sage, ja, in Ordnung, und rufe ihm die Regeln in Erinnerung. Wir spielen eine Weile, und *er gewinnt!*

Danach sagt Pedro: „Tun wir so, als ob wir die Spaghetti essen würden!"
Therapeutin: „Ja, gute Idee!"
Wir machen Gesten, als äßen wir die Spaghetti mit den Händen. Wir machen Mundbewegungen, als würden wir mit Appetit essen.
Eine Weile später sagt Pedro: „Spielen wir, ich bin dein Papa und du bist meine Tochter!"
T: „Gut, du bist mein Papa, und ich bin deine Tochter; okay, fangen wir an ..."
[Ende von Sequenz eins.]

Lassen Sie mich mein Verhalten gegenüber Pedro analysieren und zusammenfassen. Als Pedro den Raum betritt, warte ich, bis er eine Tätigkeit aussucht. Ich habe keinen bestimmten Plan. Wir befinden uns miteinander in einem Prozess, aber jede Sitzung ist neu und gibt ihm die Chance, etwas einzubringen, eine Erfahrung, die für ihn an dem Tag, wenn er bei mir ist, wichtig ist. Ich vertraue darauf, dass aus unserer Begegnung etwas entstehen wird, was von Bedeutung für ihn ist. Ich stelle meine Erwartungen zur Seite und bin frei und offen für den Prozess. Ich mobilisiere meine psychische Energie, um für ihn empfänglich zu sein.

Ich bin mit seinen Vorschlägen aufrichtig einverstanden; ich stelle ihm keine Fragen vorab, welche die Bedeutung dessen ergründen sollten, worum er bittet. Ich frage ihn nicht, warum er den „Papi" spielen will. Ich bin einfach Gefährtin auf seiner Reise, und wir wissen nicht, wo sie hinführt; wir sind aber in diesem Abenteuer beisammen. Und ich glaube daran, dass er auf einen Ort zusteuert, von dem er letztendlich profitieren wird.

Ich bin ganz da und erkenne seine Erfahrung, *Gewinner und Inhaber seiner Entscheidungen* zu sein, an. Bei der Gelegenheit erfährt er in *meiner* Gegenwart *seine* Kompetenz.

B. Die Kunst der Begegnung zwischen Kind und Therapeut

Üblicherweise gibt es ein Zimmer, wo die Aktion stattfindet: das freie Spiel, die Spiele, das Geschichtenerzählen, das Mitteilen im engeren Sinn. Die Therapeutin ist die Eigentümerin des Raumes. Das Kind kommt häufig zu den Sitzungen. Zu Beginn erscheint den beiden alles seltsam und unbehaglich. Aber die Gefühle der Verlegenheit weichen bald denen der Vertrautheit und der Leichtigkeit.

Therapeutin und Kind entfalten einen Tanz, den Tanz ihrer Begegnung; sie erschaffen ihren Rhythmus gemeinsam, beide tragen sie das Beste zum jeweiligen Moment bei. In diesem Tanz geht das Kind Risiken ein und erschafft eine andere Realität, indem es seine Fantasien ausdrückt. Der Therapeut unternimmt das Risiko, den Raum für die Bilderwelt und die Handlungen des Kindes zu öffnen, und begleitet die Klientin in ihrem Abenteuer ins Unbekannte.

Mittlerweile fühlt sich das Kind frei, vertrauliche Mitteilungen zu machen beziehungsweise seine gedankliche Welt und sein Herz während der Sitzung zu öffnen. *Die Therapeutin unterstützt die Realitätssicht des Kindes. Die Therapeutin urteilt nicht, deutet nicht und stülpt dem Kind nicht ihre eigenen Glaubenssätze über.*

Das Kind artikuliert seine Fantasien und seine Freude. Es erschafft seine eigene Welt. Die Therapeutin nimmt das „Spiel" sehr ernst, im Wissen, dass es nicht bloß ein Spiel um des Spaßes willen ist, sondern das komplexe Ringen eines Kindes, das seinem Leiden Sinn zu geben sucht.

Sequenz zwei

Pedro, als Papa, brüllt mich an: „Bleib da. Sitz still!"
Therapeutin: „Was?"
P: „Still sein, hab ich gesagt!"

T: „Ich habe ja gar nichts gesagt ..."
P: „Ich hab gesagt, du sollst still sein. Du bist immer so unfolgsam!"
T: [Ich verharre schweigend und sehe verdutzt und verschreckt drein.]
Pedro sieht mich gespannt an. Dann lächelt er.
T: [Es fällt mir ein, dass er sehr viel weint, daher beginne ich zu „weinen".]
P: „Halt die Klappe, hör mit dem Weinen auf!"
T: „Aber ich ..."
P: „Hör auf, unfolgsam zu sein. Warum musst du so unfolgsam sein?"
T: „Aber ich werde langsam wütend ..."
P: „Ich habe dir gesagt, du sollst ruhig sein. Okay, geh jetzt auf dein Zimmer ... Du wirst allein sein. Komm sofort mit, ich will dich aber nicht reden hören." [Er bringt mich in die Ecke des Zimmers und „versperrt" die „Tür" und nimmt den „Schlüssel" mit.]

In dieser Passage der Sitzung bin ich keine fremde Erwachsene, die Pedro einschüchtert. Ich bin Teil seiner Fantasiewelt. Ich bin ein Werkzeug in seinem Prozess. Dabei konzentriere ich mich auf Pedros Erleben und auf seine Gefühlsäußerungen. Ich versetze mich selbst in seine Rolle und stelle mir vor, wie er sich in der Situation fühlen könnte, und biete ihm mein Verständnis seiner Emotionen an.

Der Raum verwandelt sich in ein Land imaginärer Möglichkeiten, und ich tauche darin ein. Es ist nicht meine Fantasiewelt, sondern die Pedros. Er fühlt sich wohl dabei, den Raum so zu nutzen, wie er will, und ich fühle mich wohl dabei, mich seinen Bedürfnissen unterzuordnen. Dann lassen wir uns auf Wagnisse ein und erschaffen eine andere Realität und tanzen ... zwei Menschen im gleichen Rhythmus. Wir tanzen miteinander einen Tanz, dessen Rhythmus sich durch das reichhaltige und komplexe Verständnis definiert, welches sich Pedro über seine Erfahrungen in der Welt, über Vater, Mutter und Schwester bildet. In diesem Augenblick bin ich sein Instrument. Ich bin die Verkörperung akzeptabler und dennoch risikodurchlässiger Grenzen.

C. Die Reichhaltigkeit der Improvisation

Sequenz drei

Pedro: „Ich will nicht, dass du noch etwas sagst ..."
[Er bringt mir eine „Flasche" und sagt, dass ich die Milch trinken muss, welche vergiftet ist.]
P: „Du wirst sie austrinken und sterben."
Therapeutin: „Aber Papa, willst du mich umbringen?"
P: „Ja, sei ruhig. Trink jetzt!"
Ich „trinke" die Milch und lasse mich wie tot zu Boden fallen. Er lacht und nach einer Weile fordert er mich auf, aufzustehen und an den Tisch zu gehen, von dem er und Mama mich weg von zu Hause schicken werden, und ich werde ein ganz armes, kleines Mädchen sein.
T: „Mag Mama mich denn auch nicht?"
P: „Nein, und sei ruhig. Sag nichts. Du wirst nun dein Zuhause verlassen und sehr arm sein. Geh jetzt!"
T: „Papa, was hab ich denn getan, dass du so wütend bist?"
Er lässt mich nicht ausreden, sondern befiehlt mir, die Klappe zu halten. Dann erteilt er mir folgende Anweisungen: „Geh dorthin zum Lehnsessel, und auf dem Weg dorthin wird dich ein Jäger töten." Ich spiele dieses Bild durch, falle um, und er hat großen Spaß daran.
T: „Papa, hast du mich umgebracht?"
P: „Ja, halt's Maul!"

T: „Wolltest du, dass ich zur Welt komme?"
P: „Nein, deine Mutter wollte, dass du geboren wirst. Sonst hat dich keiner gewollt!"
T: „Und was geschieht jetzt, da ich tot bin?"
P: „Jetzt werde ich bei deiner Mama sein!"
Ich liege am Fußboden und er legt einen großen Teddybären über mich, wobei er mich wissen lässt, dass ich mich vor Teddys fürchte und dass ich Angst bekommen werde.
T: „Oh! Was liegt denn da für ein Monster auf mir? Papa, hast du es da hingelegt?"
P: „Ja, halt die Klappe." [Er tut so, als würde er mich ohrfeigen und knebeln.]
Mein Herz pocht. Ich halte mich zurück, ich spüre, dass dieses Ereignis Pedro unvergesslich bleiben wird.

Das Experimentieren gehört zur kindlichen Welt. Kinder sind im Spiel unentwegt in Bewegung. Spielen gehört zu ihrer Routine; wenn sich in der Therapiesitzung ein Spiel ergibt, wird daraus eine Inszenierung des kindlichen Kampfes. Der Nutzen des spielerischen Experiments liegt darin, dass es dem Kind Gelegenheit gibt, seine Realität mit Sinn auszustatten.

Im Experiment hat das Kind die Möglichkeit, sich in einer sicheren Umgebung anders als gewohnt zu verhalten. Pedro experimentiert mit der Position dessen, der die Situation unter Kontrolle hat. Er wechselt aus der Rolle des Hilflosen in die des Mächtigen. Er hat nicht die Absicht, „mich zu töten", sondern drückt seine Erfahrung innerhalb seiner Familie aus und übertreibt sie. Er kann seinen Fantasien Ausdruck verleihen, unterdrückt zu sein, und dennoch seine Integrität wahren. Wir erschaffen dieses auf Improvisation basierende Experiment gemeinsam, wir kokreieren. Pedro erschafft etwas im Augenblick und folgt dabei der Energie, die von uns beiden aufgebracht wird.

Auch nach drei Jahren Therapie vermag ich Pedro noch zu überraschen, mit meinen Fragen, meinen Reaktionen und damit, wie sich Stimme und Körper bei mir verändern, wenn er spricht. Das Überraschungsmoment wirkt sich so aus, dass er seine Meinung über sich reorganisiert. Pedro denkt beispielsweise bei sich: „Ich habe keine Stimme, um meinen Zorn auszudrücken." Die Therapeutin: „Hast du mich umgebracht?" Pedro antwortet: „Ja, halt's Maul!" Mit einem Mal hört er seine eigene zornige Stimme. Er ist ein anderer Junge. Während ich das Gleichgewicht zwischen evozierenden und provozierenden Interventionen zu halten suche, halte ich den Spannungs- und Bewegungsfluss zwischen uns aufrecht.

Ein Experiment bei Kindern einzusetzen heißt, unseren Körper, unsere Energie, unsere Gestik und unsere Stimme einzusetzen. Unser ganzes Wesen ist daran beteiligt. Pedro und ich nützen den gesamten Raum um uns. Wir gehen umher; wir sitzen auf dem Fußboden. Wir bringen unsere Stimmen und Gesten ins Spiel, um ein Bild lebendig werden zu lassen; wir sind mit Gefühlen, Wahrnehmungen und Bewegungen in Kontakt. Wir gebrauchen Metaphern.

Das Experiment ist eine Methode, die Welt der konkreten Bilder in eine lebendige, sinnvolle Erfahrung zu verwandeln. Pedro fügt seinen Körper, seine Wahrnehmungen, Emotionen und seine Auffassungen zu einem Ganzen. Wenn wir während des kindlichen Spiels mit verschiedenen Aspekten arbeiten, geben wir ihm die Möglichkeit, Kompetenz zu erfahren. Das ist die oberste Aufgabe des Experiments in der Kindertherapie. Pedro geht aus der Sitzung nicht als falscher Sieger hervor. Er geht als jemand hervor, der seine Kompetenz in die Hand genommen hat.

D. Entdeckungen und die Bestätigung: Der Prozess der Bedeutungsgebung

Während Therapeut und Kind das Experiment entwickeln, wird ein hoher Energielevel erzeugt. Ihr Hauptaugenmerk liegt auf dem Tun und auf dem Kontakt, sobald sich das Thema der Sitzung herauskristallisiert hat. Im Allgemeinen geschieht das auch beim alltäglichen Spiel des Kindes.

In der Therapie ist es jedoch nötig, dass das Kind ein anderes Verständnisniveau seines Erlebens erreicht. Ein wichtiger Aspekt dieser Arbeit ist das *Timing.* Wir müssen für den geeigneten Moment achtsam sein, in dem wir das Tun unterbrechen und das Gewahrsein in den Augenblick hereinholen. Die Unterbrechungen sind sinnstiftende Ereignisse.

Die Therapeutin ist dem Kind dabei behilflich, seinem Erleben eine signifikante Bedeutung zu geben, wobei sie das bereits Bekannte in das Neue integriert. Es handelt sich nicht um eine Deutung des Geschehens während der Sitzung, sondern um eine neue Klarheit in Bezug auf das Erlebte, ohne dass das Kind der Wirkung des gegenwärtigen Moments verlustig ginge. Die dabei entstehende Klarheit im Denken und Begreifen hilft dem Kind, mit seinem Leid fertig zu werden. Wir akzeptieren seinen Schmerz und stellen einen neuen Kontext, einen neuen Rahmen für seine Erfahrungen her. Schmerz wird in Bedeutung verwandelt.

Sequenz vier

Pedro bewirft mich mit noch mehr Tieren, um mir Angst einzujagen. Das macht ihm Spaß. Zwei Minuten später sage ich zu ihm, dass ich nun nicht mehr seine Tochter bin und dass ich gerne mit ihm in seiner Rolle als Vater reden würde. Er willigt in den Vorschlag, so einen Dialog zu führen, ein:

T: „Sie können auf Ihre Tochter sehr wütend werden ..."
P: „Ja, eine Tochter wie die habe ich nie gewollt. Sie gehorcht mir nie. Sie ist nichts wert."
T: „Sie sehen lauter schlechte Dinge, könnte sie nicht auch gute Seiten haben?"
P: (Pedro senkt seinen Blick eine Weile, dann sieht er mich an und fängt nun als Pedro zu reden an. Er drückt Erkenntnisse in Bezug auf seinen Vater aus.) „Ja, der Vater könnte den Sohn erziehen, nicht wahr?"
T: „Ja, den Sohn zu erziehen wird wirklich gut sein. Es wäre wirklich gut, deinen Vater näher bei dir zu haben ..."
Es folgt ein langes Schweigen, und die Sitzung ist zu Ende.

In dem Augenblick, als ich Pedros Handlungsfluss unterbreche, ist mir bewusst, dass seine Energie, wenn wir zu lange an seiner Erregung bleiben, abflauen wird, und dass er dadurch eine wichtige Einsicht verpassen würde. In dem Moment, als ich ihn stoppe und auf einer anderen Ebene mit ihm kommuniziere, gebe ich ihm Gelegenheit, das eben Geschehene zu überprüfen und seiner gewahr zu werden. Er kann das Ereignis mit einem kognitiven Schluss versehen. Ich unterstütze seine sich entfaltende Weisheit. Einige Interventionen mögen zwar eine Herausforderung für Pedro gewesen sein, sie haben jedoch auch neue Gefühle in ihm erweckt. Sie helfen ihm, Kontakt zu sich selbst herzustellen und seine innere Wahrheit auszudrücken. Ich habe ihn nicht an einen Ort gebracht, den ich für besser für ihn hielt. Ich folgte ihm, ohne in den Prozess einzugreifen, in dem er ausdrückte, was er tun wollte und konnte. Die evozierende Intervention stärkt das Selbst des Kindes und schreibt ihm Macht zu.

Das bereits Vorhandene in die Erfahrung hineinzunehmen und es mit neuen Entdeckungen zu verbinden, ist eine aufregende Reise zum Werden und Reifen eines Menschen.

E. Support und die Schönheit des Respekts vor der kindlichen Existenz

Im Augenblick des Schweigens direkt nach dem letzten Dialog, den ich mit Pedro führte, und in dem er seine Gefühle seinem Vater gegenüber auszudrücken vermochte, sah ich ihn an. Seine Augen waren offen, strahlend und leuchtend. Er weinte nicht.

Sein Gesicht war entspannt; keine Spannung um den Mund. Seine normalerweise blassen Wangen waren leicht rosig. Er saß auf einem Sessel neben mir. Seine schlanken Arme lagen auf seinen langen Beinen. Er atmete tief.

Ich blickte ihm wieder in die Augen, sie waren lebendig und blickten in meine. Wir saßen miteinander da, und er leibte und lebte, direkt vor mir.

Zwei Sekunden lang dachte ich an all das, was wir in den vergangenen dreißig Minuten unseres Lebens miteinander erlebt hatten. Da war so vieles, was analysiert oder synthetisiert werden musste. So viele verschiedene Nuancen der Arbeit, die diskutiert werden konnten.

Ich blickte ihm wieder in die Augen, und sie waren lebendig!

Dem Blick Pedros zu begegnen, eines sechs Jahre alten Jungen (der zuvor für so lange Zeit entschieden hatte, nicht zu existieren, nicht präsent und nicht in Kontakt zu sein, seine Energie nicht in die Welt zu geben), machte auch meine Augen lebendig und ließ mein Herz pochen; meine Augen waren warm und offen.

Und ich war von seinen Augen tief berührt. Ich empfand einen tiefen Respekt und tiefe Liebe zu Pedro. Im Augenblick des miteinander geteilten Schweigens waren seine Augen lebendig geworden!

Literatur

Perls F, Hefferline R, Goodman P (1997) Gestalttherapie. Grundlagen. Dtv, München

Yontef G (1999) Awareness, Dialog, Prozess. Wege zu einer relationalen Gestalttherapie. Edition Humanistische Psychologie, Köln

Zinker J (1990) Gestalttherapie als kreativer Prozess. Junfermann, Paderborn

Denkwürdige Augenblicke der therapeutischen Beziehung

Nancy Amendt-Lyon

In jüngster Zeit ist der Wunsch in mir erwacht, einige unvergessliche Momente[1] zu dokumentieren, die ich als Gestalttherapeutin sowohl in Einzel- als auch in Gruppentherapien erleben durfte. Diese denkwürdigen Augenblicke gehören zu den Gipfelerlebnissen, die mir als besonders wagemutig, produktiv und erfüllend für die Patienten sowie für mich selbst in Erinnerung sind. Das Nacherzählen solcher Vignetten nach geraumer Zeit läuft Gefahr, abgedroschen oder trivial auf den unbeteiligten Leser zu wirken. Trotzdem werde ich mich auf dieses Risiko einlassen und einige Augenblicke der Begegnung beschreiben, in denen ich mich von der therapeutischen Situation besonders gefordert fühlte und alle Intuition und alles theoretische Wissen zusammennehmen musste, um eine geeignete, einmalige Intervention zu kreieren. Die maßgeschneiderten Interventionen, die ich in ihren jeweiligen Kontexten beschreiben möchte, sollten den Anforderungen des jeweiligen Beziehungsfeldes genügen; desgleichen zielten sie darauf ab, etwas Neuartiges und Wertvolles für die Beteiligten hervorzubringen (siehe Amendt-Lyon, 1999, 2001 a, b). Durch die Schreiberfahrung ging mir auf, wie schwierig es ist, die Essenz schöpferischer Interaktion im therapeutischen Setting bestmöglich zu vermitteln und Kreativität zu definieren.

I. Theoretische und praktische Aspekte der Methode verbinden

Für die Identität der Gestalttherapeutinnen oder Kolleginnen aus anderen psychotherapeutischen Schulen ist das wechselseitige Befruchten von theoretischen und praktischen Aspekten der Methode unverzichtbar. Suchen wir aktiv Zugang zu unserer Theorie, veranlasst uns dies fast immer zur Reorganisation unserer praktischen Arbeit. Die tatsächliche Umsetzung unserer Theorie stattet uns mit Wegweisern und Erinnerungshilfen aus, die neuen Ansätzen zum Durchbruch verhelfen, während wir bei der Ausübung von Psychotherapie die Erfahrungs-

[1] Daniel Stern spricht in seinem Kapitel in diesem Band von „Augenblicken der Begegnung" und ist damit einem analogen Phänomen auf der Spur.

ressourcen sammeln, anhand derer wir die bestehende Theorie adjustieren und neue Richtungen anregen.

Indem wir verschiedenste Aspekte der Theorie mit der täglichen professionellen Praxis verbinden, gestatten wir es unserer historisch gewachsenen Identität, erneut an die Oberfläche zu treten und zugänglich zu werden. Erkenntnisse erfahrener zeitgenössischer Praktiker sollten in die neuen Ausprägungen unserer Theorie ebenfalls assimiliert werden. Ich gehe von der Annahme aus, dass diese aktive, bewusst eingegangene Verbindung jüngeren Generationen von Gestalttherapeuten und Gestalttherapeutinnen sowohl dabei helfen wird, von den historischen Wurzeln ihrer Theorie nicht zu weit abzudriften oder sie gar zu negieren, und dass sie andererseits auch den Prozess aufhalten kann, der durch „Professionalisierung" droht, nämlich, dass die Gestalttherapie zur Perfektionierung von Techniken und wiedergekäuten Übungen an neuen, ahnungslosen Patienten verkommt.

Theorie und Praxis aktiv und bewusst zu verbinden könnte auch frischen Wind in die Arbeitweisen älterer Generationen bringen, insbesondere derer, die zu einer Zeit ausgebildet wurden, in der bestimmte Strömungen innerhalb der Gestalttherapie gerade eine Phase durchmachten, in der die Wichtigkeit von Theorie bestritten und wenig darüber geschrieben wurde. Die frei Praktizierenden unter uns könnte diese Theorie-Praxis-Verbindung davor feien, im solipsistischen Modus, wie er heute üblich ist, zu erstarren und Gestalttherapie als einsame Steppenwölfe auszuüben und sich hinter der Einsamkeit ihrer Praxen zu verschanzen. Ein weiterer Aspekt, den ich hier ansprechen möchte, handelt davon, was unsere therapeutische Arbeit für die Zukunft unserer Patienten bedeutet. Besonders dann, wenn ein Ausdrucksmedium zur Anwendung kommt, ist es für Therapeut wie Patient wichtig, die Implikationen und die Intentionalität zu erfassen, die dem Ausdrucksereignis innewohnt. Wir müssen über wohl bewährte Interventionen wie etwa „Wie fühlen Sie sich dabei?" und „Wo sind Sie gerade?" hinausgehen und die Fantasien und Gedanken sondieren, die die nahe wie ferne Zukunft betreffen. Zum Beispiel „Welche Konsequenzen deutet diese neue Einsicht für Sie an?", „Was meinen Sie wird als nächstes passieren?", „Wo bringt uns das hin?", „Wohin gehen wir von diesem Punkt aus?"

Die folgenden Vignetten versuchen das Zusammenwirken von theoretischem Hintergrund, von Intuition und der Anwendung künstlerischer Medien, die meine gestalttherapeutische Praxis beleben, anschaulich zu machen. Alle Namen und alle wichtigen, zur Kenntlichkeit beitragenden Merkmale wurden zum Schutz der beteiligten Personen geändert.

II. Die zehn Gebote Katarinas

Einen besonders unvergesslichen Moment erlebte ich mit Katarina, einer jungen Sängerin, die sich nach ihrem ersten Kind für einige Jahre aus dem Berufsleben zurückgezogen hatte. Sie hatte sich bald nach der Entbindung von ihrem Mann, der an Alkoholabhängigkeit litt, getrennt und dann von ihm scheiden lassen. Als wir unsere Arbeit aufnahmen, sann sie über ihre eigenen sporadischen Alkoholexzesse nach, die besonders dann auftraten, wenn sie allein war und von

Ängsten geplagt wurde, ob sie wohl jemals wieder als Sängerin würde auftreten können. Ihre Eltern hatten ihr beigebracht, auf ihre Herkunft aus dem Arbeitermilieu stolz zu sein; sie hatte es verlassen, als sie eine erfolgreiche Laufbahn einschlug und sich damit Eintritt zum Mittelstand verschaffte. Nun befürchtete sie, ihren Beruf nie wieder ausüben zu können, und sie hatte Zweifel, ob ihr eigenes Einkommen zum Leben reichen würde. Nach ihrer Karenzzeit lebte sie von der Notstandshilfe. Katarina war überaus streng und gnadenlos zu sich selbst; wenn etwas schief ging, gab sie sich die Schuld. In ihrer alles andere als zimperlichen Ursprungsfamilie hatte sie, so ihre Erzählung, die Rolle des Clowns und der Vermittlerin gespielt, während ihre ältere Schwester die Rolle der akademisch ambitionierten Schönheit innehatte. Katarinas Beschreibungen zufolge war die Mutter chronisch depressiv, und ihr Vater der unbestritten stolze Patriarch der Familie. Katarina kompensierte ihre narzisstischen Defizite großteils über ihren Beruf, als sie aber das Singen für eine Zeit aufgab, um Mutter zu werden, stürzten Selbstwertgefühl und Selbstvertrauen ab.

Einmal war sie in einer Sitzung ganz außer sich, ja geradezu rasend. Ich zermarterte mir den Kopf, wie ich ihren vertrauten Teufelskreis selbst-vernichtenden Verhaltens durchbrechen und sie dazu bringen könnte, die reichhaltigen Ressourcen ihrer eigenen Erfahrungen von Tüchtigkeit, ihres familiären Hintergrunds und ihres sozialen Netzes anzuzapfen. Aus der vorangegangenen Arbeit wusste ich, dass sie an meiner schauspielerischen Ader Freude hatte, daher erhob ich mich aus meinem Sessel und stellte mich an einen anderen Platz im Raum. Ich bat sie, mir mitzuteilen, welche Lebensregeln sie von ihrer Familie erhalten hatte. Katarina sah zu mir auf, einigermaßen verdutzt. Ich forderte sie auf, ebenfalls aufzustehen und die „zehn Gebote" festzulegen, die man ihr in der Ursprungsfamilie beigebracht hatte. Meine Fantasie war, dass ihr das dabei behilflich sein würde, Anschluss an ihren tragenden Hintergrund und an die verfügbaren Ressourcen zu finden, und dass diese sie durch die gegenwärtig unsichere Phase ihres Leben begleiten und führen würden. Ebenso nahm ich an, dass auf diese Weise das hinter ihren laut geäußerten Grübeleien verborgene Programm, sprich: die Introjekte, ans Licht kommen würde. Die „zehn Gebote", die sie erarbeitete, lauteten folgendermaßen: 1) Katarina muss nicht verhungern; 2) Katarina wird immer ein Dach über dem Kopf haben; 3) Katarina hat ein gesundes Kind; 4) Katarina hält ihr „Hinterland" unter Verschluss; 5) Katarina sollte sich vor denen hüten, die viel Geld haben; 6) Katarina sollte die zehn Gebote ihrer Familie niemals vergessen; 7) Katarina sollte nicht nach mehr Glück streben, als ihr zusteht; 8) Katarina sollte ihre Vorzüge niemals unfair ausspielen; 9) Katarina sollte niemals glücklicher und erfolgreicher werden als ihre Verwandten; 10) Katarina sollte niemals zur Verschärfung kritischer Situationen beitragen – sie sollte sie lieber applanieren!

Als Katarina mit dem Experiment fertig war, strahlte sie und hatte eine selbstbewusste Haltung eingenommen. Es war, als hätte sie ihr Rückgrat wieder gewonnen! Lachend schrieb sie das nieder, was sie eben mündlich formuliert hatte. Diese zehn Aussagen stellten die Basis ihres Selbstverständnisses und ihres Modus', mit der Welt in Beziehung zu treten, dar. Sie vor mir als ihrer Zeugin zu artikulieren, versetze Katarina in die Lage, sich an die gut funktionierenden Seiten ihrer selbst anzubinden. Zudem war nun offenkundig, dass sie sich mit dem

Befolgen all dieser Gebote selbst auf verschiedenste Weise davon abhielt, gut zu funktionieren und gesund zu leben.

Mir ging mit einem Mal auf, dass ich mich mit ihr in ihrem Hinterland befand, womit der Bann gebrochen war, der mich am Verständnis dafür, woher sie – im wörtlichen wie im übertragenen Sinn – kam, gehindert hatte. Dieser kurze Erfahrungsmoment kreativen Schreibens zeigte mir auch, wie die Beziehungsdynamik Therapeut-Patient schlüssig nachvollzogen werden kann, wenn man Anleihen an der Kunst nimmt. Der schöpferische Ausdruck innerhalb einer Beziehung weist auf eine neue Bedeutung beziehungsweise eine neue Funktion der Kunst hin. Das was zwischen uns auftauchte und sich entwickelte, spiegelte etwas Neues und Wertvolles sowohl für Katharina als auch für mich in diesem spezifischen Kontext wider. Wir fanden Vergnügen daran, mit den zehn personalisierten Geboten zu spielen, und kamen in der künftigen Arbeit oft darauf zurück. Dieser denkwürdige Augenblick verwandelte unsere therapeutische Beziehung und brachte eine neue Ebene des Verstehens hervor.

III. „Wünsch dir was zum Geburtstag!"

Hildegard wurde nach der Entlassung aus stationär psychiatrischer Behandlung mit der Diagnose Borderline-Störung, Depression und posttraumatische Belastungsreaktion zu mir überwiesen. Ihre Anamnese beinhaltete Missbrauch und Vernachlässigung als Kind, und sie hatte sich jahrelang selbst verstümmelt: Sie hatte sich immer wieder mit einer Rasierklinge geschnitten und mit dem Feuerzeug angesengt. Ganz offensichtlich hatte sie starke suizidale Neigungen, ließ sich auf Alkoholexzesse und auf zügelloses Geldausgeben ein, hatte so gut wie keine Impulskontrolle, wenige Freunde und klammerte sich an ihre unmittelbaren Familienmitglieder – dennoch war sie hochambivalent gegenüber ihrer Mutter, die alkohol- und medikamentensüchtig war. Hildegard hatte zahlreiche, wahllose Sexualkontakte und litt an Erinnerungsfetzen, die eine Gruppenvergewaltigung betrafen, welche ihr einige Jahre zuvor tatsächlich widerfahren war. Als wir unsere gemeinsame Arbeit aufnahmen, formulierte sie den Wunsch, gehört und ernst genommen zu werden. Obwohl sie bereits auf die dreißig zuging, legte sie das Benehmen eines Teenagers, gelegentlich das eines kleinen Kindes an den Tag, und mir ging bald auf, dass ich ihr emotional auf dieser Entwicklungsstufe begegnen musste, sollte unsere therapeutische Allianz Erfolg haben. Wir zeichneten miteinander, zum Beispiel Winnicotts Schnörkelbilder. Sie fertigte comic-artige Gebilde von ihren Auseinandersetzungen mit ihrer Mutter an und liebte Dialoge mit Handpuppen oder Stofftieren. Ihr liebstes Stofftier war ein kuscheliger, zerzauster Hund. Ihre Selbstmorddrohungen und Suizidversuche rissen während unserer vier Jahre dauernden Therapie nicht ab. Wir kamen überein, dass sie mich an meiner Privatnummer anrufen dürfe, wenn sie sich gefährdet fühlte. Meine Hauptaufgabe bestand darin, ihr bei der Verarbeitung der Ereignisse in ihrem Leben anhand einfacher, handfester Begriffe zu helfen, um das Annehmen ihrer Ambivalenzen zu begünstigen und Alternativen zu ihrem selbstdestruktiven Verhalten zu erarbeiten. Ich kam auch oft in die Lage, sie beruhigen und trösten zu müssen.

Eines Abends rief sie mich an, um mir mitzuteilen, dass sie am offenen Fenster stehe (sie wohnte im vierten Stock) und dass sie sich gefährdet fühle. Ich redete ungefähr 45 Minuten ruhig auf sie ein und konnte sie überzeugen, sich ins Krankenhaus zur psychiatrischen Behandlung einweisen zu lassen. Sie stimmte zögernd zu, unter der Bedingung, dass ich sie persönlich dort hinbrächte, was ich auch tat. Ich blieb bei ihr und beriet mich mit dem Dienst habenden Arzt, bis sie endlich einschlief. Die tröstliche Wirkung, die dies auf sie ausübte, war sehr wichtig und höchstwahrscheinlich eine korrigierende emotionale Erfahrung für sie als eine Frau, die als Kind oft vernachlässigt worden war. Während ihres sechswöchigen Aufenthalts im Krankenhaus telefonierten wir regelmäßig, und einmal besuchte ich sie.

Als sie die Therapie wieder aufnahm, war Frühling, und sie betrat meine Praxis an einem Tag, an dem sich mehr Blumenarrangements im Raum befanden als sonst. Sie fragte mich unvermittelt, ob ich Geburtstag hätte. Im Allgemeinen nehme ich bei meinen Patienten davon Abstand, persönliche Daten zu enthüllen, ich hatte aber intuitiv das Gefühl, dass es in diesem Augenblick wichtig sein könnte, auf solche Fragen wie „Wie kommen Sie zu diesem Eindruck?" oder „Was hätte es für eine Bedeutung, wenn dem so wäre?" zu verzichten, sondern diese persönliche Tatsache unverblümt herauszusagen. Ich verspürte den starken Drang, das Risiko einer Selbstoffenbarung einzugehen, um ihr Vertrauen zu erhalten, was ein wichtiger Punkt bei Menschen ist, die an Borderlinestörungen leiden. „Ja", antwortete ich schlicht. Langsam kam ein Lächeln über sie, dann verlor sie sich eine Weile in Gedanken und rief dann aus: „Sie dürfen sich etwas wünschen!"

Im Lichte der Doublebinds und des Missbrauchs in ihrer Anamnese erkannte ich, dass wieder eine direkte, ehrliche Antwort gefragt war, die mir zugleich die Wahl ließ, selektiv authentisch zu sein. Obendrein wollte ich, dass die Antwort für das Hier und Jetzt unseres Arbeitsbündnisses wesentlich war, nämlich eine gesunde Lösung für ihr selbstdestruktives Verhalten und ihre Suizidtendenzen zu finden und durchzuarbeiten. Ich sagte: „Mein Wunsch ist, dass meine Kinder mich überleben!" Sie sah mir ins Gesicht, und kurz stockte mir der Atem, bevor ich hinzufügte: „Und das gilt auch für Sie, Hildegard, nachdem Sie fünfundzwanzig Jahre jünger sind als ich, ich will, dass auch Sie mich überleben!" Unerwartet fühlte ich eine Emotion in meiner Brust hochsteigen und ich kämpfte mit den Tränen, als ich ihr in die Augen sah. Auch ihr, die niemals eine Träne in all den Therapiejahren vergossen hatte, nicht einmal dann, wenn wir an den herzzerreißendsten Erfahrungen arbeiteten, standen Tränen in den Augen. Sie blickte mich mit einer Mischung aus Befriedigung und Ungläubigkeit an, verfiel für einige Minuten in Schweigen und nahm dann den Faden unseres Dialogs wieder auf und ging zu einer Auseinandersetzung mit ihrem selbstdestruktiven Verhalten über.

Hildegard hatte erkannt, dass sie mir etwas bedeutete, und dass es für mich einen Unterschied machte, ob sie lebte oder nicht. Ich lernte im Zuge späterer Sitzungen auch, nicht mehr in Panik zu geraten, wenn sie mir ihre neuesten Schnitte und Verbrennungen zeigte. Langsam begriffen wir, dass Hildegards körperliche Selbstverletzungen dazu dienten, dem viel verheerenderen psychischen Schmerz auszuweichen, welcher mit dem Bearbeiten explosiver Themen einhergehen würde. Unser Zwiegespräch hatte durch diese Vorgehensweise beträchtlich an Tiefe gewonnen.

IV. Das Unbeschreibliche und Unvorstellbare in Gelbgrün malen

Eine Krisenintervention war der Anlass, weswegen Karin, die in der Public-Relations-Branche tätig war, in Therapie kam. Ihre Mutter hatte – nicht ganz unerwartet – Selbstmord begangen, was dennoch ein enormer Schock für Karin und ihre Geschwister war. Karins Beziehung zu ihrer um sich selbst kreisenden, distanzierten Mutter war hochambivalent. Die Konfrontation mit ihrem Selbstmord spülte viele ungelöste Probleme an die Oberfläche, und Karin wurde wegen dieses plötzlichen Verlusts von einem Gemisch aus Emotionen gebeutelt, unter anderen von Zorn auf ihre Mutter, da diese ihren Kindern ein solches Vermächtnis hinterlassen hatte, und von Scham, weil sie auf eine Person, die keinen anderen Ausweg als den Selbstmord gesehen hatte, wütend war. Diese Krise brachte bei Karin hysterische Prozesse ins Rollen, und sie versuchte ihrer Lage durch mehrmalige Jobwechsel, durch die Teilnahme an zahlreichen esoterischen Workshops, durch das Erstellenlassen eines umfangreichen Horoskops und eine Reihe kurzlebiger Affären Herr zu werden. Es war schwierig, eine therapeutische Verbindlichkeit mit ihr einzugehen. Sie idealisierte mich entweder und wollte zu einer intensiven, kontinuierlichen Behandlung bleiben oder sie äußerte ihre Zweifel, ob Therapie ihr überhaupt helfen könne. Ähnlich den Umständen rund um ihre Mutter war Karins Beziehung zu mir von Neidgefühlen und Rivalität gefärbt. Das Äußere war ihr sehr wichtig, und es entging mir nicht, dass wir in eine neue Phase in unserer Beziehung eingetreten waren, als es möglich wurde, an den negativen, unattraktiven Seiten unserer äußeren Erscheinung zu arbeiten, die wir naturgemäß beide haben. Gegen Ende einer bestimmten Sitzung zog sich Karin schweigend zurück. Meine Nachfrage, was denn los sei, veranlasste sie zu einer nachdenklichen Reaktion. Die unbeschreiblichen und unvorstellbaren Seiten am Selbstmord ihrer Mutter nagten an ihr.

Das Bild vom leblosen Körper der Mutter, den sie entdeckt hatte, plagte sie. Das innere Bild, das diese schreckliche Erfahrung repräsentierte, war von gelbgrüner Galle. Statt zur nächsten Sitzung zu erscheinen, rief Karin an, um abzusagen, es sei ihr heute „zu viel", zur Sitzung zu kommen, da der Todestag ihrer Mutter sei. Die nächsten paar Sitzungen waren von merklich langsamerem Tempo und von Vorsicht geprägt. Karin war mit dem „Reden über" Ereignisse in ihrem Leben beschäftigt, und meine Versuche, deren Bedeutung und die Richtung, in die sie sie führten, zu ergründen, erwiesen sich als fruchtlos. Mein Nachfragen, welches Medium sie anwenden könnte, um ihre Erfahrungen zu kommunizieren, perlte von ihr ab wie Wasser von Entengefieder. Ich entschied mich dafür, das Offenkundige zu konstatieren, und teilte Karin meinen Eindruck mit, dass eine gewisse Stagnation eingetreten war. Wir befanden uns in einem Impasse. Karin stimmte zu und schalt mich, dass „nichts" passiere und dass sie überlegte, mit der Therapie aufzuhören. Ich kämpfte mit dem Gefühl der Unzulänglichkeit, weil ich keinen adäquaten Rapport zu ihr herstellen konnte.

Als sie die Woche darauf meinen Praxisraum betrat, steuerte sie unverzüglich auf die Malutensilien in der Ecke zu. Karin verlieh ihrem starken Impuls Ausdruck, die gelbgrüne Galle, die bis dahin in der Vorstellung existiert hatte, in Fingerfarben zu malen. Ihr Hauptthema war die Galle in ihr, welche das Erleben des Selbstmords ihrer Mutter repräsentierte. Die narzisstischen Wunden, der unausgedrückte Zorn und die Vorwürfe kamen auf einem Blatt Papier bestens zum Ausdruck. Nicht nur traute Karin sich, etwas in die Welt zu setzen, was in ihren Augen schmierig, hässlich und ekelhaft war, sie teilte es mir auch noch mit. Während unserer Reflexion zum Fingermal-Prozess loteten wir ansatzweise das aus, was sie als „unbeschreiblich" und „unvorstellbar" erlebt hatte, an welchen Verletzungen sie litt und welche Umwälzungen ihrem Empfinden nach im Gange waren. Ein gewisser Friede und eine Gemütsruhe breiteten sich über ihr Gesicht, und ich seufzte vor Erleichterung. Karin konnte ihre inneren Erfahrungen innerhalb unserer Beziehung adäquat ausdrücken, und gemeinsam wagten wir, der Hässlichkeit und den schambesetzten Themen genauer nachzugehen. Die Muster ihrer Fingermalerei fügten sich in ihr inneres Erleben und ergaben Sinn. Ihr Zorn auf mich, dass ich keine Zauberin war und ihr nicht auf der Stelle aus ihrer Krise heraushalf, konnte durchgearbeitet werden, und unsere Beziehung war nicht weiter von destruktiven Aspekten der Rivalität und des Neides angekränkelt.

V. „Auf den Boden kommen"

Die therapeutische Beziehung zu Georg, einem deutschen Medizinstudenten, der seit einigen Jahren in Wien studierte, stellte mich vor eine beträchtliche Herausforderung. Er war als extrem manisch-depressiv mit entsprechenden Episoden diagnostiziert worden, bevor er zu mir überwiesen wurde. Er bat mich, ihm einen Psychiater zu empfehlen, damit er zusätzlich zur Psychotherapie Medikamente einnehmen könne. Ich hielt während der gesamten Therapiedauer zum Psychiater Kontakt, und diese Zusammenarbeit erwies sich für den Prozess als fruchtbar. Bei mir lebte Georg seine manischen Persönlichkeitsaspekte aus; die depressiven waren vernachlässigbar. Genau genommen waren die wichtigsten Figuren in unserem Beziehungsfeld seine Zwangsgedanken und -verhaltensweisen. Während der ersten Therapiemonate redete Georg „auf mich ein" wie ein Maschinengewehr und wechselte immer dann das Thema, wenn unser Dialog in Bereiche vorstieß, von denen er nichts wissen wollte. Er hatte immer sensationelle Geschichten auf Lager, die ganze Sitzungen füllten und ihm das, was ihm am meisten zu schaffen machte, vermeiden halfen. Er hatte Schwierigkeiten, Augenkontakt zu halten, und brach oft mitten im Satz ab. Ich sprach dieses Muster der Hast und der Vermeidung an und versuchte, eine Verbindung zu den Gründen, weswegen er Therapie in Anspruch genommen hatte, herzustellen. Er tröstete mich auf seine charmante und witzige Art und bat mich um Geduld. Meine Neugierde auf das andere Ende seiner manisch-depressiven Polarität wuchs, und ebenso meine Zweifel an der Gültigkeit seiner ursprünglichen Diagnose. Gleichzeitig untersuchten wir konkrete Situationen, in denen er in sein Zwangsverhalten verfiel und an Geschwindigkeit zulegte.

Humor und Pantomime waren meine Mittel, die gut eingeübten Monologe zu durchbrechen, die er während unserer Sitzungen zu halten pflegte, wonach wir kurze Zwiegesprächspassagen genossen. Dann begann ich auf sein überzogenes Sprechtempo zu reagieren, indem ich die Arbeitsebene buchstäblich wechselte: Ich setzte mich auf den Teppich und reichte ihm Modelliermasse zum Kneten. Oder ich forderte ihn auf, sich im Praxisraum umzusehen und zu schauen, was sein Interesse auf sich zog. Er griff sofort zu einer nepalesischen Trommel und begann einfache, bewegende Rhythmen zu spielen. Ich hatte mir vorgenommen, mich auf die Suche nach dem gegenteiligen Pol der sich hochschraubenden, vorwiegend aus rational-verbalen Prozessen bestehenden Spirale zu machen, indem ich derlei sensomotorische und nonverbale Aktivitäten wie Modellieren und Spielen mit Rhythmusinstrumenten förderte. Meine Interventionen überraschten ihn, doch er stieg auf diese kleinen Risiken ein. Eigentlich wirkte er erleichtert. Wenn er Modelliermasse knetete oder die Trommel spielte, verlangsamte sich seine Atmung, seine Augen blickten konzentriert, und Georg wurde still. Wenn er vom Modellieren oder Trommeln genug hatte, blieben wir weiterhin auf dem Teppich und redeten darüber, was er gerade erlebt und was sich bei ihm geändert hatte. Ich war von dem qualitativen Unterschied in unserem Dialog sehr angetan. Er konnte mir in die Augen schauen, langsamer und in ganzen Sätzen sprechen und schien für kurze Zeit sein Interesse daran verloren zu haben, mich mit einer Flut haarsträubender Geschichten beeindrucken zu wollen.

Nach ungefähr zwei Jahren gemeinsamer therapeutischer Arbeit nahm Georg eine Ferialarbeit in einem Altersheim an, wo er bei den älteren Menschen und beim Personal sehr beliebt war. In dieser Phase war er relativ ausgeglichen, und es gelang mir, seine gelegentlich einsetzende Schnelligkeit, die üblicherweise mit endlosen Monologen und superlativischen Fantasien über sich gepaart war, mit einem humorvollen Kommentar oder der direkten Frage: „Ist das das, was Sie unter Dialog verstehen?" abzufangen. Da lachte er, als hätte er das erwartet, und er begann *mit* mir, nicht *zu* mir zu sprechen. Eines schönen Tages weihte er mich in einen Tagtraum ein, der uns beide zum Kichern brachte. Er erzählte mir, dass er sich selbst als medizinischer Leiter des Altersheims sah und darüber nachsann, wie er die Insassen und die Untergebenen behandeln würde. Ich entschloss mich, den Übertragungshinweis, den er durch das Erzählen seiner Fantasie gegeben hatte, aufzugreifen und ihn mit dem Hier und Jetzt unserer Beziehung und seinem Selbstbild der Superlative, wie er es häufig präsentierte, in Verbindung zu bringen. Ich schaltete mich dabei in seinen Tagtraum ein und schloss mich ihm im Niemandsland gemeinsamer Fantasien an, eigene Bilder beisteuernd. Ich bekräftigte: „Ja, ich sehe Sie gerade in Ihrem weißen Kittel, mit einem Stethoskop um den Hals, und die ganze Schar junger Ärzte begleitet Sie auf Ihrer Visite. Wenn es so weit ist, werde ich Insassin dieses Altersheims sein, alt und gebrechlich. Und ich werde alle Ärzte in den Wahnsinn treiben, weil ich auf meiner Forderung bestehen werde, dass nur Georg, *mein Junge,* mich behandeln darf!" Er blickte mich prüfend an, um herauszufinden, ob ich das ernst meinte, dann brachen wir in schallendes Gelächter aus. Georg meinte daraufhin vertraulich: „Ich habe gewaltige Größenfantasien, nicht wahr?" Ich antwortete, dass es mir natürlich nicht entgangen war, dass er in seine Fantasien abhob, dass diese zunehmend schneller würden, während er sich darin erging, und dass es bestimmte Voraussetzungen dafür gäbe, dass es dazu käme. Das leuchtete ihm ein. Ich wagte mich auf unbekanntes Terrain vor, indem ich seine Fantasie aufgriff und sie mit meinen eigenen Bildern ausbaute, wobei ich vor allem seine Größenfantasien und sein Machtstreben sowie Abhängigkeitsthemen in der Beziehung ansprach. Georg und ich waren uns darin einig, wie überaus wichtig es für ihn sei, öfter und für längere Zeit „auf den Boden zu kommen". Wir arbeiteten verschiedene Signale für die Situationen, in denen dies nötig war, aus, wie etwa sich einfach auf den Boden zu setzen, eine Abwärtsspirale mit dem Zeigefinger anzudeuten und die Hand wie in einem Klassenzimmer zu heben, wenn ich etwas sagen wollte. Experimente und Signale halfen Georg, die Komödie innerhalb der Tragödie zu würdigen: das heißt, nicht so todernst zu sein und in einen Dialog einzusteigen. Der Einsatz einer prozessorientierten Diagnostikmethode half uns, das Stigma der Eingangsdiagnose zu korrigieren, welche nach Georgs Befürchtung eine immerwährende Bürde gewesen wäre. Das manische Verhalten und das zwanghafte Muster waren unser Fokus, aber die depressiven Seiten der vermuteten bipolaren Störung waren nicht manifest.

VI. „Weder Opfer noch Täter"

Die folgende Vignette entstammt einer fortgeschrittenen gestalttherapeutischen Ausbildungsgruppe. Mein Co-Trainer und ich leiteten eines unserer dreitägigen Wochenendseminare und wir trugen mit unseren Teilnehmern und Teilnehmerinnen Themen für den Tag zusammen. Am Vortag hatten wir an sexuellem Missbrauch, an der Sprachlosigkeit und an Tabus innerhalb der Familie und in der Gesellschaft überhaupt, vor allem rund um den Nationalsozialismus, gearbeitet. Diese Themenkreise hatten uns in verschiedenster Form auch schon an den vorangegangenen Wochenenden begleitet. Lydia erzählte einen Traum nach, den sie in der vergangenen Nacht geträumt hatte. Er war für alle äußerst bewegend und bestürzend. Wir waren von der Tatsache hoch beeindruckt, dass sich in der Auseinandersetzung mit dem Nationalsozialismus auf kollektiver wie auf individueller Ebene die Frage nach der Verantwortung stellte. Lydias Traum trug den Titel „Weder Opfer noch Täter".

Zunächst erzählte Lydia den Traum in allen seinen Details, als würde er ein zweites Mal vor ihren Augen abrollen. Sie beschrieb seine Atmosphäre, die Szenen, die Handlung und die beteiligten Personen und Objekte – was Schwerstarbeit war, da es ein verworrener Traum war, der aus drei scheinbar nicht miteinander zusammenhängenden Szenen bestand. Da Lydia in erster Linie Szenen und Atmosphären beschrieb und sich kaum an Dialoge erinnerte, machte ich den Vorschlag, die ganze Gruppe möge den Traum szenisch darstellen, als handle es sich um ein Schauspiel, damit wir die Stimmungen und die darin vorkommenden emotionalen Töne stärker herausarbeiteten. Alle waren einverstanden, und zuerst schlüpfte Lydia in verschiedene Rollen von Personen und von Dingen, dann verteilte sie Rollen und wies auch Schauplätze und Handlungen des Traumes bestimmten Gruppenmitgliedern zu. Sie beschrieb den Gefühlsgehalt der Atmosphären und schlug dazu passende Sätze und nonverbale Mitteilungen vor, die zur Handlung passten, welche sie in ihrem Traum erschaffen hatte. Die Gruppenmitglieder sollten diese affektgeladenen Stichworte aufgreifen und später dazu, je nach Fluss des Gruppenprozesses, extemporieren.

Die erste Szene von Lydias Traum spielte zunächst in einem beengten, ungemütlichen Garten mit katzenartigen Wesen. Diese Geschöpfe waren zum Teil Tiger, lebhaft und doch irgendwie scheu. Der ihnen zugeschriebene Satz lautete: „Wir sind furchtsam, aber wir werden kämpfen!" Die katzenartigen Wesen schlichen vorsichtig herum und waren freundlich zu Lydia. Die zweite Szene spielte in einem lauten, verwirrenden Flughafen in Südafrika. Es gab Flugzeuge, einen Tisch mit verschiedenen Gegenständen und drei Kisten mit je einem Kranz darinnen. Lydia wollte die Kränze kaufen, hatte dafür aber nicht die richtige Währung. Sie schickte ihren Begleiter aus, das richtige Geld zu holen, obwohl sie wusste, dass ihm das nicht gelingen würde. Trotzdem sagte sie zu ihrer Begleitung: „Bring mir das Geld!" Sie tat dies möglicherweise, um vor den Händlern das Gesicht zu wahren. Der Händler, der die Kränze verkaufte, wurde von Lydia als zugeknöpft und ihr fremd beschrieben. Zu ihrer Überraschung sagte er zu ihr: „Nehmen Sie sie. Ich gebe sie Ihnen gerne, und Sie brauchen dafür kein Geld holen." In der dritten Szene war Lydia auf die drei Kränze konzentriert und wählte verlegen diejenigen Gruppenmitglieder zu deren Verkörperung aus, deren Familiengeschichten höchst relevant für die besagten historischen Themen waren. Der erste Kranz trug eine Schleife, auf der geschrieben stand: „Im Gedenken an die Opfer". Es war ein sehr schlichter Kranz aus Naturmaterialien wie etwa Bast. Die Schleife des zweiten Kranzes, welche hellgrau war, trug die Aufschrift: „Vergib uns unsere Schuld!" Und auf dem dritten Kranz, der aus Bast, grünen Zweigen und Blättern war, stand: „Weder Opfer noch Täter!"

Lydias dichte Erzählung hatte so viele von den Themensträngen, die wir auf individueller und auf Gruppenebene an jenem Tag wie auch an den Wochenenden davor behandelt hatten, aufgenommen: die Teilnahme am Nationalsozialismus und an Widerstandsbewegungen, die individuelle Sprachlosigkeit und das kollektive Schweigen sowie Familiengeheimnisse. Der Traum stellte sich als besonders bedeutsam heraus, da Eltern und Großeltern der Gruppenteilnehmer und -teilnehmerinnen (inklusive Co-Leiter und mir) viele aus all den in dieser Geschichtsperiode denkbaren Rollen verkörperten: unbeirrbare Nazi-Parteimitglieder, „Schreibtischtäter", solche, die sich den Nazis nicht hatten anschließen wollen, sich ihnen jedoch nicht widersetzen konnten, aktive Widerstandskämpfer, Juden, die leidvolle Erfahrungen mit den Gestapoverhören gemacht hatten und sich versteckt hielten, und Juden, die zur Emigration gezwungen waren, als einmal klar geworden war, dass ihr Leben in Gefahr war, aber auch solche Juden, die Ende des 19. Jahrhunderts ausgewandert waren und deren europäische Verwandte während des nationalsozialistischen Regimes ermordet wurden.

Die Schilderung war so dicht, dass ich Lydia bat, mit ihrer Traumerzählung für eine Weile innezuhalten, und ich empfahl der Gruppe, den Traum bis zu diesem Punkt szenisch umzusetzen und zu sehen, was sich ergeben würde. Wir begannen mit den umherschleichenden, katzenartigen Tieren, und jede/r folgte der Erzählvorlage, bis wir zu der Stelle mit dem Geldholen gelangten, und Lydia von einem unangenehmen Gefühl berichtete, die Geldbeschaffung könnte schief gehen. Plötzlich tauchte ein Bach in ihrer Traumerinnerung auf, mit dessen Schlamm etwas an die Oberfläche gespült wurde, das sich in Reichtümer verwandelte. Einem Gruppenmitglied wurde diese Rolle und der Satz zugeteilt: „Ich bin wertvoll; jeder will mich; und dann verschwinde ich." Danach landete ein Flugzeug auf dem Flughafen, und es folgte eine Szene, in der jede/r Teilnehmer/in mit der ihm/ihr zugeteilten Rolle vorkam und frei extemporierte, wie auf Stichwort. Es nahm mir fast den Atem, die verschiedenen, gleichzeitig ablaufenden Handlungsebenen zu verfolgen und der Beseelung „unbelebter Objekte" beizuwohnen!

Jedes einzelne Gruppenmitglied war in die Darstellung eines Parts in diesem gemeinschaftlichen Unterfangen involviert und schien ganz bei der Sache. Diese Stimmung wurde Lydia zu viel, besonders rund um das Dilemma mit der Geldübergabe. Ich merkte ihre Bedrängnis und schlug ihr vor, absichtlich von der „Bühne" abzutreten und sich die Schauspieler anzusehen, um entscheiden zu können, was ihre Priorität hier und jetzt sei.

Lydia beteuerte, die Kränze hätten es ihr besonders angetan, und sie wolle nicht auf sie verzichten: „Ich will für sie sorgen und sie schützen; ich will einen guten Platz zur Aufbewahrung für sie finden." Sie machte auf mich den Eindruck, als wäre dieses Thema für sie von überwältigender Bedeutung, und doch zögerte sie, weiterzumachen. Ich fragte sie, ob sie der Gruppe noch etwas sagen wolle, und sie antwortete: „Drei Menschen stellvertretend für diese Kränze auszusuchen und sie diese gewichtigen Botschaften übermitteln zu lassen, war wie ein Tabubruch! Kann ich denn diesen dreien derart schwere Botschaften zumuten?"

Ich versicherte ihr, dass wir diese Themen in gemeinsamem Bemühen durcharbeiten würden, und versuchte, im Kontext des Gruppenprozesses das nachzuformulieren, was gerade in ihrem Traum geschehen war. Ich band ihre persönliche Erfahrung in den Kontext der gesamten Gruppe ein, ihr dabei zwischenmenschliche Unterstützung und Solidarität gebend: Wir bräuchten einen passenden Ort zur Durcharbeitung der einzelnen Sätze; wenn man Tabus bräche, kämen Befürchtungen auf, dass andere davon allzu sehr aufgewühlt würden; anscheinend hätten wir es mit der Ambivalenz der zweiten und dritten Generation nach der Shoah zu tun, und die seien weder Opfer noch Täter.

Nun hatten die Gruppenmitglieder Gelegenheit zu beschreiben, wie es ihnen in ihren Rollen ergangen war, und welche Bedeutung dies sowohl für sie persönlich als auch für den Gruppenprozess insgesamt hatte. Während ich ihren Berichten lauschte, war mir, als würden sich die Teile eines Puzzles zusammenfügen, und als wären wir nahe daran, ein besonders schwieriges abzuschließen. Der Traum vereinte viele individuelle Themen der Gruppenmitglieder und stellte sie in Form sozialer und politischer Angelegenheiten stichhaltig auf Gruppenebene dar. Als ich Lydia fragte, was aus dem Traum neu und wertvoll für sie gewesen sei, sagte sie: „Die Wärme, die in meinem Verantwortungsgefühl für die Kränze lag! Ich kann jetzt zwischen Schuldig-Sein und Verantwortung-Haben differenzieren, und das heißt, dass ich Teil einer sich fortsetzenden Geschichte bin. Ich spüre, dass es so wichtig und richtig ist. Ich bin erstaunt, welches Gewicht der Traum für die Gruppe hat!" In unseren Überlegungen auf individueller und auf Gruppenebene betrachteten wir die Wendung: „Weder Opfer noch Täter" als *die* Chance der Nachgeborenen des Zweiten Weltkriegs – als verhaltene Kraft und als Potenzial, einen Neuanfang zu setzen. Wachsamkeit wurde als notwendig erachtet, und unser Brennpunkt war das kollektive *Schweigen,* nicht die kollektive Schuld! Der politische Anspruch, den Psychotherapie stellen soll, war das Gebot der Stunde, und nicht die übliche vornehme Zurückhaltung, mit der politische Themen, die für Patienten offensichtlich wichtig sind, unter den Teppich gekehrt werden; man dürfe sich auch nicht weigern, zu den politischen Entwicklungen Stellung zu nehmen, welche die psychotherapeutische Zunft betreffen.

Lydia hatte uns mit ihrer Traumdarstellung befähigt, uns mit all diesen explosiven Themen auseinanderzusetzen. Die Gruppe äußerte Zufriedenheit und Dankbarkeit, dass die Nazi-Ära während unserer gemeinsamen Zeit bearbeitet werden konnte, da dies die soziale Seite unseres Beziehungsfeldes in den Vordergrund rückte. Einige Gruppenmitglieder baten mich um einschlägige Literatur (siehe Rosenthal, 1997; Bar On, 1989; Heimannsberg und Schmidt, 1993) und organisierten eine Arbeitsgruppe zu diesem Gegenstand. Die gesamte Gruppe war gegen Ende der Sitzung immer noch betroffen von dem Schweigen, den Tabus und der maßgeblichen Rolle, die dieser geschichtliche Abschnitt im Generationenkonflikt innerhalb ihrer eigenen Familien spielte. Ich war voll Ehrfurcht, was die Gruppe aufzuzeigen in der Lage war, und verblüfft von ihren Stegreifdarstellungen und der Art, wie sie den Sinn des Traumprozesses für den eigenen Lebenskontext ergründet hatten.

VII. Einzigartige Individuen und unverwechselbare Stile

Gestalttherapie zu praktizieren darf nicht mit deren Verwendung im Sinne einer reinen Technik gleichgesetzt werden. Was den Namen Gestalttherapie wirklich verdient, ist das Herstellen einer Gestalt, die aus dem historischen Gewahrsein um die theoretischen Grundlagen unserer Methode stammt, und eine dementsprechende Form des Intervenierens. Diese Verbindung von Theorie und Praxis sollte nicht durch billige Ausweichmanöver ersetzt werden, wie zum Beispiel dem Zitieren der Begründer der Gestalttherapie im Literaturnachweis oder durch den Versuch, ihre Arbeitsweise nachzuahmen. Wir Gestalttherapeuten können das Feuer der Gestalttherapie einzig und allein dadurch am Glühen halten, dass wir unseren eigenen unverwechselbaren Hintergrund in die therapeutischen Begegnungen mit unseren Patienten einbringen und dass wir unsere Patienten als einmalige Individuen, die sie ja offenkundig sind, behandeln. Ich habe Laura Perls persönlich Psychotherapie als Begegnung zweier einzigartiger Individuen beschreiben hören. Jede einzelne Begegnung ist demnach einmalig. Uns Gestalttherapeuten steht es wohl an, dies in unseren therapeutischen Interventionen zu beherzigen. Auf die Praxis angewandt, ist das so übersetzbar, dass ein unverwechselbarer Stil auf einen anderen unverwechselbaren Stil trifft, und wenn sich diese Stile aufeinander einlassen, bilden sie ein neues Beziehungsfeld, auf dem sie – in hoffentlich produktiven – Austausch miteinander treten.

VIII. Wiederholen versus Erfinden

Wenn ich allzu eingefahrene Interventionen anwende, wird mir langweilig und zu einem gewissen Grad befürchte ich, in meinem Beruf zu stagnieren. Diese gut etablierten, ja erprobten, amüsanten und doch geplanten therapeutischen Interventionen „von der Stange" werden in der therapeutischen Praxis weithin angewandt, mit zweifelhaftem Erfolg. Einesteils weiß man um ihre bemerkenswerte Wirkung auf die Patienten, sie mögen sogar das Ausleben von Herzen empfundener Emotionen bewirken. Viele Patienten mögen sich durch diese vertrauten Interventionen verstanden und recht unterstützt fühlen. Mit der Zeit warten sie möglicherweise sogar darauf. Andernteils haftet diesen sich wiederholenden Interventionen die Aura des Abgestandenen, des Überdrusses und der Seichtigkeit an. Routine im Sinn des „ausreichend Guten" mag ja ihren Dienst tun, sie begünstigt aber nicht jenes Tun und Wagen, das des Adjektivs „kreativ", wie ich es verstehe, würdig wäre. Wohl bewährte Interventionen bringen nichts Neues und Wertvolles hervor; nichts Neues und Bereicherndes wird durch sie zugänglich; keine Einsichten kommen an den Tag. Bequeme, routinierte Interventionen von Seiten des Therapeuten führen zu einer Therapeut-Patienten-Dynamik, die einen geringen „Tonus" aufweist, will sagen, dass sie lascher ist als diejenige, die nicht geprobten, maßgeschneiderten Interventionen entstammt. Nicht zur Routine gewordene Interventionen bergen ein gewisses Risiko in sich und sind für die Beteiligten unausbleiblich aufregend. Während meiner Arbeit mit Patienten sehne ich mich nach der Erregung des Aha-Erlebnisses, das ich mich auch zu artikulieren traue, nach dem risikoreichen Wagnis, eine Fantasie oder eine unmittelbare emotionale Reaktion auf meine Auseinandersetzung mit meinen Patienten mitzuteilen – wobei ich mich natürlich von einem prozessorientierten Diagnoseverfahren und klugem Timing leiten lasse.

Beleuchtet man den Prozess kreativer Äußerungen innerhalb einer therapeutischen Beziehung, weist man damit der Kreativität einen anderen Sinngehalt zu; sie definiert sich durch Neuheit und Wert, und sie kommt zwischen zwei oder mehr Personen auf. Sie ist das Resultat eines gemeinsam eingegangenen Wagnisses, das Resultat des Experimentierens mit dem Unbekannten und des Hinter-Sich-Lassens altbekannten Territoriums. Kreativität ist mithin ein Aspekt von Beziehung, ein Bestandteil des relationalen Feldes. Sie schließt das mit ein, was sich zwischen uns er-eignet!

IX. Der schöpferische Prozess langfristig betrachtet

Als ich über die längerfristige Entwicklung des schöpferischen Prozesses nachdachte, drängten sich eine Reihe beunruhigender und weitgehend unbeantwortbarer Fragen in meine rege Fantasie. Zum Beispiel, reift der kreative Prozess mit dem Alter? Wächst die Fähigkeit, schöpferisch zu intervenieren, mit den Jahren der Erfahrung? Ist es närrisch und idealistisch, fortwährendes Kokreieren neuer Interventionen zu fordern? Welche Strategie könnte der allgemeinen Tendenz entgegenwirken, auf bequeme, vorhersagbare Muster zurückzugreifen und unsere verlässlichen „Lieblings"-Interventionen zu praktizieren? Was heißt das für die Praxis jener Kollegen, die die neueste theoretische Literatur zu ihrer Methode nicht gelesen haben, und zwar jahrzehntelang schon nicht? Müssen alle Gestalttherapeuten ständig zu ihrer Theorie, zum aktuellen theoretischen Diskurs Verbindung halten – nicht nur zu dem ihrer eigenen Methode, sondern zu dem der psychotherapeutischen Theorie überhaupt, um über eine wohl begründete professionelle Identität zu verfügen und Anregungen für ihre Praxis zu gewinnen?

Aus Erfahrung weiß ich, dass die Fallstricke repetitiven und wahllosen Gebrauchs allzu vertrauter Interventionen und Routineübungen in Stagnation und einem allgemeinen Unzufriedenheitsgefühl bestehen. Ich persönlich werde ärgerlich, wenn eine Intervention bei Patienten „nicht anschlägt", bin zunächst unzufrieden und ratlos, weil mir nicht in den Kopf will, warum „dieses" oder „jenes" diesmal nicht geklappt hat. Im guten Fall kann ich mich danach mit dem Ärger näher befassen und erkennen, dass es sich um Gegenübertragungssignale handelt, die Aufmerksamkeit verlangen! Ist man in die Routine hineingeglitten, heißt das, dass man einen Abschneider gemacht und nach der einfachen Lösung oder der bequemsten Intervention gegriffen hat. Der andere Pol wäre meiner Meinung nach, sich auf Überraschungen gefasst zu machen, ein Wagnis einzugehen und der eigenen Intuition im Verein mit der eigenen theoretischen Grundlage zu vertrauen. Außerdem gehört die Bereitschaft dazu, als unbeholfen oder peinlich berührt wahrgenommen zu werden – Eigenschaften, die sich Psychotherapeuten gar nicht gerne nachsagen lassen.

X. Unbeholfenheit und Verlegenheit riskieren

In einem kreativen Modus zu arbeiten, bedingt, dass man weniger auf gewohnte, sondern mehr auf spontan auftauchende Lösungen setzt. Der Mut zur Ungeschicklichkeit und Unbeholfenheit gehört ebenso dazu (siehe dazu beispielsweise die ausgezeichneten Ausführungen von Wilson-Sanford, 2001) wie die Bereitschaft, sich in Verlegenheit bringen zu lassen, deren Vorteile Laura Perls (Kitzler et al., 1982, S. 17) erörtert hat. Nicht vorzugeben bzw. nicht anzunehmen, man wüsste genau, was vor sich geht, nicht dauernd Patentlösungen auf jede Frage hervorzuzaubern, sondern wirklich zu zeigen, dass man auch Lernender ist, verlangt dem Therapeuten einigen Mut ab. Diese Arbeitshaltung bedeutet unter anderem, dass man zumindest demütig genug sein muss, Unsicherheit zuzugeben und einige erfolglose Versuche zu unternehmen, wenn man eine Störung oder ein Symptom bei einem Patienten angeht und dabei riskiert, dass Patienten enttäuscht sind, weil man sichtlich nicht *stante pede* erkennt, was für sie gut ist. Manche Patienten sind vielleicht von Arztbesuchen an eine Pose hoher Vertrauenswürdigkeit gewöhnt, wenn eine körperliche Störung medikamentös behandelt und der Eindruck vermittelt wird, dass die Heilung eines Gebrechens sich auf ein einziges Medikament (oder eine begrenzte Anzahl von Arzneien) reduzieren lasse. Mir erscheint der Mut zur Unbeholfenheit ein starkes Gegenmittel zur Neigung gewisser Therapeuten zu narzisstischem Gehabe zu sein! Wenngleich jene Haltung mitunter unbequem und oft sogar beunruhigend ist, weiß ich Kritik oder Herausforderung durch Patienten oder Ausbildungskandidaten zu schätzen, weil dies im Normalfall eine Ich-Du-Beziehung anzeigt, in der man den anderen als gleichberechtigtes Subjekt behandelt.

XI. Conclusio

Die Absicht dieses Artikels ist es gewesen, die fruchtbare Wechselbeziehung zwischen Theorie und Praxis anhand denkwürdiger Augenblicke aus Fallstudien beispielhaft aufzuzeigen. Sich in die Vertrautheit Routine gewordener Interventionen oder allzu etablierter Übungen fallen zu lassen, verleiht Gestalttherapeuten eine Pseudo-Sicherheit und ein falsches Selbstvertrauen. Dies mag in Wirklichkeit Unsicherheit bemänteln oder die Therapeuten vor der Erkenntnis schützen, dass sie in ihrer Profession stagnieren. Der Anspruch, dauernd neue Experimente und neue Blickwinkel in der täglichen therapeutischen Arbeit aus dem Ärmel zu schütteln, ist naturgemäß herausfordernd, riskant und anstrengend. Doch genau diese Risiken und Anstrengungen sind vonnöten, wollen wir tiefe Befriedigung und das Hochgefühl erleben, das aus einem solchen Engagement resultiert. Um zu einer guten Gestalt zu finden, sind wir am besten mit einer soliden Theorie beraten, auf deren Grundlage wir praktizieren, und umgekehrt: mit einer soliden Praxis, von der wir unsere Theorie ableiten! Dies führt mich zum Appell an die Kollegen, sich von den einzelnen Lebensgeschichten ihrer Patientinnen faszinieren und Leidenschaft in ihrer professionellen Arbeit walten zu lassen. Es ist wohl kaum möglich, diesem Anspruch in jeder einzelnen Therapiestunde gerecht zu werden. Nichtsdestotrotz begleiten mich derlei Gedanken als stille, hilfreiche Signalgeber durch den Tag und lassen mich reichhaltigere Befriedigung aus meiner Arbeit schöpfen. Mich dünkt, ich kann mich dadurch besser auf die Bedürfnisse der Einzelpersonen, Paare und Gruppen konzentrieren, die meine Praxis aufsuchen.

Literatur

Amendt-Lyon N (1999): Kunst und Kreativität in der Gestalttherapie. In: Fuhr R et al. (Hrsg) Handbuch der Gestalttherapie. Hogrefe, Göttingen, S 857–877

Amendt-Lyon N (2001a) Art and creativity in Gestalt therapy. Gestalt Review 5 (4): 225–248

Amendt-Lyon N (2001b) „No risk, no fun!" A reply to commentaries. Gestalt Review 5 (4): 272–275

Bar-On D (1989) The legacy of silence. Encounters with children of the Third Reich. Harvard Univ Press, Cambridge

Heimannsberg B, Schmidt CJ (eds) (1993) The collective silence: German identity and the legacy of shame. Analytic Press, Mahwah, New Jersey

Kitzler R, Perls L, Stern EM (1982) Retrospects and prospects: A trialogue between Laura Perls, Richard Kitzler and E. Mark Stern. Voices 18 (2): 5–22

Rosenthal G (Hrsg) (1997) Der Holocaust im Leben von drei Generationen. Familien von Überlebenden der Shoah und von Nazi-Tätern. Psychosozial Verlag, Gießen

Wilson-Sanford J (2001) A call to courage – applying principles of art and creativity in organizational development in large systems. Commentary on article by Nancy Amendt-Lyon. Gestalt Review 5 (4): 262–271

Teil IV
Das Feld in der Praxis: Eine Kostprobe

Kreativität in intimen Langzeitbeziehungen

Joseph Melnick und Sonia March Nevis[1]

I. Einführung

Die meisten von uns sehnen sich nach einer lebendigen und anregenden Langzeitbeziehung, welche über die Zeiten wächst und gedeiht. Die Herausforderung liegt darin, die Beziehung jung und reich an unerwarteten Elementen und angenehmen Überraschungen zu halten. Der Kreativität kommt darin eine wichtige Rolle zu, will man eine Beziehung pulsierend und entwicklungsfähig erhalten.

Das Beschreiben dieses Wirkens in Langzeitbeziehungen ist selbstverständlich alles andere als leicht, da wir nicht ein einziges Medium wie etwa Farbe oder Ton vor uns haben, aus denen wir unsere Schöpfungen bilden. Indes besteht eine wesentlich stärkere Affinität zum Improvisationstheater, in dem die Schauspieler Kontakt zum Publikum und zueinander herstellen, und in dem alles nur Denkbare passieren kann. In intimen Langzeitbeziehungen sind die emotionalen und psychischen Risiken jedoch größer, und die Konsequenzen gefahrvoller.

Zu den künstlerischen Materialien eines Paares gehören Worte, Gesten und Berührung, das Primäre ist jedoch das Erleben der Beziehung, dessen, was sich zwischen den beiden tut. Das bedeutet nicht, dass das Paar nicht auch vom größeren Feld einschließlich Kultur, Religion, Zeit, Ort und Weltgeschehen betroffen wäre. Ebenso wenig liegt es in unserer Absicht, die Innenwelt der beteiligten Individuen zu ignorieren, welche von einem breiten Spektrum kreativen Potenzials sowie von Beschränkungen erfüllt ist. Das Hauptaugenmerk unseres Kapitels liegt jedoch, wiewohl wir die Wichtigkeit der inneren Erfahrung des Individuums und der des größeren Lebensraumes anerkennen, auf dem, was sich *zwischen* zwei Individuen, in dem, was wir das relationale Feld nennen, abspielt.

Jeder schöpferische Prozess hat eine Struktur. In den Künsten übt man sich technisch und ästhetisch, um die „gute Gestalt" zu erkennen. Keramiker beispielsweise werden gelehrt, ihren Kunstsinn zu perfektionieren, während sie ihre

---

[1] Wir möchten den Teilnehmern der Ostküsten-Ess- und Schreibgruppe sowie Bud Feder, Joseph Handlon und Isabel Fredericson für ihre Bemerkungen zu einem früheren Entwurf und besonders Gloria Melnick für ihre Erkenntnisse und ihre Hilfe bei der Erstellung des Manuskripts danken.

Fertigkeit im Umgang mit der Töpferscheibe zur Meisterschaft bringen. Paare bekommen jedoch selten einen Begriff von guter Beziehungsform gelehrt. Üblicherweise leiten sich ihre Kenntnisse und ihre Wissensbasis von einer Mischung aus unbewussten und nicht überprüften Introjekten ab, die von ihren Eltern und der Kultur im weitesten Sinn an sie weitergegeben werden.

Da das nun einmal so ist, wie können wir dann eine gute Form beurteilen, zumal es keine ernannten Experten beziehungsweise Kritiker gibt (von Therapeuten abgesehen), die das Produkt evaluieren könnten? Es ist schon schwer genug, ein gutes Kunstwerk oder eine musikalische Darbietung zu bewerten, obwohl es dafür einige verbindliche Kriterien gibt, aber wie stellt man fest, ob eine Intimbeziehung gelungen ist?

Im gesamten vorliegenden Kapitel wird die gute Gestalt dadurch beschrieben, dass wir bestimmte Qualitäten formulieren, die ein Paar besitzen und zeigen muss, damit eine intime Langzeitbeziehung auf schöpferische Weise florieren kann. Konkret sind das:

- *Schöpferische Anpassung:* Sind die beiden fähig, sich an das Leben und aneinander schöpferisch anzupassen? Sind sie fähig, an ihren Wahrnehmungen und Emotionen so lange dranzubleiben, dass Integration stattfindet?
- *Experimentelle Haltung:* Nehmen sie ihrer Beziehung gegenüber eine experimentelle Haltung ein? Verfügen sie über einen gesunden Verarbeitungsmechanismus, um die Schwierigkeiten, Enttäuschungen, Desillusionierungen, Verletzungen und Verratsmomente, die mit langfristigem Zusammensein einhergehen, zu meistern?
- *Harte Arbeit und Disziplin:* Ist ihnen die Kapazität eigen, hart zu arbeiten, sodass sie eine Struktur erschaffen können, mit der sie beide einverstanden sind? Und, nicht minder wichtig, haben sie Disziplin genug, ihre Vereinbarungen einzuhalten und sie dauerhaft in Verhalten umzusetzen?
- *Schöpferische Destabilisierung:* Wissen sie, wann etwas genug ist? Vermögen sie, alte Gestalten in einer respektvollen Weise aufzugeben?
- *Enttäuschung ertragen:* Sind sie in der Lage, sowohl das Enttäuschtwerden als auch das Enttäuschen ihrer maßgeblichen Bezugsperson zu ertragen? Erkennen sie, bei welchen Gelegenheiten diese Verletzungen anzusprechen und bei welchen sie besser zu übergehen sind?
- *Interesse erhalten:* Können sie Interesse aneinander und an der Beziehung aufbringen?
- *Sinn für Humor:* Sind sie in der Lage, sich selbst und ihre Beziehung zeitweise weniger ernst zu nehmen, damit sie Konflikte deeskalieren und diese zu einer sichereren Angelegenheit machen können? Sind sie fähig, Humor und Spiel einzusetzen?

Bevor wir auf diese Fragen näher eingehen, sei der Leser gewarnt: Trotz der Erörterung der Schwerarbeit, die in Beziehungen nötig ist, und trotz der Schwierigkeiten und Enttäuschungen, die Paare meistern lernen müssen, mögen die hier dargelegten Perspektiven allzu optimistisch erscheinen. Obwohl uns die Verletzungen, Verratsmomente und langen Impasses, die zu jeder Langzeitbeziehung gehören, voll bewusst sind, halten wir eine optimistische Ausgangsbasis dennoch für eine wesentliche Zutat allen schöpferischen Erlebens.

II. Kreativität aus gestalttherapeutischer Sicht

... das Leben eines Organismus besteht im Wesentlichen darin, dass er seine Eigenart anpasst. Die Grenze ist der Ort, wo Gefahren abgewehrt und Hindernisse überwunden werden, wo ausgewählt und vereinnahmt wird, was sich als assimilierbar erweist. Was also ausgewählt und assimiliert wird, ist stets das Neue; der Organismus überlebt durch die Assimilation des Neuen, durch Verwandlung und Wachstum (Perls et al., 1997, S. 12).

Der schöpferische Prozess ist historisch gesehen stets aus individueller Perspektive abgehandelt worden (Martindale, 2001). Dabei galt Kreativität als Charaktereigenschaft oder als eine Art Energie – angezapft oder auch nicht –, welche im Inneren wohnt. Wir meinen beispielsweise, Menschen besäßen schöpferische Talente beziehungsweise Persönlichkeiten.

Die Gestalt-Perspektive geht an diesen Begriff entscheidend anders heran. Sie betrachtet Kreativität weniger als Charakterzug, Eigenschaft oder als Produkt eines ausschließlich intrapsychischen Prozesses, sondern konzeptualisiert sie als *Aspekt der Beziehung* zwischen dem Selbst und der Umgebung. Damit wird der Schwerpunkt der Kreativität vom Inneren der Person auf die Dynamik des Individuums, das mit seiner Umwelt in Beziehung steht, verlagert. Kreativität ist somit ein Prozess, der außerhalb der eigenen Haut stattfindet, dort, „wo das Selbst auf den anderen trifft".[2]

A. Kontakt

... im Prozess der Assimilation wird auch der Organismus seinerseits verwandelt. Kontakt ist primär Wahrnehmung des assimilierbaren Neuen und Bewegung zu ihm hin sowie die Abwehr des unassimilierbaren Neuen. Das Allgegenwärtige, stets Wiederkehrende oder Indifferente wird nicht Kontaktgegenstand (Perls et al., 1997, S. 12).

Es gibt zwar für diese Begegnung des Selbst mit dem anderen viele Namen, aber der gebräuchlichste ist ‚Kontakt'. Kontakt ist *per definitionem* kreativ, denn beim Kontakt ereignet sich etwas Neuartiges und Einzigartiges. Deshalb wirkt jeglicher Kontakt insofern umgestaltend, als zwei anfänglich getrennte Entitäten oder Aspekte des Selbst vorübergehend als eins erlebt werden. Kontakt kann man mit Anteilen seiner selbst herstellen oder mit Anteilen der Umgebung, wie etwa mit einem Baum in Blüte oder einem schönen Sonnenuntergang. Dieser grundlegende Verwandlungsprozess des Selbst über Kontakt mit der Umgebung nennt sich kreative Anpassung. Er wird als für die psychische Gesundheit wesentlich erachtet und weiter unten eingehend diskutiert.

B. Intimität

Langzeitige Intimität ist die Summe einer großen Bandbreite individuell erlebter intimer Augenblicke über einen maßgeblichen Zeitraum (Melnick und Nevis, 1994, S. 297).

---

[2] Fogel (1991) gibt dazu ein Beispiel. Kinder reagieren nicht auf das Bemuttern, sondern, wie Fogel anhand überzeugenden Forschungsmaterials zeigt, Mutter und Kind beeinflussen einander kontinuierlich wechselseitig: sie erschaffen die Augenblicke untereinander.

Kreativität vom individuellen Standpunkt aus zu betrachten, ist zwar nützlich, aber ungenügend, will man ihr, so wie sie innerhalb intimer Langzeitbeziehungen vorkommt, zur Gänze gerecht werden. Will man diese Form des schöpferischen Prozesses begreifen, ist es unumgänglich, die Idee von einem Selbst und dem Anderen zu transzendieren. Was *zwischen* diesen beiden Individuen stattfindet, muss ebenfalls angesprochen werden – wie sich Kreativität entwickelt und wie sie am Leben erhalten wird. Dazu müssen wir den Kontaktbegriff um die interpersonelle Perspektive erweitern. Hat sich jemand auf eine intime Beziehung eingelassen, gibt es mehr als nur zwei miteinander interagierende Menschen. Wir haben es mit einer dritten Entität zu tun – einem „Wir", an dem ein schöpferisches Paar fortwährend gestaltend tätig ist.

Wir verwenden hier den Ausdruck *intimer Moment* (Melnick und Nevis, 1994), um eine Kontaktepisode zwischen zwei Individuen zu beschreiben; er ist der schöpferische Baustein der Intimität. Ein intimer Moment kann sich dann ereignen, wenn zwei Menschen dasselbe Energieniveau oder dasselbe Interesse an derselben Sache zur selben Zeit haben. Diese Momente sind von einem Vitalitätselement und von einer Anmutung der „Grenzenlosigkeit" gekennzeichnet und von Gefühlen der Verbundenheit und der Gegenseitigkeit begleitet. Das Individuum erfährt den jeweils Anderen nicht als getrennt und differenziert vom eigenen Selbst, sondern erlebt sich offen für das Erkennen und Erkanntwerden.

III. Die Entwicklung intimer Beziehungen

Am Beginn einer intimen Beziehung ist so gut wie jeder Augenblick neu, da es erst wenig gemeinsame Erfahrung gibt, und das Feld des Gewahrseins eng begrenzt ist. Nahezu alles am anderen Menschen ist neu und deshalb interessant. Tatsächlich scheinen sich intime Momente unter geringem Gewahrsein und ohne großen Aufwand zu ereignen. Wie wir an anderer Stelle bereits gesagt haben, nennen wir diese reine Freude, die diesem fortlaufenden, mühelosen Vorgang wechselseitigen Entdeckens innewohnt, Faszination oder romantische Liebe (vgl. Melnick und Nevis, 2001).

Am Anfang einer Beziehung gilt das Hauptinteresse des Paares einander. Das Alltagsleben wird folglich weitgehend ausgeblendet. Entwickelt sich die Beziehung jedoch mit der Zeit, gibt es normalerweise am anderen weniger zu entdecken. Diese „Abnützungserscheinung" wird oft als großer Verlust wahrgenommen und bis zu einem gewissen Grad ist er es auch. Die gewonnene Vertrautheit bringt einige positive Wirkungen mit sich. Oftmals findet ein Übergang zwischen dem Lernen über die andere Person zum Wissenszuwachs über die Beziehung statt. Darüber hinaus wird ein großer Teil des Interesses und der Energie, welche ursprünglich in den Entdeckungsprozess investiert wurden, wieder für den Alltag verfügbar. Im günstigsten Fall kommt es zu einem Gleichgewicht, in dem persönliche, relationale und weiter reichende Bedürfnisse gebührende Aufmerksamkeit erhalten.

In der Vorhersagbarkeit liegt Sicherheit. In unserer Welt und in unser aller Leben gibt es ein so hohes Maß an Unsicherheit, dass wir uns oft an der Grenze zur Angst befinden. Im günstigen Fall schafft ein höherer Grad an Vertrautheit eine Entspanntheit in der Gegenwart des anderen und einen sicheren Hafen vor der Spannung, die mit den fortwährenden Überraschungen des Lebens einhergeht. Dieses Sicherheitsbedürfnis fördert gewohnheitsmäßige Beziehungsstile. Das Leben ist viel einfacher, wenn das Paar weiß, wer die Rechnungen begleicht, wer die Mahlzeiten auf den Tisch bringt und wer die Teppiche reinigt. Die wichtigeren und formalisierten Gewohnheiten nennt man *Rituale*. In ihrer vorteilhaftesten Form sind sie komplexe Gewohnheiten, welche zur Herstellung von Kontinuität entwickelt wurden, indem man wichtige Ereignisse wie Geburtstage, Beförderungen, Hochzeiten und Todesfälle würdigt. Ein sinnvolles Ritual unterstützt Struktur und Stabilität von Beziehungen.

Und was darüber hinaus äußerst wichtig ist: es liegt etwas von Natur aus Angenehmes im Erkennen und Erkanntwerden. Gesehen, verstanden und anerkannt zu werden rührt an den Kern des Menschseins. Es sieht aus, als wären wir dazu gemacht, miteinander in Beziehung zu sein, ohne Ziel und Protokoll. Es sind derer viele, die über diese Erfahrung geschrieben haben, niemand aber so elegant wie Buber (1958).

Das bessere Kennen des anderen hat allerdings auch seine Schattenseiten. Was vertraut, komplex und absehbar ist, kann zugleich rasch uninteressant und langweilig werden. Die Seiten und Merkmale, die man ursprünglich als anziehend und frisch erlebt hat, können unversehens eine negativere Färbung annehmen und so problematisch werden, dass sie sich der Lösung widersetzen (Zinker, 1977). Lassen Sie mich kurz einen Blick auf den Beginn einer Beziehung werfen, sagen wir, auf die zwischen John und Mary.

Wie es bei vielen Paaren der Fall ist, fühlten sie sich anfänglich gerade wegen ihrer Unterschiedlichkeit voneinander angezogen. John liebte Marys Spontaneität und ihre Verspieltheit; sie liebte seine Leidenschaft für die Arbeit. Als die Beziehung in die Jahre kam, bekamen sie die Schattenseiten der einst so attraktiven Polarität zu spüren. Mary fiel auf, dass John sich nur schwer entspannen konnte, und dass die Arbeit ihn ihr wegnahm. Sie lag mit der Arbeit im Wettstreit um Johns Zeit. Statt entspannt und verspielt war sie nun übellaunig und angespannt. John, der sich seinerseits ursprünglich von Marys Energiegeladenheit angezogen gefühlt hatte, bemerkte, dass Mary anscheinend kaum etwas fertig bekam. Zu seinem Erstaunen war sie „unverantwortlich", und er entwickelte Aversionen gegen die Bürde ihrer gemeinsamen Lebensplanung.

Diese Vignette endet vorerst an einem für John und Mary kritischen Punkt. Wenn eine Beziehung gelingen soll, müssen beide lernen, schöpferisch mit ihr umzugehen. Etwa mit der Überraschung und der Enttäuschung fertig zu werden, die mit der Zeit aus dem Entdeckungsprozess erwächst, dass das ehemals Attraktive verblasst und uns oft sogar abstößt. Dies zu lernen ist nicht leicht, und der nächste Schritt, nämlich das Entwickeln einer „guten Gestalt" beim Umgang mit diesen Enttäuschungen, auch nicht.

IV. Schöpferische Anpassung

Aller Kontakt ist kreative gegenseitige Anpassung von Organismus und Umwelt (Perls et al., 1997, S. 12).

Mit der Zeit kommt es nicht nur zu herben Enttäuschungen, die angesprochen werden müssen, sondern oft auch zu einem allmählichen Schwinden des Interesses am anderen. Um Perls et al. (1951) zu paraphrasieren, verläuft sich so naturgemäß die „Frische" eines Paares. Mit zunehmendem Vertrauterwerden des Beziehungsfeldes wird die Energie für den anderen nicht mehr so leicht aufgebracht. Das Paar bleibt mit einem Dilemma übrig, das erst einmal gelöst werden will. Die beiden müssen lernen, miteinander einen fortlaufenden, nie abreißenden Vorgang ins Leben zu rufen, welcher der Beziehung Vitalität und positive Neuheit einflößt, während sie zugleich Gewohnheiten und Muster entwickeln, die ihnen Bewegungsfreiheit in anderen Lebensbereichen erlauben. Schließlich und endlich werden sie einen Rhythmus finden müssen, der sie bei der schöpferischen Anpassung an die Beziehung unterstützt.

Die schöpferische Anpassung, oft als tragender Eckpfeiler des Gestaltansatzes zitiert, ist nur minimal weiterentwickelt worden.[3] Der Begriff, wie „Gestaltgetreue" ihn verwenden, spiegelt einen Dissens mit der Freudschen Theorie wider, derzufolge das Individuum seine Bedürfnisse unterdrücken und sich an die Umwelt anpassen müsse, wenn es ein reiches und erfüllendes Leben führen wolle. Diese „Anpassung" war alles andere als kreativ.

Die Vertreter der Gestalttherapie meinen indes, dass Umwelt und Individuum einander wechselseitig beeinflussen, und ohne Neuheit gäbe es keine Anpassung. Individuen müssen zum Zwecke der schöpferischen Anpassung über ein breites Spektrum an Fertigkeiten verfügen. Sie müssen in der Gegenwart leben können und ihrer eigenen und der sich ständig ändernden Umweltbedürfnisse und Muster gewahr sein. Nicht minder wichtig ist ihre Kenntnis von Abschluss und Rückzug, d.h. wann und wie sie etwas beenden müssen und wie sie aus ihrer Erfahrung Sinn schöpfen.[4]

Die schöpferische Anpassung und der Kontakt wurden, obwohl sie einen relationalen Prozess widerspiegeln, ursprünglich zur Beschreibung des Wandels von individueller Perspektive aus herangezogen. Wie bereits diskutiert, ist es wesentlich schwieriger, das, was sich zwischen den Menschen ereignet, in Worte zu fassen. Auf Paare angewandt, macht die schöpferische Anpassung die Entwicklung einer Umgebung nötig, die von verfügbarer Energie erfüllt ist, damit die Menschen wachsen können. Ein präziserer Terminus könnte etwa kreative Ko-Anpassung lauten.

Diese Notwendigkeit kontinuierlicher Ko-Anpassung ist deshalb gegeben, weil, wie John und Mary langsam merken, viele wichtige Unterschiede einfach

---

[3] Eine bemerkenswerte Ausnahme bildet der jüngste Artikel von Parlett (2000). Parlett legt fünf Dimensionen der kreativen Anpassung fest: Resonanzvermögen, wechselseitige Bezogenheit, Selbsterkenntnis, Verkörperung und die experimentierfreudige Haltung.

[4] Man muss verstehen, dass in der kreativen Anpassung die Konzepte der „guten Gestalt", des Wachstums und der Entwicklung inbegriffen sind. Andernfalls ließe sich argumentieren, dass Hitler, Bin Laden u.a. sich an ihre Umgebung „kreativ anpassten".

nicht aufzulösen sind. In diesem Sinne ist eine „Win-Win"-Situation schlicht ein Mythos. Die Kunst ist, die Energie, die durch diese Geschehnisse und gewöhnlichen Dilemmata erzeugt wird, in einer Weise zu handhaben, dass die Beziehung nicht stecken bleibt, einfriert oder destruktiv wird.

Dies schließt das Akzeptierenlernen der Tatsache ein, dass selten – und nicht einmal in den besten Beziehungen verhält es sich anders – auch nur einer von beiden seinen Willen durchsetzen wird. Folglich sind Individuen ständig mit einem Balanceakt zwischen ihren eigenen Wünschen, denen des anderen und dem, was für die Beziehung am besten ist, beschäftigt. Diese einander scheinbar widersprechenden Bedingungen zu bewältigen, ist das Herzstück kreativer Anpassung. Dieses Handhaben erfordert im Grunde nicht nur ein Inventar an Fertigkeiten und Voraussetzungen, sondern auch eine Methode zum Umgang mit der Beziehung. Was es braucht, ist eine Haltung, in dem Fall eine Haltung der Experimentierwilligkeit.

V. Experimentierwillige Haltung und Methodik

Die Lösung dieses menschlichen Problems ist hier wie überall Neuschöpfung durch Handeln (Perls et al., 1997, S. 15).

Eine experimentierfreudige Haltung schließt die Bereitschaft ein, den eigenen Lebensfluss vorübergehend anzuhalten beziehungsweise zu transformieren, um den anderen und die Beziehung zu ihm in einer frischen, neuen Weise zu „sehen" und wahrzunehmen. Sie ist von der Frage motiviert: „Was wäre, wenn ..." (vgl. Melnick, 1980).

Die experimentierfreudige Haltung beinhaltet das Sich-Einlassen auf neue Formen unter Verzicht auf die beurteilende Komponente. Wir meinen damit, dass sich das Paar nicht damit aufhalten sollte, die Beziehung durch die Linse von Erfolg/Misserfolg zu betrachten. Stattdessen möge ein jeder die Bereitschaft zeigen, die Perspektive des anderen zu erforschen. Statt Ergebnisse unter dem Blickwinkel von Gut/Böse zu beurteilen, gilt das Augenmerk dem, was aus der Erfahrung gelernt wurde. Eine experimentierwillige Haltung heißt das Unbekannte willkommen und akzeptiert die Unsicherheit, die dem Wandel eignet (vgl. Staemmler, 2000).

Um diese dem Experiment eigenen Werte und Glaubensinhalte in „Leben" zu übersetzen, muss das Paar über eine Methodik verfügen, kraft derer es Neues in die Beziehung einbringt. Dieses Methodeninventar hilft dabei, die Gestalt und die Form des einzigartigen schöpferischen Prozesses zu definieren. Beispielsweise müssen die beiden herausfinden, wie viel an Veränderung und Neuartigkeit „genug" ist und desgleichen, wie viel zu wenig oder eben zu viel ist.

Lassen Sie mich zur Beschreibung der experimentierfreudigen Haltung und Methodik eine Metapher heranziehen und die Langzeitbeziehung als Kunstwerk begreifen. Nehmen wir an, Sie erwerben ein schönes Gemälde. Mit der Zeit, wenn seine Neuheit verblasst, verliert man leicht das Interesse und erliegt der Abstumpfung und Desensibilisierung. Bei vielen erfüllt der Ankauf eines neuen Bildes den Bedarf nach Neuem. Im Fall einer experimentellen Haltung bringt der

Glaube, dass selbst die allervorhersagbarsten Muster etwas Neues enthalten, zahlreiche schöpferische Wahlmöglichkeiten hervor. Beispielsweise mögen wir länger im Betrachten des Bildes verharren. Wir können es auf andere und noch nicht dagewesene Weise anschauen, um die feinen Nuancen des Werkes mitzubekommen. Wir können es mit anderen diskutieren und sie nach ihren Eindrücken fragen. Wir können es woandershin platzieren, den Lichteinfall ändern oder es mit anderen Bildern arrangieren. Vermögen wir das Gefühl zurückzuholen, das wir hatten, als wir das Bild zum ersten Mal erblickten und es für uns begehrten? Wahrscheinlich nicht, denn das erste Mal gibt es nur ein Mal. Was wir jedoch können, ist, Neuheit erschaffen, indem wir den Grund erweitern und unsere Beziehung zu ihm verändern.

Zurück zu unserem Paar: Die Experimentierhaltung und eine ebensolche Methodik umfassen Engagement und die Fähigkeit, alte Muster jedes Mal mit einem neuen Blick zu bedenken, ungeachtet ihrer Funktionstüchtigkeit und Wirksamkeit. Ferner gehören Fertigkeiten dazu, diese Muster aufzugeben und sie abzuwandeln, um in einem kontinuierlichen Entdeckungsprozess zu bleiben, in dem das Selbst, der/die andere und die Beziehung neu erfahren werden können.

VI. Harte Arbeit und Disziplin

Ein beträchtlicher Anteil an Untersuchungen unterstreicht die Rolle harter Arbeit in der Kreativität; dieses Material deutet darauf hin, [dass] herausragende Kreativität mit der konsequenten Aufwendung von Mühe über einen langen Zeitraum hinweg zusammenhängt (Amabile, 2001, S. 334).

In den Augen der meisten ereignen sich Beziehungen einfach ohne großen Aufwand. Tatsächlich ist es so, dass die meisten Beziehungen, würde man am Beginn dafür hart arbeiten müssen, erst gar nicht zustande kämen. Nur wenige Paare haben, solange sie ineinander vernarrt sind, eine Vorstellung davon, was alles nötig sein wird, um die Beziehung zu erhalten und zu nähren. Kein Wunder, dass etliche meinen, wenn eine Beziehung derart schwerer Arbeit bedarf, könne etwas nicht stimmen.[5] Diese weit verbreitete Idee, dass der schöpferische Vorgang ein spontanes, leichtfüßiges Ereignis sei, steht in krassem Widerspruch zu den Forschungsergebnissen rund um die Kreativität und kreative Individuen. Laut Martindale (2001) zum Beispiel, umfasst der Arbeitsalltag von Genies im Wesentlichen 16 Stunden am Tag, siebenmal die Woche.

Auch wenn man die Unerlässlichkeit harter Arbeit hinnimmt, genügt dies nicht, es sei denn, man erledigt sie mit Disziplin. Disziplin bedeutet, sich einer Struktur zu verschreiben, die drei Einzelelemente umfasst: *ein miteinander geteilter Modus des Zusammenseins; die Fähigkeit, die vereinbarten Entscheidungen im Leben umzusetzen* und *die Bereitschaft, Neues innerhalb des Beziehungskontexts zu suchen.*

---

[5] Bedauerlicherweise hat die Gestaltkultur zu dieser Fehlauffassung beigetragen. Sie hat den Glauben miterzeugt, dass, sofern jemand seine Wünsche und Bedürfnisse nur leidenschaftlich und energisch zum Ausdruck bringe, Wandel eintrete. Der Kontext, in dem das Bedürfnis geäußert wurde, wurde weitgehend ignoriert.

Der *Modus des Zusammenseins* umfasst die Bereitschaft, am Prozess des anderen Menschen dranzubleiben, trotz der mitunter schmerzlichen Konsequenzen. Zudem umfasst er das Geschick, den anderen in seiner existenziellen Gültigkeit zu bestärken (Zinker, 1977). Letztlich ist dies eine tief empfundene Anerkennung, dass die Erfahrung des anderen genauso legitim und „richtig" ist wie für mich die meine.

Das *Umsetzen vereinbarter Entscheidungen* ist vermutlich das Schwierigste von allen. In der Hitze von Schuldigkeit, Reue oder Versöhnung, wenn die Energie hoch ist, ist es recht leicht, Besserung zu geloben. Diese Vorsätze jedoch in die tägliche Lebenspraxis umzusetzen, wenn die Energie abflaut und die Ablenkungen zahlreich sind – bringt uns zum Kernpunkt der Disziplin. Genau bei dieser Gelegenheit sind die Fertigkeiten, die zur Ausbildung positiver Gewohnheiten vonnöten sind, von primärer Wichtigkeit.

Und letztens: Ist ein Paar unfähig, *Neuheit innerhalb des Beziehungskontexts zu suchen*, trägt das den Keim der Katastrophe in sich. Dieses „Bedürfnis nach Neuem", das wir „Suche" genannt haben, gehört zu unserer menschlichen Natur und begleitet uns von der Wiege bis zum Tod. Tatsächlich wird mangelhafte Gesundheit oft mit einem Suchverhalten in Verbindung gebracht, das – kontextuell gesehen – entweder zu gering oder zu stark ausgeprägt ist. Wir bringen Suchen und Experimentieren oft durcheinander, wenn wir zum Beispiel das Experimentieren mit Drogen darunter verstehen, was etwas anderes als Suchen ist. Es kennt keine Grenzen, es verfügt über kein hoch entwickeltes Gespür für den anderen, hat kein ausgeprägtes Interesse an den Konsequenzen und keine ästhetische Form. Es ist ein Experimentieren ohne Disziplin.

Im schlimmsten Fall kann uns das Suchverhalten auf einen endlosen Weg bringen, auf dem unser Appetit immer nur für kurze Zeit gesättigt wird. Das Begehren gehört wesentlich zum Menschsein (Melnick et al., 1995). Dem eigenen Appetit jedoch die Zügel schießen zu lassen, kann üble Folgen haben, deren nicht gerade die geringsten unsere Süchte sind – Sucht nach Sex, Substanzen, Geld, Internet, Gymnastik. Eine experimentelle Haltung auf Beziehungen angewandt, impliziert mehr als nur die Liebe zum Neuen. Sie will Form: eine Beziehungserfahrung, die Grenzen kennt.

VII. Kreative Destabilisierung

> Eine derartige Zerstörung des Erreichten kann Furcht, Blockierung und Angst hervorrufen, in umso heftigerem Maße, als man neurotisch unflexibel ist; der Prozess wird aber begleitet von der Gewissheit einer neuen Schöpfung, die im Handeln zum Leben kommt (Perls et al., 1997, S. 15).

Damit ein Paar Neuheit erzeugen kann, müssen beide über Fertigkeiten verfügen, damit sie von alten Gestalten ablassen können. Diesen Vorgang nennt man schöpferische Destabilisierung. Manchmal ist sie leicht – die alten Gestalten funktionieren ohnehin nicht. Zum Beispiel geht mittlerweile weder er noch sie gerne in Konzerte. Aber was dann, wenn in den alten Gestalten noch etwas Leben wohnt? Wann ist die Zeit gekommen, das Vertraute aufzugeben, damit sich das Neue Bahn brechen kann? Wann hat ein Kosewort oder ein Festtagsgeschenk seine schöpferische Potenz eingebüßt? Wann ist der Zeitpunkt, da wir ein wenig zu lange daran festgehalten haben? Ein schöpferisches Paar muss fähig sein, Paradigmen und Wiederholungsmuster aufzubrechen, ungewöhnliche Erwartungen zu fördern, um dadurch Fluidität, Flexibilität, Originalität und Neuheit ins Leben zu rufen.

Das ist nur selten leicht, und in den Ohren vieler klingt das alles andere als wünschenswert. Es gibt eine Reihe legitimer Gründe, sich an das Stabile zu halten und das Praktikable und Vertraute zu nehmen. Was, wenn das Neue weniger befriedigend ist als das Alte, und wenn sich herausstellt, dass wir mit dem nutzlos Gewordenen auch das Wertvolle verworfen haben? Uns allen wohnt die Furcht vor dem Unbekannten inne. Aber gerade dieses, aus unseren Ängsten geschmiedete „Festhalten" erstickt die Schöpferkraft.

Ein schöpferisches Paar muss indes engagiert und willens sein, Risiken einzugehen, Vorschriften zu brechen, alte Formen aufzugeben und Fehler zu machen, was im Wesentlichen heißt, Destabilisierung zuzulassen. Wie findet es den Mut dazu? Die experimentierfreudige Haltung weitgehend praktisch umzusetzen, und das Vermögen, sich nicht auf Lösungen zu fixieren und – was noch wichtiger ist – kritisches Beurteilen aufzugeben, gehören dazu.

VIII. Enttäuschung ertragen

Leiden aber und Konflikt sind weder bedeutungslos noch unnötig: Sie zeigen die Zerstörung an, die in jeder Figur/Hintergrund-Struktur eintritt, damit die neue Figur auftauchen kann (Perls et al., 1997, S. 34).

Wie oben erörtert, erfordert der schöpferische Prozess bei Paaren die Dekonstruktion alter Muster, Fertigkeiten und Kompetenzen. Dabei ist das, was auftauchen wird, unbekannt oder zumindest unsicher. Selten wird es sich um ein miteinander vereinbartes Ereignis handeln. Öfter wird der eine oder andere einen Schritt weiter sein. Während der eine festhalten will, will der andere loslassen. Um Veränderung zu erfahren, muss das intime System die Kapazität des Enttäuschens und Enttäuschtwerdens entwickeln (vgl. Melnick und Nevis, *Being with another: The development and maintenance of intimacy*, unveröffentlichtes Manuskript).

Wie bereits diskutiert, sind die Enttäuschungen in der Anfangsphase einer Beziehung rar. Das Neue und Andere des Anfangs wird wohl kaum enttäuschen. Das meiste an der Neuheit ist in der Tat vergnüglich, und Entdeckungen sind normalerweise positiv und willkommen. Wenn Beziehungen jedoch reifer werden, und die günstigen Projektionen mit der Zeit abnehmen, kommt es naturgemäß zu Enttäuschungen. Sie müssen als normal und gewöhnlich eingestuft werden und nicht als ein Anzeichen dafür, dass die Beziehung schlecht läuft.

Ein erfinderisches Paar muss eine Form finden, mit ihnen fertig zu werden und mit ihnen zu leben. Es ist leicht, den Rückzug anzutreten oder diese unangenehmen Empfindungen, die mit den Enttäuschungen einhergehen, wegzuschieben. Auf diesem Geleise kann es zur Isolation voneinander kommen. Das

„Dazwischen" wird starr und leblos; das Beziehungsfeld wird starr und stagniert, jeder für sich ist verletzt, wütend und defensiv.

Das Paar muss stattdessen lernen, seine Enttäuschungen beim jeweils anderen anzubringen. Derjenige, der die Enttäuschung bewirkt hat, muss dem anderen die Hand reichen und die Frage stellen: „Habe ich dich enttäuscht? Womit? Erzähl mir mehr darüber." Der enttäuschte Part muss durch die Verletzung durch, um seinen Schmerz und seine Verwundbarkeit ausdrücken zu können. Zudem muss eine Ästhetik vorhanden sein, zu der ein hoch entwickelter Sinn für den anderen und für die Beziehung gehört. So muss jede/r etwa wissen, wann die Intensität zu stark ist und die Dinge erst abkühlen müssen, bevor sinnvoller Kontakt stattfinden kann. Durch wechselseitiges Aufeinander-Eingehen werden Verletzungen heil, der größere Sinnzusammenhang sichtbar, und die Beziehung entfaltet sich und wächst.

IX. Das Interesse aneinander erhalten

Während sich das Interesse aneinander in einer frischen Beziehung wie von selbst zu ergeben scheint, braucht es Geschick, es zu erhalten; hat sich die anfängliche Frische erst einmal verbraucht, verlagert sich das Interesse am anderen, oft auf Objekte und Aktivitäten wie Kinder, Autos und Urlaube. Diese gemeinsamen Unternehmungen werden häufig zum Kontaktmedium.

Das kreative Paar muss begreifen, dass diese Tätigkeiten, wichtig wie sie sind, zugleich Brennpunkte der Strukturierung von Beziehung und Verbundenheit sind. Kommt nun ein Paar in Schwierigkeiten zur Therapie und wird es danach gefragt, was bei ihnen nicht stimme, werden neun von zehn Sex, Geld oder Kinder anführen – oft sind es alle drei. Selten nehmen sie auf ihre Fähigkeit, die Interessen des anderen ressentimentfrei zu teilen, Bezug.

Tatsächlich sind sie oft kleinlich, richten sich im Rückzug ein und halten mit ihrem Interesse und ihrer Energie hinterm Berg. Es fehlt ihnen an der rechten Großzügigkeit. Diese würde das Verständnis einschließen, dass das, was den/die andere/n interessiert, seiner Natur nach weder uninteressanter noch interessanter ist als das, was einen selbst anspricht. Zur Großzügigkeit gehört der Wille, sich dem anderen in seinen Interessen anzuschließen.

Nun weiter in unserer Fallstudie: John und Mary haben einen schönen Samstag verlebt. Sie hat einiges im Haushalt erledigt und sich im Garten betätigt. Er hat trainiert. Sie hat sich für ihren Samstagsspaziergang mit einer Freundin fertig gemacht, als das Telefon läutet und die Freundin absagt. Fünf Minuten später fragt Mary John, ob er spazieren gehen wolle. Er ist mit seinen Gedanken bei dem vielen Training, das er an dem Tag bereits hinter sich hat, und er sagt nein. Sie wendet sich wortlos ab. Er bemerkt das und fragt, ob etwas nicht stimme. Sie gibt beleidigt zur Antwort: „Ich wollte *mit dir* spazieren gehen." „Oh", gibt er zurück, „das wusste ich nicht. Ich dachte, du brauchtest etwas Bewegung." Den Rest des Dialogs kann sich der Leser denken. Es erübrigt sich geradezu darauf hinzuweisen, dass, könnten alle Intimitätsdilemmata durch bloß ein paar Worte gelöst werden, dieses Kapitel überflüssig wäre.

X. Sinn für Humor

Unter denen, die ich mag oder bewundere, kann ich keinen gemeinsamen Nenner finden, aber zwischen denen, die ich liebe, kann ich es. Die bringen mich alle zum Lachen (Auden, Quelle unbekannt).

Harte Arbeit und Disziplin muss durch Humor ausbalanciert werden. Humor ist vielleicht tatsächlich das wichtigste Kriterium für eine erfolgreiche Langzeitbeziehung. Wer vermöchte ohne ihn die Enttäuschungen, Verletzungen, nicht eingehaltenen Versprechungen, Desillusionierungen oder Phasen schmerzlichen Ungleichgewichts heil überstehen?

Mit Humor meinen wir nicht, dass diese Gefühle und Erfahrungen lustig sind. Humor befähigt das intime Paar, zu einem umfassenderen Gewahrsein aller menschlichen Schwächen und Frustrationen zu kommen und in ihrem Angesicht zu lächeln.

Er umfasst negative wie positive Emotionen gleichermaßen und bahnt dem Ausdruck negativer Gefühle den Weg, ohne dass wir uns in sie verbeißen. Er stellt die Möglichkeit bereit, mit dem/der anderen in Kontakt zu bleiben, und zwar besonders dann, wenn Konflikt- und Wutmomente das Potenzial hätten, das „Wir" zu sprengen und in den Rückzug zu führen.

Zu guter Letzt macht der Humor den Konflikt weniger bedrohlich, er regelt bloß Energie und Erregung auf seine Weise. Über ihn kann man Dampf ablassen. In Beziehungen ist der Humor dem Paar dabei behilflich, sich nicht allzu ernst zu nehmen. Er nimmt uns Gewicht von den Schultern, da die Stützung des „Wir" in ihn eingebettet ist. Humor sensibel und respektvoll angewandt, ist die *Direttissima* vom Negativen zum Positiven. Er befähigt uns, am Ball zu bleiben.

XI. Conclusio: Das kreative Paar

Wie erkennen wir, ob ein Paar wirklich kreativ ist? Erst einmal dürfen wir seinen Prozess nicht so verstehen, dass er dem *einen* Individuum innewohne und dem anderen nicht. Keiner von beiden kann aufrichtig sagen, „das habe ich gemacht" oder „ich habe mehr dazu beigetragen". Beide begreifen und erleben ihre Beziehung als gemeinsame Bemühung.

Der kreative Prozess eines Paares hat kein bestimmtes Produkt zur Folge. Intimität in einer Langzeitbeziehung herzustellen, bedingt eine sich unentwegt wandelnde Entwicklung eines von beiden geteilten Gewahrseins. Er führt zu einem gleichberechtigten, vitalen Leben miteinander. Vielleicht ist *das* das Produkt – das tatsächliche, befriedigende Leben als ein „Wir".

Ein schöpferisches Paar findet Mittel und Wege, sich durch Zorn, Wut und Rückzug vor dem anderen hindurchzumanövrieren. Statt sich darin festzufahren, verstehen es die Partner, Traurigkeit, Enttäuschung und Bedauern in ihre Beziehung hineinzunehmen, und sie haben sich dem Dialog verschrieben.

Wenn der Schaffensprozess in intimen Langzeitbeziehungen so schwer und komplex ist, warum sollten wir uns das alles überhaupt antun? Die einfachste Antwort ist wohl die, dass Paare, so beide lernen, eine Balance zwischen Wandel und Stabilität, zwischen Altem und Neuem herzustellen, das rechte Maß an Experimentierwilligkeit in den Kontext von Disziplin und Struktur hineinzunehmen, entwickeln sie die Kraft zur Schöpfung einer einmaligen Form von Freude, der Freude des Miteinanders.

Literatur

Amabile TM (2001) Beyond talent: John Irving and the passionate craft of creativity. American Psychologist, Vol. 56, no. 4: 333–335

Buber M (1958) I and thou. Scribner, New York

Fogel A (1991) Developing through relationships. Univ of Chicago Press, Chicago

Martindale C (2001) Oscillations and analogies: Thomas Young, MD, FRS, Genius. American Psychologist, Vol. 56, no. 4: 342–345

Melnick J (1980) The use of therapist-imposed structure in Gestalt therapy. The Gestalt J 2: 4–20

Melnick J, Nevis SM (1994) Intimacy and power in long-term relationships: A Gestalt therapy-systems perspective. In: Wheeler G, Backman S (eds) On intimate ground. Jossey Bass, San Francisco, 291–308

Melnick J, Nevis SM (2001) Jealousy: The protection of intimacy, or caring gone wrong. The Australian Gestalt J 5: 49–60

Melnick J, Nevis SM, Melnick G (1995) Living with desire. British Gestalt J IV: 31–40

Parlett M (2000) Creative adjustment and the global field. British Gestalt J IX: 15–27

Perls F, Hefferline R, Goodman P (1997) Gestalttherapie. Grundlagen. Dtv, München

Staemmler F (2000) Like a fish in water: Gestalt therapy in times of uncertainty. Gestalt Review IV: 205–218

Zinker J (1977) The creative process in Gestalt therapy. Brunner/Mazel, New York

Kreativität in der Familientherapie

Edward und Barbara Lynch

Die Frage nach der Nahtstelle von Gestalt- und Systemischer Familientherapie wird oft gestellt. Unsere Antwort gründet auf einer profunden Kenntnis der Grundkonzepte und Praktiken beider theoretischer Modelle. Sowohl der Gestalt- als auch der Familientherapeut betrachten die Familie als einheitliches Ganzes, als Entität in einem Feld und als Schöpfer des „Familienfeldes", das einzigartige Merkmale aufweist, welche von einem größeren Zusammenhang übernommen und von ihm beeinflusst sind. Der konzeptuelle Rahmen der Gestalt- wie der Systemischen Familientherapie leitet den Therapeuten an, sich wesentlich und fast ausschließlich mit dem Interaktions*prozess* in der Familie und nicht so sehr mit dem von ihren Mitgliedern besprochenen *Inhalt* zu befassen. Beide Modalitäten verzichten auf Beurteilung; sie arbeiten mit den Interaktionen, die in der *Gegenwart* stattfinden; sie achten auf nonverbale Äußerungen und auf Resonanz und Reaktionen der Familienmitglieder. Überdies ist zu bemerken, dass das Markenzeichen der Gestalttherapie das Experiment ist, und dass in der Familientherapie das Rollenspiel eine ebenso grundlegende Technik ist. Die grundsätzliche Verbundenheit zwischen Gestalttherapie und Systemischer Familientherapie tritt dann besonders deutlich zutage, wenn eine strukturelle Systemische Familientherapie von einem Therapeuten durchgeführt wird, der fest in der Gestalttherapie verwurzelt ist und diesen Blickwinkel sowie den inneren Prozess auf die Kunst und das Handwerk der Therapie überträgt.

Kreativität ist eine komplexe und vitale Kraft in der Familientherapie. Das Symptom, auch fixierte Gestalt genannt, als der Motivator, sich in Familientherapie zu begeben, ist das erste Beweisstück, dass schöpferische Kräfte im System am Werk sind. Diese fixierte Gestalt ist die äußere Manifestation dessen, dass das System irgendeine Störung innerhalb seiner selbst zu heilen sucht: Es ist ein kreativer Versuch, innere Prozesse miteinander ins Gleichgewicht zu bringen. Diese unbewusste schöpferische Anpassung mag deswegen stattfinden, damit eine Dysfunktion behoben oder, bei manchen Gelegenheiten, ein Schutzmantel für potenziell ausufernde Vorgänge gebildet wird, und das hemmt den gesunden Fluss systemischer Lebenskräfte. In diesem Licht betrachtet kommt dem Therapeuten die Aufgabe zu, diesen heroischen Versuch zu honorieren und zugleich behutsam und erfinderisch daran zu arbeiten, die fehlgeleiteten Anstrengungen zu entflechten, welche vermutlich zum Therapiebedarf geführt haben. Geht man von diesem Blickwinkel aus, muss der Therapeut sowohl gewärtig sein, dass das

Therapievorhaben für das Scheitern einer kreativen Anstrengung steht, und desgleichen, dass das System die Mittel und den Wunsch hat, einen kreativen Prozess einzugehen (siehe Lynch, 2000).

Da meist ein Kind als designierter Patient angeboten wird, ist es wichtig, das Kind oder die Kinder als kreativste/s und konfluenteste/s Mitglied/er des Systems anzuerkennen – und als solche zu bestätigen.

Sie, die Kinder, scheinen diejenigen zu sein, die für Störungen im intimen dyadischen System am empfänglichsten sind. Durch dieses Gewahrsein und aus einer naiven Perspektive heraus entwerfen sie unbewusst eine „Lösung", eine schöpferische Anpassungsleistung, die aus einem gewissen Vorherwissen heraus systemische Spannung temporär entlastet. Schwierig wird es dann, wenn das System aus dieser vorübergehenden „Ruhephase" keinen Nutzen zu ziehen weiß, wie etwa sich selbst wenigstens irgendwie zu reparieren, sondern die anfängliche Störung mit ähnlichen Spannungen, welche mit normalen Vorgängen nicht abgebaut werden können, noch verstärkt. Das erfinderische Kind unternimmt einen neuen Versuch, da es bei einem früheren Anlauf erfolgreich war. Gelingt er diesmal nicht, werden oft die Bemühungen verdoppelt. Bricht beispielsweise die Spannung unter den Ehepartnern auf, und ist die Dyade nicht mehr in der Lage, sie einzugrenzen, wird sich das Kind zielsicher als Ableiter für diesen Stress anbieten. Das Kind wird Verhaltensweisen an den Tag legen, die von den Eltern Aufmerksamkeit einfordern und diesen eine Atempause in ihrem intra-systemischen Schlamassel gestatten. Das Ehepaar wird in den meisten Fällen alle elterlichen Ressourcen aufbieten, wobei das Paarsystem zugunsten der Familieninteressen in den Hintergrund treten wird. Auf diese Weise stabilisiert sich das familiäre System. Dieser Heilerfolg ist jedoch kurzlebig. Während dieser relativ harmonischen Phase drängt sich der eheliche Stress langsam in den Vordergrund, und zwar nahezu direkt proportional zum Stabilitätsgrad des größeren Systems. Dieser Zyklus wiederholt sich abweichungslos. Das Symptom-Kind eskaliert mit seinem ablenkenden Verhalten, und die Spannung zwischen den Ehepartnern wird geringer. Mit der Zeit gräbt sich das Symptom so sehr in das Routineverhalten ein, dass das System professioneller Intervention bedarf.

Die allererste Aufgabe einer Systemischen Familientherapie besteht darin, das gesamte System einzuladen, sich auf das Bemühen um Systemrestrukturierung einzulassen. Ziel dieses Unterfangens ist, das System ohne die darin *eingewurzelten* „kreativen" Symptome zum Funktionieren zu bringen, da diese bei einzelnen oder bei den Ehepartnern, Geschwistern oder dem erweiterten familiären Subsystem Schmerz verursachen (Lynch, 2000, S. 53–72). Dies muss unter Respekt bewerkstelligt werden, Respekt für das Recht des Systems auf Beibehaltung des Symptoms – zum etwaigen späteren Gebrauch, so erforderlich. Als Um und Auf therapeutischer Ermunterung sollte der Therapeut größten Wert auf das *Joining*[1] legen und es als Funktion des therapeutischen Schöpfungsvorgangs begreifen. Darin inbegriffen ist die Auffassung des Therapeuten, dass die Fami-

[1] Joining: der Therapeut bindet oder schließt sich an die Familie an, „geht mit" und wird für die Dauer der Therapie Mitglied im Familienverbund, das Verhalten des Therapeuten wird Teil des Kontextes. Auch: Arbeitsbündnis (A. d. Ü.).

lienmitglieder Mitschöpfer der Therapie sind, und dass diese Form des Arbeitsbündnisses die Bühne für den gesamten Behandlungsverlauf gestaltet.

Die Familie legt der Therapeutin das Rohmaterial vor. Die Therapeutin nimmt auf, behält es bei sich und bietet der Familie eine Gegengabe an, in einer Weise, die die Therapeutin an die Familie knüpft und die Bildung eines neuen, die Therapeutin einschließenden therapeutischen Systems ermöglicht. Dies ist der erste Kreativitäts-„Test"– nämlich, ob sie, die Therapeutin, fähig ist, Auftreten und Stil der Familie nach Chamäleonmanier anzunehmen. Alles was der Sicherung von Einschließung und der Beibehaltung eines wohlwollenden Expertenstatus' dient, muss getan werden. Salvador Minuchin pflegte die Sitzung in Anzug und Krawatte zu beginnen. Hatte er die lässige Aufmachung einer Familie einmal festgesellt, warf er sein Jackett ab, band die Krawatte ab, rollte sich die Hemdsärmel auf und setzte sich zwanglos hin, um so den Veränderungsprozess in Gang zu setzen. Erfolgreiche Anknüpfer regulieren ihre Stimmlage, Sprache und Körperhaltung. Der Therapeut ist im Beobachten von Einzelheiten Experte. Winzige spezifische Eigenarten werden bemerkt und kommentiert. Dem Therapeuten wird die Baseball-Kappe ins Auge springen, die ein Kind trägt, und sich erkundigen, ob das darauf abgedruckte Team zu den besonderen Favoriten des Kindes zähle. Dieses saloppe Ausstattungsstück wird zur Einladung, die Interessen der Familie zu eruieren, und den Therapeuten als jemanden einführen, der sich für alle Seiten des Familienlebens interessiert, nicht nur für die dysfunktionalen. Der Therapeut erhält die Verbindung zur Familie, indem er die Zeit zwischen den Sitzungen überbrückt. Die Familie reagiert entsprechend auf einen Therapeuten, der sich Ereignisse merkt, die in der Zwischenzeit stattgefunden haben. Berichtet ein Kind beispielsweise, dass es die Woche darauf zu einer wichtigen Prüfung antreten müsse, denkt der Therapeut, wenn die Familie wieder zur Therapie kommt, daran, das Kind zu fragen, wie es ihm dabei ergangen ist. Hat es kein bemerkenswertes Ereignis gegeben, beginnt der Therapeut mit der Sitzung und nutzt die Zeit dazu, eine Aussage oder eine Handlung der vorigen Sitzung in Erinnerung zu rufen und die aktuelle Sitzung damit zu beginnen. Ein Therapeut könnte zu Beginn der Sitzung etwa sagen: „Ich habe während der Woche über Ihre Familie nachgedacht. Dabei fiel mir ein, dass eine Sache, in der Sie sich alle einig waren, die Traurigkeit ist, die Sie alle empfinden, dass Sie keine positive Zeit miteinander verleben." Es ist nicht nötig, auf dieses Thema näher einzugehen. Primär geht es dabei darum, die Familie wissen zu lassen, dass sie und ihre Anliegen dem Therapeuten wichtig sind und dass sie eine größere Wichtigkeit als nur für eine Stunde pro Woche für sich beanspruchen dürfen. Therapeuten, die kein gutes Gedächtnis haben, sollten sich nach der Sitzung sorgsam Notizen machen und sich auf die Sitzung vorbereiten, in dem sie ihren Eröffnungszug vorformulieren. Mit der Zeit verhandelt der erfahrene Therapeut diese Aspekte der Anbindung und des Entgegenkommens ohne bewussten Aufwand. Sorgfältiges Überwachen der Resonanz und Reaktion von Seiten der Familie gibt dem Therapeuten eine sofortige Rückmeldung bezüglich Erfolg oder Misserfolg seiner Bemühungen. Möglicherweise setzt ihm die Familie uneindeutigen Widerstand entgegen; der gewiefte Therapeut greift dieses Verhalten jedoch auf und macht den Widerstand im Dienste der Anbindung nutzbar. Ein Beispiel für einen solchen Widerstand wäre etwa, den Versuch des Brückenschlags von Seiten des Therapeuten zu negieren, indem man über seine Aussagen hinweggeht, das Thema wechselt oder nicht einmal auf oberflächlichster Ebene auf das Gespräch einsteigt. An dieser Stelle muss sich der Therapeut darauf einstellen, indem er den Widerstand stützt, etwa durch eine einfache Aussage wie: „Ich glaube, das ist mein Fehler. Ich brauche Sie, damit Sie mir rückmelden, wie wichtig Ihnen Dinge sind, und das haben Sie eben getan. Danke."

Eine der häufigsten Widerstandsformen besteht im Vereiteln der Versuche, das gesamte System in die Behandlung einzubeziehen. Viele Familien möchten, dass der Therapeut den designierten Patienten „repariert", ohne Müheaufwendung von ihrer Seite. Da muss die Kreativität zum Zug kommen. Der Therapeut muss den Widerstand stützen, indem er die Familie darauf hinweist, dass viele Familien, obwohl Familientherapie unter Anwesenheit aller Mitglieder möglicherweise die effizienteste Therapieform ist, nicht in der Lage sind, von dieser Therapieart zu profitieren. Er fährt in dieser Art fort, spricht der betreffenden Familie seine Anerkennung für ihre Stärken aus und bringt sie in Verbindung mit dem Erfolg in der Familientherapie unter dem Zusatz einiger reflektierender Hinweise, welche suggerieren, dass der Therapeut sich Gedanken über die Ambivalenz dieser Familie macht. Der folgende Dialog zwischen einer Therapeutin und einer Familie soll diesen Punkt illustrieren:

Elternteil: Charles ist der einzige in der Familie, der schon immer Probleme gemacht hat. Alle anderen sind okay und sind immer okay gewesen.

Therapeutin: Das ist bemerkenswert. Die meisten Familien haben mehrere leidende Mitglieder. Ihre Familie muss viele Stärken haben.

Ältestes Kind: Ich weiß nicht, warum ich hierherkommen musste. Er ist das Problem. Allen anderen von uns geht es gut.

Elternteil: Wir haben alle drei gleich behandelt. Mit Charles kann einfach etwas nicht stimmen. Immer macht er Probleme, in der Schule, zu Hause ...

Charles schmollt und brummelt in seinen Bart.

Die Therapeutin widersteht der Versuchung, sich auf Charles einzuschießen, trotz seines Signals und trotz der Versuche der restlichen Familienmitglieder, die Therapeutin zur Bestätigung zu veranlassen, dass Charles die einzige Negativkraft in einer ansonsten perfekten Familie sei. Eine vorsichtig vereinende, zweckgerichtete Aussage muss getroffen werden, sonst ist die Behandlung der Familie als System dahin. Die Therapeutin macht eine Aussage, die hoffentlich als Respekt für den Widerstand ankommt und der Familie zugleich Mut macht, in Behandlung zu bleiben:

> Es hört sich so an, als würde die Familie meinen, Charles gehöre in Einzelbehandlung. Das habe ich vernommen. Ich glaube, dass wir zu einem anderen Zeitpunkt so etwas vorschlagen könnten. Dennoch möchte ich mich zuerst vergewissern, ob ich vollständig erfasst habe, wie Sie alle in Bezug auf Charles vorgehen, da Charles ja ein Mitglied Ihrer Familie ist. Es beschleunigt die Therapie und macht sie aussichtsreicher, wenn ich ein Bild von Charles innerhalb der Familie und von der Familie inklusive Charles bekomme. Ich hätte gerne, dass wir alle eine ganz kurze Zeit miteinander arbeiten, und sollte sich in drei oder vier Sitzungen an ihren Gefühlen nichts geändert haben, dann verhandeln wir neu. Ich weiß, das ist ein Opfer, ich hoffe aber, nur für kurz.

Die Therapeutin, darum wissend, dass Widerstand Bewegung und Einladung zum Wandel repräsentiert, setzt neue Strategien ein, um die Bereitschaft zur Mitarbeit zu erwirken. Kürzlich kam eine Familie zur Therapie, deren Behandlungsanlass darin bestand, dass der 8-jährige Sohn der Mutter nie sein Zimmer aufräumte, die zubereiteten Mahlzeiten nicht aß und sich den Familienregeln im Allgemeinen widersetzte. Dieses Kind war das jüngste von dreien; es gab zwei ältere Schwestern. Die älteste war mit 16 ausgezogen, um bei einer anderen Familie zu leben, da sie mit ihrer Mutter nicht auskam. Die jüngere Tochter, 14-jährig, war eben gegangen, um beim (geschiedenen) Vater und dessen Familie in einem anderen Bundesstaat zu leben, weil sie geringfügig mit dem Gesetz in Konflikt geraten war. Die Mutter sagte vor Gericht aus, dass sie ihrer Tochter nicht Herr würde und sie es für besser hielte, wenn sie beim Vater lebte. Das jüngste Ereignis im Leben der Mutter war, dass sie, sobald die 14-Jährige weggezogen war, einen Mann heiratete, mit dem sie schon eine Zeit zusammen war. Er war ihr beim Disziplinieren ihres Sohnes behilflich. Jeder Versuch, den die Therapeutin unternahm, beratend an die Eltern anzuknüpfen, ging ins Leere. Die Erwachsenen beteuerten wiederholt, sie hätten alles versucht und nichts hätte funktioniert. Sie waren mit ihrer „Weisheit am Ende". Der Therapeutin, die diese widerständige Haltung als solche erkannte, war bewusst, dass nun etwas Ideenreiches gefragt war. Sie entschloss sich zu einem kühnen Schachzug. In einem großen, auf Effekt abzielenden Aufgebot ließ die Therapeutin ein ganzes Expertenteam aufmarschieren – und die Familie war beeindruckt. Die Expertinnen und Experten saßen im Zimmer und verkündeten feierlich ihre Erkenntnisse. Im Wesentlichen sagten sie aus, dass Stephen, der Sohn, das neue Familienarrangement austestete, und da er (der Behauptung der Eltern nach) so intelligent war, wisse er genau, was zu tun sei. Wenn er meinte, dass das Paar Zeit für sich brauche, dann würde er weiterhin agieren und den Erwachsenen nicht gehorchen, und eines Tages würde man ihn zur Behandlung in eine Anstalt stecken, was dem Paar die Zweisamkeit verschaffen würde, die es brauche, um ein starkes Paarsystem zu bilden. Wenn er jedoch der Ansicht wäre, dass das Paar die Rolle gemeinsamer Elternschaft annehmen könne, dann würde sich sein Verhalten langsam bessern, und er würde mit seinem Vorgehen den Prozess der Erwachsenen kontrollieren.

Auf welche Form von Widerstand auch immer die Familie sich nun einlassen würde, es würde ein signifikanter, struktureller Wandel dabei herauskommen. Die Wirkung der destabilisierenden Äußerung zwang die Familie, neues, noch nicht abgestecktes Terrain zu betreten. Der Gedanke, dass ihre Paarbeziehung auf dem Prüfstein stand, behagte ihnen gar nicht. Um zu „beweisen", dass die Therapeutin im Unrecht sei, begannen sie, die gemeinsame Elternschaft wirkungsvoll zu übernehmen und über all die Fallen zu verhandeln, die sich stellten, wenn man einen Stiefelternteil in ein eingeschworenes System hineinholt. Mit dieser dramatischen Beweiserbringung, dass die zwei Erwachsenen in der Familie nun in gemeinsamer Elternschaft vereint wären, fügte sich Stephen langsam mehr den Regeln, zu Hause und in der Schule. Das von der Therapeutin erdachte und mit einem Beraterstab unter dramatischem Gehabe ausgeführte Experiment reichte aus, den Widerstand zu neutralisieren.

Wenn der Therapeut darauf vertraut, dass das Sich-Einbringen eine sichere Angelegenheit ist, wird es möglich, mit dem Behandlungsvorgang fortzufahren. Der Therapeut sieht den Behandlungsverlauf systematisch als blanke Leinwand, die für zaghafte wie kühne Pinselstriche und Farbtupfer bereit ist, auf dass das

Meisterwerk zur Vollendung gelange. Im Gegensatz zum alleine arbeitenden Künstler wirken Therapeut und System beim Füllen der Leinwand zusammen. Vom Beginn bis zur Vollendung folgt der Prozess einem geordneten Verlauf:

Anschließen (Joining)	Einschätzen	Intervenieren	Veränderung Stützen	Beendigung

Ein Faktor, der die Systemische Familientherapie so anders macht und Kreativität inspiriert, ist die Freiheit, sich auf die Behandlungsschritte von einer Perspektive aus einzulassen, die je nach Individualität des Therapeuten *und* der Familie variiert.

Die Einschätzungsphase, die dem Therapeuten ein Bild von der Persönlichkeits-Funktionsstörung der Familie vermittelt, vollzieht sich, wenn die Familie ihren ganz eigenen Stil demonstriert. Mithilfe von Fragen wie „Wie unterstützt das System das Symptom?" *und* „Wie unterstützt das Symptom das System?", was unmöglich mit Worten beantwortet werden kann, muss der Therapeut ein Experiment erarbeiten, das eine sinnvolle Reaktion ans Licht holt. Der Therapeut erhält die Daten, die zur Erstellung von Interventionen nötig sind, welche die gewünschten Veränderungen im System bewirken sollen, indem sie, die Interventionen, kreativ genug sind, um der Hierarchie ans Licht zu verhelfen, das Subsystem zum Funktionieren zu bringen, für die Einhaltung und das Setzen von Grenzen zu sorgen, *ohne dass der Therapeut offen eingriffe*. Mir fällt ein einfaches Beispiel ein. Wenn eine Familie mit kleinen Kindern zur Therapie kommt, sorgt der Therapeut dafür, dass immer ein paar Spielsachen im Raum sind, vorzugsweise in einem Behälter: große Klötze in einer Blechdose zum Beispiel. Wenn noch einige Minuten von der Sitzung übrig sind, macht der Therapeut die Eltern sanft darauf aufmerksam, dass die Spielsachen eingesammelt und weggeräumt werden müssen, damit die nächste Familie den Raum benutzen kann. Weitere Erläuterungen werden nicht gegeben. Wie Erwachsene diese Aufgabe bewältigen, ist die szenische Umsetzung ihres systemischen Prozesses. Übernehmen die Eltern die Aufgabe und räumen sie die Spielsachen weg? Wird das Kind angewiesen und wird ihm vielleicht bei der Pflicht des Wegräumens geholfen? Was immer auch passiert, wird eine sich auf *natürlichem* Wege einstellende Beurteilung ermöglichen, wie das System Aufgaben bewältigt. Das ist nichts Aufgesetztes, sondern steht mit dem Kontext in Einklang.

Der Kulminationspunkt dieser Phase ist das *Reframing*[2], ein schöpferisches Statement, das den Inhalt und den Prozess der Familie zu einem Verständnis des „Problems" zusammenfasst, welches alle Familienmitglieder mitbedenkt und in den Augen der Familie wohlwollend und annehmbar ist. Das Beispiel Stephen und die kühnen Aussagen, die die Berater vor der Familie machten, stellten eine Rahmenumdeutung dar, die den Prozess der Familie und das vorgebliche Problem berücksichtigte, indem sie „Fakten" in kreativer Weise neu arrangierten, welche den Blick der Familie auf sich selbst erweiterte.

---

[2] Wörtl.: In einen anderen Rahmen stellen, umdeuten. Der Begriff wurde von Virginia Satir eingeführt (A. d. Ü.).

Die Systemische Familientherapie, die von einem strukturellen Modell ausgeht, verfügt über einen Satz festgelegter Vorschläge, auf deren Basis man die Interventionsstrategien erarbeitet. Grenzen zu setzen, zu destabilisieren, die Intensität zu erhöhen, die Hierarchie zu stützen, nach Kompetenzen zu suchen und das Rollenspiel sind das Fundament, von dem aus man sich auf den Wandel einlassen kann. Trotz dieser Festlegung hat der Therapeut die Freiheit, kreative Kräfte zu entbinden, denen lediglich je nach Ausmaß der Bereitschaft der Familie Grenzen gesetzt sind, in dem sie den Prozess mit dem Therapeuten durchmachen will. Erfolgreiche Interventionen und die Kontaktaufnahme sind das Produkt einer Begriffsbildung, die zwischen Familie und Therapeut stattfindet. Befruchtet werden sie in dem Kontext, der mit dem Anknüpfungsprozess begonnen wurde, genährt werden sie in einem Klima des Respekts vor der Funktionsweise der Familie und getragen werden sie vom gemeinsamen Wissen um die Störung ihrer Es-Funktion. Zusätzlich herrscht ein Gewahrsein vor, dass die Familie einen starken Wunsch nach dem Überleben des Systems mitbringt, welcher mit einer nicht minder intensiven Furcht vor Veränderung einhergeht.

Bei so mancher szenisch umgesetzten, schöpferischen Grenzziehung greift man auf Requisiten zurück. In einer extrem verstrickten Familie zum Beispiel begann der Therapeut einen Stapel Kissen aufzuschichten, welche ursprünglich auf der Couch gelegen hatten. Ohne ein Wort zu sagen, baute er eine Mauer aus Kissen, die mit der Zeit so hoch war, dass sich die Mutter von ihrem Sohn entfernen und ans andere Ende des Zimmers gehen musste, um Sichtkontakt mit ihm zu bekommen. Als sie sich an diesem separaten Platz niedergelassen hatte, begann der Therapeut, wieder wortlos, die Wand abzubauen. Über diese Intervention wurde nie geredet, sie wurde aber mindestens zweimal wiederholt, bevor die Mutter sagen konnte: „Okay, ich hab's kapiert. Ich weiß, wo ich hingehöre." Ihre darauf folgenden Interaktionen mit dem Kind waren wesentlich respektvoller in Bezug auf die persönlichen Grenzen, und die Symptome ließen nach (ibid., S. 107).

Der Therapeut muss nicht nur einfallsreich, sondern auch risikofähig sein und der Versuchung widerstehen, sich auf ein bestimmtes Ergebnis zu „fixieren", damit er Interventionsstrategien ausarbeiten und umsetzen kann. Es muss die Bereitschaft da sein, Vorschläge zu machen, ohne auf ihnen zu bestehen, der Wille, andere Schritte zu setzen, von „Fehlversuchen" elegant und humorvoll zurückzutreten, Koalitionen zu vermeiden, funktionelle Allianzen zu nähren und manch anderes. Der Therapeut braucht ein unendliches Methodenrepertoire, um die Emotion angesichts eines Systems erhalten zu können, das sich vor jeglicher Äußerung fürchtet, außer vor den ganz oberflächlichen. Zugleich muss der Therapeut in der Lage sein, aus dieser Quelle zu schöpfen und dabei Gefühlsausbrüche aus dem Familien-Es und ihrer „Persönlichkeitsfunktion" respektvoll in Schranken zu halten. Über all dem sollte die Weisheit eines Therapeuten schweben, der weiß, wann was zu tun ist! Eine „tapfere" Therapeutin, die wiederholt daran gescheitert war, den dysfunktionalen Prozess eines Familiensystems zu unterbrechen, ging eines Tages ein Wagnis ein. Als das System wieder einmal in sein Routineverhalten verfallen war, rutschte sie vom Sessel und setzte sich auf den Fußboden. Die Familie machte sofort Halt und blickte sie einfach an. Sie stand auf, putzte sich ab und wechselte das Thema. Der Prozess war eindeutig unterbrochen worden, und von da an brauchte sie bloß auf die Stuhlkante zu rutschen, um zu bewirken, dass die Familie die Aufmerksamkeit von ihren gegenseitigen Attacken auf die Befürchtung verschob, die Therapeutin könnte wieder auf dem Fußboden landen. Nicht jeder Therapeut sollte derart dramatische und riskante Schachzüge versuchen; empfiehlt ein Supervisor allerdings dringend, ein Therapeut solle dafür sorgen, dass „etwas passiert", werden manche von ihnen alles nur Mögliche ausprobieren! Direkt proportional zum Gelingen einer Systemischen Familientherapie ist die Fähigkeit des Therapeuten, eine therapeutische und respektvolle Position innerhalb der Struktur des Systems einzunehmen, welches den Therapeuten nun als dazugehörig mit einschließt. Die Familie kommt in Therapie mit einem bevorzugten strukturellen Arrangement, das *sowohl* dem System gut gedient hat *als auch* zur Verstrickung in die Schwierigkeit, ins Symptom, beigetragen hat. Sehr häufig trifft man in Familien, die zur Therapie überwiesen werden, eine erhebliche Störung im führenden Subsystem an. Üblicherweise nimmt dies eine von den folgenden drei Formen an, wie sie im unten stehenden, statisch-strukturellen Diagramm dargestellt sind.[3]

(blank)	Ein Elternteil	Kind oder Kinder
a.	b.	c. ....
Kinder & Eltern(teil)	Kinder und anderer Elternteil	Elternteil und andere Kinder

Der Therapeut muss eine wirksame Position bestimmen, von der aus er intervenieren kann, und die vom Familiensystem akzeptiert wird. Auch muss er dessen gewahr sein, wie sich die Tatsache auf das System auswirkt, dass er eine hierarchische Position innehat, die den Eltern womöglich ihre Domäne streitig macht, während er zugleich akzeptiert, dass die Familie ihm den Expertenstatus zuweist. Die Frage im obigen Schema „a" lautet, wie der Therapeut sich zwischen den Anforderungen, Experte *und* Gleichrangiger der Eltern zu sein, hindurchmanövriert, was auf dem Boden der weiter gefassten Frage steht, wie er die Eltern zur Ko-Leiterschaft im System, *zusammen* mit ihm, gewinnt. Ob die Antworten Erfolg versprechen, hängt einzig und allein davon ab, wie akkurat der Therapeut die Funktionsweise der Familie eingeschätzt hat, und von der Kreativität, mit der er an seine Interventionen herangeht. In jeder der obigen schematischen Darstellungen stellen sich ähnliche Fragen. In jeder strukturellen Repräsentation muss sich der Therapeut in eine Linie mit den Erwachsenen im System stellen. Wenn das leitende Subsystem unbesetzt ist und die Eltern (in unangemessener Weise) im Kinder- bzw. untergeordneten Subsystem sind, ist es für den Therapeuten extrem schwierig, sich nicht zum ausführenden Leiter machen zu lassen, alleine oder im Verein mit einem weiteren führenden System außerhalb der Familie, sei es mit Kinderschutzeinrichtungen, der Justiz, dem Schulpersonal oder einer anderen Behörde, die die Elternfunktion – zum Schutz der Kinder – an sich gerissen hat. Der Therapeut muss eine Allianz mit dem/den Elter(n) in deren Position innerhalb des untergeordneten Systems bilden. Zunächst ist das Therapeut/Elternbündnis eines wie unter älteren Geschwistern –

[3] Diese Grenzziehung repräsentiert nicht unbedingt die tatsächlichen Interaktionen.

es ist also immer noch „Kinder"-System, aber aus einer weiseren, besorgteren Position aus. Der Therapeut tut dies auf verschiedenste Weisen, deren Grenzen mit denen der zum Einsatz gebrachten Kreativität zusammenfallen. Die Eingangsintervention wäre die Schaffung einer physischen Trennung zwischen Eltern und Kindern, während der Therapeut sich in der Schlüsselposition zwischen Erwachsenen und Kindern aufhält. Eine einfallsreiche Therapeutin wird eine Methode finden, sie wird sich zum Beispiel leicht drehen, sodass ihr Rücken mehr den Kindern als den Erwachsenen zugewandt ist: Das ist eine subtile Grenzziehung. Werden diese und andere physisch gesetzten Interventionen vom System akzeptiert, kann der Therapeut zur Ziehung verbaler Demarkationslinien übergehen. Die Wortwahl wird mit der Realität zunehmend in Einklang sein. Die Therapeutin nützt jede Gelegenheit, um beispielsweise kundzutun: „Als *Erwachsene* wissen wir, wie *Kinder* in diesen Situationen reagieren." Oder: „Unser 20- und mehr Jahre betragender Lebens- und Lernvorsprung muss doch etwas zählen bei so *jungen* Kindern." Ist die Therapeutin intuitiv zu dem Eindruck gelangt bzw. hat sie erkannt, dass das führende System schwach oder gar nicht besetzt ist, mag es wichtig sein, mit der Grenzdefinition zu beginnen, indem sie auf die Eltern und auf sich selbst mit ‚Herr und Frau Sowieso' Bezug nimmt oder förmlich mit dem Titel anspricht, während sie die Kinder beim Vornamen nennt. Der Elternteil mag zwar die Therapeutin einladen, sie auch beim Vornamen zu nennen, die Therapeutin darf dies jedoch getrost „vergessen", bis die neuen Grenzen fest etabliert sind. Außerdem sollten einschließende Pronomina – wir, unsere u.ä. – nur dazu verwendet werden, um die Erwachsenen von den Kindern abzugrenzen. Sind die Grenzen einmal klarer, kann die Therapeutin sich anderen Phasen des therapeutischen Prozesses zuwenden; nichtsdestotrotz sind diese grenzziehenden Interventionen therapeutische Schachzüge, die zur Restrukturierung der Familie wesentlich sind und möglicherweise für den gesamten Behandlungsverlauf repräsentativ sind.

Nicht nur kreativ muss der Therapeut sein; er muss auch einen hohen Grad an Flexibilität aufweisen. Familien, die sich zur Therapie eingefunden haben, verfügen üblicherweise über ein begrenztes Kreativitäts- und Flexibilitäts-„Reservoir". Sie haben allerlei größere und kleinere Krisen mit denselben oder ähnlichen Strategien durchlebt. Schlägt ein Versuch fehl, tut die Familie normalerweise mehr desselben, weil sie ein Beispiel im Kopf hat (wiewohl dieses unter anderen Bedingungen eingetreten ist), dass diese Strategie Erfolg hatte. Während der Therapeut nunmehr mit der Funktionsweise des therapeutischen Prozesses und mit dem Einschätzen und Intervenieren befasst ist, muss er zudem einen Vorstoß in Richtung Erweiterung des familiären Schöpfer- und Elastizitätspotenzials unternehmen. Diese Aufgabe ist dann unumgänglich, wenn das Ziel mehr als die bloße Aufhebung aktueller Dysfunktion ist, und sich auf die Erwartung ausdehnt, dass die Familie durch die Therapie mithilfe neuer Methoden mächtig wird, die jeweils aktuellen Entwicklungs- und Umweltkrisen zu meistern.

In diesem Kontext gibt es keine bessere „didaktische" Taktik, als sich als Modell zur Verfügung zu stellen und eine Einladung zur „Nachahmung" anzuschließen. Durch das Eingehen von Risiken, die manchmal „fehlschlagen", und durch das aktive Demonstrieren, dass dies nicht nur akzeptabel, sondern eine

Form des Lernens ist, unterweist der Therapeut die Familie darin, dass diese Misserfolge wertvolle Rückmeldungsmechanismen sind, die man freudig begrüßen und nicht bestrafen sollte. Der Therapeut, der gewillt ist, den Familienstil zu übernehmen, gibt damit eine unanfechtbare Erklärung an die Familie ab, dass ihre Ressourcen gültig und wertvoll sind. Der Therapeut sollte über unbegrenzte Möglichkeiten verfügen, der Familie zu zeigen, dass sie respektiert wird, und nebstbei wird die Familie gestärkt daraus hervorgehen und eher in der Lage sein, gangbare Lösungen für ihre Schwierigkeiten zu kokreieren.

Die Therapeutin führt beispielsweise ein Experiment/Rollenspiel mit einem Statement wie „Ich hab da eine Idee" ein. „Die könnte bei Ihrer Familie aufgehen, aber dazu müssen *wir alle* ein Risiko eingehen." Mit dieser Ankündigung hat sich die Therapeutin selbst ins System eingebracht („*wir alle*") und das Risikoelement eingeführt: *Sie könnte bei Ihrer Familie funktionieren, wir gehen ein Risiko ein.* Dann wartet die Therapeutin darauf, ob das eine oder andere Familienmitglied der Einladung folgt. Reagiert ein Kind, kommentiert die Therapeutin den Prozess vor den Eltern unter Bedachtnahme auf die Hierarchie: „Es sieht aus, als gäbe es hier einen Familiensprecher (das sagt sie zu einem Elternteil hin. Sollen wir *(damit markiert sie die Grenze zwischen Erwachsenen und Kindern)* auf ihn reagieren oder warten, bis wir *(Grenzziehung und Hierarchieaufbau setzen sich fort)* die Idee eingehender besprochen haben?" Wozu auch immer sich der Elternteil entschließt, es wird von einem leitenden System geregelt, das lediglich Erwachsene beinhaltet. Die Eltern (oder der Elternteil) treffen die Entscheidung! Beim Ausführen des Experiments bezieht die Therapeutin den Elternteil in das Design ein und stellt dann und wann absichtlich einen Raum zur Verfügung, in dem der Elternteil etwas zur Idee hinzufügen, etwas wegstreichen oder ein Veto gegen sie einlegen kann. Auf diese Weise erlebt das System, dass der Elternteil zusammen mit der Therapeutin, letztere aus einer distanzierteren Position heraus, die Lage unter Kontrolle hat, und die Kinder haben sich in ihrem System eingerichtet. Hiermit sind die Grenzen klar gemacht, und eine Hierarchie ist etabliert worden.

Die Beweise dafür, dass ein wirksamer Familientherapeut ein schöpferischer Mensch sein muss, sind schier endlos. Der Glaube, dass einer Familie am meisten durch die Kombination aus therapeutischer Kreativität und solider theoretischer Grundlage, durchsetzt von Gaben nachweislichen Respekts, „geholfen" wird, ist einigermaßen begründet. Man könnte sogar behaupten, dass eine Familie, je kreativer ein Therapeut ist, umso wahrscheinlicher erfolgreiche und wünschenswerte Veränderungen zeitigen wird.

Wie maximiert nun ein Therapeut Kreativität, die ihrerseits Erfolg maximiert? Sieht man sich Lebensläufe von Therapeuten und Therapeutinnen an, die als Größen akklamiert sind, treten interessante Fakten zutage. Sie scheinen in schöpferischen Unternehmungen aufzugehen, die über ihre Profession hinausgehen. Es sind Künstler, Dichter, Musiker, Tänzer, Geschichtenerzähler, (Kunst-)Handwerker, Schmuckdesigner und Perlensticker unter den Legionen hoch erfolgreicher Therapeutinnen dabei. Ihr Leben erstreckt sich über die Welt der Therapie hinaus in die des Kochens, Strickens, Stickens, Nähens, Backens, des Sports und anderer Aktivitäten, die nichts mit Therapie zu tun haben. Sie streifen ihren Therapeutenhabitus ab und *praktizieren* ihr Kreativsein und fördern damit die Kreativität in ihrer Praxis. Sie erneuern, rekreieren und beleben sich mithilfe von Handlungsweisen, die scheinbar wenig bis gar nichts mit Therapie zu tun haben, aber sie schöpfen stark aus dieser Schaffenspause, um weiterhin Leben und Humor in ihre Arbeit einzubringen. Therapeuten, die aktiv und mit voller Absicht ein schöpferisches Leben führen, leiden selten an Burnouts. Sie sind imstande, an gewisse Tragödien im Leben, die die behandelten Familien einbringen, im Glauben an den menschlichen Geist und mit realistischem Optimismus heranzugehen, was ihnen weiterhin ermöglichen wird, Familien in ihrem Streben nach Gesundheit und Zufriedenheit beizustehen.

Kreativität ist das Qualitätsmerkmal herausragender Therapeuten und ihrer Supervisoren. Sie ist ein Charakterzug und eine erworbene Fertigkeit, welche anerkannt, unterstützt und geehrt werden muss – von den Therapeuten selbst, den Supervisoren und den Ausbildnern. Legt man das Hauptaugenmerk auf Kreativität, und bildet sie die Grundlage von Ausbildung, Supervision, Praxis und Leben, dann wird die Therapie wie von selbst strömen, erfolgreich und gedeihlich.

Literatur

Lynch E, Lynch B (2000) The principles and practices of structural family therapy. Gestalt Journal Press, Highland, New York

Schöpferische Prozesse in der Gestalt-Gruppentherapie

Carl Hodges

Creare (latein.): erschaffen, hervorbringen, ins Leben rufen.

... aller Kontakt ist kreativ und dynamisch. Er kann weder routiniert noch stereotyp noch konservativ sein, da er mit dem Neuen umgehen muss; denn nur das Neue ernährt (...) *Aller Kontakt ist kreative gegenseitige Anpassung von Organismus und Umwelt* (Perls et al., 1997, S. 12).

Kontakt ist Wahrnehmung des Feldes oder Bewegungsreaktion innerhalb des Feldes (ibid., S. 11).

Gestalttherapie *ist* Kreativität. Das Gewahrsein ist die Schöpfung von Figuren und Gründen. Unsere Kontaktnahme (re-)organisiert unsere Erfahrung, indem sie neue Möglichkeiten schafft. Erfahrung ist Gestalt-Bildung/Zerstörung.

Die Vollendung einer starken Gestalt ist selbst die Heilung; denn die Art des Kontaktes ist nicht nur ein Anzeichen für schöpferische Integration von Erfahrung, sondern vielmehr die schöpferische Integration der Erfahrung selbst (ibid., S. 14).

Eine Gruppe ist eine Gestalt! Am New Yorker Institut für Gestalttherapie ist dieser Gedanke im Zuge der Revision unserer Grundlagen, welche von unserem lehrbeauftragten Mitglied Richard Kitzler und anderen initiiert worden ist, und durch das Achten auf unsere eigenen Prozesse als Lerngemeinschaft aufgetaucht und hat unsere Orientierung tiefgreifend geprägt. Unter einer Gruppe versteht man nicht unbedingt ein „System", auch keine Anhäufung von „Interaktionen" unter Einzelmenschen und keinen tragbaren „Hot-Seat", sondern eine Gestalt mit Figur und Grund, verschiedene Entitäten und deren Teile, Prozesse und Ereignisse, Kräfte und Hemmkräfte, Gestalt-Bildung und -Zerstörung. Diese Begriffe kommen aus der Feldtheorie der Gestalt.

I. Die Gestalt-Feldtheorie

Unsere Grundlagen liegen in der Feldtheorie, welche Denken, Ausblick und Existenz im 20. Jahrhundert umwälzte: in der Physik (Faraday, Mack, Einstein, Heisenberg), in der Kunst (Picasso, Braque, Léger), in der Psychologie (Wertheimer, Köhler, Koffka, Goldstein und später Lewin, Bion), in der Biologie (von

Bertalanffy), in der Ökologie (Osama), in der Musik (Strawinsky, Berg, Parker) und in der Literatur (Joyce, Musil). Wie der Kunstkritiker John Berger (Dyer, 2002, S. 71–92) in seinem brillanten Essay, betitelt „The Moment of Cubism", geschrieben hat, haben wir erstmals in unserer Geschichte erkannt, dass wir zu einem globalen Ganzen gehören, von dem wir geschaffen sind und das wir unsererseits erschaffen, was sich auf unsere Sichtweise von Zeit und Raum, von Rhythmus und Tempo, von Verbindung und Beziehung verändernd ausgewirkt hat. Picasso lädt uns dazu ein, unseren Blick einem Ganzen zu widmen, das viele Ansichten gleichzeitig zeigt, was unsere herkömmliche Realitätsauffassung in Frage stellt und uns in neue Beziehungen zu Raum, Gewahrsein und Erinnerungsvermögen setzt. Es ist ein Ganzes, das nicht komplett sein kann, ohne dass wir Figuren und Gründe bildeten und ohne dass wir in es hinein, aus ihm hinaus und darüber hinweg gingen und unser Erleben und unsere Geschichte ins Hier-und-Jetzt-Ereignis brächten (ibid.).

Wir schöpfen aus einem reichen Vermächtnis! Wertheimer und Einstein waren befreundet und musizierten miteinander, Köhler war ein Studienkollege Max Plancks, und Lore Perls studierte mit Wertheimer und Gelb und war stark von Goldstein beeinflusst, während Fritz mit Goldstein und Gelb arbeitete.

Es gibt viele Feldtheorien. Ich verwende die Feldtheorie der Gestaltpsychologen Wertheimer, Koffka und vor allem die Köhlers:

> [Wir] gelangen damit unweigerlich zu den Begriffen der Feldphysik. In diesem Sektor der Naturwissenschaft wird die Überlegung dazu, was man ‚Prozesse-in-Ausdehnung' nennen könnte, als Selbstverständlichkeit betrachtet. Der Terminus, den ich eben angewandt habe, ist schlicht und einfach ein weiterer Name für die sich selbst verteilenden Prozesse, auf die ich mich in Kapitel IV [‚Dynamics As Opposed to Machine Theory'] bezogen habe. In solchen Prozessen, so wird man sich erinnern, treten lokale Ereignisse ein, wie sie eben eintreten, und zwar lediglich innerhalb der Verteilung als Ganzes (Köhler, 1975, S. 124).

Diese Feldtheorie unterscheidet sich von der späteren Kurt Lewins, welche eher zu den Systemen tendiert: zu Struktur und Raum, zu den Grenzen dazwischen und den Zielen. Die Feldtheorie der Gestaltpsychologen befasst sich mit:

- Figur und Grund,
- dem Ganzen und seinen Teilen,
- dem Prozess und den Ereignissen,
- Kräften und Gegenkräften,
- Gestalt-Bildung und -Zerstörung.

Ein Feld ist das dynamische Zusammenwirken von Kräften und deren Hemmung. Wirken diese *Kräfte* ohne Einschränkung zusammen, wird ein *dynamisches Gleichgewicht* hergestellt. Dieses Gleichgewicht hat Form, Gestalt, Struktur und Organisation. Diese Organisation, diese Schöpfung einer sich von einem Grund abhebenden Figur, nennen wir Gestalt.

Eine Gestalt kann stark sein – klar, leuchtend, energiegeladen, fließend – oder schwach und wenig von den erwähnten Qualitäten aufweisen. Eine Gestalt kann nur so stark sein, wie es die Feldbedingungen (das Ineinanderwirken von Kräften und *Hemmnissen)* erlauben. Die Kräfte eines Feldes können sich um die Hemmnisse herum organisieren: als Lokomotive oder als eine andere Maschine, als TV-Bild, als organisch bedingte Psychose und so fort.

Ein Feld ist ein *Prozess,* kein Ding: „Prozesse in Ausdehnung", wie Köhler es formulierte. Die Feldtheorie setzt Ereignisse an Stelle von Dingen-mit-fixen-Eigenschaften. Teilprozesse werden selbst von der intrinsischen Natur des Ganzen bestimmt (vgl. Köhler, 1975, S. 60–79).

Ein vertrautes Beispiel ist der „Felsen". An diesem Ort, zu dieser Zeit, unter diesen atmosphärischen Druckverhältnissen, unter dieser gegebenen Schwerkraft haben wir ein Ereignis vor uns, dass wir Felsen nennen. Würden wir dieses Gleichgewicht stören, z.B. die Temperatur um einige hundert Grad hinauf- oder hinunterschrauben oder den atmosphärischen Druck verändern usw., dann hätten wir nicht mehr dasselbe Ereignis, denselben „Felsen" vor uns. Beachten Sie, dass der „Beobachter" Teil dieses Ereignisses, dieser Figurbildung ist.

II. Die Gestalt-Gruppe

Was passiert, wenn wir diese Begriffe aus der Gestalt-Feldtheorie – Figur/Grund, Ganzheiten/Teile, Prozess/Ereignisse, Kräfte/Hemmkräfte und Gestalt-Bildung/-Zerstörung – ernst nehmen und auf die Gruppe übertragen? Was impliziert dies für „Behandlung", Lernen, Führen, Autorität, Experiment, Kreativität und für unsere Gestalttheorie selbst? Wie sieht so eine Gruppe aus?

A. Einige Beispiele

Jedes Beispiel, welches zweidimensional, verbal und abstrahiert ist, muss gekünstelt erscheinen, und doch fallen mir drei aus verschieden geführten Gruppen ein.

1. Ein Praktikum: Ich war gebeten worden, eine Gestalttherapie-Sitzung zu „demonstrieren". Eine junge Frau und ich als Leiter saßen in der Mitte, umgeben von einer Gruppe, die sich seit etwa sechs Monaten traf und in einer Phase war, in der sich so etwas wie Intimität konfiguriert hatte – zumindest war man nahe dran. Machtkämpfe und Rivalitäten hatten sich gelegt; Zusammenarbeit, Hilfsbereitschaft und sogar „Familiensinn" waren spürbar.

Wir setzten uns auf den Teppichboden, etwa einen halben Meter voneinander entfernt. Ich verspürte den Druck, etwas „tun" zu müssen, also dafür zu sorgen, dass etwas geschähe, aber ich ließ diesen Impuls vorüberziehen und achtete auf Augen, Gesicht und Körper der Frau. Der Raum verschwand vor meinen Augen, und ich erblickte einen Vater, eine Mutter, Geschwister überall, eine Kindheit, schwierige Beziehungen, in denen sie stark sein musste, eine sich nach Missbrauch anfühlende Verletztheit, Tränen, tiefe Traurigkeit, Akzeptanz, Sehnen: Gefühle waren in mir evoziert worden, und ebenso unser beider Sehen, dass sie sah, dass ich sie sah – Figur über Figur bildete sich, und ein Grund, der sich wie rieselnder Sand gestaltete und umgestaltete, und den wir miteinander teilten, in uns. Ich fühlte Tränen in mir aufsteigen und sah die ihren. Die „Sitzung" dauerte acht Minuten. Ich sprach fünf Worte. Sie lächelte, und ich wusste, dass sie wusste, dass es genau fünf Worte zu viel waren. Wir machten eine Pause (ein „Ende" dessen, was da berührt und aufgebaut worden war, gibt es nicht). Wir pausierten also, atmeten, lehnten uns zurück und luden die Gruppenteilnehmer zu uns ein, tief bewegt. Sie hatten ja an dem eben Geschehenen teilgenommen, mit ihrer Resonanz, ihrer Einstimmung, ihren Emotionen, den aufeinander folgenden Figuren und Gründen, welche in ihnen wachgerufen worden waren, nicht über unsere Worte, sondern über unser/ihr Sehen, Verbinden, Berühren. Später, wieder in einem Praktikum, war es möglich, über Figur/Grund zu reden, über die Wichtigkeit nonverbaler Kommunikation, darüber, was der Körper ohne Worte wahrnimmt und erlebt. Auf kognitiver Ebene konnten wir über Körperhaltung, Atem, Augen, Gesichtsausdruck und Energielevel reden. Und doch war das, was da geschah, mehr, denn das Feld ist mehr als Reiz und Reizantwort, mehr als Zyklen, mehr als bloß linear: es ist aufnehmend, total; es ist ein Da-Sein in „Erfahrungsganzheiten".

2. Eine Therapiegruppe, die schon einige Monate im Gange war, befand sich in einer Konfiguration, die man als Macht-und-Kontrollstreben bezeichnen könnte: Rivalität und unausgedrückte Befürchtungen, verwundbar zu sein, herrschten vor. Eine Klientin, D., die ein frühes Missbrauchsthema hatte, fand mich trotz redlichster Bemühungen meinerseits nicht unterstützend. Als ich mich zu „erklären" suchte, fühlte sie sich noch weniger unterstützt, nicht verstanden, nicht gehört und „missbraucht". Ich fühlte mich missverstanden und begann mich „hilflos" zu fühlen, da unsere Kommunikationsversuche uns anscheinend nur noch weiter auseinander trieben und auf beiden Seiten ein Gefühl der Entfremdung und der Isolation hinterließen. Ich merkte, wie ich auf der Stelle trat, fühlte mich verletzlich und von etwas „ausgestopft", das mir Denken und Atmen schwer machte. Ich rätselte, ob D. und ich wohl in derselben Subgruppe wären und ob wir, stellvertretend für die ganze Gruppe, etwas „zurückhielten". Da atmete ich durch und bemerkte, dass die gesamte Gruppeninteraktion nun zwischen mir und D. stattfand, und dass sich die anderen Gruppenmitglieder in aller Ruhe zurücklehnten. D. und ich waren zur Figur vor dem Grund der Gruppe geworden. Ich machte ein „Feld-Statement", etwa folgendermaßen: Ich sprach aus, was ich in meinem Teil des Feldes erlebte, und beschrieb, was mir im Gesamtfeld auffiel. Dann kam mir die Idee zu einem Experiment, und ich schlug es D. und der Gruppe vor: Wir würden die Figur/Grund-Beziehung umdrehen, wir beide würden uns still verhalten und den Grund für den Rest der Gruppe, nunmehr Figur, abgeben. D. und ich würden unser Körpererleben unter Beobachtung halten und darauf achten, ob beziehungsweise an welchem Punkt das Gefühl, „ausgestopft" zu sein, nachlassen würde. Wir saßen da, während die anderen Gruppenmitglieder sich nun doch über ihre eigene Verletzlichkeit, ihre Frustration bei der Suche nach ihrer eigenen Stimme und nach dem Gehörtwerden und über ihren Ärger über den Gruppenleiter, der zu rasch vorging und zu viel verlangte, unterhielten. D. und ich lächelten uns an, als wir merkten, dass die Gefühle des „Ausgestopftseins" verschwanden, und die Gruppe ihre eigene Aggression, ihre Verletzlichkeit und ihre Bedürfnisse als Figur in Angriff nahm.

3. Eine Therapiesitzung mit Ehemann und Ehefrau, unter zweifacher Leitung: Die Frau war depressiv und wies laut Ehemann „Suchtverhalten" auf, d.h. sie war aufs Chatten und auf Telefonsex versessen. Mit dieser Macke konnte sie sich Ehemann, Kinder und Haushaltsaufgaben vom Leib halten. Der Ehemann, welcher sich vernachlässigt fühlte, entschied sich für den Zorn und nicht für die Verletzlichkeit und den Schmerz und war letztendlich hilflos, da seine Tiraden keine Konsequenzen nach sich zogen (er drohte oft mit dem Verlassen). Die Ehefrau, deren Anamnese Depressionen seit der frühen Pubertät beinhaltete, und die übergewichtig war, hatte Probleme mit ihrem Körperbild: sie wirkte ausgelaugt, abgeschlagen und schlapp. Er wirkte zornig, fordernd und definierte sie in einem fort nach seinen Richtlinien und sprach an ihrer Statt. Ihr Gespräch in der Sitzung war bemerkenswert einseitig, und sie zog sich mehr und mehr in ihr Dickicht zurück und wirkte immer niedergeschlagener. Sie schien kraftlos, ohne Wahlmöglichkeiten und wurde immer stiller. „Wo sind Sie?", fragte der andere Therapeut sie sanft.

Schließlich antwortet die Patientin, sie wolle „weg". Ihr Mann verhöhnt sie daraufhin noch mehr. „Wo möchten Sie hin?", frage ich. „Können Sie sich vorstellen, wo Sie gerne hin möchten?" Irgendwann sagt sie, sie könne sich einen Ort am Meer vorstellen. „Können Sie ihn beschreiben?" – Die See sei rau und mächtig und klatsche gegen riesige, zerklüftete Felsen und Felsblöcke, dahinter befände sich ein Dorf, ruhig und verlassen, weil außerhalb der Saison. „Können Sie das Meer sein?" Nach einiger Zeit kann sie ihre eigene Kraft, ihre Energie und Erregung endlich spüren. „Ich bin eine veränderliche See!" sagt sie. Ich frage ihren Mann, ob er sich ihr in dieser Fantasie – in der Rolle der Felsen und Felsblöcke – anschließen könne. „Ich bin stark und hart und groß. Ich begegne deiner Stärke mit meiner Stärke, ich fühle meine Energie mit dir." Mir kommt eine Melodie in den Sinn, nämlich Perry Como, der ... *it's just impossible, like the shoreline and the sea, it's just impossible* singt. Wir reden über „Paradigmen" und die Küste als Paradigma: den Ort, an dem Meer und Land sich berühren, der weder ein Produkt des einen noch des anderen alleine ist, sondern von beiden, eine sehr lebendige, veränderliche, aktive Grenzlinie, wo die beiden sich in all ihrer Unterschiedlichkeit begegnen. Wir reden darüber, diesem Unterschied aneinander Raum zu geben, und über die Fähigkeit, ihn bestehen zu lassen: einmal in seiner Wucht und dann wieder in seiner Sanftheit.

B. Kreativität in der Gestaltgruppe

In der Gestaltgruppe arbeiten wir mit dem Organismus/Umwelt-*Feld,* und wir halten Ausschau nach den *Figuren* und *Gründen*, aus denen jene emergieren, nach den Ganzheiten und deren Teilen, dem Prozess und den Ereignissen, den Kräften und Hemmnissen, der Gestalt-Bildung und -Zerstörung.

Eine Gestaltgruppe kann aus drei oder dreihundert Mitgliedern bestehen. Der Prototyp ist nicht die Familie mit Eltern und Kind (bzw. Lehrender/Student, Arzt/Patient, Anführer/Anhänger). Der Prototyp der Gestaltgruppe ist die *Polis,* deren Mitglieder den Bürgerstatus (de Mare et al., 1991, S. 1–74) und ihre flexiblen, vorübergehend angenommenen Rollen in einer Gemeinschaft Gleichberechtigter beanspruchen und auch ihre Kreativität in die Hand nehmen: „[Das Selbst] ist der Schöpfer des Lebens" (Perls et al., 1997, S. 18).

Die Gruppenmitglieder sind in fortlaufendem Bilden, im Entdecken, Schöpfen und Wiedererschaffen jenes Kunstwerkes begriffen, das wir „Gruppe" (bzw. „Paar", „Familie", „Gemeinschaft" oder „Organisation") nennen.

Bei diesem Formen, Entdecken und Schöpfen suchen wir danach, was Figur ist, wo die Energie ist – bzw. nicht ist! Ist die Interaktion bei der Kontaktnahme leuchtend, lebhaft, energiegeladen, graziös, im Fluss?

Kontakt, das heißt die Arbeit, die in Assimilation und Wachstum ihr Ergebnis hat, erschafft sich eine Figur auf dem Hintergrund des Organismus/Umwelt-Feldes. Diese Figur (oder: Gestalt) der bewussten Wahrnehmung ist klar und lebendig, ob als Vorstellung, Bild oder als Einsicht; motorisch ist sie die anmutige und kraftvolle Bewegung mit Rhythmus, Spannung und so weiter (ibid., S. 13, Hervorhebung C. H.).

Die Erschaffung von Figur und Hintergrund bedeutet einen dynamischen Prozess, in dem die Notwendigkeiten und die Hilfsquellen des Feldes der Spannung, Leuchtstärke und Macht der beherrschenden Figur ihre Kräfte verleihen (...) [die von ausgesprochen psychischer Natur ist]: Sie hat spezifische und messbare Eigenheiten an Leuchtkraft, Klarheit, Geschlossenheit, Faszination, Anmut, Energie, Befreiung (...) (ibid., S. 14).

Das ist unser *autonomes Kriterium,* und in unserem Zusammenhang ist es so wichtig, weil es „Tiefe und Wirklichkeitsgehalt" der Erfahrung anzeigt und die Frage beantwortet, ob „Bedürfnisse und Energien des Organismus ebenso wie die geeigneten Möglichkeiten der Umwelt in dieser Figur aufgenommen und vereinigt" sind (ibid., S. 13).

Wo sind die Kräfte (Bedürfnisse, Erregungen, Gefühle, Ängste) und wo sind die Hemmnisse (das Zurückhalten), welche sich auf Klarheit und Leuchtkraft der Figur auswirken (*Prägnanz)?* Was ist das Ganze, und was seine Teile (wie in Beispiel II.A.2)?

Im Organismus/Umwelt-Feld können wir von Prozessen des Ganzen und denen seiner Teile sprechen. Alles, was in der Gruppe/im Feld passiert – Gedanken, Gefühle, Interaktionen, Verhalten, Sinnieren, Tagträume, Lieder, Bilder, Metaphern – er-steht aus dem Grund der Gruppe und sagt alles darüber aus, was in der Gruppe im Gange ist – oder nicht im Gange ist! Jegliches Verhalten entspringt dem Grund der Gruppe, ist Ereignis im Gruppenprozess: Jeder Teil hat mit dem Ganzen zu tun.

Der Implikationen sind gar viele. Erstens einmal gibt es keine „individuellen" Angelegenheiten, es gibt *nur* Gruppenangelegenheiten: Es gibt keinen einzelnen oder „identifizierten" Patienten; es gibt kein Pathologisieren; Introjektion, Konfluenz, Projektion, Retroflexion, Egotismus sind allesamt *Gruppen*-Belange, welche Fluss, Energie, Lebendigkeit unterbrechen und beeinflussen (sie agieren als Hemmschuh).

Zweitens: Was immer als Figur eines Gruppenmitglieds oder der Gruppenmitglieder „innen" oder „außen", sei es in deren Körper, in deren Emotionen beziehungsweise als Thema oder Anliegen auftaucht, wird nunmehr als eine dem Grund der Gruppe entspringende Figur erachtet. Was immer Sie in einer Gruppe empfinden – unter der Voraussetzung eines gemeinsamen Grundes –, es besteht die Chance, dass zumindest eine weitere Person Ähnliches fühlt oder erlebt. Wenn Sie ihrem Gefühl, ihrer Angelegenheit, ihrer Schwierigkeit „Stimme" geben, machen Sie sich höchstwahrscheinlich zum Sprecher eines Teils des Ganzen. Schließen sich Ihnen andere beim Artikulieren ähnlicher Gefühle und Erfahrungen an, und beginnen Sie alle miteinander, Ihr Erleben zu artikulieren, entsteht das, was Yvonne Agazarian in ihrer brillanten Konzeptualisierung „Subgruppenbildung" (1997, S. 41–62) genannt hat. Diese Kleinstgruppenbildungen erstehen als Figur aus dem Prozess des Gruppenganzen: Sie erforschen ihren Teil des Feldes, bringen ihn in Kontakt, stellen ihn in einen Kontext und lösen sich im Prozess des Ganzen wieder auf – und ihre Arbeit wird Grund der nächsten Figur.

Dieses Miteinander-Ergründen und -Teilen des Erlebens hier und jetzt definiert die *Arbeit* in einer Gestaltgruppe. Die Subgruppen ermöglichen die Exploration konfligierender Teile und Abspaltungen und befähigen uns, viele Seiten gleichzeitig zu sehen. Spaltungen können sodann erkundet werden, nicht isoliert im Individuum, sondern in der Gruppe als einem Ganzen, welche alle abgespaltenen Teile in Form diverser Subgruppen beinhaltet, in sich hält und zusammenhält: Fügsamkeit und Trotz, Sehnsucht nach mehr Nähe und Wunsch nach Abstand, Aggressionswünsche und -Angst, den Wunsch, offen zu konkurrieren, sowie die Angst vor dieser Konkurrenz. Die Subgruppenbildung ist fortlaufendes Experimentieren: So bekommt man Gelegenheit, durch Anpassung verschiedene Standpunkte zu erleben, „hinein, hinaus und darüber zu reisen", die verschiedensten Teile seiner selbst und die des Feldes zu erkunden, und die Chance, „zum Kern der Sache" vorzudringen, nämlich Gefühle, Impulse und Anliegen *als Prozesse* hier und jetzt zu explorieren, und Worte, Stimme und Sinn zu finden. Die eigenen Gründe und Möglichkeiten erweitern sich und werden lebendiger. Die Mitglieder können in den Subgruppen *alle* Teile ihrer selbst erforschen, auch die unbekannten, unbequemen und Angst machenden. Eine Unterscheidung zwischen Impuls und Ausführung wird getroffen. Gefühle, Impulse, Themen und Anliegen werden *erfahren und exploriert*, nicht so sehr ausagiert oder entladen und nicht unbedingt immer ihrem Adressaten gegenüber „ausgedrückt".

Dies ist ein leicht abgewandelter Stil des Kontaktmachens – mehr in Richtung mittlerer Modus, eher Es-orientiert und für das Artikulieren von *Erleben* offen. Das Artikulieren macht einen größeren Teil des Hintergrundes zum Vordergrund, was eine andere Figur und eine andere Form des Dialogs erzeugt. Ein Mitglied ist beispielsweise zornig (auf X.). Es wird das *Erleben* seines Zornes hier und jetzt erkunden, und andere, die auch Zorn empfinden, mögen sich ihm anschließen, wobei sich deren Zorn aber nicht unbedingt gegen X. richten muss. Erlebt X. ebenfalls Zorn, gehört er zur *selben* Subgruppe – eine, die den Zorn und seine Bedeutung in diesem Kontext, zu diesem Zeitpunkt für diese (gesamte) Gruppe gemeinschaftlich exploriert, verdaut und integriert.

Dieses Miteinander-Artikulieren und -Explorieren einer Erfahrung in der Gruppe hier und jetzt *transformiert* die Erfahrung, noch während sie stattfindet, es schafft einen neuen Kontext, indem es alte Themenbereiche re-konfiguriert und ihnen neue und tief miteinander empfundene Bedeutungen verleiht. *Das ist Essenz wie Definition der Kreativität in der Gestaltgruppe.*

C. Führungsverhalten

In diesem Modell gilt Führungsverhalten nicht als Rolle, sondern als Prozess, in den jede/r eintreten kann. Drücken Sie Ihre Verwundbarkeit aus, begründet das Ihre Führerschaft. Ihre Verwundbarkeit ist Ihre Bekanntgabe, wo im Feld Sie stehen. Ist sie einmal geäußert, treffen Sie damit auch eine Aussage über das

Feld und über Ihre Beziehung dazu, und über Ihre Äußerung *verwandelt* sich das Feld: ein Mehr an Hintergrund wird Vordergrund; ein Mehr an Struktur der aktuellen Lage wird damit zur Kenntnis gebracht. Die Identifikation, Artikulation und das Ausdrücken Ihrer Verletzlichkeit ist ein Akt der Führung in der Gestaltgruppe.

Die designierte Führungskraft oder der vorab bestimmte Mitarbeiter sind auferlegte Strukturen, Rollen, die, wie alle Rollen, sich anhand des Kontakts und der Gestalt-Zerstörung/Bildung mit der Zeit im Fluss der Gruppe auflösen.

Die Rolle des designierten Leiters ändert sich mit den Erfordernissen und mit der jeweiligen Konfiguration, in der sich die Gruppe gerade befindet. Es handelt sich um einen wechselseitigen Prozess, die Gruppe *leitet* dabei also auch den Leiter. Es mag Zeiten geben, da das Geborgenheit vermittelnde Umfeld, eine „Autorität", ein Ziel, ein stabiler Kurs, ein Dirigent, ein Dolmetscher, ein Modell, ein Leiter, Aufklärer, Berater, ein vitales Mitglied, das Reservoir der Gruppen-Energie, der Glaube der Gruppe, ihre Verspieltheit, ihre Geschichte die Führung innehaben.

D. Worte, Worte, Worte!

Ein großer Anteil dessen, was in einem Feld geschieht, ist nonverbal, prä-verbal, „a-verbal". Wir erschaffen einen neuen, miteinander geteilten Raum – einen „Übergangsraum" im Sinne Winnicotts: einen Raum der Projektion und der Entdeckung, des Spiels und des Erkundens, der verwandelt.

Unser Instrumentarium in diesem Kreieren sind wir selbst, allem voran unser Körper, unsere Bilder, Wahrnehmungen, Gefühle und unser Stil, zu uns selbst und den „anderen" in Kontakt zu treten, uns und die anderen zu erleben – unsere Fähigkeit, bei, mit und aus unserer Kontaktnahme eine Art Poesie und Tanz zu wirken. Unsere Sprache muss eine der Wahr-Nehmung und des Vergnügens, des Symbols und der Metapher, der Dichtung und der Schilderung sein. Die prosaische Sprache fängt das Feld nicht ein.

> Canst thou draw out Leviathan with a hook? Will he speak soft words unto thee?
> Lay Thine hand upon him, Remember the battle
> Do no more
> (Job 41: 1, 3, 8)

> „Kannst du den Leviathan ziehen mit dem Haken?" (...) Meinst du, er wird (...)
> dir süße Worte geben?
> (...)
> Lege deine Hand an ihn! An den Kampf wirst du denken und es nicht wieder tun!
> (Hiob 40; 25, 27, 32)

Kurt Goldstein, der über die Anwendung der Gestalttheorie auf das Organismus/Umwelt-Feld schrieb, sprach über den Bedarf an Symbolen und Bildern, wenn man über das Feld nachdenkt (Goldstein, 1975, S. 3–33), da uns die alten Konstrukte keine adäquate Kenntnis vermitteln. Metapher und Poesie evozierten einen „kontemplativen, prä-logischen Erkenntnismodus, der sich in der Kunst so gewaltsam zeigt, ein Erkennen, das zu einem Anerkennen und nicht zu ‚Schlussfolgerungen' führt" (Cox und Theilgard, 1987, S. *ix*): „Das Bild hat an die Tiefen gerührt noch ehe es die Oberfläche aufrührt" (ibid., S. 195).

In der Gestaltgruppe nehmen wir uns Zeit zum Atmen und Innehalten, um unsere Metaphern für die jeweilige Aktualität zu finden (wie in Beispiel II.A.3) und uns von ihnen leiten zu lassen. Auch wir „achten, bezeugen, warten" (ibid., S. *xxix*). Die Metaphern werden (mit-)geteilt, wir nehmen das Feld wahr und stellen Bezüge her und verzichten auf das übliche Analysieren, Sezieren und Distanzieren.

Während sich Bezugsrahmen oder Kontext in der Gestaltgruppe ändern, tun dies auch die Wortbedeutungen und die „bestehenden Kategorisierungen" (ibid., S. 196). Allmählich erschaffen wir eine neue, miteinander geteilte Sprache und neue, miteinander geteilte Bedeutungen.

E. Gruppen-Gestalten

Eine Gruppe ist eine Gestalt. Über die Kontaktvollzüge verändert sich die Gruppen-Gestalt beziehungsweise deren Konfiguration über die Zeit hinweg. Sie mag sich in Millionen von Konfigurationen organisieren, aber unter einem heuristischen Gesichtspunkt führe ich gerne deren fünf an. Das Fünf-Stufen-Modell (Garland et al., 1973, S. 17–47), das ich verwende, ist nicht normativ, keine Kopie, sondern eine Landkarte. Es befiehlt Ihnen nicht, wohin Sie zu gehen haben oder wie Sie das tun sollen, sondern es orientiert Sie in Bezug darauf, wo Sie in etwa sind. Diese Gruppen-Gestalten oder -Konfigurationen sind: I. Orientierung; II. Macht und Kontrolle; III. Intimität; IV. Differenzierung; V. Abschluss.

1. Orientierung

Wenn Menschen sich zu einer Gruppe formieren, „testen" sie sie zunächst. Sie orientieren sich, bevor sie ein *Commitment* eingehen, und ihr Verhalten ist durch Annäherung/Vermeidung gekennzeichnet. Ihr Bezugsrahmen und ihre Normen (in Bezug auf „Männer", „Frauen", „gut" und „schlecht") stammen aus der Gesellschaft, aus ihrer Kultur und aus früheren Gruppen. Die Aufgabe des designierten Leiters ist es, das Annähern und Vermeiden zu klären und zu unterstützen, es zu normalisieren und den Gruppenmitgliedern zu helfen, es in Worte zu fassen und in Subgruppen zu binden, statt es auszuagieren. Es ist keine individuelle Angelegenheit mehr, ob die Mitglieder subgruppenfähig sind und miteinander dem Impuls auf den Grund gehen, mehr in die Gruppe zu investieren, die Flucht anzutreten oder sich in den Skeptizismus zu flüchten. Der Leiter hilft den Mitgliedern beim Experimentieren und dabei, in neuer Weise miteinander in Verbindung zu treten.

2. Macht und Kontrolle (Autorität)

Sind die Mitglieder einmal so weit, in die Gruppe zu investieren, kommt die Sorge auf, wo man neben den anderen Mitgliedern und dem Leiter „hineinpasse". Welches Verhalten kommt wohl gut an: Offenheit? Intelligenz? Emotionalität? Widerspruchsgeist? Wen scheint der Leiter zu mögen? Ein Großteil des Verhaltens ist leiter-zentriert, weswegen es zu Rivalitätsgefühlen unter den Mitgliedern kommt.

Der Bedarf an Kreativität von Seiten des designierten Leiters ist während dieser Konfiguration enorm. Zorn und Frustration, Kampf, Fluchtreaktionen und Ängste vor Verletzlichkeit treten in dieser Konfiguration in den verschiedensten Verkleidungen auf und müssen im Kontext dieser Gruppe im Hier und Jetzt erkannt, benannt, erfahren, exploriert und verstanden werden. Gefühle und die Angst vor ihnen müssen klar und sauber erkannt, ausgedrückt und zum Teil in Subgruppen erkundet werden. Die meisten Gruppen, auch Therapiegruppen, bleiben in dieser Konfiguration von Autorität/Abhängigkeit stecken, und die Beziehung zur Autorität wird nie als *Gruppen*-Angelegenheit untersucht. In dem vorliegenden Modell muss dieses Autoritäts/Abhängigkeits-Gefüge, wollen die Mitglieder weiterkommen und einen offenen Raum für sich schaffen, ebenfalls erforscht und bearbeitet werden, wobei sowohl *Compliance* als auch Widerstand als Gruppen-Belange (und als Vermeiden stärkeren Tiefgangs) exploriert werden müssen.

Ist der Leiter gut, wird es Rebellion geben, die Bennis und Shepard ein „barometrisches Ereignis" (Bennis und Shepard, 1957) genannt haben, eine herausfordernde Phase mit ungewissem Ausgang für den Leiter-als-Autorität, welcher den Eindruck haben mag, dass „der Sturm (...) wach und alles auf dem Spiel" ist (W. Shakespeare, Julius Caesar, 5. Aufzug). Dieser „Sturm" ist jedoch vital und essenziell für Wachstum und Weiterentwicklung der Gruppe. Der Leiter muss einen stabilen Kurs fahren, darf weder deflektieren noch sich verteidigen, noch etwas wegerklären, er muss zuhören. Desgleichen muss er das Äußern von Zorn, Enttäuschung, Verletzung oder Verrat, welches sich gegen ihn richtet, fördern, und klären helfen, was die *Anliegen* sind. Er muss voll präsent sein und die Mitglieder wissen lassen, dass sie ihn betroffen gemacht haben. Arnold Mindell nennt dies „mitten im Feuer sitzen" (1995, S. 17–47). Der Leiter erkennt die Anliegen der Gruppenmitglieder an und erkennt dank ihnen, was geändert werden muss. Hat es ein Missverständnis gegeben? Gibt es etwas, was sie an der Gruppe ändern wollen, ein Verhalten, eine Struktur, Zeitgestaltung oder Methode?

Am anderen Ende dieses Prozesses steht eine neue Norm, ein Strukturwandel; der Leiter wird etwas anders machen, und die Mitglieder werden mehr Verantwortung für den Organisations- und Entwicklungsgang der Gruppe übernommen haben. Die Gruppe ist nicht mehr leiter-zentriert: die (Selbst-) Er-Mächtigung der Gruppe ist eingeleitet. Bezugsrahmen ist nicht mehr die Gesellschaft, sondern *diese* Gruppe zu diesem Zeitpunkt, das, was wir kokreieren, und das, was wir in ihr zu sein vermögen.

3. *Intimität*

Nach der Auflehnung gegen die Leiter-Autorität wendet sich nun die Gruppe den Themen Autorität und Vertrautheit/Intimität untereinander zu. Die Gruppe empfindet sich mittlerweile mehr als eine ‚Familie', und die Mitglieder „erinnern einander an Mutter, Bruder, Schwester" und so fort. Die Aufgabe des Leiters besteht im Klären, was zur Familie ‚damals' und zur Gruppe ‚jetzt' gehört; was ähnlich ist, und was hier und jetzt neu ist, „denn nur das Neue ernährt (...)" (Perls et al., 1997, S. 12).

Der Leiter fördert die Exploration, die Intimität und das Mitteilen auf tieferer Ebene, das in den Subgruppen nun möglich ist. An Belange der Scham und frühe Traumatisierung kann nun anders und in einem anderen Kontext herangegangen werden. Bezugsrahmen ist die Familie, jedoch in *dieser* Gruppe, und die Klärung der Frage, wer wir füreinander sein können.

4. Differenzierung

Sind einmal tiefer greifendes Vertrauen und eine ebensolche Kohäsion, Klarheit und Selbstermächtigung geschaffen, sind die Mitglieder bereit, Anteile von sich einzubringen, die noch nicht exploriert worden sind, wie etwa nicht akzeptierte Anteile, welche ihnen das Gefühl geben, existenziell „anders" zu sein. Die Gruppe wird als *Raum* erlebt, *den wir kreiert haben,* in dem wir in jeder Hinsicht mehr wir selbst sein können, in dem wir uns selbst mit anderen „im selben Boot" erforschen, in dem wir auf allen Ebenen Verbindungen knüpfen. Dort ist meine „Selbstung", meine Selbst-Werdung – integraler Bestandteil unserer „Gruppung", unserer Gruppen-Werdung –, und dort können wir neue Verhaltensweisen erproben. Es ist Aufgabe der Leiterin, dies zu unterstützen, sie steht jedoch in zunehmendem Maß als Ressource, als Beraterin zur Verfügung, während sie die Gruppenteilnehmer ermutigt, mehr von der Gruppenleitungstätigkeit selbst zu übernehmen, sich selbst zu führen.

5. Abschluss

> Parting is such sweet sorrow ...
> (W. Shakespeare, *Romeo und Juliet)*
>
> So süß ist Trennungswehe ...[2]
>
> Do not go gentle into that good night ...
> Rage, rage against the dying of the light
> (Dylan Thomas)[3]
>
> Geh nicht so sanft in diese gute Nacht ...
> So wüte, wüte doch, dass man das Licht dir umgebracht.

Der Abschluss ist die Schluss-Konfiguration. Die Teilnehmer wissen, dass die Gruppe endet; Traurigkeit, Verletztheit, Zorn und Gefühle der Verlassenheit mögen aufkommen. Diese müssen in unseren Subgruppen miteinander benannt und durchgearbeitet werden. Möglicherweise kommt es zu einem „Rückfall" in frühere Verhaltensweisen – Vermeidung, Trotz – oder zur Leugnung („gar so wichtig war mir die Gruppe auch wieder nicht"). Es wird vielleicht heißen: „Ich werde die Gruppe verlassen, bevor sie mich verlässt." Aufgabe der Leiterin ist es, die Gruppe zu unterstützen, diese Gefühle klar herauszuarbeiten, die erlern-

---

[2] Alle Shakespeare-Zitate sind in der Übersetzung von August Wilhelm Schlegel wiedergegeben (A. d. Ü.).

[3] Gedicht, das der walisische Dichter Dylan Thomas Anfang der 1950er für seinen erblindenden Vater geschrieben hat (A. d. Ü.).

ten Fertigkeiten noch einmal zu stärken und die (Gruppen-)Geschichte und den Grund dessen, was geschaffen worden ist, zu halten und kreativer Integration von Erfahrung auf die Sprünge zu helfen, wozu in diesem neuen Kontext das Loslassen gehört. Die Leiterin stellt Raum zur Verfügung, dass die Teilnehmer Projektionen und in der Gruppe eingenommene Rollen zurücklegen können, Raum für Wertschätzungs- und Anerkennungsbekundungen und für Abschiedsworte. Der Bezugsrahmen dafür ist diese Gruppe, und das, was in dieser speziellen Schöpfung gewonnen wurde, ist nun Grund für die nächsten Schritte auf der Reise:

What we call the beginning is often the end and to make an end is to make a beginning. The end is where we start from (T. S. Elliot, *Little Giddings*).

Was wir Anfang nennen, ist oft das Ende/Und ein Ende zu machen ist ein Anfang. Das Ende ist unser Ausgangspunkt.

Halten Sie sich die enormen Möglichkeiten für neue kreative Anpassungsleistungen vor Augen, für die „Selbstung" und für das Explorieren unserer Anliegen in einer jeden Konfiguration – Abhängigkeit, Autorität, Vertrautheit, Scham, Verlust –, und die enorme Unterstützung, die in den Subgruppen ausgetauscht wird, sodass jene Themen während des Explorierens „gehalten" werden können. Beachten Sie auch, dass stereotype gesellschaftliche Zuschreibungen – „Frau", „Mann", „schwarz", „weiß", „alt", „jung" – andere Bedeutungen erhalten werden und in jeder Konfiguration anders abgehandelt werden. Ändert sich der Bezugsrahmen, werden sich diese Zuschreibungen auflösen und als zunehmend neuartige Ereignisse wieder auftauchen: *„... das Selbst ist nicht die Gestalt, die es bildet, sondern das Bilden der Gestalt"* (Perls et al., 1997, S. 209). „... Angst als Gefühl ist Angst vor der eigenen Courage" (ibid., S. 210).

Literatur

Agazarian Y (1997) Systems-centered therapy for groups. Guilford Press, New York

Bennis WG, Shepard HA (1957) A theory of group development. Human Relations 9(4): 415–437

Cox M, Theilgard A (1987) Mutative metaphors in psychotherapy. Tavistock Publications, London

De Mare P, Piper R, Thompson S (1991) Koinonia: From hate, through dialogue, to culture in the large group. Karnap Books, London

Dyer G (ed) (2002) John Berger selected essays. Pantheon Books, New York

Garland J, Jones H, Kolodny R (1973) A five-stage model for social work groups. In: Bernstein S (ed) Explorations in social group work. Milford House, New York, pp 17–47

Goldstein K (1975) Human nature in the light of psychopathology. New American Library, New York

Köhler W (1933) Psychologische Probleme. Julius Springer, Berlin (nicht textgleich mit Köhler, 1975)

Köhler W (1975) Gestalt psychology. New American Library, New York

Mindell A (1995) Sitting in the fire: Large group transformation using conflict und diversity. Lao Tse Press, Portland, Oregon

Mindell A (1999) Mitten im Feuer. Gruppenkonflikte kreativ nutzen. Hugendubel, München

Perls F, Hefferline R, Goodman P (1994) Gestalt therapy: Excitement und growth in the human personality. The Gestalt J Press, Highland, New York

Perls F, Hefferline R, Goodman P (1997) Gestalttherapie. Grundlagen. Dtv, München

Kreative Anpassung auf Irrwegen: Ein gestalttherapeutisches Modell für Patienten mit schweren Störungen[1]

Margherita Spagnuolo Lobb

I. Wie die kreative Anpassung bei schweren Störungen zu verstehen ist

Die viel beklagte Zunahme schwerer Störungen in unserer Gesellschaft ist ein Anreiz mehr, die Sprache der Psychotherapie zu präzisieren. Die Behandlung ernsthaft gestörter Patienten stellt heute alle Psychotherapien vor eine Herausforderung: „Wir alle wissen, dass die Psychotherapie, so sie ihre Funktion erfüllen soll, auf einer Theorie psychischer Reife gegründet sein muss, die selbstverständlich dem sozialen, historisch-kulturellen und bisweilen sogar politischen Kontext verpflichtet ist, in dem sie entsteht und ihre Funktion entfaltet" (Spagnuolo Lobb et al., 1996, S. 45). In den letzten Jahrzehnten hat auf dem Gebiet der psychischen Störungen eine Entwicklung stattgefunden, und ganz sicher sind seit der Begründung der Gestalttherapie zahlreiche Veränderungen eingetreten.

Eine kritische Fragestellung an die Gestalttherapie in Bezug auf das Irresein lautet, ob psychotisches Verhalten als kreativ gelten darf oder nicht. Einerseits frappiert uns die Merkwürdigkeit psychotischen Verhaltens mit seiner Originalität an Lösungen, die sich die Patienten angeeignet haben (z.B. drei Hosen übereinander anzuziehen, um nicht vom Sperma anderer Leute durchwandert zu werden); andererseits fällt uns sehr wohl auf, dass diese Kreativität beim Menschen weder zu Wachstum noch zu Befriedigung in Beziehungen führt, sondern eine dramatische Einschränkung der menschlichen Kontaktchancen verursacht. Wir stellen uns daher die Frage, in welchem Sinne wir im Fall der Psychose von „kreativer Anpassung" sprechen können. Weit davon entfernt, die vermeintliche Kreativität, die der Exzentrizität des Irreseins innewohnt, blauäugig zu bewundern[2], nehmen wir heute die Beziehungsbeschränktheit psychotischen Verhal-

---

[1] Diese Arbeit ist die Weiterführung einer früheren, welche im *British Gestalt Journal* (Spagnuolo Lobb, 2002) veröffentlicht wurde. Ich danke dem Herausgeber Malcolm Parlett für das Vertrauen, das er dieser Studie entgegengebracht hat, und für seine anregenden Herausgeberhinweise.

[2] Eine solche Einstellung war für die humanistischen Psychotherapien bis hinein in die 1980er Jahre typisch; ihre Logik lag in der Beurteilung des individuellen Potenzials im Angesicht der „Normalisierung", welche einem die Gesellschaft aufdrängen wollte.

tens und psychotischer Erfahrung als gegeben an und unterscheiden sie von der schöpferischen Anpassung, die die ursprüngliche Entscheidung zu diesem Verhalten als bestmögliche Lösung in einem schwierigen Feld charakterisiert. Die Kreativität, die zu dieser primären Anpassung gehört, wird danach auf der Beziehungsebene nicht gestützt: Die Angst, die durch das „abwegige" Verhalten zu meiden und zu lösen gesucht wird, wird weder gesehen, durchgearbeitet noch in irgendeiner Weise von der Umgebung aufgegriffen oder angegangen, sodass das „abwegige" Verhalten jahrelang wie ein Kleid auf einem Kleiderhaken hängt und für niemanden von Nutzen ist. Wir können sagen, dass die ursprüngliche Kreativität durch das Wiederholen abnimmt bzw. verloren geht; der Versuch, ein Problem zu lösen, ist immer da, wie bei einer kaputten Schallplatte, wobei die alte Lösung im gegenwärtigen Kontext keine Wahrnehmungsentfaltung im Feld bewirkt.

In diesem Sinne können wir von verirrter kreativer Anpassung sprechen: als einem Versuch, ein Feldproblem zu lösen, der nie gelang und nie durchbrochen wurde und in seiner profundesten Intentionalität innerhalb der Beziehung, der er gilt, nie aufgedeckt worden ist.

Im vorliegenden Beitrag zur Beziehung zwischen Kreativität und Irr-Sinn – ver-irrtem Sinn – werde ich mit einer Analyse der psychotischen Sprache nach entwicklungspsychologischem Ansatz und aus einem phänomenologisch-relationalen Blickwinkel beginnen; danach leite ich zu einem Vorschlag zur Anwendung gestalttherapeutischer Hermeneutik in der Behandlung schwerer Störungen sowohl im Setting der Privatpraxis als auch in psychiatrischen Institutionen über.

II. Entwicklungspsychologischer Ansatz und Phänomenologie psychotischer Erfahrung

Obwohl wir wissen, dass niemand die Garantie geben kann, dass wir in den nächsten fünf Minuten kein Erdbeben erleben werden, leben wir so, als würde das Unerwartete auch wirklich nicht eintreten. Wenn wir uns entwickeln wollen, müssen wir diese Möglichkeit vergessen, um uns auf das konzentrieren zu können, was wir tun und nicht tun möchten, womit wir uns identifizieren und wovon wir uns entfremden. Normalerweise ist unsere Grundsicherheit kein Thema, und wir verschwenden keinen Gedanken daran, dass unsere schiere Existenz in Zweifel steht.

Eine alte sardische Volkssage besagt, dass ein Engel die Neugeborenen auf die Braue küsse, um sie vergessen zu machen, dass sie sterblich sind. Nehmen wir diese Geschichte als Metapher, so können wir behaupten, dass dieser Kuss in der psychotischen Erfahrung fehlt: Ernsthaft gestörte Menschen leben in der Tat in einem Dauer-Alarmzustand, da sie nicht in der Lage sind, jene grundlegenden Sicherheiten für sich zu nutzen, die sie ihre Annahme vergessen machen, dass sie sich fortwährend in einer extrem schwierigen Lage befinden, welche ihre nackte Existenz bedroht.

Die neuesten psychologischen Theorien zur kindlichen Entwicklung stellen eine Verbindung zwischen den frühesten kleinkindlichen Beziehungen und der

Erfahrungsstruktur ernsthaft gestörter Patienten her. Diese Struktur wird nicht mehr unter dem Blickwinkel einer Verschlechterung – als geistige Rückentwicklung, die im Moment der Psychoseproduktion erlebt würde – erklärt, sondern unter dem Gesichtspunkt der entwicklungspsychologischen Erfahrungskompetenzen der Kontaktnahme und des Rückzugs. In diesem Licht besehen hat der ernsthaft gestörte Patient keine Chance gehabt, eine Wahrnehmung des Selbst zu entwickeln, eines Selbst nämlich, das integriert ist und sich klar vom Nicht-Selbst, sprich: der Umgebung, unterscheidet: „Die Erfahrung des Selbst hat nicht jene Wahrnehmungs- und Beziehungskompetenz erreicht, die Fairbairn (1970) reife Abhängigkeit, Mahler et al. (1993) Trennungs- und Individuationsfähigkeit, Stern (1989) narratives Selbst und die Gestalt-Psychotherapie Kompetenz zu vollständigem Kontakt und Rückzug genannt haben" (Salonia, 1992, S. 33).

Aus gestalttherapeutischer Sicht leitet sich unsere Basis-Sicherheit vom Grund erworbener Kontakte ab, welche jene Erfahrungsstruktur konstituieren, die man *Es-Funktion* nennt. Mit anderen Worten begründet sie unsere Fähigkeit, über unser Körpererleben und über all das, was man als „innerhalb der eigenen Haut" erfährt, Kontakt mit der Umgebung herzustellen (Spagnuolo Lobb, 2001 b). Nach und nach erfährt das Kind die Welt, es assimiliert die Kontakte, welche es als selbstverständlich annehmen darf, und braucht von den Konsequenzen dieser Kontaktnahmen erst gar nichts zu wissen. Ist das Kind beispielsweise bereit, auf eigenen Beinen zu stehen, hat es bereits eine Serie sensomotorischer und proprriozeptiver Begriffe erworben, welche es befähigen, sich beim Aufstehen sicher zu fühlen. In derselben Weise lernt das Kind eine Reihe relationaler und emotionaler Sicherheiten. Während es Schritt für Schritt mit seinen archaischen Ängsten umzugehen lernt, die in der frühen Kindheit oft katastrophenhaft gewesen sind (Winnicott, 1970), fühlt es sich von seiner Umgebung geschützt und unterstützt – die erwachsene Bezugsperson lässt es beispielsweise nicht alleine – und es kann sich auf eine Reihe erworbener Kontakte berufen, welche ihm erlauben, eine integrierte Erfahrung des „Selbst" zu bilden, das vom „Nicht-Selbst" unterschieden ist, und der Welt als differenziertes Selbst entgegenzutreten.

Spricht man von psychotischer Erfahrung in phänomenologischen Termini, so scheinen drei Aspekte dafür typisch:

1. Psychotische Patienten haben das Vertrauen, das aus diesem *Grundstock erworbener Kontakte* geboren ist, nicht. Immer noch mit dem Versuch beschäftigt, ihren archaischen Ängsten zu entgehen, können sie sich in Bezug auf die Welt nicht klar definieren. Aufgrund dieser mangelnden Differenzierungsfähigkeit zwischen dem Erleben von „Selbst" und „Nicht-Selbst" hat der ernsthaft gestörte Patient keine Schutzwälle gegen jene Stimulationsmomente aus der Umwelt, die für den neurotischen Patienten normal oder trivial sind. Ein psychotischer Patient merkt beispielsweise, dass ein weibliches Mitglied aus dem therapeutischen Team auf einem anderen Sessel sitzt als sonst oder dass sie böse dreinschaut, und schreibt diese Umstände sich selbst zu: „Hat sie den Platz meinetwegen gewechselt?" „Schaut sie deswegen böse drein, weil sie auf mich wütend ist?" „Wie habe ich sie dazu gebracht, den Platz zu wechseln?" Die Erfahrung des Selbstseins wird in der Beziehung nicht differenziert, weswegen es

für jegliches Geschehen extrem „durchlässig" ist. In so einem Kontext müssen die normalen, alltäglichen, sozialen Aktivitäten äußerst stressbeladen sein; nebenbei bemerkt, reißen sich diese Patienten auch nicht besonders darum.

2. Wie die Objektbeziehungstheoretiker Greenberg und Mitchell (1986) herausgestellt haben, ist die Selbst-Erfahrung eines ernsthaft gestörten Patienten gegenüber der des Neurotikers *qualitativ verschieden.* Bei psychotischen Patienten geht es nicht um die (im Vergleich zu Neurotikern) geringere Fähigkeit, mit sozialen Anforderungen fertig zu werden oder mit jemandem zusammen zu sein. Ihr Erleben ist von unterschiedlicher Qualität, da es sich auf die vom Feld gebotenen Möglichkeiten, „am Leben" zu bleiben, konzentriert, um mit der intensiven Angst fertig zu werden, in der sie unentwegt leben. Im Erleben ernsthaft gestörter Patienten stehen existenzielle Sicherheiten auf dem Spiel. Ein Beispiel, wie Resnick (1970) es zitiert, mag in dieser Hinsicht erhellend wirken: Während einer Sitzung fiel der Strom aus und das Licht ging aus; im Dunkeln fragte der Therapeut den Patienten, ob er die Sitzung lieber auf nächste Woche verschieben wolle. Der Patient antwortete, da er nicht wisse, ob er zu dem Zeitpunkt lebendig oder tot wäre, würde er es vorziehen, im Dunkeln weiterzumachen.

Der Lichtausfall war gar nichts im Vergleich zu seinem wirklichen Schrecken, welcher die Behandlung erforderlich machte. Die therapeutische Intervention muss sich daher auf eine Form der Angst richten, die sich qualitativ von der Erfahrung neurotischer Patienten unterscheidet, weil sie mit der existenziellen Sicherheit der Person verknüpft ist: „Werde ich in einigen Minuten lebendig oder tot sein?" „Wird mich der Zorn der Therapeutin (oder der Krankenschwester) in Stücke reißen?" „Werde ich sie mit meinem Zorn kaputt machen?" „Wen werde ich mit meinen Emotionen – die manchmal kurz vor der Explosion stehen – töten oder vernichten?" Diesen Aspekt psychotischer Erfahrung in die Überlegungen mit einzubeziehen, ist für jegliche psychotherapeutische Intervention von entscheidender Wichtigkeit: Ein Großteil der Behandlung beruht besonders im Fall chronischer Störungen realiter und normalerweise auf dem Erwerb „sozialer Fertigkeiten" mit verhaltenstherapeutischen Maßnahmen, als ob schieres Verhalten gefragt wäre.

3. Da die tröstliche Wahrnehmung, dass zwischen einem selbst und der Außenwelt eine Grenze besteht, nicht Bestandteil psychotischer Erfahrung ist, fließt jegliches Erleben, das als „innerhalb der eigenen Haut" wahrgenommen wird, nach außen über, genau so wie jegliches äußere Ereignis unkontrolliert ins Innere eindringen kann. Aufgrund dieser Qualität psychotischer Erfahrung ist es *witzlos, sich vor diesen Menschen verstecken zu wollen.* Eine höfliche und daher gesunde Lüge als Form der Differenzierung des Selbst von der Umwelt gehört zum neurotischen Erleben. Nur ein neurotischer Patient, der Grenzen erfahren hat, kann die Lüge eines anderen glauben und sich so von einer Reihe phänomenologischer Fakten abschotten, für die ein psychotischer Patient empfänglich bleibt. Als Folge dieser besonderen Grenzdurchlässigkeit zwischen dem Selbst und der Welt, wie sie von einem psychotischen Individuum erlebt wird, ist jedes einzelne Stück Erfahrung, sei es von sich selbst oder vom anderen, sichtbar. Es ist, als wären Therapeut wie Patient in einer Art „transparenter" Beziehung befangen: Der Psychotiker kann Anteile der Erfahrung des Therapeuten sehen, die üblicherweise unsichtbar sind (weil sich der Therapeut z.B. zu verstecken

gelernt hat, um ein „umgänglicher" Zeitgenosse zu werden), und nach ähnlichem Muster wird der Patient alles, was der Therapeut sagt, für wahr, zutreffend oder möglich halten, da er die Grenze nicht kennen gelernt hat, die einen Teil seines Erlebens verbirgt (d.h. er hat nicht lügen gelernt).

Ein gestalttherapeutisches Konzept der Kreativität des Irreseins

Fassen wir nun oben genannte Unterschiede in gestalttherapeutischen Begriffen zusammen, so wird in der Neurose das, was als Novum erscheint, über die Ich-Funktion als „nicht für mich" definiert; in so einem Fall fehlt die Stützung der *Persönlichkeitsfunktion des Selbst*. Das Selbst kann sich nicht kreativ an die Veränderungen in mitmenschlichen Beziehungen anpassen, und zwar aufgrund einer Spaltung zwischen der Definition eines „Wer-bin-ich" (wie sie aus früheren Kontakten assimiliert worden ist) und der aktuellen sozialen Anforderung.

Bei der Psychose kann das Ich, da die Sicherheit als Grund, wie er aus assimilierten Kontakten entstünde, fehlt (*Es-Funktion des Selbst*), seine Fähigkeit, von diesem Grund aus Abwägungen zu treffen, nicht umsetzen. Folglich ist die Kontaktnahme beim psychotischen Menschen von Empfindungen dominiert, die in das „hautlose" Selbst, ist gleich: in die Welt, eindringen (Spagnuolo Lobb, 2001c, S. 63). Die Kreativität, eine menschliche Qualität, die sonst in Situationen möglicher spontaner Kontaktnahme frei waltet, ist begrenzt: Sie kann nicht entspannt sein, und was uns als künstlerische Exzentrizität erscheinen mag, ist in Wahrheit eine zu einem hohen Preis errungene Lösung, die von einer Angst aufgeladen ist, welche eine Katastrophe in Schach zu halten sucht. Ich sage damit nicht, dass es im Erleben und Verhalten psychotischer Menschen keine Kreativität gäbe, sondern dass sie über eine Kreativität verfügen, welche die schwere Existenzangst nicht löst, und zwar so lange nicht, bis sie nicht innerhalb einer bedeutsamen Beziehung anerkannt wird.

III. Konsequenzen für die therapeutische Praxis

Es gibt einige grundlegende Aspekte, die bei der Behandlung so genannter psychotischer Erfahrung berücksichtigt werden müssen. Das hier zu präsentierende Modell ist zwar für psychiatrische Strukturen erdacht worden, dennoch müssen die folgenden Grundaspekte auch im Kontext der Privatpraxis Beachtung finden, da sie einen diagnostisch/therapeutischen Schlüssel zur Behandlung psychotischen Erlebens vorstellen.

Aus den oben zitierten Prämissen folgt, dass wir uns bei der Anwendung der Gestalttherapie in der Behandlung ernsthaft gestörter Patienten zuallererst mit einem Perspektivenwechsel anfreunden müssen, gegenüber derjenigen, die wir uns beim Umgang mit neurotischen Patienten angeeignet haben. Bei psychotischen Patienten muss die Behandlung vom Hintergrund ausgehen, damit eine Figur konstruiert werden kann, während bei neurotischen Patienten das Gegenteil der Fall ist. Es ist tatsächlich so, dass der Lernprozess bei Neurotikern auf dem Dialog zwischen Therapeut und Patient aufbaut, auf der Geschichte/Figur, die im Zuge ihrer Entfaltung auch eine „Umformung" des Hintergrunds bewirkt. In der Psychotherapie mit ernsthaft gestörten Patienten muss man mit dem Aufbau eines Hintergrunds beginnen, und die Figur taucht erst später in der Nachkontakt-Phase als therapeutisches Resultat auf (Spagnuolo Lobb, 2001 a).

Die Kreativität, die solche Patienten aufgewandt haben, um mit einer Notsituation fertig zu werden, sollte zur entspannteren Fähigkeit des Spielens abgewandelt werden. Das schwierige Feld muss ein freundlich empfangendes Feld werden.

Ein grundlegender Unterschied in der Behandlung ernsthaft gestörter Patienten liegt somit in der Balance der Aufmerksamkeit, welche der Figur und dem Erfahrungshintergrund gezollt werden muss. Alles, was Grund und Boden für eine auszuführende Intervention darstellt (die Lehnstühle etwa, auf denen wir sitzen, die Bilder an der Wand oder sogar ein Gedanke, der uns momentan ablenken mag), wird zum primären Zugangscode zu ihrer Erfahrung, während so etwas in der neurotischen Erfahrung als selbstverständlich gilt.

Zweitens ist es wichtig, sich bei der Behandlung der existenziellen Grundangst zu nähern und eventuell auch verhaltenstherapeutische Maßnahmen beziehungsweise Rehabilitationstechniken anzuwenden (Patienten etwa darin zu trainieren, sich sauber zu halten und sich zu benehmen – soziale Fertigkeiten, die sie recht wenig interessieren), und zwar in einer Weise, die mit der therapeutischen Beziehung in Zusammenhang steht. Eine psychotische Patientin ist beispielsweise nur dann bereit, sich jeden Tag zu duschen oder mit dem Einschneiden ihrer Handgelenke aufzuhören, wenn sie das Gefühl hat, dass das ihrer Therapeutin wichtig ist, und dass die Therapeutin mit ihrer „wirklichen" Angst in Berührung ist.

Drittens soll sich die therapeutische Beziehung weniger auf die Analyse archaischer Erfahrungen und auch nicht auf die Förderung unerforschten Potenzials konzentrieren, sondern vielmehr auf die Kohärenz zwischen dem *Was* und dem *Wie* der Dinge, die kommuniziert werden, auf eine Kohärenz dessen, was Stern et al. (1998) mit „implizitem Wissen" meinen. Die wahrgenommene Durchlässigkeit der Grenzen, die Qualität relationaler „Transparenz", mit welcher der Patient einerseits meint, vom Therapeuten „gelesen" zu werden und andererseits zum „Lesen" des Therapeuten fähig zu sein glaubt, ist die Grundannahme, von der aus der Patient einen Hintergrund existenzieller Sicherheit aufbauen muss, auf dem er stehen kann. Soll er daraus als Individuum hervorgehen, das in der Lage ist, wissentlich zwischen dem, womit er sich identifiziert und wovon er sich entfremdet, zu wählen, muss er zuerst erfahren, dass das, was an der Grenze passiert, nicht bedrohlich ist. Jedes Mal, wenn uns ein Patient mit einer ernsthaften Störung etwas über unsere Beziehung erzählt, das uns als unrichtig und quasi wahnhaft erscheint – wenn er zum Beispiel sagt, wir seien zornig oder verliebt –, ist das stets überaus informativ, wenn wir uns die Frage stellen, was daran wahr sein könnte, statt diese Äußerungen vereinfachend als Paranoia zu etikettieren oder sich zu fragen, was daran unrichtig ist. Fragen wie „In welcher Weise hat der Patient Recht?", „Wie drücke ich in diesem Moment Zorn oder Liebe aus?" und das Geschick des Therapeuten, sich diese Fragen zu beantworten, bestimmen weitgehend über den Behandlungserfolg.

IV. Ein gestalttherapeutisches Modell zum Umgang mit Psychosen in psychiatrischen Einrichtungen

Die Gestalttherapie ist aufgrund des Gewichts, das sie Gruppenprozessen zuschreibt, für psychiatrische Settings bestens geeignet. Ausgehend von Bubers Begriff der „Zwischenheit" stellt sie ein Analyseinstrument des Hier und Jetzt einer Beziehung (des Kontaktprozesses) bereit, welches gestattet, Aspekten der Pathologie und deren Behandlung nachzugehen und sie anhand der Dialektik zwischen Individuum und Gesellschaft zu begreifen. Laut Gestaltpsychotherapie müssen wir nicht auf die inneren (z.B. das Über-Ich) *oder* die äußeren (z.B. die Gesellschaft) Elemente eingehen, um die von Freud angenommene Unversöhnlichkeit zwischen Individuum und Gemeinschaft aufzulösen. Zur Schaffung einer Dichotomie zwischen Individuum und Gesellschaft besteht keine Notwendigkeit (Spagnuolo Lobb et al., 1996). Heutzutage ist es möglich, Psychotherapie – selbst im Falle ernsthaft gestörter Patienten – als Methode aufzufassen, mit der die individuellen Bedürfnisse und Vorstellungen und die sozialen Anforderungen miteinander vereinbart werden können. Sowohl bei den „Bedürfnissen" als auch „der sozialen Anpassung" handelt es sich um die Frucht von Beziehung, weshalb sie über den Kontakt zu erlangen ist. Die humanistische Betonung der Selbst-Regulation des Organismus muss im Sinne einer Selbst-Regulation der Beziehung neu überdacht werden (Salonia et al., 1997).

Paul Goodmans Gedanke von der Schaffung einer Gemeinschaft, die aus Individuen bestehe, die ganz sie selbst sind, einer Gemeinschaft, die reichhaltig und harmonisch wie ein griechischer Chor sei und sich nicht durch die Auferlegung außengesteuerter Regeln uniformieren lasse, sondern die Harmonie vielmehr über die spontane, soziale Selbst-Steuerung finde, bildet die Richtschnur für die Anwendung der Gestalttherapie in einer psychiatrischen Struktur. Heutzutage sind wir eher der Ansicht, dass die therapeutische Herangehensweise an die Behandlung ernsthaft gestörter Patienten in psychiatrischen Settings in Richtung Nährung des *Beziehungspotenzials* geleitet werden muss, das sich in der ihm eigenen Sprache über das pathologische Verhalten ausdrückt.

Es gibt Seiten, die einzig und allein auf die Behandlung in psychiatrischen Einrichtungen zugeschnitten sind und mit zwei separaten, wichtigen Elementen zu tun haben: mit der chronischen Natur der Störung (was letztendlich bedeutet, dass der Patient eine soziale Rolle annimmt, die als „gestört" definiert ist) und mit dem Kontext der Behandlung (der nicht in einer einzelnen Figur, sondern einem interdisziplinären Mitarbeiterstab und der physischen Struktur des Behandlungsortes besteht).

Stationär in die Psychiatrie aufgenommene Patienten geben oft ihre alltäglichen persönlichen und sozialen Fertigkeiten auf, was vom je individuellen Involutionsprozess abhängt. Die eine ist unfähig, ihr Bett zu machen, und bedarf dazu der Hilfe einer anderen; eine andere kann sich nicht auf die „normale" Sprache ihrer Umgebung „einstellen". Aufgrund einer langen Krankengeschichte gescheiterter Versuche zur Lösung einer Situation, die als existenzbedrohend wahrgenommen und mitunter durch einen ebenso langen Weg durch die Institutionen verursacht worden ist, was ihr Gefühl, persönlich versagt zu haben und von einem Arzt oder von Medikamenten abhängig zu sein, nur noch verstärkt hat, kann sich so ein Menschenwesen nicht leicht innerhalb normaler sozialer Verhaltensmodi bewegen.

Unter Berücksichtigung der zweiten Eigenheit, dem psychiatrischen Team, sollte die neue Perspektive (d.i. den Grund zu erarbeiten) mit einer multimodalen und interdisziplinären Behandlungsform, in die verschiedenste Ebenen (klinische, psychotherapeutische, pharmakologische, persönliche und familiäre/soziale) sowie verschiedenste professionelle Figuren (Psychiater, Psychologen, Sozialarbeiter, Pädagogen, Krankenpfleger und Psychotherapeuten) integriert sind, einhergehen.

Es liegt ein Widerspruch darin, dass ernsthaft gestörte Patienten von einer Therapie langfristige Beständigkeit am meisten benötigen, und die aktiven Behandlungen oft temporärer Natur sind. Wie ist es dann möglich, den Gästen psychiatrischer Einrichtungen beim Aufbau eines Sicherheitsgefühls zu helfen, das nur ein physisch und emotional stabiler Kontext bereitstellen kann? Die Antwort auf diese Frage ist für jegliches therapeutisches Modell, das an chronisch kranken, in psychiatrischen Settings stationär aufgenommenen Patienten angewandt wird, grundlegend.

Erfolg bei der Schaffung eines therapeutischen Kontexts für ernsthaft gestörte Patienten erfordert als ersten Schritt die Anerkennung der Tiefe und des Wesens ihrer individuellen Erfahrung; das gilt nicht nur für das eigens dafür bereitstehende psychiatrische Setting, sondern für den weiteren Kontext einer Kultur psychischer Gesundheit, mit der jene sich auseinandersetzen müssen. Das heißt, dass wir eine einheitliche therapeutische Zielrichtung entwickeln (die kraft des notwendigen Gruppenprozesses innerhalb des Personals erreicht werden muss) und dadurch ein Sicherheitsgefühl schaffen müssen, das sich von einer stabilen Beziehung herleitet. In diesem Zusammenhang ist es wichtig, den Gedanken zu akzeptieren, dass das Setting, und nicht ein bestimmtes Mitglied der Belegschaft, den Patienten behandelt. Selbst ein ausgezeichneter Psychiater kann, arbeitet er isoliert, langfristig auf therapeutischer Ebene nur begrenzte Wirkung erzielen, im Vergleich zu einem Setting, das in seinen menschlichen und strukturellen Dimensionen Behandlung kommuniziert. Die Rolle des Psychotherapeuten innerhalb eines psychiatrischen Settings sollte als die eines Förderers der Bedingungen des Grundes definiert werden. Daher ist es notwendig, einen gesunden, aufnehmenden Hintergrund zu schaffen – eine „Wiege" oder mütterliche Arme: eine Reihe von Lernerfahrungen, die den Grund konstituieren; ein Hintergrund an Sicherheit, der als gegeben angenommen werden kann. Offenkundig ist es unmöglich, diesen Patienten die Sicherheit zu geben, die sie in der Kindheit missen mussten; wir können ihnen jedoch eine neue Erfahrung von Sicherheit vermitteln, welche ihnen helfen kann, eine Balance zwischen ihrem Interesse am Gegenwärtigen und den Ängsten, die mit ihrer Vergangenheit in Verbindung stehen, zu finden.

Das Diagnoseproblem

Die Phänomenologie psychotischer Erfahrung, welche ich in Abschnitt II beschrieben habe, beruht auf Erfahrungs- und Beziehungscodes – ein Blickwinkel, der sich von der üblichen psychiatrischen Diagnostik unterscheidet. Wir beziehen uns dabei auf die Erfahrung von Grenzen und auf den Grund-Support bei der Kontaktnahme, während jene sich auf verhaltensbezogene und statistische Kategorien beziehen. Dennoch erscheinen die diagnostischen Ergebnisse, sind wir uns einmal der verschiedenen „Brillen" bewusst, die wir beim Betrachten derselben Realität aufsetzen, so verschieden auch wieder nicht, und ein Dialog möglich.

Wie wir wissen, ist die Diagnose eine Landkarte, die der Therapeut braucht, um sich in der therapeutischen Beziehung mit dem Patienten zurechtzufinden. Aus gestalttherapeutischer Sicht wird die Landkarte (die Diagnose) – wie die jüngsten Studien von Stern und der *Process of Change Study Group* in Boston (1998) zeigen – eigentlich nie *a priori* festgelegt, sondern von Therapeut und Patient in der therapeutischen Beziehung kokreiert, weswegen die Erstellung der Landkarte mit dem therapeutischen Prozess selbst zusammenfällt.

Wir können daher von Fragestellungen sprechen, für die sich der Therapeut zu interessieren hat: Das Ergebnis daraus ist keine einseitige Antwort von Seiten des Therapeuten, sondern eine Kokreation, die die besondere Natur der betreffenden Begegnung zwischen zwei (oder mehr) spezifischen Individuen zu einem gegebenen Zeitpunkt nicht ignorieren darf.

Im Folgenden führe ich einige Explorationsbereiche an, die beispielhaft aufzeigen, worauf sich meine Neugierde richtet, wenn ich mich in der Komplexität einer therapeutischen Situation zum Handeln bereit mache:

1. Welche Sprache – oder welchen Erfahrungscode – benützt die Person bei der Kontaktnahme mit der therapeutischen Umgebung?

Es gibt keine psychotherapeutische Intervention ohne schöpferische Anpassung an die Sprache der Patientin, da ihre Sprache Ausdrucksform ihrer Erfahrung ist; sie ist der Zugangscode, über den wir mit ihr in Kontakt treten. Eine Patientin, die behauptet, „Ameisen krabbeln in meinen Adern", hat eine gänzlich andere Ausdrucksweise als eine, die über sich aussagt, „eine Versagerin zu sein, die niemals auch nur irgendetwas richtig machen wird". Erstere drückt sich über die Sprache der Es-Funktion aus, während letztere die der Persönlichkeitsfunktion benutzt. Für erstere Patientin müssen wir eine Sprache finden, die dem Körpererleben und den archaischen Ängsten entspringt, welche sich der Definition entziehen; die zweite Patientin bedarf einer Sprache, die der Rollenerfahrung, den nicht verwirklichten Idealen und dem Wunsch entspringt, für das Gute, das sie geleistet hat, geschätzt zu werden.

Die Sprache erzählt uns so manches über viele andere Aspekte der Erfahrung des Sprechenden: über seine Kapazität zum Beispiel, Erfahrungen miteinander zu verknüpfen (die Grammatik seiner Erfahrung) und „Ich" von „Nicht-Ich" zu unterscheiden, über Seiten, die seine Kontaktfähigkeit betreffen; und sogar von impliziten Botschaften erzählt sie, welche der Sprecher dem Gesprächspartner vermitteln mag.

Das folgende Beispiel veranschaulicht, was ich damit meine:

Wenn ein Patient sagt, „die Luft" sei „dick", spricht er von seinem Körpererleben aus (oder, gestalttherapeutisch gesprochen, von der Es-Funktion des Selbst aus). Er nutzt seine gegenständliche Intelligenz, die mit einem handfesten

Gedanken in Verbindung steht, und damit auch so etwas wie eine magische/animistische Begriffsbildung (die Dinge haben eine Seele).

Das Ganze stellt uns äußerst nützliches Informationsmaterial über die Erlebensweise des Patienten zur Verfügung, an den wir unsere therapeutische Sprache anpassen müssen, wollen wir zu seinem Erleben Zugang erhalten. Der besagte Patient spricht zunächst über die Balance zwischen der Luft („dick") und der Fähigkeit seines Körpers, dicke Luft zu atmen, ohne sich davon erdrückt oder vergiftet zu fühlen. Beispielsweise könnten wir diesem Patienten erwidern, dass es wahr sei, dass die Luft dick ist, ebenso wahr sei aber auch, dass sein Körper die Fähigkeit besitze, ein- und auszuatmen und sich das herauszunehmen, was daran nahrhaft sei, und die dicke Luft anschließend wieder loszuwerden. Wir sollten uns zweitens fragen, welcher Anteil der Beziehung im Moment als „dick" oder schwer betrachtet werden könnte. So könnten wir den Patienten etwa fragen: „Wie mache ich Ihre Luft im Moment dick?" Jede Erfahrung erhält ihre tatsächliche Bedeutung im Hier und Jetzt eines bestimmten Kontakts. Nichts ereignet sich zufällig, nicht einmal der unverständlichste „Wortsalat" eines Schizophrenen. Die Sprache ist stets Ausdruck unseres gegenwärtigen Erlebens, und unser gegenwärtiges Erleben ist immer ein Kontakterlebnis. Lediglich in solchen Fällen, in denen es einen Wiederholungszwang gibt – wenn ein Patient beispielsweise *immer* sagt, „die Luft ist dick" –, können wir behaupten, dass es eine Blockade in der Erfahrung gibt, etwas Unvollständiges, so wie eine zerkratzte Schallplatte die Melodie immer wieder unterbricht.

2. In welcher Entwicklungsphase steht die Person?

Das Stadium im Lebenszyklus einer Patientin stellt ihr Verhalten und ihr Erleben in einen Zusammenhang von Bedeutungen und Bedürfnissen, die ihren Sinn des In-der-Welt-Seins, das Kontinuum ihrer Existenz, ausmachen. Man muss ein ganzes Spektrum von Erfahrungen, die mit dem existenziellen, vom Patienten durchlebten Moment verbunden sind, in die Überlegungen einbeziehen. Ein junger Mann von zwanzig Jahren hat eine andere Weltsicht und andere Bedürfnisse als eine fünfzigjährige Frau, die der Menopause entgegenblickt.

Die Behandlung ist daher in einen bestimmten Entwicklungsmoment der persönlichen „Biographie" der Patientin platziert.

Dazu ein Beispiel:

Eine fünfunddreißigjährige Frau mit periodischen Krankenhausaufenthalten seit ihrem zwanzigsten Lebensjahr hat zwei Töchter auf die Welt gebracht, ohne recht zu wissen, wie ihr geschah; sie hatte ihre Kinder verlassen, bevor sie zum ersten Mal ins Krankenhaus eingeliefert wurde. Seit der Zeit hat sie stets eine marginale Beziehung zu ihren Töchtern unterhalten, welche von deren Großmutter väterlicherseits aufgezogen wurden. Nie wollte sie länger als zwei Stunden mit ihnen zusammen sein, aber auf ihre verworrene Art liebte sie sie. Derzeit ist sie vom Wunsch besessen, ihre Töchter wiederzusehen – und am Boden zerstört, wenn sie von ihnen zurückgewiesen wird. Sie hat mehr als nur einen Selbstmordversuch hinter sich, und, wenn sich die Gelegenheit bot, sperrte sie sich ein und verweigerte das Essen. Zur Behandlung dieses Verhaltens der Selbst-Isolierung und Selbstdestruktion ist sie in unsere psychiatrische Gemeinschaft aufgenommen worden. Die Behandlung muss ihren Lebenszyklus berücksichtigen: Sie ist Mutter adoleszenter Kinder – d.h. sie muss damit zu Rande kommen, dass deren Kindheit zu Ende ist. Was die Patientin wissen muss, um die Adoleszenz ihrer Töchter und das rebellische Verhalten, das für dieses Alter typisch ist, akzeptieren zu können, ohne davon zerstört zu werden, ist die Antwort auf die Frage, ob sie bis jetzt eine gute Mutter gewesen ist und ob sie für die Töchter getan hat, was sie konnte. Dies mit „ja" zu beantworten, bedeutet, ihr den Übertritt in eine neue Phase ihres Lebenszyklus' zu ermöglichen, nämlich die Mutter von Adoleszenten zu sein. Ihre Töchter weigern sich natürlich, ihre Mutter zu sehen. Das psychiatrische Team entschied erst, es sei besser, die Frau sähe ihre Kinder nicht, damit das Gleichgewicht zwischen Großmutter und Töchtern nicht gestört werde. Und was würde denn schon Gutes dabei herauskommen? Einerseits würde ein ohnehin heikles Gleichgewicht zerstört, andererseits würden falsche Bande der Zuneigung geknüpft", so die Ansicht des Teams. Die Frau unternahm einen Selbstmordversuch. Das Team entschließt sich, seine Strategie zu ändern und den Töchtern auseinander zu setzen, was ihre Mutter durchgemacht hat. Trotz des Zorns und des Schmerzes, der bei der Diskussion über die Abwesenheit ihrer Mutter aufgerührt wird, schaffen die Töchter es, sich der Begegnung mit ihrer Mutter zu stellen und Dinge zu fragen wie: „Hast du uns gewollt oder sind wir dir passiert?" Zu aller Überraschung und in einer Schlichtheit eigener Art vermag die Mutter, viele dieser Fragen zu beantworten. Nach einigen Gesprächen bitten weder Mutter noch Töchter um weitere Gespräche. Alle drei haben anscheinend das Gefühl, einen Schmerz gemeinsam zu haben, mit dem sie sich nun endlich konfrontiert haben, und es kehrt wesentlich mehr Ruhe ein. Die Töchter leben weiter bei ihrer Großmutter; sie äußern keinen Zorn mehr auf ihre Mutter und in einer Weise haben sie das Gefühl, Töchter zu sein, zurückgewonnen; die Frau hat das Gefühl, Mutter zu sein, wiedergewonnen und macht keine weiteren Selbstmordversuche mehr.

3. Was für ein Support ist zur spontanen Kontaktnahme spezifisch nötig?

Beim Erleben der existenziellen Angst, wie sie für diese Patienten charakteristisch ist, bedienen sich diese verschiedener Umgangsweisen, wenn sie mit der Umwelt in Kontakt treten und dabei die Spontaneität aufgeben. Unsere Aufgabe ist, ihnen zu helfen, das, was sie bereits unter Angst tun, besser zu machen. Das gestalttherapeutische Diagnoseinstrument, der Kontakt-Rückzug-Zyklus, ermöglicht uns, den spezifischen Support, der an der Grenze ihrer Kontaktnahme sowohl von Therapeut wie Klient benötigt wird, punktgenau festzulegen (Spagnuolo Lobb, 1992), und zwar als fehlende Ich-Funktion und als gestörte Selbstfunktion (Perls et al., 1994, S. 149–161).

Hier ein Beispiel zur Erläuterung dieses Konzepts:

Giorgio hat seinen Vater verloren und eine problembeladene, geisteskranke Mutter. Als sie ihn besuchen kommt, umgarnt sie ihn mit Schmeicheleien – um anschließend Verrat an ihm zu üben: Sie heiratet z.B. wieder, ohne es ihm zu sagen. Die Familienanamnese dieser Patienten birgt viele Verratsmomente und einen Irrsinn in sich, der den Patienten verwirrt und ihm Differenzierung verunmöglicht hat. Wie Bateson et al. (1956) mit ihrem „*Doublebind*"-Begriff betonen, sind diese Patienten Verlierer, was immer sie tun. Giorgio überträgt das Beziehungsmuster mit seiner Mutter, das bei ihm Leiden verursacht (und wofür er keine Lösung gefunden hat), auf die wichtigen Beziehungen seiner Gegenwart. Es ist kein Zufall, dass er sich des Nachts von fremdem Sperma durchwandert fühlt und erklärt, die anderen Patienten führten es im Schlaf in seinen Körper ein. Er kann nicht schlafen und klagt über Albträume. Giorgios Symptom ruft in mir Anklänge an die Übergriffigkeit/den Verrat durch seine Mutter wach; das Sperma scheint in einem präpersonalen Modus wahrgenommen zu werden (in Giorgios Erfahrung gibt es noch keine klare Geschlechterunterscheidung). Das Sperma weist praktisch Ähnlichkeiten mit der Macht seiner Mutter auf, welche fähig ist, seinen Körper über die Haut/Selbst-Grenze invasiv zu durchdringen, und Giorgio versucht, sich angestrengt zu wehren (indem er normalerweise zwei oder drei Hosen übereinander anzieht). Wir machen die Beobachtung, dass er sich vor dem Schlafen besonders fürchtet, da er dabei die Kontrolle aufgibt und daher am verwundbarsten ist. Die Schaffung eines strukturellen und aufrichtigen kommunikativen Kontexts ist unabdingbar, will man Giorgio die Wiederholung tiefen Verrats ersparen, umgekehrt muss er aber selbst einen Grund an Sicherheit in seinen Beziehungen aufbauen. Man klärt ihn über seine Medikamente auf, und sein Schlafplatz ist klar definiert, ebenso seine täglichen Verrichtungen. Jegliche Botschaft, die der Interpretation zu viel Raum lässt, macht ihn übererregt, und er bekommt Krampfsymptome. Giorgio kann sich einfach nicht entspannen. Er kann weiterhin nicht schlafen und klagt über Albträume. An diesem Punkt lasse ich mir eine spezifisch stützende Strategie einfallen, die eine weit bessere Wirkung auf ihn ausübt als Medikamente. Mir kamen die „Traumfänger" in den Sinn, die die Indianer benutzen: ein kleines Netz, das in der Mitte ein Loch hat, und das sie über den Eingang ihrer Zelte hängen, während sie schlafen. Sie schreiben diesem Ding die Kraft zu, böse Träume abzufangen, welche danach vom Morgenlicht zerstört würden, während die guten Träume durch das Loch hindurch können und in der Luft schweben bleiben. Böse Träume können einem somit nichts anhaben.

Die Erläuterung der Verwendung eines „Traumfängers" und das Anfertigen eines solchen von ihm selbst zum An-die-Wand-Hängen hinter seinem Bett überzeugen Giorgio, der seine Nachtruhe nun endlich findet. Am nächsten Morgen – und nach vielen weiteren Nächten – begrüßt er mich glückstrahlend und berichtet, er habe keinen Albtraum gehabt. Ein konkret fassbarer und animistischer Gedanke, der den Gebrauch von „Traumfängern" begründet, ist die geeignete Sprache für Giorgio, der nicht auf Erklärungen reagiert, welche auf abstraktem Denken („versuch dich zu entspannen") oder auf der Wahrnehmung von Grenzen („das Sperma kann nicht in dich eindringen") beruhen. Giorgio benötigt aus seiner Umgebung Unterstützung, welche ihn befähigt, das, was er bereits tut (seine Privatsphäre mit drei paar Hosen zu schützen), besser zu machen, damit er Ruhe findet. Tatsächlich braucht er sich nicht auf seine Ich-Funktion zu verlassen („versuch dich zu entspannen"); vielmehr braucht er Vertrauen in seine Umgebung (mit der positiven Konsequenz der Entspannung seiner Es-Funktionen).

V. Therapeutische Ziele des Modells

Wie entfaltet sich die heilende Umgebung im Erleben von Patient und Therapeut? Zwar ist diese Fragestellung bei der Behandlung jeglicher Art von Störung grundlegend, im Fall der Behandlung von Psychotikern wird sie, wie ich bereits ausgeführt habe, Figur therapeutischer Intervention.

Ziel Nummer eins ist die Schaffung einer therapeutischen Umgebung, die in der gesamten Gemeinschaft die Erfahrung eines gesunden Grundes zu nähren vermag. Ein Umweltaspekt ist das Setting, welches ein ganz wichtiger Behandlungsfokus wird, besonders dort, wo er die Beziehung beeinflusst. In diesem Zusammenhang ist das Beziehungsgeflecht der Gruppe, welches in der betreffenden psychiatrischen Struktur geschaffen wird, analog primärer Behandlungsort.

Ausgehend von der Aufmerksamkeit, die wir dem Grund in Form des therapeutischen Settings und Klimas schenken (Ziel Nummer eins und unumgängliche Prämisse für jegliche Weiterentwicklung der Beziehung), wird es möglich, andere wichtige Erfahrungen um einer harmonischen Differenzierung des Selbst willen zu fördern, wie schöpferische Differenzierung überhaupt (zweites Ziel), Wahrnehmung von Zeit und Raum – Kategorien, die dem Selbst Orientierung und Rhythmus verleihen – (drittes Ziel) und das klare und deutliche Erkennen eigener Bedürfnisse (viertes Ziel). Diese vier Ziele stellen die therapeutische Reise der stationären Patienten in einem psychiatrischen Setting dar. Das sind Entwicklungsphasen beim Aufbau einer auf festem Boden stehenden Erfahrung seiner selbst. Da dies ganzheitliche Errungenschaften sind, sind sie auch miteinander integrierbar. Jede Phase repräsentiert eine Gestalt neuer Kontaktmöglichkeiten, welche der Gestalt vorheriger Aneignungen hinzugefügt werden, so wie sich neue Noten in einer Melodie an die alten reihen und damit eine neue Melodie erschaffen.

1. Ziel 1 – Die therapeutische Umgebung

Eine therapeutische Umgebung bereit zu stellen, bedeutet, ein herzliches, bestätigendes und flexibles Setting in Bezug auf die Bedürfnisse der Patientin nach Abgrenzung und Verschmelzung zu arrangieren: ‚geschlossen' genug, um eine Atmosphäre der Sicherheit zu vermitteln, ‚offen' genug, um den nötigen Support für die Unabhängigkeit zu bieten, aber auch ‚flexibel' genug, um sich an die Versuche der Patienten anpassen zu können, innere wie äußere Bedürfnisse miteinander zu vereinbaren. Das sind Grundvoraussetzung und Plattform zur Erreichung weiterer Ziele. Zwei grundlegende Aspekte sind damit gemeint: die physische Struktur, innerhalb derer sich das Leben der Gemeinschaft abspielt, und die kommunikative Haltung, derer sich das Personal befleißigt.

Was die physische Struktur betrifft, so muss sie die psychologischen Grundfunktionen eines jeden Zuhauses erfüllen (Giordano, 1997): Halten, Unterstützen, Integrieren. Studien zur Umweltpsychologie (Fisher et al., 1984; Bonnes und Secchiaroli, 1992) streichen andere strukturelle Charakteristika heraus, welche berücksichtigt werden sollten. Beispielsweise sollte die allgemeine kommunikative Haltung des Personals sorgfältig geprüft werden, etwa seine Fähigkeit, Empathie, bedingungslose Akzeptanz, Wertschätzung und Kongruenz zu vermitteln (Franta und Salonia, 1981). Die Team-Mitglieder repräsentieren notwendige und spezifische Kompetenzen zur Kommunikation mit ernsthaft gestörten Patienten. Wichtige „Beziehungsgaranten" sind zum Beispiel *Klarheit* (das Gegenteil von Konfusion), *Ermutigung* (als Glaube an den Organismus bei akuter Angst) und *absoluter Respekt vor den Regeln* (die Regeln sind wie ein Zusammenhalt bietender Wall, dessen Übertreten zu einem signifikanten Verlust des Sicherheitsgefühls führen würde). In diesem Zusammenhang ist zu sagen, dass die verbale Kommunikation des Teams empathisch und normativ zugleich sein muss, damit Patienten das Gefühl haben, als Person akzeptiert zu sein – als einzigartiges Wesen mit individuellen Gedanken und Nöten –, das gleichwohl zur Achtung der Gemeinschaftsregeln fähig ist.

Nonverbale Kommunikation von Seiten des Personals muss ein *Willkommen* ausdrücken (ein Lächeln entspannt stets mehr als ein grimmiges Gesicht), ein *Da-Sein* (diese Patienten sind besonders empfindlich dafür, wenn jemand ‚abwesend' ist) und einen Respekt vor Grenzen (Vertraulichkeit über die Erfordernisse der Rolle hinaus zu kommunizieren, ist für diese Patienten immer verwirrend, bedenkt man, dass Rollen wie Regeln sie vor der „Invasion" von Eindringlingen schützen). Spezielle Aufmerksamkeit muss dem Körperkontakt gelten, der im Kontext von Gesunden offenkundig notwendig ist. Hier ist wichtig, mitzubedenken, dass man eine Person berührt, die „keine Haut" hat, und dass jeglicher physischer Kontakt nach Grenzzersetzung riecht.

Der Eindruck der therapeutischen Atmosphäre vermittelt sich dem Menschen schon bei der Aufnahme. Das Eintreffen eines Neuankömmlings wird der Gemeinschaft vorher angekündigt, darauf folgen die Vorbereitungen, den neuen „Gast" willkommen zu heißen. Bei der Ankunft wird der Neuankömmling der Gemeinschaft in das Gruppensetting eingeführt, während er eine Tasse Kaffee trinkt und ein Keks isst. Eine Runde herzlichen Applauses begrüßt den neuen stationären Patienten. Dann wird er von einem Team-Mitglied der Gruppe vorgestellt; eine Eröffnungsrunde folgt, in der die neue Patientin eingeladen wird, so sie will, der Gruppe mitzuteilen, welche Hoffnungen und Befürchtungen sie in Bezug auf diese neue Erfahrung hegt. Dank dieses Willkommensmoments weiß der Neuankömmling, dass er als Person in einer Gemeinschaft und nicht bloß als Fall gesehen wird.

Dazu ein Beispiel:

> Ein Neuankömmling sagte einmal am Ende einer solchen Vorstellungsrunde – auf die chaotische Manier, in der die Patientinnen an dieser Zusammenkunft teilnahmen, Bezug nehmend: „Das ist die bestmögliche Organisation totaler Desorganisation." Der gestalttherapeutische Leiter sagte: „Jeder von euch hat das Bedürfnis verspürt, sich von allen anderen zu unterscheiden. Tatsächlich hat niemand an ein Thema angeknüpft, das von einem anderen aufgebracht worden ist. Sie haben auf Ihre Angst vor Auslöschung reagiert, indem Sie im individuellen Chaos Zuflucht gesucht haben! Dieses Chaos ist der Lebenssaft der Gemeinschaft." (Argentino, 2001)

Das ist ein gutes Beispiel dafür, wie ein gestalttherapeutischer Leiter die verschiedenen Bemerkungen, das Klima und den Gruppenprozess zu einer einzigen „Gestalt", einer globalen, harmonischen und sinnvollen Konfiguration, zusammenfassen kann, mit der sich sowohl Individuum wie Gruppe identifizieren.

2. Ziel 2 – Der Sinn für schöpferische Differenzierung

Damit sich diese Patienten in positiver Weise anders als andere, d.h. als einzigartige menschliche Wesen fühlen können, müssen sie sich in die Umgebung eingebunden fühlen. Mit anderen Worten heißt das, hat eine Person einmal Akzeptanz erfahren, kann sie sich auf sich selbst konzentrieren und sich in ihrer Einmaligkeit erkennen. Zahlreiche Aktivitäten können diese Entdeckung stützen, wofür ich hier ein Beispiel gebe:

> Ich war in einer Gruppe und leitete die Teilnehmer zum Zeichnen an. Ich hatte sie gebeten, sich auf sich selbst und auf ihre Atmung zu konzentrieren (eine sehr heikle Sache, so etwas von diesen Patienten zu verlangen, da es sie sofort mit ihren stärksten Ängsten in Berührung bringt). Dann bat ich sie, eine Figur auf ein Blatt Papier zu bringen, welche auch immer sie in eben diesem Moment machen wollten. Eine Person zeichnete einen alten Löwen, der allein über ein verwüstetes Feld strich; ein anderer zeichnete ein schönes Meer im Sturm, mit hohen Wellen, keine Boote waren darin zu erkennen, nur ein sehr kurzer Strich deutete eventuell auf ein weit entfernt liegendes Boot hin. Einer zeichnete einen Baum mit äußerst zaghaften Strichen; er wirkte einsam. Ich sagte zu ihm, dass für mich spürbar wäre, dass die Zeichnung viel über ihn aussagte. Außerdem schlug ich ihm vor, er könnte diesen Baum spielen, wenn er wollte. Er tat es: Er spielte den Baum. Er war so in seinem Erleben gefangen, dass sich die gesamte Atmosphäre verwandelte. Der Rest der Gruppe sah ihn nur noch an, wie etwas Magisches. Zum Schluss sagte er: „Das bin ich", und die Gruppe applaudierte spontan. Er fühlte sich so sehr als er selbst, und nach diesem Erlebnis war er anders; er nahm mehr an den Gruppenaktivitäten teil; sein Gesicht war offener, besonders in Gegenwart von Leuten, die bei diesem Erlebnis dabei gewesen waren.

Bedenkt man, dass psychotische Menschen üblicherweise desensibilisiert sind und nicht unterscheiden, inwiefern ein Mitmensch sich vom anderen abhebt, da sie ganz von ihren Ängsten in Anspruch genommen sind, zeigt dieses Experiment, wie es doch möglich werden kann, andere klarer zu sehen, wenn sie sich ganz als „sie selbst" und als einzigartige Menschenwesen erfahren dürfen.

Den Patientinnen Raum und Zeit zu gewähren, so dass sie sich (so weit wie möglich) auf sich selbst konzentrieren und ihr spontanes Sich-auf-die-Umwelt-Zubewegen entdecken können, ist das therapeutische Ziel dieses Stadiums. Die Therapeuten versorgen sie durchgehend mit adäquatem Support, damit sie abgebrochene Spontankontakte zur Vollendung bringen (in diesem Beispiel, den Wunsch des Patienten, seine Einsamkeit auszudrücken, sie jemandem mitzuteilen).

Aktivitäten, die mit der Pflege der Umgebung verbunden sind, wie etwa das eigene Zimmer zu putzen oder nach Gemeinsamkeiten mit anderen zu suchen, werden von den Patienten als Notwendigkeit erlebt, welche das Zusammenleben reguliert. Möglicherweise erfüllt dieses Verhalten auch die Funktion einer handfesten Aufgabe, welche zu einer Erfahrung führt, die eine Alternative zur Angst darstellt (da sie die Angst in Schach hält und eingrenzt). Unumgänglich ist dabei, den Patientinnen zu helfen, ihr Gefühl der Unzulänglichkeit beziehungsweise des Versagens anhand einer produktiven und geselligen Tätigkeit zu überwinden, und ihnen somit einen Bezugspunkt zu garantieren, der, wiewohl er normativ ist, ihre Angst besänftigt.

3. Ziel 3 – Zeit und Raum: Der Rhythmus des Selbst

Ist eine Person einmal fähig geworden, ihr einzigartiges Wesen zu erleben, das „Ich" zu erfahren, ist sie bereit zu tanzen, das heißt, sich in Zeit und Raum zu orientieren. Sobald ein Säugling ein sicheres Gefühl von „Ich bin hungrig, ich kann auf Mama warten" erwirbt, kann sich sein Selbstgefühl in Zeit und Raum verorten. Die Stimme der Mutter, die ein schreiendes Baby vom anderen Zimmer aus beruhigt, agiert als Bändigerin der Angst des Kindes. Sie füllt die Leere im „Raum" und nährt das Vertrauen in die „Zeit". Die Erlebensdimensionen Zeit und Raum und unsere Umgangsweise damit bilden den Rahmen für so ein Gefühl „stabiler Kontinuität", das wir dem Selbst anheften. Aufgrund dieser Zeit- und Raum-Erfahrung gewinnen wir die Sicherheit, weiterhin wir selbst zu sein, auch wenn sich die Dinge ändern, in uns und außerhalb von uns. (Ich erinnere mich an die Zeit, als meine Tochter drei war und sie sich im Spiegel zu betrachten pflegte, mit meiner Brille auf der Nase und dabei sagte: „Ich bin Mami", dann zog sie das T-Shirt meines Mannes an und sagte: „Ich bin Papi." Sie musste über diese ungemein interessante Entdeckung ziemlich viel lachen: über die Möglichkeit, sich äußerlich zu verwandeln und innerlich weiterhin dieselbe Person zu sein).

So besteht dieses Ziel in der Förderung der Wahrnehmung von Raum und Zeit, Größen, welche die Möglichkeit von Erfahrung in sich bergen und den vielfältigen Sensationen und Sinneswahrnehmungen im Sinne eines Rhythmus' (Zeit) und einer räumlichen Platzierung (entfernt/nahe usw.) Richtung geben. Das hilft beim Beschwichtigen der Angst, während bei ernsthaft gestörten Patienten die Sensationen, Emotionen und die Wahrnehmungen im Allgemeinen konfus erlebt werden (ohne Ich-Du-Grenzen, Jetzt-Dann-Grenzen, Hier-Dort-Grenzen) und eben unter großer Angst.

Der Patient, der sich als einsamer Baum darstellte, nahm am täglichen Gruppentreffen mit anderen Patienten und Team-Mitgliedern teil. Alle Teilnehmer erzählten der Reihe nach über ihre Erfahrungen. Als er zum Sprechen bereit war, sage er: „Heute scheint die Sonne." Die gestalttherapeutische Leiterin fragte sich, was wohl der relationale Sinn dieses Satzes sein könnte, d.h. was der sonnige Tag mit seiner aktuellen Anwesenheit in der Gruppe zu tun hatte. Bis dahin hatte er sich der Gruppe als trauriger, einsamer Baum dargeboten, und die Gruppe hatte ihn akzeptiert. Sie sagte: „Wie sehen die Bäume aus, wenn es sonnig ist?" Er antwortete: „Sie recken sich der Sonne entgegen. Heute bin ich eine Eiche, keine Trauerweide." Die Gestalt-Leiterin sagte unterstützend: „Es gibt viel mehr Eichen in unserer Mittelmeerregion als Trauerweiden." Der Patient stand auf und breitete seine erhobenen Arme aus; er blickte weiterhin um sich und schloss seine Augen nicht. Er erlebte sich als neuer Baum mit großem Mut, er vertraute der Umwelt, so dass er die „normale" Angst, die er so oft mit Neuheit in Verbindung brachte, überwand.

Viele Aktivitäten, die in psychiatrischen Settings durchgeführt werden, markieren einen periodischen Rhythmus, zum Beispiel Mahlzeiten, Medikamentengaben, eine Weihnachtsfeier, ein Strandbesuch im Sommer und so weiter. Sie verhelfen den Patientinnen zu einem Sinn für Kontinuität und für den Übergang von einem Augenblick zum nächsten. Es ist jedoch wesentlich, dass die Betreuungspersonen merken, wann ein Mensch dazu bereit ist, diese Kategorien zum Eingrenzen von Erfahrung und somit zur Besänftigung psychotischer Angst zu nutzen.

4. Ziel 4 – Die differenzierte Wahrnehmung eigener Bedürfnisse

Hat ein Individuum einmal den Sinn für die Kontinuität seiner selbst in einem sich wandelnden Feld erworben, hat es eine wichtige Stufe im Aufbau seines Sinns für die eigene Integrität erklommen. Diese Fertigkeit wird es bei der Differenzierung eigener Bedürfnisse von fremden anleiten, damit es aus der symbiotischen Konfusion, in der das Selbst und seine Umgebung davor erlebt worden sind, hervorgehen kann.

Eine Gruppe von Patienten war mit der Zubereitung des Mittagessens für sich beschäftigt. Die Entscheidung, „was man kochen soll", setzt zunächst die Fähigkeit voraus, definieren zu können, was man essen möchte (zweites Ziel); weiters setzt sie eine Beachtung von Raum und Zeit voraus, wenn man die Zutaten auswählt und sich über die Vorbereitungszeit kundig macht (drittes Ziel). Das bedeutet auch, wissen zu müssen, wie unabhängig man die eigenen Bedürfnisse unter den Gegebenheiten der Umwelt und ihren Angeboten definiert und zu befriedigen sucht (viertes Ziel). Ein weibliches Team-Mitglied griff den Gruppenteilnehmern unter die Arme und wollte ihnen etwas Appetitanregendes kochen. In der Gruppe waren Leute mit Bedürfnissen auf unterschiedlichen Entwicklungsstufen. Diejenigen, die sich in der ersten Phase befanden, nämlich von der Umgebung willkommen geheißen werden zu wollen, nahmen das Angebot, von ihr „gefüttert zu werden", an (ein Teller heißer Spaghetti mit Tomatensauce kann unwiderstehlich sein). Manche fragten sich, ob sie Spaghetti wollten oder lieber etwas anderes (die Phase schöpferischer Differenzierung), während andere neugierig waren, wo man die Spaghetti wohl zu kaufen bekäme und wie lange die Garzeit betrage (Phase des „Selbst-Rhythmus'"). Einer aus der Gruppe, der auf seiner therapeutischen Reise schon sehr weit war, sagte, er wolle Eierspeise und er wolle sich das selber kochen. Das war ein schönes Beispiel der Autonomiefindung. Die Gestalt-Leiterin sagte, wie sehr sie sowohl die Eindeutigkeit, mit der er seinen Wunsch deklariert hatte, als auch seine Widerstandsfähigkeit schätze, und dass er sich nicht von den Wünschen der anderen habe auffressen lassen. Beachten Sie, dass sie ihm ihre

Wertschätzung nicht für seinen Willen beziehungsweise seine Bestimmtheit ausgesprochen hat, ein Standpunkt, der bei einem Neurotiker eher passend wäre, sondern für seine Fähigkeit, Grenzen zwischen sich und dem Rest der Gruppe zu erleben, was beim psychotischen Erleben wichtiger ist.

Die Bereitschaft, für sich selbst zu sorgen (persönliche Hygiene, Sorge um die eigenen Siebensachen) sowie der Respekt vor der Natur, indem man Müll nicht auf die Erde wirft (üble Gewohnheiten, die oft in Institution erworben werden), sich mit dem Personal gemeinsam um die Reinigung zu kümmern und diejenigen, die anders sind, zu respektieren, sind alles bedeutende Signale der Zugehörigkeit zur Patientengemeinschaft auf differenzierte und integrierte Weise, ohne dass man dafür die Individualität aufgeben oder vor den gesellschaftlichen Regeln davonlaufen müsste.

VI. Schlussfolgerungen: Die existenzielle Bedeutung der Begegnung mit der psychotischen Erfahrung (im Irrsinn am Leben bleiben)

Trotz mehr als vierzig Jahre zurückreichender internationaler Bemühungen, die Erkenntnisse aus der Psychotherapie in unsere Arbeit mit Patienten in psychiatrischen Settings mit einzubeziehen, muss sich das psychiatrische Fachpersonal noch immer die Frage stellen, ob und wie psychotherapeutische Methoden in solchen Settings genutzt werden können.

Was in relevanten früheren Erfahrungsberichten zu fehlen scheint (siehe beispielsweise zunächst Großbritannien und dann andere Länder wie etwa Italien, die im und nach dem Zweiten Weltkrieg die Versorgung innerhalb der gewohnten Lebensbereiche betrieben; Spagnuolo Lobb, 2002), ist eine wohl definierte Methode, die für Individuum und Gruppe zugleich Sorge trüge. So wird beispielsweise die therapeutische Kraft der Gruppe der Notwendigkeit, jede Person für sich zu betrachten, nicht gerecht, was im Fall ernsthaft gestörter Patienten vonnöten wäre. Die Notwendigkeit, das Individuum anzusprechen, ist in der heutigen Gesellschaft, die ständig neue, mit der modernen Lebensweise verbundene Pathologien hervorbringt, allgegenwärtig (denken Sie nur an das kontinuierliche Auftreten der Borderline-Erlebensstruktur, an Säuglings-Mörder und an Kinder, die ihre Eltern umbringen).

Es ist nicht leicht, mit ernsthaft gestörten Patienten zu arbeiten. Ich habe erlebt, wie junge Team-Mitglieder schon nach einigen Monaten Arbeit in diesen Settings psychisch zerrüttet waren, und ich bin älteren psychiatrisch Arbeitenden begegnet, die ob der Unmöglichkeit, adäquat auf den tagtäglich hautnah miterlebten Schmerz zu reagieren, zynisch geworden sind. Das hier dargelegte Modell stellt eine Arbeitsmethode mit diesen äußerst fordernden Patienten vor, welches die tragische Natur ihrer Existenz keineswegs übersieht, sondern sie vielmehr über den menschlichen Kontakt mit dem Personal und den Mitpatienten zu integrieren sucht.

Diese Methode impliziert unter anderem, dass die in diesem Feld Tätigen nicht effizient sein können, wenn sie ihren eigen „Irr-Sinn" nicht erkannt haben und nicht damit zu Rande gekommen sind. Mit ernsthaft gestörten Patienten zu arbeiten, fordert uns, ein großes Fassungsvermögen für schmerzhafte und tragische Erlebnisse zu entwickeln. Dafür muss man sich mutigen Herzens ein Gewahrsein erhalten, das sowohl die Angst, die ein Teil eigener Leidenserfahrung ist, umschließt als auch die Kunstgriffe, die man zum Überstehen dieser Angst erworben hat. Nur dann wird man in der Lage sein, sich auf tieferen und „wachstumsfördernden" Kontakt mit dem Schmerz eines anderen und mit seiner persönlichen Tragik einzulassen. Ist der psychiatrisch Arbeitende der beängstigenden und archaischen Erlebensformen seiner selbst nicht gewahr, ist er über kurz oder lang in der Konfrontation mit dem Irr-Sinn des Patienten wirkungslos. Das Scheitern auf diesem Gebiet wird entweder dazu führen, dass die Betreuer sich erneut der normalisieren wollenden Perspektive überholter Psychiatrieformen zuwenden (das Einnehmen einer überlegenen Position) oder tagtäglich an einer Seelenqual leiden (die inferiore Position), vor der sie nur noch eine neue Arbeitsstelle oder die Pensionierung retten kann.

Eine wirkungsvoll heilend tätige Gemeinschaft muss Unterstützung für das Personal bereitstellen, damit es beim Ertragen jener schmerz- und angsterfüllten Welt, wie sie für Patienten mit ernsthaften Beziehungsproblemen typisch ist, nicht allein ist. Diese Patienten leben in alle Ewigkeit in einer tragischen Dimension, mögen sie auch gelernt haben, wie man sich gegen sie betäubt. Dieses Reagieren über Anästhesieren schickt ihren Schmerz jedoch bloß in den Winterschlaf und lässt ihn intakt, was wiederum ihren Wachstumswunsch in Richtung eines reiferen existenziellen Stands vereitelt. Deshalb ist es von Bedeutung, dass das Personal zusätzlich neben der ausreichenden Ausbildung in hilfreicher, beziehungsstiftender Kompetenz mit ernsthaft gestörten Patienten nicht ebenfalls in den Winterschlaf geht, sondern sich die magische Qualität der Existenz (die Zeitspanne des Schwebens zwischen Leben und Tod) vor Augen hält, damit sie das Entstehen dieses Gefühls, das von psychotischen Menschen als tragisch erlebt wird, stützen können, sobald diese aus ihrem Winterschlaf erwachen. Ein existenzieller Standpunkt wie dieser verleiht ihnen zusätzlich Kraft, ihrem eigenen Leben die Stirn zu bieten.

Die Anwendung dieses gestalttherapeutischen Modells in psychiatrischen Settings und deren Strukturen hat sich meiner eigenen Erfahrung und der meiner Kolleginnen nach als hoch wirksam erwiesen. Die Forschung hat in der Tat Beweise erbracht, dass dieses Modell die Lebensqualität der Patienten in psychiatrischen Strukturen verbessert (Argentino, 1997), während es zugleich für eine angenehme und interessante Arbeitsumgebung für das Personal sorgt. So gesehen bietet das Gewähren von Raum und Zeit für maßgeblichen menschlichen Kontakt beiden Seiten wertvolle Lernmöglichkeiten, was das Erleben von Personal wie Patientenschaft bereichert.

Literatur

Argentino P (1997) Efficacia del modello gestaltico nelle comunità terapeutiche. Quaderni di Gestalt 24/25: 39–48

Argentino P (2001) La psicoterapia della Gestalt come terapia di comunità. In: Spagnuolo Lobb M (ed) Psicoterapia della Gestalt. Ermeneutica e clinica. Angeli, Milano, pp 120–138

Bateson G, Jackson D, Haley J, Weakland J (1956) Toward a theory of schizophrenia. Behavioral Sci 4: 251

Bonnes M, Secchiaroli G (1992) Psicologia ambientale. La Nuova Italia Scientifica, Roma
Fairbairn WRD (1970) Studi psicoanalitici sulla personalità. Boringhieri, Torino
Fisher JD, Bell PA, Baum A (1984) Environmental psychology. Holt, Rinehart and Winston, New York
Franta H, Salonia G (1981) Comunicazione interpersonale. LAS, Roma
Giordano G (1997) La cassa vissuta. Percorsi e dinamiche dell'abitare. Giuffré, Milano
Greenberg JR, Mitchell SA (1986) Le relazioni oggettuali nella teoria psicoanalitica. Il Mulino, Bologna
Mahler MS, Pine F, Bergman A (1993) La nascita psicologica del bambino. Boringhieri, Torino
Perls FS, Hefferline R, Goodman P (1994) Gestalt therapy: Excitement and growth in the human personality. The Gestalt J Press, Highland, New York
Resnik S (1970) Spazio mentale. Sette lezioni alla Sorbona. Bollati Boringhieri, Torino
Salonia G (1992) From we to I-Thou. A contribution to an evolutive theory of contact. Studies in Gestalt Therapy 1: 31–41
Salonia G, Spagnuolo Lobb M, Sichera A (1997) Postfazione. In Perls FS, Hefferline R, Goodman P (1994) Teoria e pratica della terapia della Gestalt. Vitalità e accrescimento nella personalità umana. Astrolabio, Roma, pp 497–500
Spagnuolo Lobb M (1992) Specific support in the interruptions of contact. Studies in Gestalt Therapy 1: 43–51
Spagnuolo Lobb M (2001a) Linee programmatiche di un modello gestaltico nelle comunità terapeutiche. In Spagnuolo Lobb M (ed) Psicoterapia della Gestalt. Ermeneutica e clinica. Angeli, Milano, pp 139–158
Spagnuolo Lobb M (2001b) La teoria del sé in psicoterapia della Gestalt. In Spagnuolo Lobb M (ed) Psicoterapia della Gestalt. Ermeneutica e clinica. Angeli, Milano, pp 86–110
Spagnuolo Lobb M (2001c) From the epistemology of self to clinical specificity of Gestalt therapy. In Robine JM (ed) Contact and relationship in a field perspective. L'Exprimerie, Bordeaux, pp 49–65
Spagnuolo Lobb M (2002) A Gestalt therapy model for addressing psychosis. British Gestalt Journal 1: 5–15
Spagnuolo Lobb M, Salonia G, Sichera A (1996) From the discomfort of civilization to creative adjustment: The relationship between individual and community in psychotherapy in the third millennium. International J of Psychotherapy 1: 45–53
Stern D (1989) La nascita del sé. In Ammanniti M (ed) La nascita del sé. Laterza, Bari, pp 117–128
Stern D, Bruschweiler-Stern N, Harrison A, Lyons-Ruth K, Morgan A, Nahum J, Sander L, Tronick E (1998) The process of therapeutic change involving implicit knowledge: Some implications of developmental observations for adult psychotherapy. Infant Mental Health J 3: 300–308
Winnicott D W (1970) Sviluppo affettivo e ambiente. Armando, Roma

Das Psychoporträt: Eine kreative Arbeitstechnik für psychiatrische Institutionen

Giuseppe Sampognaro

Die Nutzung von Kunsttherapie in der Arbeit mit ernsthaft gestörten Patienten ist mittlerweile eine universell anerkannte Praktik, die – so scheint es – auf dem romantischen Stereotyp beruht, jedem Künstler hafte ein Hauch von Wahnsinn an (die Biografien solcher Figuren wie Caravaggio, Vincent van Gogh, Edvard Munch und anderer scheinen dies zu bestätigen). Wenn die Sprache der Kunst denen geistesverwandt ist, deren Wirklichkeitskontrolle auf unsicheren Beinen steht, warum sie dann nicht im therapeutischen Kontext nutzen?

Auch die Gestalttherapie drohte dieser simplifizierenden, engen Sicht von der Anwendung von Kunst in der Behandlung ernsthaft gestörter Patienten aufzusitzen. Vom Erfahrungsbegriff im Übermaß geprägt, hat es unser therapeutisches Modell lange Zeit verabsäumt, sich mit der Kreativität und ihrer Bedeutung eingehender zu befassen, was für ein echtes Verständnis von Ablauf, Sinn und Zweck jeglicher kunsttherapeutischer Technik unerlässlich ist. Man nahm es als selbstverständlich hin, dass Gestalttherapeuten in dem Sinn *kreativ* waren, dass sie frei *von vorgefassten Mustern* waren, und dass die Kreativität des Patienten (die über die „Wahl" des Symptoms und durch die persönlich-originelle Weise, wie sie oder er Kontakt vermeidet, zum Ausdruck kommt) als Werkzeug emotioneller Katharsis oder zur Wiedergewinnung von Spontaneität ausgeschöpft werden sollte. Erst seit relativ kurzer Zeit können wir mit Recht behaupten, dass der Hintergrund Figur geworden ist, und die künstlerische Kreativität des Individuums stärker beachtet wird – als Potenzial, das besser erkannt und genutzt werden kann. Außerdem hat man sich zur Auswahl der bei psychotischen Menschen anzuwendenden kreativen Techniken Gedanken gemacht: Man wählt es nicht deswegen, weil der ernsthaft gestörte Patient tatsächlich Künstler wäre, sondern weil der expressive Kanal der Kreativität möglicherweise der einzige ist, der es ihm möglich macht, eine Brücke zu seiner Umwelt zu schlagen.

Der Kurs, den ich hier einzuschlagen beabsichtige, ist folgender: Ausgehend vom Gestalt-Konzept der Kreativität werde ich anschließend jene Prinzipien umreißen, auf denen die kunsttherapeutische Behandlung ernsthaft gestörter Patienten fußt, und mit der Diskussion einer der wirksamsten Techniken schließen – dem Psychoporträt.

I. Die Kreativität in der Gestalttherapie

Die Anwendung der Kunsttherapie im gestalttherapeutischen Sinn basiert auf einem grundlegenden Prinzip: Jeder kreative Akt drückt die Suche nach Kontakt mit dem anderen aus. Dieser Kontakt ist manchmal tatsächlich zustande gekommen; danach ist er zu intrapsychischem Kontakt geworden und kann nun aus der Erinnerung abgerufen werden; manchmal bleibt er unerfüllt, wird in der Realität verweigert, aber so oder so wird er vom Individuum heiß ersehnt (Sampognaro, 1992).

Gestalt-Fremde hatten davor die Ursprünge der Kreativität dem ungestillten Begehren nach dem Liebesobjekt zugeschrieben. Angesichts des Affronts eines auf Verweigerung stoßenden oder verratenen Begehrens suche das menschliche Individuum Zuflucht in der bloß halluzinatorischen Befriedigung – im Traum, in der Vorstellungskraft und in der Kunst, indem es jene Fantasien hervorbringt, deren Inhalt die von der Realität frustrierten Wünsche befriedigt (Freud, 1969). Der Verlust des Objekts und die Entwicklung von Trauer stellen den Angelpunkt der Theorie Melanie Kleins (1978) dar, welche später von Hanna Segal (siehe Ricci Bitti, 1998) aufgegriffen und ausgebaut wurde, sodass das Kreieren gleichbedeutend mit dem Wiederherstellen des geliebten und anschließend zerstörten Objekts wurde, nachdem man vom schizo-paranoiden zum depressiven Zustand übergegangen war.

Donald Winnicott (1989), jener Autor psychoanalytischer Matrix, der der gestaltischen Konzeption der Theorie der Kreativität am nächsten kommt, sieht im kreativen Akt den Versuch, Kontakt mithilfe von Übergangsobjekten zu erhalten. Winnicott definiert Kreativität auch als Suche nach dem Selbst, ohne sie – vom therapeutischen Standpunkt aus – als vollzogene Selbst-Erfüllung zu mystifizieren: Ein Kunstwerk zu produzieren, heißt nicht immer, sich zu finden, oder um es mit seinen Worten zu sagen: „Die Kreativität, um die es mir hier geht, ist etwas Allgemeines. Sie gehört zum Lebendigsein. (...) [Sie] gehört zur Grundeinstellung des Individuums gegenüber der äußeren Realität" (S. 80–81): Kreieren ist also Kontakt machen.

> Auf der Suche nach dem Selbst kann der betreffende Mensch etwas künstlerisch Wertvolles erschaffen. Aber ein erfolgreicher Künstler kann allgemein anerkannt werden und doch das Selbst, nach dem er sucht, nicht gefunden haben. Das Selbst liegt nicht unbedingt in dem, was aus Körperlichem oder Seelischem gemacht wird, gleichgültig, durch welche Schönheit, Geschicklichkeit und Eindruckskraft sich diese Werke auch auszeichnen. Wenn ein Künstler auf irgendeinem Gebiet nach dem Selbst sucht, kann man davon ausgehen, dass er aller Wahrscheinlichkeit nach im Bereich allgemeinen schöpferischen Lebens bereits einige Misserfolge gehabt hat. Das vollendete Werk vermag den zugrundeliegenden Mangel an Selbstgefühl niemals auszugleichen (ibid., 66–67).

Künstlerische Kreativität und Lebens-Kreativität gehen nicht immer Hand in Hand. Findet die kreative Seite ihr Gegengewicht nicht in kreativer Anpassung an die Realität, gibt es weder Wachstum noch authentischen Kontakt. Dieser Grundsatz ist bereits von Perls und seinen Kollegen im Begriff der schöpferischen Anpassung zwischen Organismus und Umwelt formuliert, und zwar so, dass sich das Selbst als „erfinderischer Kontaktmacher" (Perls et al., 1997, S. 32) definiert: „Das ‚Geheimnis' des Schöpferischen ergibt sich für die Psychoanalytiker daraus, dass sie die Aufklärung nicht im Nächstliegenden suchen, im gesunden Normalzustand des Kontakts" (ibid., S. 191).

Perls et al. (1997) geben auch zwei grundsätzliche Antriebskräfte der Kreativität des Organismus an: das Bedürfnis, unerledigte Situationen zu einem Schluss zu bringen, und die Spannung auf eine Veränderung hin:

> . . Der erste [Aspekt] ist der des gefahrlosen Ausdrucks für unbewusste unerledigte Situationen – redseliges Pläneschmieden, Betriebsamkeit um des Betriebs willen, Ersatzhandlungen und so weiter; daneben findet sich aber auch der Ausdruck der Unzufriedenheit mit dem fest umschriebenen Selbst, des Wunsches, sich zu ändern, ohne zu wissen, wie, und von daher der Lust am verwegenen Abenteuer, das oft in Wahrheit völlig vernünftig und integrativ ist, und nur vom Neurotiker als verwegen empfunden wird (ibid., S. 201).

Was ist der Sinn dieses „acte gratuit", dieser „Flucht *vor* der Realität" (ibid.)?

> Oft erscheint das Selbst nämlich kaum geneigt, auf organische Erregungen und Umweltreize zu reagieren, sondern halluziniert ein Ziel und spielt mit der eigenen Technik, so als bereite es sich spontan ein Problem, um sich zum Wachsen zu zwingen (ibid.).

Wheeler (1991, S. 62) stellt ebenfalls eine Analogie zwischen Kontakt und Problemlösung her. Und auch viele andere, nicht gestalt-orientierte Psychologen (Getzel und Jackson, 1962; Guilford, 1967; Powell, 1974) haben die Parallelen zwischen Kreativität und Problemlösungsvermögen hervorgehoben.

Was ist jedoch das Problem, das gelöst werden soll und das das Individuum zur Hinwendung zur Welt der Kunst veranlasst wie zum Schreiben eines Gedichts oder zum Anfertigen einer Zeichnung – und das, wie Perls und seine Kollegen es ausdrücken, offenkundig unentgeltlich?

Ihr Beispiel, die Dichtung betreffend, ist erhellend:

> ... das zu lösende Problem [ist] ein ‚innerer Konflikt' (...) Der Dichter konzentriert sich auf einen unerledigten subvokalen Vorgang und seine daran anknüpfenden Gedanken; durch freies Spielen mit den ihm gegenwärtigen Worten vollendet er schließlich eine unerledigte Sprachszene, er bringt nun tatsächlich die Klage, Beschuldigung, Liebeserklärung oder Selbstbezichtigung hervor, die er vorgebracht haben sollte; nun endlich gewinnt er freien Zugang zu seinem natürlichen organischen Bedürfnis, und er findet die Worte (...). Sein Du, der Zuhörer, ist nicht eine erkennbare Person und auch nicht das allgemeine Publikum, sondern eine ‚ideale Zuhörerschaft': Das heißt, nur weil die richtige Sprechhaltung eingenommen und ein Stil behauptet werden (Wahl der Form und Diktion), kann die unbeendete Rede kraftvoll und präzise weiter fließen. Sein Inhalt ist nicht eine gegenwärtige Erfahrungswahrheit, die es zu übermitteln gälte, sondern er findet in seinem Erleben, in der Erinnerung oder Fantasie ein Symbol, das ihn faktisch erregt, ohne dass er wissen müsste, was sein verborgener Inhalt sei (und ohne dass wir es wissen müssten) (Perls et al., 1997, S. 113).

Es gibt zwei Arten von Kontakt: Der eine ist ergänzend, schließend und vollständig; dem anderen gebricht es an authentischer Befriedigung des ursprünglichen Bedürfnisses, er befriedigt jedoch das aktuelle Bedürfnis nach Kommunikation, Erhellung des und Erinnerung an *jenen* Kontakt. Genau das kommt im schöpferischen Akt zur Anschauung (Sampognaro, 1992, S. 15).

Kontakt ist Kreativität, und der schöpferische Akt drückt – gestalttherapeutisch gesprochen – die Suche nach Kontakt aus. In jenem Sinn meint der gestaltisch kreative Akt allerdings nicht nur die physische Begegnungserfahrung zwischen Organismus und Umwelt. „Aus dem Kontakt resultiert außerdem eine Interaktion mit belebten wie auch mit unbelebten Gegenständen; einen Baum, einen Sonnenuntergang zu sehen, einen Wasserfall oder die Stille einer Höhle zu hören, das ist Kontakt. Kontakt kann auch mit Erinnerungen oder Vorstellungen geschaffen werden, wobei man sie deutlich und voll erfährt" (Polster, 1977, S. 104).

Kontakt über die Fantasie lässt uns unabgeschlossene Beziehungen mit den Menschen wiederherstellen, die gegenwärtig nicht verfügbar oder aus irgendeinem Grund nicht erreichbar sind:

> ... die Fantasie [ist] häufig der einzige Weg, um zu einer grundlegenden Situation zurückzugelangen. Ein Elternteil mag gestorben, eine alte Liebe in eine andere Stadt gezogen sein oder ein Freund aus der Kindheit mag heute nicht mehr wichtig genug sein, um den Kontakt mit ihm aufrecht zu erhalten. Selbst wenn eine Situation erreichbar ist, kann es entweder ängstigend oder unklug sein, direkt auf diese Situation zuzusteuern. Dann ist die Fantasie von unschätzbarem Wert, weil sie etwas erschafft, was nahe der Realität und doch relativ sicher ist, wobei sie über Gerüchte, Strategie oder grüblerische Spekulationen hinausreicht (ibid., S. 241).

Der Kontakt, der sich im kreativen Akt erfüllt, ist deshalb ein innerer Kontakt mit einer Erinnerung oder mit einem Teil des Selbst. Er entspringt immer interpersonellem Kontakt mit der Umwelt, aber gegenwärtig wird er in halluzinatorischer Form erlebt. Darüber hinaus weist er im Vergleich zum ursprünglichen Kontakt ein spezifisches Charakteristikum auf: Er besitzt einen kommunikativen Wert zu einem Publikum hin, dem angesprochenen „Du" (Sampognaro, 1992, S. 17). Perls et al. (1997) haben die Wichtigkeit dieses Elements, das aus der „idealen Zuhörerschaft" bestehe, herausgestrichen, ein Publikum, an das sich der/die Künstler/in mit seinen/ihren Werken wendet und das er/sie um Beachtung, Verstehen und Anerkennung bittet.

II. Kunst als Ausdruckskanal für den ernsthaft gestörten Patienten

Wenn es stimmt, dass der schöpferische Akt tatsächlichen oder ersehnten Kontakt impliziert, muss ebenso gelten, dass ernsthaft gestörte Patienten von dieser Fertigkeit nicht im gleichen Maße wie psychisch gesunde Individuen Gebrauch machen können. Das fragmentierte Selbst hält sie von einer passenden, entspannten Kontaktkompetenz ab:

> Geht man nach der Entwicklung der Erfahrung des Selbst, so hat der ernsthaft gestörte Patient kein integriertes Selbst erleben dürfen, welches sich klar vom Nicht-Selbst, von der Umwelt oder vom Kontext unterschiede (Spagnuolo Lobb, 1997, S. 25).

Und:

> Das Erleben des Selbst hat jene Wahrnehmungs- und Beziehungskompetenz nicht erreicht, die Fairbairn (...) reife Abhängigkeit, Mahler (...) Trennungs-Individuationsfähigkeit, Stern (...) das narrative Selbst und die Gestalttherapie *Kontakt-Rückzug-Kompetenz* nennen (Salonia, 1992, S. 33).

Bei der Kontaktnahme mit der Umgebung weisen psychotische Menschen eine Störung der Es-Funktion auf. Die „selbst-verständlichen" Kontakte, die integraler Bestandteil der Es-Funktion sind, sind beim ernsthaft gestörten Patienten auf ein Minimum reduziert. Gleicherweise ist das Körpererleben derart mit Angst aufgeladen, dass wir annehmen müssen, dass die Filter zwischen außen und innen gänzlich versagt haben:

Der Psychotiker kann sich nicht dieser Leichtigkeit erfreuen, die im Falle einer Grenzwahrnehmung gegeben ist, so dass alles, was außen ist, auch innen ist, die Haut durchdringt und das Innerste, das Herz, den Magen und das Gehirn erreicht. (...) Alles, was außen geschieht, geschieht auch innen; das Selbst bewegt sich ohne klare Grenzerkennung zwischen sich und der Umgebung (Konfluenz), ohne die Lösung durch Kontinuität, in einem Zustand, in dem alles Angst induzierende Neuheit ist (...) und schließlich nichts assimiliert werden kann (weil nichts als anders, als neu erkannt werden kann) (Spagnuolo Lobb, 2001, S. 96, 105).

Die Therapie mit ernsthaft gestörten Patienten ist somit durch den Integrationsmangel des Organismus' zusätzlich erschwert, was die Benützung eines gemeinsamen Codes oft geradezu verunmöglicht. „Der psychiatrische Patient legt grundlegende Probleme der Identitäts- und Körperwahrnehmung und der Nichtkommunizierbarkeit an den Tag" (Cipriani, 1998, S. 86). Sind Menschen in ihrem eigenen Chaos gefangen, aus dem sie das erforderliche, individuell abgestimmte kommunikative Medium schwerlich beziehen können, wie kann man dann authentischen Kontakt herstellen? Worauf kann sich dann die zwischenmenschliche Beziehung gründen?

Kommunikationsschwierigkeiten sind jedoch im Vergleich zum Mangel an Gewahrsein sekundär: Es gibt weder ein Ich-Du noch ein Wir. Der ernsthaft gestörte Patient hat keinen Sinn für Zugehörigkeit, da bei ihm vieles verworren und desintegriert ist. Zwischenmenschliche Kontakte scheinen lediglich die Funktion der Befriedigung materieller Bedürfnisse zu erfüllen (essen, trinken, sich ankleiden usw.). „Eine der dramatischsten Seiten der Krankheitserfahrung ist die Entsozialisierung, die aus dem Verlust einer Reihe von Bausteinen der ‚Mitteilbarkeit' und des Zugehörigkeitsgefühls" (Ferrara, 1990, S. 45) rührt. An diesem Punkt kommt die Ausdruckskraft künstlerischer Kreativität zum Tragen:

Der schöpferische Prozess kann insofern, als er ein Phänomen des Wandels und der Veränderung ist, im Individuum Mechanismen auslösen und aktivieren, die jenen ähneln, welche in der therapeutischen Situation ins Spiel kommen. Wo das Wort jedoch blöde erscheint, mag die Äußerung umso mehr etwas aus jener Welt kommunizieren, die bisweilen aus der Art schlägt, völlig in sich geschlossen ist und als solche perfekt funktioniert. Das Ausdrücken fördert die Gelegenheit, tatsächlich einen Kontakt herzustellen, der dem Individuum hilft, etwas (mehr) von seiner Funktionsweise zu begreifen (Mariotti und Peduzzi, 1998–99, S. 97).

In der Kunsttherapie kommt der graphisch-ikonischen Sprache ein spezieller Ausdruckswert zu. Die narrative Kraft des Bildes ist gewaltig. Beim psychotischen Menschen ist diese Kraft noch stärker, weil sie das einzige Mittel zur Äußerung dessen, was nicht mit Worten gesagt werden kann, darstellt (Worte würden ja eine integrierte Verknüpfung von Erlebnissen voraussetzen), geht man von einem Verlust der Persönlichkeitsfunktion aus.[1]

Im Vergleich zu anderen Ausdrucksmedien bedient das bildnerische am besten das Bedürfnis nach Sichtbarkeit, welches der ernsthaft gestörte Patient durch seine Symptome und Krisen zum Ausdruck bringt (Sampognaro, 2001).

---

1 Bekanntlich ist die Persönlichkeitsfunktion das „System der Einstellungen in zwischenpersönlichen Beziehungen, die Annahme, man sei, was man ist, die für den Fall, dass man nach einer Erklärung gefragt wird, zur Begründung des eigenen Verhaltens dienen kann ..." (Perls et al., S. 177). Ist diese Funktion gestört, fällt es dem Individuum schwer, die Frage „Wer bin ich?" zu beantworten, es büßt seine gesellschaftliche Rolle ein und kann keine nährenden Kontakte mit seiner Umgebung mehr eingehen.

Das Projizieren von „Teilen" des Selbst auf das Papier oder in formbares Material ist die ideale Gelegenheit, die eigenen Erfahrungen außerhalb aller räumlichen und zeitlichen Logik nebeneinander bestehen zu lassen:

> Die Gleichzeitigkeit, anders gesagt, die Fähigkeit, mehrere Objekte in einem einzigen Wahrnehmungsraum darzustellen (im Gegensatz zur Musik, die ihrem Wesen nach sequenziell ist), und die substanzielle Zeitlosigkeit des bildlichen Produkts sind die Grundzüge, die diese Therapieform gewissermaßen von anderen Kunsttherapien abheben und die zur Schaffung eines ‚Illusions'-Areals beitragen" (Caterina und Ricci Bitti, 1998, S. 65).

Die Illusionen, von denen Winnicott spricht, werden zur erfindungsreichen Erfüllung im schöpferischen Akt, der kaleidoskopartig jede Form und Farbe widerspiegelt, mit denen die fragmentierte Psyche während ihrer Lebenserfahrung in Kontakt gekommen ist.

Die Kunsttherapie scheint in diesem Zusammenhang die geeignetste Herangehensweise zu sein, will man den Stand des Gewahrseins auf den Gebieten heben, welche von der schwachen Selbstfunktion zunichte gemacht worden sind: „Funktioniert das Gewahrsein nicht, kann der Organismus seine eigenen Bedürfnisse nicht exakt identifizieren und keine passenden Instrumente anwenden, um jenen gerecht zu werden; er verliert daher den Kontakt zu sich selbst und zur Realität" (Agentino, 2001, S. 130). Die Verantwortung an sich zu nehmen, dafür, dass man einen Fleck hinmalt, eine Figur bildet oder eine Gestalt auf persönliche, originelle Weise modelliert, ist der erste Schritt in Richtung Gewahrsein der eigenen Macht über die Dinge. *Ich* bin diejenige, die das tut, und andere können es sehen, es gutheißen oder kritisieren.

Der Raum, der für das Zeichnen bereitsteht, mit seinen Grenzen und den ihm innenwohnenden Regeln des Gleichgewichts zwischen Formen und Ausmaßen, erlegt dem Individuum Schranken auf, was das innere Chaos mildert sowie Spannungen nutzbar macht und kanalisiert. Dieser regulierende Effekt bildet das Gegengewicht zum typischen Narzissmus schöpferisch Tätiger und erlaubt dem Patienten, an den Grenzen des Selbst in Erscheinung zu treten:

> Die den Figuren oder den künstlerischen Produkten überhaupt inhärenten *Grenzen* kennen zu lernen, muss die Patientin in analoger Weise zum Erkennen und Empfinden der *Grenzen* ihres Selbst führen. (...) Es kann der Fall eintreten, dass die Patientin, ist das Wissen um das *Da-Sein* wieder in Besitz genommen, zur Entwicklung analoger Kommunikationsweisen übergeht, welche ihre (...) tief liegenden Bedürfnisse betreffen (Cipriani, 1998, S. 86).

Die Anwendung von Kunsttherapie bei ernsthaft gestörten Patienten macht somit die Erreichung eines weiteren grundlegenden Zieles möglich: das Mitteilen von Gefühlen als Gegenmittel zum Rückzug und zur Grübelei, welche für den psychotischen Menschen typisch sind. Die von Rimé et al. (1992) durchgeführten Studien haben die Wichtigkeit emotionaler Mitteilungen – mit den Mitteln diverser Narrationstechniken – als Kriterium geistiger Gesundheit punktgenau definiert:

> Rimé (...) beschreibt die diachronen Elemente des emotionalen Prozesses, der für das emotionale Erleben in seinem Modell des *zwischenmenschlichen Austausches von Gefühlen* typisch ist. (...) Das Abrufen von Erinnertem (...) hat den Aufbau sozialen Kontakts mit bestimmten Individuen zum Ziel. (...) Das Abrufen von Erinnerungen muss jedoch vom bloßen Sinnieren über das Geschehene unterschieden werden. Rimé definiert die Erinnerung einer emotionellen Erfahrung dann als Grübelei, wenn es von keinerlei Verarbeitung gestützt ist und

sich nicht auf das Kommunizieren dessen, was man erlebt und gefühlt hat, richtet (Ricci Bitti, 1998, S. 23–24).

Emotionaler Austausch, Beziehungs-Kompetenz und -Bewusstheit: Diese Ziele, welche ihrerseits zu Instrumenten der Veränderung werden, werden mit der kunsttherapeutischen Aktivität verwoben und in sie eingebunden, vor allem dann, wenn man sie in einem gruppentherapeutischen Setting durchführt. Da das Gewahrsein immer von der Beziehung in Dienst genommen wird, kann der Trainer in einer therapeutischen Gemeinschaft genau über diesen Beziehungsraum dem Patienten helfen, mit sich und seinen Bedürfnissen in Kontakt zu sein (siehe Argentino, 2001, S. 130).

In aller Kürze bietet Cipriani seine Ansicht über „einige Chancen der Kunsttherapie" an (Ricci Bitti, 1998, S. 80), und zwar folgendermaßen:

1. Support des kreativen Akts als Haltung, welche als Antithese zu chaotischen psychischen Erfahrungen steht;
2. Ich-Stärkung dank dem Erwerb größerer technischer Fertigkeit;
3. vertiefte Selbsterkenntnis;
4. verstärktes Erleben des eigenen Identitätsgefühls;
5. Gelegenheit für den Anwender, neue Stilvarianten zu erleben;
6. Spannungsminderung;
7. Befriedigung narzisstischer Bedürfnisse; Gelegenheit für den Benutzer, für sein künstlerisches Erzeugnis Anerkennung zu erfahren;
8. Erreichen der Individuation des Selbst und fortgeschrittener Stadien der Autonomie.

Diesen acht Chancen möchte ich eine neunte hinzufügen: Die Kunsttherapie bietet einen inneren Anreiz zur Integration von Erfahrungen und jenen Emotionen, die mit ihnen verbunden sind.

III. Kunsttherapie und Gestalttherapie: Das Psychoporträt

Der herkömmliche Weg, der in einer Kunsttherapie-Werkstatt beschritten wird, umfasst normalerweise bestimme standardisierte Phasen: freies Zeichnen, thematisches Zeichnen, das Explorieren alternativer Materialien und Instrumente und zuletzt das Verfeinern der Technik, die zum bevorzugten Ausdrucksmittel des existenziellen Erfahrungsthemas des Patienten geworden ist.

Dieses Schema funktioniert jedoch nicht immer. Es scheint in erster Linie angebracht, ernsthaft gestörten Patienten spezifische, strukturierte Aktivitäten vorzuschlagen, die ihnen emotionalen Halt offerieren und sie vor der allgegenwärtigen Bedrohung durch Fragmentierung abschirmen. Diese Aktivitäten sind unkompliziert, vergnüglich und haben ein klares Bild-Ziel vor Augen: Sie „nötigen" den Patienten, ein wenig Ordnung ins innere Chaos zu bringen, Kommunikation zwischen verschiedenen Anteilen seiner selbst zu erkennen und aufzubauen und mit anderen in Austausch zu treten, ohne dass der „Schleier, der das bedeckt, was noch bedeckt bleiben soll" (Mariotti und Peduzzi, 1998–99, S. 93) gelüftet würde.

Im Kunsttherapie-Studio einer psychiatrischen, therapeutischen Gemeinschaft in Syrakus, Sizilien,[2] wurde eine spezielle Methodik entwickelt, die aus folgenden Notwendigkeiten erwuchs:

1. den Patienten die Möglichkeit zu bieten, ein Minimum an Beziehung aufzubauen – beziehungsweise wiederherzustellen;
2. der Gruppe zu erlauben, sich als harmonisches, lebendiges, kooperatives und pulsierendes Ganzes zu erleben;
3. dem Individuum die Chance zu geben, Figur vor dem Gruppenhintergrund zu werden.

Die Technik besteht darin, die Gruppe einzuladen, mithilfe einer gemeinsam angefertigten Collage ein Psychoporträt eines Teilnehmers zu erstellen. Dieses wird aus einer Mischung von Techniken fabriziert: Die Patienten können Fotografien, Zeitungsausschnitte und Collagenpapier verwenden; sie können wichtige Sätze oder Schlüsselworte auf Papierstreifen schreiben, die dann aufgeklebt werden; sie können ganz einfach farbige Kleckse (mit Ölfarben, Tempera, Wasserfarben usw.) direkt auf das Plakat, welches den Hintergrund bildet, oder auf die Oberfläche einer vorskizzierten Collage aufbringen; oder sie können verschiedene Materialien sammeln (Stoffreste, Strohbüschel, Blätter, Knöpfe usw.) oder Knetmassestückchen, um daraus eine Art Flachrelief zu bilden. Das sind alles Dinge, die sich, einmal auf das große Plakat, die Basis des Psychoporträts, geklebt, beim Erzählen der Geschichte des Protagonisten als hilfreich erweisen können.

Die Entscheidung für das Medium Collage gehorcht der Notwendigkeit, eine leichte Aufgabe finden zu müssen und sie für alle zugänglich zu machen, auch für diejenigen, die keiner bestimmten künstlerischen Fertigkeit mächtig sind: Um etwas auszuschneiden und anzukleben, braucht man keine spezielle bildnerische Fähigkeit, muss nicht mit dem Umgang mit Stiften und Pinseln vertraut sein. Es gibt einen Sinn, auf den hin das Material vorgeformt ist: Werbeeinschaltungen aus Zeitungen, Fotografien, bereits gedruckte Worte usw.; man muss sie lediglich entdecken und auswählen. Wie und in welchem Kontext sie wieder verwendet werden, definiert deren schöpferischen Bedeutungsgehalt:

> Die Collage darf im Vergleich zum Zeichnen, Malen und Tonmodellieren als leichte und förderliche Technik gelten. Letztere Aktivitäten verlangen die ‚Rekreation' – die Nachschöpfung – eines inneren Bildes, wobei von einem blanken Blatt Papier oder von ungeformter Masse ausgegangen wird. Im Gegensatz dazu haben Bilder aus Magazinen bereits eine ‚Form', insofern als sie Träger von Bedeutungen sind, die unmittelbar verfügbar sind und dennoch (...) einen bestimmten Grad an Plastizität aufweisen, sodass sie auch an neu auszudrückende [Bedeutungen] angepasst werden können (Gallorini, 1998, S. 24).

Das Psychoporträt sollte diachron (als in Entwicklung begriffene Arbeit) und strukturell (als vollendetes Werk mit seinen ihm eigenen, unwiederholbaren Wesensmerkmalen) verstanden werden. Diachron betrachtet entsteht das Psycho-

---

[2] Die „Betreute therapeutische Gemeinschaft" ist eine staatliche Gesundheitseinrichtung in Syrakus. Zum hier besprochenen Zeitpunkt setzte sich das Team aus Paola Argentino (psychiatrische Leiterin), Margherita Spagnuolo Lobb und Giuseppe Sampognaro (Psychologen), Maria Concetta Zisa und Anna Monte (Sozialarbeiter) und Franco Leone (Rehabilitationstherapeut) und etlichen psychiatrischen Krankenpflegern und -pflegerinnen zusammen.

porträt aus einer echt kollektiven Bewegung, die man schematisch als Gauß'sche Kurve (siehe Fig.1) darstellen könnte, welche der Darstellung des Kontakt-Rückzug-Zyklus' nachempfunden ist (Spagnuolo Lobb, 1992, S. 45). Die Energie steigt, erreicht ihren Höhepunkt und fällt sodann ab, bis sie sich auflöst. Zunächst sind die Teilnehmerinnen mehr oder weniger unwillig und richten ihre Aufmerksamkeit auf ihren Gruppenkollegen, der für das Psychoporträt „Modell sitzt": Sie blättern Magazine durch, sichten das Material, während sie auf das Auftauchen einer Empfindung, eines Bildes, eines Stimulus warten, der eine analoge Erfahrung in Erinnerung ruft, die ein jeder mit dem Protagonisten gemacht hat (*Orientierungsphase*). Genau in dieser Phase findet der intrapsychische Kontakt, wie er für den schöpferischen Akt typisch ist, statt, wenn man Erinnerungen an wichtige Begegnungen zwischen dem Selbst und dem Anderen sammelt. Die Person fragt sich: „Was ist meine Erfahrung mit ihr oder ihm?" Aus der formlosen Masse verworrener Empfindungen taucht die Erinnerung an ein Ereignis, an eine Interaktion und eine Emotion auf, und all das wird zu einer sinnvollen Figur organisiert: „Immer, wenn ich ihn sehe, raucht er ... Sie ist freundlich, sie borgt mir ihre Sachen ... Er trägt gern weiß ... Sie redet immerzu von ihrem Sohn ..."

Das Energieniveau steigt: Die einen beginnen auszuschneiden, andere machen eine Skizze oder bilden einen kurzen Satz, was ansatzweise persönliche Beiträge zur Aufgabe kollektiven Erzählens (*Manipulationsphase*) sind. Ideen werden umgesetzt, finden in konkreten, sichtbaren Bildern ihren Niederschlag. Die Sprache der Analogie ist es, die jenes bestimmte Bild oder Wort benutzt und es mit persönlichen Bedeutungen auflädt. Sobald genügend Material beisammen ist, geht man zur *Zusammenfügungsphase* über: Jede/r Teilnehmer/in klebt ihr oder sein Produkt auf das Plakat, welches als Plattform des Psychoporträts dient, als wäre es ein affektbesetztes Behältnis individueller Identifikationen und Projektionen (*Kontaktphase*). Die Gruppenaktivität findet hier ihren Höhepunkt (den höchsten Punkt der Kurve); jedes Mitglied kämpft energisch darum, die eigenen Produkte zu platzieren, vom Wunsch getrieben, sich und sein Da-Sein sichtbar zu machen und an der Definition des Gefährten, der von der Gruppe porträtiert wird, teilzuhaben.

Die *Phase des Kontaktvollzugs* wird üblicherweise durch das „große Schweigen" angezeigt, das mit einem Mal eintritt. Jede/r hat ihr/sein eigenes Stück aufgeklebt, und mit klebrigen, farbbekleckerten Hände treten sie zurück, um einen Blick auf das Ganze zu werfen. Diese Pause ist zum Assimilieren der Erfahrung nötig. Die Gruppe betrachtet das vollendete Werk, worauf sich endlich Umrisse eines Wir-Gefühls abzeichnen und sich in freudigem Erstaunen manifestieren, man gratuliert sich und einander. Unmittelbar darauf folgt (als *Nach-Kontakt-Phase*) eine Mischung aus Kommentaren, Kritikäußerungen und Einwänden. Der Protagonist bittet die anderen um Erläuterungen: Ein Detail mag ihm oder ihr schwer verständlich sein, ein anderes offen unangenehm und inakzeptabel (der Moment des Lernens/der Assimilation). Der Protagonist empfindet üblicherweise ein Gefühl der Fülle und des Stolzes darüber, dass er als Katalysator für die Aufmerksamkeit der Gruppe dienen durfte, aber er braucht erst einmal Zeit, um die neuen Informationen in den tieferen Schichten der eigenen Persönlichkeit zu assimilieren und zu integrieren, als eine Neueingabe von außen, welche den blinden Fleck im Selbst zum Schrumpfen bringt.

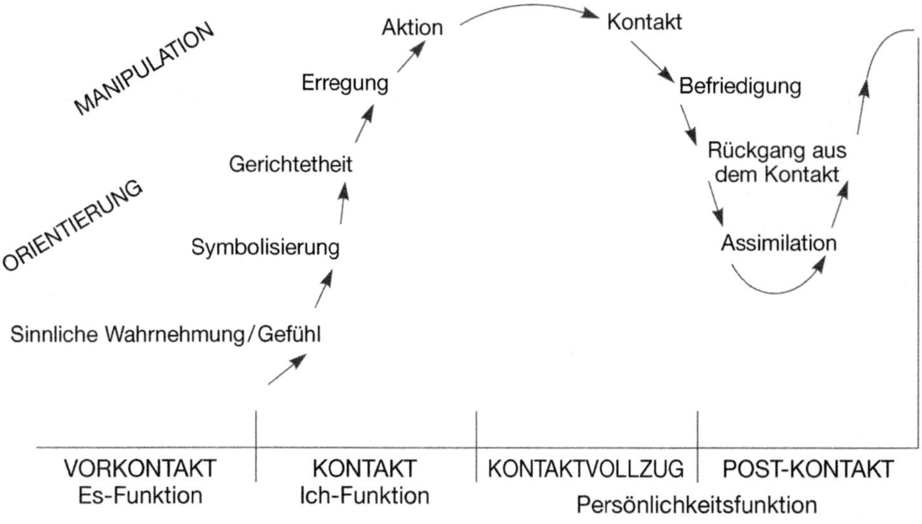

Abb. 1. Kontakt-Rückzug-Zyklus 1

Bei der Strukturanalyse des Psychoporträts als kreativem Erzeugnis kann man dieselben Deutungsinstrumente wie beim psychographischen Ansatz verwenden. Was daran verblüfft – und diese Technik zu einem wertvollen Hilfsmittel des Wissenszuwachses macht –, ist das Ausmaß, in dem das Psychoporträt für die im Mittelpunkt stehende Person *tatsächlich* repräsentativ ist. Ungeachtet der Bereitschaft und der Fähigkeit einzelner Teilnehmerinnen ereignet sich stets „Wahrhaftigkeit" in dieser ironischen Darstellung des Subjekts seitens der Gruppe.

Zu einem erfolgreichen Lesen eines Psychoporträts gehören die folgenden aussagekräftigen Elemente:

- Die Menge verwendeten Materials und wie es auf dem Plakat arrangiert wird. Je „materialgebundener" das Porträt, je dichter das Übereinander-Auftragen und -Schichten der Einzelteile, desto „stärker" ist die Position des Individuums in der Gruppe. Das Zusammenwirken so vieler Kräfte ist ein Beliebtheitsindikator.
- Die Auswahl der Farben. Das Farbspektrum jedes Psychoporträts kann im Lichte Lüscher'scher (1976) Farbpsychologie analysiert werden: So soll das Vorherrschen kalter Töne auf eine Person hinweisen, die zu Depression neigt, während warme, kräftige Töne einen munteren, wenig gehemmten Antrieb verraten.
- Die Analyse des Inhalts. Die Botschaften, die in Form von Bildern, einzelnen Wörtern, Gedichten usw. vermittelt werden, stehen stellvertretend für die vielen Mikro-Kontakte, die jede/r Gruppenteilnehmer/in mit dem Protagonisten des Psychoporträts erlebt hat. Die Bandbreite ist groß. Sie reicht von oberflächlicher Information (körperlicher Erscheinung, Alter, Vorlieben und Abneigungen usw.) zu metaphorischen Bekundungen, die ganz unerwartet in

die Tiefen der Persönlichkeit tauchen und mitunter einen nicht mehr aktuellen Aspekt hervorholen. Es kann vorkommen, dass das Individuum sich etwas aus der „offiziellen" Welt der Kunst borgt, nicht nur einzelne Bilder oder Sätze aus verschiedensten Zusammenhängen, sondern gar ganze Komponenten, die zu den Umständen passen und dabei das Problem, „die rechten Worte zu finden", in schöpferischer Weise lösen.

IV. Ein klinisches Beispiel: Das Psychoporträt Fabrizios

Fabrizio, ein zwanzig Jahre junger Mann, litt an einer schizoaffektiven Störung. Zum Zeitpunkt, als er zur Teilnahme am Kunsttherapie-Workshop eingeladen wurde, hatte er bereits zwei Jahre in der Gemeinschaft zugebracht, und es schien, als wäre der rechte Moment zur Rückkehr in die Gesellschaft gekommen. Tatsache ist, dass Fabrizio nach einer positiven Integrationsphase in der Gruppe stationärer Patienten und nach kritischem Neuüberdenken seiner Lebensentscheidungen (Drogensucht und Alkoholismus) die Kraft gefunden hatte, Veränderung zu wagen, unter Beistand des Teams und einer Gemeinschaft, die ihm Gleichgesinntheit und Freundschaft schenkte. In der Phase vor Beginn der Kunsttherapie war er jedoch in sein altes Störungsverhalten zurückgefallen. Es war nicht leicht, ihn von der Teilnahme an der Psychoporträtgruppe zu überzeugen, zum einen wegen seines rebellischen Gemüts, zum andern deswegen, weil sich seine delirante Symptomatik verschlimmert hatte. Typisch für seine Problematik war sein „Da-Sein, ohne da zu sein" und am Rande des Gruppengeschehens zu verharren, da er sich fürchtete, emotionale Verbindungen einzugehen.

Fabrizios Psychoporträt (siehe Abb. 2) zu betrachten, ist, als hielte man ihn ans Licht. Was unmittelbar ins Auge springt, ist die Menge und Reichhaltigkeit der Materialien auf dem Plakat, was von Fabrizios Fähigkeit zeugt, in anderen eine überaus starke Welle von Emotion und schöpferischer Produktivität auszulösen. Ähnlich dürfen die Lebhaftigkeit der Farben (Rot dominiert) und das fröhliche Chaos, mit dem Einzelteile überlappen, als Zeichen von Fabrizios Persönlichkeit gewertet werden, welche offensiv und explosiv ist. Es liegen offensichtlich ironische Hinweise auf die ihn kennzeichnenden Faktoren und sein Verhalten vor: Seine prekäre finanzielle Lage („Non ho una lira – *ich habe keinen Pfennig*"), seine Faulheit (zwei Arme werden wie am frühen Morgen gestreckt, die Dinge und Substanzen, nach denen er süchtig ist (eine Packung Marlboro, ein Glas mit Hochprozentigem, ein Krug Bier). Darüber hinaus finden sich Anspielungen auf seine Hobbys (eine Farbpalette, ein Poolbillardtisch) und auf sein auffälligstes körperliches Detail (zwei große blaue Augen). Aus der Mitte stechen die Worte „Un amico vero (*ein wahrer Freund*)" hervor, was das Ausmaß der Akzeptanz bezeugt, das er in der Gruppe gefunden hat.

Es gibt auch eine Zeichnung von einer Hütte auf dem Land von Luca, einem jungen Mitpatienten der Gemeinschaft. Als ein Team-Mitglied Luca fragte, was dies zu bedeuten habe, antwortete er: „Was Fabrizio wirklich vermisst, ist ein Zuhause: Ich hätte gerne, dass er hier drin wohnt." In dieser Zeichnung einer Hütte, mit Brunnen, Schornstein und allem Drum und Dran, findet die Begeg-

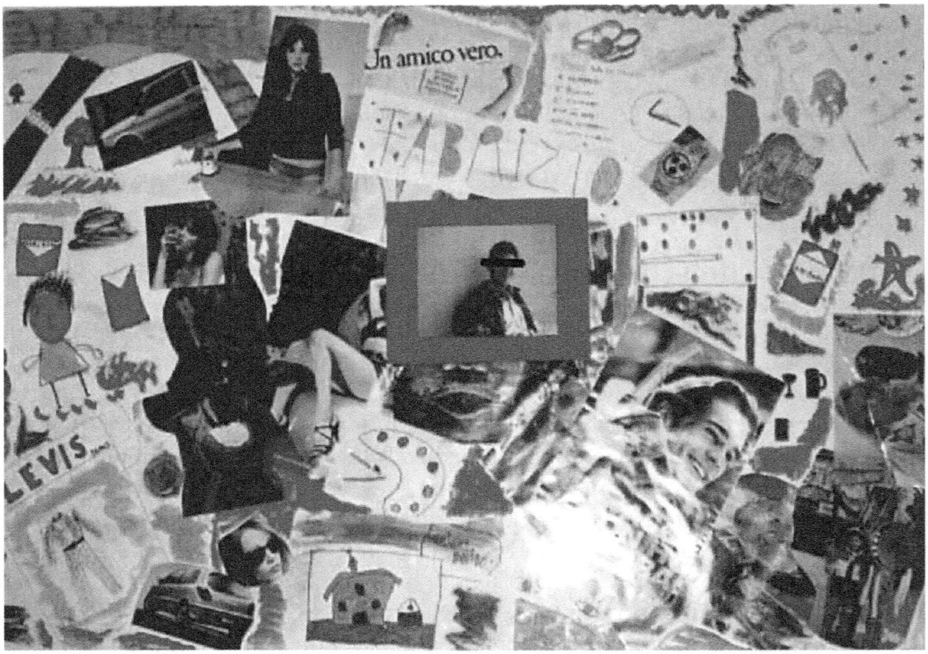

Abb. 2. Psychoporträt von Fabrizio

nung zwischen Luca und Fabrizio statt: ein Kontakt, den es in Wirklichkeit nicht gibt (die beiden waren nicht befreundet), der immer im Hintergrund blieb, sich nie erfüllte, aber offenkundig gewünscht war und möglich gewesen wäre.

Das ist mehrere Jahre her. Fabrizio, nun nicht mehr Mitglied der Gemeinschaft, ist im Delirium und in seiner vagabundenhaften Einsamkeit versunken. Aber irgendwo im Hinterstübchen seines Gedächtnisses hält er den Augenblick bewahrt, als Luca ihn *sah* und sich um ihn sorgte. Ich möchte es so sehen, dass jenes Wissen zusammen mit den wenigen anderen nährenden Kontakten in seinem Leben ihm möglicherweise doch zum Licht des Kontakts verhilft.

Literatur

Argentino P (2001) La psicoterapia della Gestalt come terapia di comunità. In: Spagnuolo Lobb M (ed) Psicoterapia della Gestalt. Franco Angeli, Milano, pp 120–128

Caterina R, Ricci Bitti PE (1998) Arti-terapie e regolazione delle emozioni. In: Ricci Bitti PE (ed) Regolazione delle emozioni e arti-terapie. Carocci, Roma, pp 51–67

Cipriani W (1998) Esperienza estetica e cura in arte-terapia. In: Ricci Bitti PE (ed) Rego lazione delle emozioni e arti-terapie. Carocci, Roma, pp 71–95

Ferrara M (1990) Manuale della riabilitazione psichiatrica. Il Pensiero Scientifico, Roma

Freud S (1969) Il poeta e la fantasia. Boringhieri, Torino

Gallorini T (1998) Collage: l'arte di „tenere insieme". QuArTer, 1: 24–25

Getzel JW, Jackson PW (1962) Creativity and intelligence. Wiley, New York

Guilford JP (1967) The nature of human intelligence. McGraw-Hill, New York
Klein M (1978) Scritti 1921–1958. Boringhieri, Torino
Lüscher M (1976) Il test dei colori. Astrolabio, Roma
Mariotti V, Peduzzi M (1998–99) La parola muta. Quaderni di Gestalt 26/29: 92–98
Perls F, Hefferline R, Goodman P (1994) Gestalt therapy: Excitement and growth in the human personality. The Gestalt J Press, Highland, New York
Perls F, Hefferline R, Goodman P (1997) Gestalttherapie. Grundlagen. Dtv, München
Polster E, Polster M (1973) Gestalt therapy integrated. Vintage Books, New York
Polster E, Polster M (1977) Gestalttherapie. Theorie und Praxis der integrativen Gestalttherapie. Kindler, München
Powell TJ (1974) L'apprendimento creativo. Giunti-Barbera, Firenze Ricci Bitti E (ed) (1998) Regolazione delle emozioni e arti-terapie. Carocci, Roma
Rimé B, Philippot P, Boca S, Mesquita B (1992) Long-lasting cognitive and social consequences of emotion: Social sharing and rumination. European Review of Social Psychology 3: 175–183
Salonia G (1992) From We to I-Thou. A contribution to an evolutive theory of contact. Studies in Gestalt Therapy 1: 31–41
Sampognaro G (1992) La creatività in Gestalt, tesi di specializzazione in psicoterapia della Gestalt, IV Training 1988–92. Istituto di Gestalt, Ragusa
Sampognaro G (2001) Lo psicoritratto in arteterapia. Quaderni di Gestalt 32/33: 80–89
Spagnuolo Lobb M (1992) Specific support in the interruptions of contact. Studies in Gestalt Therapy 1: 43–51
Spagnuolo Lobb M (1997) Linee programmatiche di un modello gestaltico nelle comunità terapeutiche. Quaderni di Gestalt 24/25: 19–37
Spagnuolo Lobb M (ed) (2001) Psicoterapia della Gestalt. Ermeneutica e clinica. Franco Angeli, Milano
Wheeler G (1991) Gestalt reconsidered. Gardner Press, Cleveland
Winnicott DW (1971) Playing and reality. Tavistock, London

Kreativitätshemmnisse in Organisationen

Edwin C. Nevis

I. Einführung

Die Erforschung der Kreativität hat Psychologen, Künstler, Schriftsteller und andere fasziniert, die von einer ungewöhnlichen Idee, einem außergewöhnlichen Akt oder Produkt in Bann geschlagen waren. Was ist kreativ? Wen bezeichnen wir als „schöpferischen Menschen"? Was sind die Qualitäten einer schöpferischen Person oder eines Menschen, den wir als „Genie" titulieren? Wie unterscheidet sich Kreativität, wie ragt sie aus dem Gewöhnlichen und „Nicht-Kreativen" heraus? Welche Kriterien sollen wir anwenden, um „kreative Organisationen" von „nicht-kreativen" zu trennen? Gilt die Zuschreibung Kreativität nur für das wirklich Ungewöhnliche – für ein Diskontinuum, für einen Paradigmenwechsel – oder kann man innerhalb der Grenzen eines akzeptierten, aktuellen Paradigmas kreativ wirken? Diese und andere Fragen werden schon seit Jahrhunderten untersucht, analysiert und beschrieben. Dennoch ist die Kreativität bis zum heutigen Tag ein Mysterium geblieben, das seine Geheimnisse dem rationalen, intellektuellen Verstand nur ungern preisgibt. Tausende und abertausende Worte sind über die Vorlieben von Mozart, Shakespeare, Picasso und Einstein geschrieben worden, und doch erstarren wir in Ehrfurcht oder aber in Resignation und lassen uns zu dem Schluss verleiten, dass gewisse Seiten des schöpferischen Prozesses der Ratio eben nicht zugänglich sind.

So haben Theoretiker auch über die Innovation in Organisationen nachgedacht. Wie sind die Erfinder des *Federal Express Service* auf die geniale Idee gekommen, alle Pakete zunächst an eine zentrale Stelle bringen zu lassen und sie dann an ihren endgültigen Bestimmungsort weiterzuleiten? Was hat Microsoft befähigt, eine Vorrangstellung in der Computersoftwareproduktion zu erringen, als sie die Chancen weiterentwickelten, die sie von IBM zur Entwicklung von DOS erhalten hatten? Wie konnte Canon eine Handvoll von Kernkompetenzen entwickeln, die dieser Firma die Vormachtstellung in der Kamera- und Kopiergeräteherstellung einräumten? Handelte es sich um die Erfindungen Einzelner? Wenn ja, wären sie ohne eine Organisationskultur denkbar gewesen, welche flexibel und anpassungsfähig genug war, um Ressourcen bereitzustellen sowie Querdenken und Risikofreude zu fördern? Viel ist über die Innovationskraft von Organisationen geschrieben worden, und wir können einige Faktoren beschreiben, welche in solchen Situationen wirken. Dennoch bleibt die Kreativität in Organisationen weiterhin rätselhaft.

II. Auf dem Weg zu einer pragmatischen Perspektive

Vor dreißig Jahren haben Nevis et al. (1970) sich der oben erwähnten Thematik angenommen und sind zu dem Schluss gelangt, dass das Dilemma der Kreativität durch die Fixierung auf ein hochgradig einmaliges, neuartiges Ergebnis noch verschärft werde, da dies auf Kosten der Kreativität gehe, welche auch im Erweitern des bereits Bekannten, Erprobten, Wahren bestehe. Wir postulierten, dass ein Individuum beziehungsweise eine Gruppe etwas Kreatives im Rahmen eines bekannten Paradigmas oder Modells entwickeln kann. Dieses ist das Neue, Andere, das aus der wiederholten Anwendung von Bekanntem und Akzeptiertem entsteht und manchmal „kontinuierliches Verbessern" genannt wird. Eine Jazzmusikerin kann innerhalb einer bestimmten Stilrichtung – wie etwa dem New Orleans Dixieland Jazz – kreativ sein, ohne den Bebop erfinden oder kuriose Zeitsignaturen verwenden zu müssen. Eine Automobilfirma kann ein neues, schlaues Modell unter seiner Marke entwickeln, das weiterhin von einem Verbrennungsmotor betrieben wird. Die Einführung des Euro als gemeinsamer Währung in der Europäischen Union kann als einmalige Erfindung betrachtet werden, da es die Annahme widerlegt, jedes Mitgliedsland müsse über eine eigene Währung verfügen. Sie kann aber auch als alltägliche Vorgehensweise betrachtet werden, da sie immerhin mit dem üblichen Papier- und Münzgeld operiert.

Diese Argumentationslinie wird durch die Arbeit von Nevis et al. (1993, 1995) über das Lernen in Organisationen gestützt. Unsere Forschungsergebnisse zeigen, dass alle Organisationen eine gewisse Quantität und Form an Lernen an den Tag legen, und dass sich das Wesen dieses Lernens nach der Organisationskultur richtet. Wir formulierten eine Zwei-Faktorentheorie des Lernens: 1. *Förderliche Faktoren* und 2. *Lernorientierung.* Der erste Faktor hat mit den Facetten der Kultur zu tun, die das Lernen stützen; der zweite befasst sich mit den stilistischen Abwandlungen dessen, was innerhalb einer Organisation gelernt wird. Diese Denkweise fördert zudem die Idee, dass es alle möglichen Arten schöpferischer Resultate gibt, und sie stellt das Konzept in Frage, dem Kreativität als unübliches, einzigartiges, Paradigmen brechendes Ergebnis gilt.

Ich definiere Kreativität somit als *Nützen der eigenen Kompetenz und Energie zur Ausweitung der Grenzen des Möglichen in jeglichem Lebensbereich und auf jeglichem Komplexitätsniveau.* Diese Definition impliziert, dass jedes Individuum oder jede Gruppe das Potenzial hat, im Bereich des Machbaren kreativ zu sein. Vor beinahe 100 Jahren hat William James konstatiert, dass die meisten Menschen bloß einen Bruchteil dieses Potenzials verwirklichen. Organisationstheoretiker sind zu demselben Schluss gekommen, wenn es darum geht, Fähigkeit, Kompetenz und Energie in Organisationen zu nutzen. Wir sind alle zu schöpferischen Akten innerhalb der Grenzen unseres individuellen wie kollektiven Menschseins fähig. Das Gebot der Stunde lautet, Mittel und Wege zu finden, die das Potenzial zum Erblühen bringen.

III. Der Beitrag der Gestalttherapie

Ein Grundprinzip der Gestaltpsychologie ist das der *Prägnanz*, welches besagt, dass jede Erfahrung die Tendenz hat, so „gut" zu werden, wie es die vorherrschenden Bedingungen erlauben. Die psychische Entwicklung verläuft zwingend in eine bestimmte Richtung – das heißt, sie ist weder zufällig noch instabil –, und die Menschen setzen ihre Energie für den Versuch ein, Ergebnisse zu erzielen, die die Bedürfnisse eines Individuums oder einer Gruppe befriedigen. Eine Eigenheit der *Prägnanz* ist die Schließung, welche sich als Vollendung eines Strebens beziehungsweise als das Erreichen der bestmöglichen Lösung unter den bestehenden Bedingungen definiert.

Die Gestalttherapie ist als Medium erfunden worden, das Menschen helfen will, das Gewahrsein ihres *Prozesses* zu steigern. Das will heißen, dass den Menschen beigebracht werden soll, wie sie sich ihre Funktionsweise bewusst halten können und somit Energie freisetzen, die sie dann zu einem besseren Verständnis dessen befähigt, was sie im gegebenen Moment brauchen, und sich eine wirksamere Methode anzueignen, dorthin zu gelangen. Zwar ist sie keine werte-freie Therapieform, die Aufmerksamkeit gilt aber weitgehend dem, *wie* Menschen sich abhalten oder behindern, das zu bekommen, was sie wollen oder brauchen, und *wie* sie einen dem Wesen nach natürlichen menschlichen *Prozess* unterbrechen. Das Prinzip der *Prägnanz* auf diesen Prozess anzuwenden, bedeutet, jedes Individuum, jede Gruppe oder Organisation so zu sehen, dass sie das jeweils Bestmögliche tut. Das ist möglicherweise der Grundstein des Gestaltansatzes, nämlich von der Annahme auszugehen, dass wir alle das Potenzial in uns tragen, mehr und besser zu handeln beziehungsweise kreativ zu sein. Lediglich die Hindernisse oder Hürden in uns selbst oder außen, in der Umgebung, behindern uns.

Die Methoden der Gestalttherapie wurden entwickelt, um den Menschen bei der Steigerung ihres Gewahrseins zu helfen, wie sie sich von Hindernissen haben abhalten lassen, ein erfüllenderes Leben zu führen. Die Betonung des Arbeitens an der Grenze ist ein wesentlicher Beitrag dazu, indem sie die Menschen dazu anhält, zu achten, wo sie sich festgefahren haben und was sie am Fortbewegen hindert.

Was mir von meinen frühen Studien bei Fritz Perls, Laura Perls und Isadore From am stärksten im Gedächtnis haftet, ist die nachgerade unbarmherzige Art, mit der sie mich dazu zwangen, mir meine Bedenken und Einwände anzusehen, die einer Überlegung, einer Handlung oder einer Einsicht im Wege standen. Fritz fragte in einem fort: „Und was sind deine Einwände ... ?" „Und was sind deine Einwände ... ?" – immer wieder. Es wurde nicht verlangt, dass ich meine Haltung oder mein Verhalten ändere; aber es war Pflicht, das Bewusstsein für mein Potenzial zu erweitern, dafür, dass ich mich ändern konnte, so ich es wünschte.

Wenden wir uns nun wieder der früheren Definition von Kreativität zu, so sehen wir nunmehr, dass der wesentliche Beitrag des Gestaltansatzes in seiner Konzentration auf die Einwände liegt, die sie, die Kreativität, an der Entfaltung hindern oder beschränken, sei es beim Individuum oder in einer Organisation. Sonia Nevis, Elliott Danzig und ich nennen diese Einschränkungen „Kreativitätshemmnisse" (1970) (siehe dazu auch meine Arbeit „Blocks to Innovation in Organizations – Innovationshemmnisse in Organisationen", 1972, unveröffentlichtes Manuskript). Der Rest dieses Kapitels ist der Identifikation größerer *Kreativitätshemmnisse in Organisationen* und einigen Vorschlägen zu ihrer Handhabung gewidmet.

IV. Kreativitätshemmnisse in Organisationen

Tabelle 1 listet die sechs hervorstechendsten Kreativitätshindernisse in Organisationen auf und definiert sie. Die Erstellung dieses Katalogs geht auf jahrelange Forschungsarbeit durch andere und auf die Arbeit von Nevis et al. (1970) und Nevis (1972, unveröffentlichtes Manuskript) zurück, in der sie eine früher erstellte Liste, bestehend aus 12 einzelnen Blockaden, an zahlreichen Organisationen erprobten. Zwar vermögen sie nicht zur Gänze zu klären, was den kreativen Prozess zum Erlahmen bringt, sie sind jedoch in fast jeder Situation zu beobachten, in der Veränderung versucht wird. In der herkömmlichen Theorie und Terminologie würde man sie möglicherweise als Manifestationen des Widerstands gegen Veränderung bezeichnen. Ich möchte sie lieber als Methoden verstehen, mit denen Energie verwaltet wird, da Gruppen so gut wie möglich zu funktionieren suchen (siehe Nevis et al., 1996, zur Diskussion „multipler Realitäten").

Tabelle 1. Die wichtigsten Kreativitätshemmnisse in Organisationen

Hemmnis	Definition
Angst vor Misserfolg	Vermeidung oder Risiko; schnelles Aufgeben, wenn Hindernisse auftauchen; Überbetonung kurzfristiger, leicht zu erreichender Resultate; Misserfolg gilt als blamabel; Handlungen, die wehtun, werden vermieden.
Spielwiderstand	Bitterernster Problemlösungsstil; Vermeiden des „Herumspielens" mit Dingen; man misstraut der Fantasie; man vermeidet Experimente bzw. Provisorien (Pilotprojekte); Angst, sich lächerlich zu machen oder blöde zu wirken, wenn man sich auf das Unübliche einlässt; Schwierigkeit, sich auf „Als-ob-Spiele" einzulassen.
Übertriebenes Ordnungsbedürfnis	Sich übermäßig auf Regeln und Kontrollmechanismen verlassen; Angst vor Verwirrung und Doppeldeutigkeit; Ärger, wenn Unerwartetes eintritt; Effizienz ist oberstes Prinzip.
Ressourcenblindheit	Vertrauensmangel in Bezug auf menschliche Fähigkeiten und Werte oder Stile, die anders als die eigenen sind; Unfähigkeit, Ressourcen in der Umwelt zu erkennen; Probleme, um Hilfe zu bitten; Unfähigkeit, eigene Stärken zu sehen.
Übertriebenes Sicherheitsbedürfnis	Beharren auf einem Verhalten, das seine Funktion nicht mehr erfüllt; Starrheit in Problemlösungsansätzen; die eigenen Annahmen nicht auf Tauglichkeit überprüfen; Polarisieren, Gegensätze konstruieren, statt das jeweils Beste aus beiden Standpunkten herauszuholen und zu integrieren.
Widerstand gegen das Ausüben von Einfluss	Angst davor, als allzu aggressiv oder aufdringlich gesehen zu werden, wenn man seinen Einfluss auf andere geltend zu machen sucht; Zögern, wenn es gilt, für Überzeugungen einzutreten; konfliktvermeidend; nicht fähig, sich Gehör zu verschaffen.

Eine andere Betrachtungsweise dieser Hemmnisse lautet, sie als *Einwände* gegen die Konfrontation mit psychischen Grenzen zu erkennen; diese werden von Menschen geschaffen, die unter Veränderungsdruck stehen. Uns als Beratern obliegt es, diese Einwände ins Gewahrsein zu holen und ein Forum zur Verfügung zu stellen, in dem diese näher besehen und diskutiert werden können.

A. Angst vor Misserfolg

In sämtlichen unternehmerischen Settings ist es Brauch, in Chance-Risiko-Gleichungen zu denken: je höher das Risiko, desto höher die Erwartung eines außergewöhnlichen Gewinns. Ein großes Quantum an Kreativität ist aus dem Engagement für neue Projekte erssprossen, welche sich mit eher unwahrscheinlichen Ideen befassten. Haben Organisationen jedoch einmal einen gewissen Reifestand erreicht, tendieren sie dazu, das Erreichte konservieren zu wollen. Die Führungskräfte werden für ihre Fähigkeit remuneriert, aus dem, was ist, das meiste herausgeholt zu haben; aus diesem Grund hat ein leitender Angestellter einen wichtigen Vorstoß seiner Organisation in Richtung auf Veränderung einmal als „Revolution gegen uns selbst" bezeichnet. Die meisten würden wohl zustimmen, dass die Chancen hoch sind, dass Revolutionen sich nicht als das herausstellen, was man sich zunächst unter ihnen vorgestellt hat. Warum sollte man dann Misserfolg überhaupt riskieren?

Dieses Hemmnis taucht hauptsächlich im Rahmen moderater beziehungsweise sicherer Ziele auf, eine natürliche Reaktion auf die Tatsache, dass Misserfolg normalerweise bestraft wird. Dem ist zuzuschreiben, dass viele Führungskräfte in Organisationen es sich dreimal überlegen, bevor sie in etwas Neues investieren beziehungsweise sich auf ein Lern-Experiment einlassen. Üblicherweise wird keine Unterscheidung zwischen „kleinen" und „großen" Fehlern getroffen. Wenn aber etwas versucht wird, es danebengeht und die Organisation etwas daraus lernt, was beim nächsten Anlauf verwendet werden kann, ist es dann korrekt, dies als „Misserfolg" zu verbuchen?

Ein weiterer Aspekt der *Angst vor Misserfolg* leitet sich von den Werten der westlichen Kultur ab, der Ergebnisse wichtiger sind als der Prozess, und wo das Gewinnen bisweilen das Einzige ist, was zählt. Dies manifestiert sich in einer Reihe von Umständen, u.a. werden Projekten die Aufwendungen gestrichen, wenn der Erfolg sich nicht sofort einstellt, und schnelle Ergebnisse haben besonderes Gewicht. Darüber hinaus gibt es das Problem der Scham, die oft erlebt wird, wenn sich Misserfolg einstellt. Es liegt in der Ironie der Sache, dass Sportgrößen und erfolgreiche Firmenchefs der westlichen Welt oft alles andere als perfekte Leistungsziffern aufweisen. Mannschaften verlieren auch Spiele, und Geschäftsführer sind oft jahrelang in den roten Zahlen.

Gestalttherapeutisch betrachtet, mag die Angst vor Misserfolg als das Unvermögen gelten, die Einsicht zu internalisieren, dass die Zerstörung des Alten nötig ist, ehe etwas Neues erschaffen werden kann. In der Welt der Organisationen als auch der Individuen ist die fortlaufende Bildung und Zerstörung starker Figuren eine beängstigende Sache.

B. Spielwiderstand

Kreativität braucht Verspieltheit. Um innovativ zu sein, müssen wir mit Dingen, Worten, Ideen und mit Menschen gemeinsam spielen. In Organisationen, die sich etwas auf ihre Innovationskraft zugute halten, ist es bisweilen schwierig, Arbeit und Spiel auseinander zu halten, und man trifft auf Menschen, die in ihrer Arbeit dermaßen aufgehen, dass sie Zeit und Ort vergessen. Hochangesehene Wissenschaftler, Businessleute und Künstler fassen ihre Arbeitsaktivitäten oft als Spiel auf. Obwohl sie das Spiel mit großer Ernsthaftigkeit und Zielgerichtetheit betreiben, erhalten sie sich ihren Sinn für Humor und sehen in den Widersprüchlichkeiten des Lebens spannende Herausforderungen. Ohne diese Qualitäten wird das Führen mechanisch-distanziert.

Nahezu jede/r vermag seine/ihre Vorstellungskraft zu nützen. Wir träumen und fantasieren in einem fort über unser Dasein. In der Organisationswelt richtet sich der Fokus jedoch üblicherweise zu einem hohen Grad auf die sogenannte objektive Realität, und Träumer werden abgewertet – es sei denn, sie gelten als Erfinder oder als „unsere Kreativleute". Sogar solche Organisationen, die sich für das Entwickeln einer Organisationsvision einsetzen, tun dies im Allgemeinen mit wenig Fantasie, woraus ein Credo resultiert, das bei den meisten Organisationsmitgliedern nur geringen Effekt zeitigt.

An der Wurzel dieses *Spielwiderstands* sitzt die Angst, emotional, unkontrolliert oder blöde zu wirken. Viele Manager, die in ihrem Privatleben sehr wohl in der Lage sind, sich gelegentlich zum Narren zu machen oder Gefühle zu äußern, vermeiden dieses Erleben im Setting von Organisationen. Das führt dazu, dass die Angestellten ihre spielerische Ader auch eher bedeckt halten. Sind die Führungskräfte andererseits willens, für spielerisches Verhalten Modell zu sein, kann sich das in ihren Organisationen weitreichend auswirken.

Dieses Hemmnis stellt gestalt-orientierte Praktiker vor ein interessantes Dilemma. Man hat ihnen beigebracht, Projektionen seien etwas „Schlechtes", und ihr Job bestehe darin, beim Auflösen jener behilflich zu sein. Aber: Die gesamte Kunst und jegliche Vision ist ohne die Fähigkeit des Projektierens nicht denkbar, will sagen, ohne die Fähigkeit, das zu visualisieren, was nicht unmittelbar da ist. Wollen wir die Vorstellungskraft fördern, müssen wir Menschen lehren, sich auf das Projektieren einzulassen, das auf Offenheit und dem Engagement für „Was-wäre-wenn"-Erkundungen beruht. Menschen, die sich vor dem Spielen scheuen, müssen ihren Sinn für die positive Projektion schulen. Zu den nützlichsten Methoden, Führungskräfte spielfreudiger werden zu sehen, gehören Erfahrungsübungen, die Berater bei Klausurtagungen anwenden. Eine weitere Methode ist das hoch erfolgreiche *Synectics-Programm*, das tatsächliche Probleme der Organisation heranzieht und die Teilnehmerinnen auffordert, ihre Fantasie bei der Suche nach Lösungen spielen zu lassen.

C. Übertriebenes Ordnungsbedürfnis

Dieses Hemmnis ist ein naher Verwandter des *Spielwiderstands*. Es hat mit dem potenziell einschränkenden Aspekt einer wichtigen Fähigkeit zu tun: der Kapazität, in einer verwirrenden Welt Ordnung zu schaffen und die Fertigkeiten zu erlernen, in einer komplexen Welt zu überleben. Um dies leichter zu machen, stellt die Gesellschaft Regeln, Gesetze und Richtlinien zur Verfügung, damit wir von unserer Energie einen möglichst effizienten Gebrauch machen. Unsere Gesellschaft würde ohne Frage auseinanderbrechen, gäbe es keine Ordnung; wir wissen aber auch, dass zur Erschaffung neuer Dinge das Vermögen, Verwirrung und Ambiguität auszuhalten, nötig ist. Das meiste aus den bestehenden Bedingungen machen zu wollen, spricht *für* Stabilität und *gegen* Neuheit oder Veränderung, und wenn man Energie zur Bewältigung der gegenwärtigen Situation mobilisiert, reduziert sich notgedrungen das Ausmalen einer möglichen neuen Zukunft.

Die Organisationswelt funktioniert, weil Menschen gemeinsame Erwartungen entwickeln. Wir akzeptieren, dass die Bilanzbuchhalter finanzielle Informationen bereitstellen, und dass die Verkäufer einen Geschäftsführer haben, der für deren Leistung zur Rechenschaft gezogen werden kann. Daher finden wir oft eng definierte Stellenausschreibungen, deren Verantwortlichkeiten bis ins letzte Detail ausformuliert sind, und eine Personalpolitik, die alle, ungeachtet individueller Umstände, über einen Kamm schert. Eine der kreativsten Ideen des ausgehenden 20. Jahrhunderts waren gewiss die flexiblen Arbeitszeiten: der Einzelne kann sich aussuchen, wann er arbeiten will, soweit seine eigenen Bedürfnisse und die Anforderungen der Organisation miteinander vereinbar sind. Eine weitere findige Entwicklung ist das Zunehmen des Zuhause-Arbeitens (Telearbeitsplätze). Die genannten Usancen stellen die Fähigkeit der Organisation auf die Probe, ob sie bereit ist, Ordnung und Kontrolle teilweise abzugeben.

Der klinisch orientierte Leser wird bei diesem Hemmnis unweigerlich an die Manifestation einer Zwangsstörung auf Organisationsebene denken. Nichtsdestotrotz stellt es ein sehr wichtiges Ingrediens einer Organisation dar. Manager mit einem bewährten, stark zwanghaften Verhalten trifft man häufig an und oft werden sie gut entlohnt. Organisationen funktionieren in der Tat genau deswegen so effizient. Das Problem ist nur, dass es die Bandbreite möglichen Verhaltens einschränkt und den Menschen u. U. den Blick für neue Möglichkeiten verstellt. Grundsätzlich tragen die Angst vor Ambiguität und das exzessive Vermeidenwollen jeglicher Verwirrung zu diesem Hemmnis bei.

D. Ressourcenblindheit

Ein nicht unbedeutender Bestandteil dieses Hemmnisses ist das Unvermögen, das Potenzial von Menschen zu würdigen, sowohl das eigene als das von anderen. Dies wird von einer pessimistischen Ansicht über die menschliche Natur getragen und von der Fixierung darauf, was Menschen nicht können, statt auf dem, wozu sie eventuell in der Lage sind. So gesehen handelt es sich um einen Vertrauensmangel und eine herabgeschraubte Erwartung an das Verhalten menschlicher Wesen. Dazu kommt es häufig, wenn Betriebsleiter Dinge tun, die an untergebene Angestellte delegiert werden könnten. Die Organisationen und ihre Welt quillt vor Leuten über, die unterbeschäftigt sind; man hat ihnen die Chance vorenthalten, zeigen zu können, zu welchen Leistungen sie imstande sind.

Eine der großen Errungenschaften der zweiten Hälfte des 20. Jahrhunderts ist die wachsende Wertschätzung für diese Phänomene. Das Gewahrsein, wie sehr dieses Hemmnis im Wege ist, ist gewachsen, und wir begegnen zahlreichen Beispielen, wo es überwunden worden ist. Sie reichen von Kindern in einem ärmlichen Milieu, die man als intelligenzbegabte Wesen behandelt, und die daher nationale Schüler-Schachmeister werden, bis hin zu jungen Menschen, die an ihrer Arbeitsstelle mehr Verantwortung zugewiesen bekommen. Siegermannschaften im Sport legen oft eine innere siegesgewisse Erwartungshaltung an den Tag. Trotzdem haben die meisten Organisationen nach wie vor Grundsätze, Vorgangsweisen und Direktoren, die die Belegschaft in ihren Chancen beschneiden.

Eine andere Seite dieses Hemmnisses zeigt sich im Unvermögen, andere um Hilfe zu bitten bzw. diese anzunehmen. Viele Führungskräfte und ihre Organisationen glaubten an das sogenannte „Heldenmanagement". In solchen Konstellationen herrscht die Tendenz vor, Probleme alleine lösen zu wollen. Nicht minder hält die „Blindheit" vor dem, was hilfreich sein könnte, Menschen davon ab, das für andere Offensichtliche zu erblicken. In einer bestimmten Situation konnte ich meinen Kunden nicht davon überzeugen, Verkäufer und Marketing-Leute von mehr Format einzustellen, obwohl die Führungsriege zugab, dass ein Mangel an solchen geschulten Arbeitskräften bestand. Darunter verbargen sich ein Starrsinn und ein Festhalten an der Ansicht, dass das Problem irgendwann ohne zusätzliche Ressourcen gelöst werden könne.

Der Gestaltpraktiker wird merken, dass diese Organisationen eine starke Retroflektionskomponente aufweisen (zur Erörterung der Rolle der Retroflektion und anderer klassischer Gestalt-„Widerstände" siehe Merry und Brown, 1987). Selbst in jenen Fällen, wo man externe Berater stark heranzieht, weigert sich die Organisation oft aufgrund ihrer Unfähigkeit, auf die Unterstützung durch andere zu vertrauen, den Rat oder die angebotenen Lösungen anzunehmen.

E. Übertriebenes Sicherheitsbedürfnis

Es gehört zu den paradoxen Auswirkungen gelungener Erfahrungen in Organisationen, dass sie altes Verhalten, welches ausgedient hat, verstärken, wenn die Umwelt sich geändert hat und nach neuem Verhalten verlangt. Die Neigung, auf Problemlösungsansätze, welche einst funktioniert haben, zurückzugreifen, ist nur zu natürlich. Kreativität wirft jedoch einen neuen Blick auf die Dinge und fordert das Freisein von Nullachtfünfzehn-Lösungen ein. Alle bahnbrechenden Erfindungen in Wissenschaft, Kunst und Technik sind zustande gekommen, weil es eine/n gegeben hat, der/die die herkömmliche Perspektive aufzugeben imstande war. Die frühen Gemälde Picassos, die er als Teenager vollendet hatte, waren klassisches 19. Jahrhundert in ihrer Ausführung und zeigten sein enormes Maltalent. Im Alter von dreizehn Jahren bewies er also ein hohes Ausmaß an Kreativität, indem er zunächst im traditionellen Rahmen blieb. Sobald er mit neuen Stilrichtungen einschließlich dem Kubismus experimentierte, streifte er die Fesseln der Tradition ab und bezeugte eine Kreativität völlig neuer Art.

Einfach gesprochen, basiert dieses Hemmnis auf Rigidität. Ich bevorzuge das Etikett *übertriebenes Sicherheitsbedürfnis,* um den Punkt zu illustrieren, dass hemmendes Verhalten aus unhinterfragtem Beharren auf dem, was bisher funktioniert hat, herrührt. Es hemmt unsere Fähigkeit, mehr als nur eine Seite eines Problems zu sehen. *Übertriebenes Sicherheitsbedürfnis* widersetzt sich dem systemtheoretischen Prinzip der Äquifinalität, welches schlicht und einfach besagt, dass „mehr als nur ein Weg nach Rom führt". Es bündelt Energie, um zu beweisen, dass es einen „besten" Weg gäbe, und es verwirft andere. Es stellt die Spezialisten vor eine schwere Herausforderung, weil sie ein Risiko eingehen, wenn ihre recht ansehnliche, in der Vergangenheit gesammelte Erfahrung in einem gänzlich neuartigen, neue Lösungen erfordernden Setting angewandt wird.

Das Gegenmittel des *übertriebenen Sicherheitsbedürfnisses* ist die Naivität, die Gabe, sich angesichts einer Sache unwissend oder verblüfft zu stellen. Der naive Standpunkt impliziert, dass es immer etwas zu lernen gibt, und dass das gegenwärtig Praktikable nicht in Zement gegossen ist. Aus dieser Perspektive zu handeln, setzt eine solide Erfahrung und das Ruhen in der eigenen Mitte sowie das Vertrauen voraus, dass ein flexibler Prozess früher oder später etwas Neues und Wertvolles bringen wird. Zur Erwägung von Alternativen ist Mut gefragt. In den letzten Jahren haben etliche Firmen den Wert strategischer Planspiele schätzen gelernt, bei dem etliche Szenarios gleichzeitig ausgebaut werden, damit man die Wahrscheinlichkeit abschätzen kann, mit der ein Ansatz inadäquat ist, und man daher rasch einen Richtungswechsel vornehmen muss.

Der Gestaltpraktiker wird die Ähnlichkeit zwischen *übertriebenem Sicherheitsbedürfnis* und dem Begriff der fixierten Gestalt erkennen, einer starken Figur, die einfriert und das Entfalten flexiblen Verhaltens behindert.

F. Widerstand gegen das Ausüben von Einfluss

Kreativität verlangt nach Handlungen, die nicht nur Neues produzieren, sondern auch weitere Handlungen in die Wege leiten, die andernfalls nicht stattgefunden hätten. Sie setzt handelnden Zugriff auf die eigene Umgebung voraus, wobei eine innere Vision über die äußere Wirklichkeit gelegt wird. Schöpferische Menschen wirken oft sehr zielstrebig, wenn es um ihr Vorhaben geht, und dickköpfig und beharrlich gegenüber Kritikern oder Skeptikern. Allgemein können wir die Aussage treffen, dass jegliche menschliche Interaktion von dem Wunsch getragen ist, eine Wirkung auf andere ausüben zu wollen. In der Organisationswelt werden erfolgreiche Führungskräfte und Spezialisten für ihre Fähigkeit, Einfluss auszuüben, belohnt. Durch die Abflachung der Arbeitsstrukturen und die Betonung auf nicht-hierarchischen Beziehungen hängt die effiziente Arbeitsleistung oft davon ab, wie sehr man die Aufmerksamkeit anderer zu gewinnen vermag.

Aus dem Obigen folgt, dass effiziente Einzelpersonen oder Gruppen über einen hohen Grad an Einflussnahme verfügen. Studien über Führungskräfte haben das Hemmnis dieser Fähigkeit jedoch als eines der häufigsten identifiziert, und es liegt noch viel persönliches Entwicklungspotenzial brach. Das legt die Vermutung nahe, dass sie es sich nicht zutrauen, Wirkung in dieser unnachgiebigen Welt zu entfalten.

Was behindert Menschen auf individueller oder kollektiver Ebene, ihren Einfluss überzeugend geltend zu machen? Eine Antwort darauf ist, dass jene, die es versuchen, oft als „zu aggressiv", zu „dominant" oder „zu egoistisch" gesehen werden. Menschen, die sich in einer solchen Rolle nicht wohl fühlen, verwechseln leicht gesundes Selbstbehauptungsstreben mit „Aggression", welche negativ konnotiert ist. Sie definieren Einfluss als „Macht", ein weiterer Begriff, der in den Ohren vieler negativ klingt. Anderen wiederum sind jegliche Konflikte unangenehm – ob es sich nun um die Angst handelt, sich unbeliebt zu machen, oder um Angst im Allgemeinen, wo man doch in emotionsgeladenen Umständen den „feinen Umgang" bei Weitem bevorzugt. Ich habe beispielsweise eine Firma beraten, der fünf Brüder vorstanden, welche sich in Entscheidungslosigkeit festgefahren hatten, da keiner je eine Meinungsverschiedenheit mit einem anderen artikulierte. Eine „zivilisierte" Atmosphäre war ihnen wichtiger als die Entwicklung kreativer Problemlösungen. In einem akademischen Umfeld – ich war Fakultätsmitglied – gab es große Schwierigkeiten, ein defizitäres Programm zu diskutieren. Es wollte sich einfach keine schöpferische Lösung finden, und das Programm starb langsam dahin, was jahrelange finanzielle Verluste nach sich zog. Im Gegensatz dazu wurde in einem anderen akademischen Setting, wo man sich mit dem unproduktiven Programm konfrontierte, ein neues, äußerst erfolgreiches Programm auf die Beine gestellt.

Ein weiterer Faktor, der das *übertriebene Sicherheitsbedürfnis* verstärkt, ist das mangelnde Unterscheidungsvermögen zwischen Durchsetzen der eigenen Wünsche, dem Sich-Gehör-Verschaffen, und dem Aufzwingen des eigenen Willens. Viele verlieren dabei die Tatsache aus den Augen, dass ein klares Formulieren der eigenen Position bereits ein Akt der Einflussnahme ist; es ist nicht nötig, andere zu beherrschen, um sich ihre Aufmerksamkeit zu sichern.

Ein letzter Faktor ist das mangelnde Wissen um verschiedene Strategien der Einflussnahme:

- Einfluss über das Nutzen von Macht und Status
- Einfluss über das Nutzen von Wissen und Einfallsreichtum
- Einfluss über das Einbeziehen anderer in das eigene Unterfangen
- Einfluss durch Appell an Gewissen, Moral und Grundwerte
- Einfluss über Hilfestellungen
- Einfluss über Modellvorgabe

Wenn ein wichtiges Ziel von Organisationen die kreative Umsetzung ihrer Aufgaben ist, muss man diese Strategien anwenden. Aber es gibt keine Regel, dass eins besser wäre als das andere.

Das Gestaltprinzip, das mit diesem *Widerstand gegen das Ausüben von Autorität und Einfluss* am meisten assoziiert wird, ist das der *Präsenz* und das Nutzen des Selbst als Werkzeug. Auf individueller Ebene ist dies leicht nachzuvollziehen. In Organisationen aber gibt es viele „Präsenzen" und starke Gefühle in der Frage, welche die begehrteste ist. Unsere Arbeit bei der Unterstützung von Organisationen muss die Anweisung beinhalten, den eigenen Stil und den anderer schätzen zu lernen. Je mehr unsere eigene Präsenz selbst eine ganze Bandbreite von Haltungen und Verhaltensweisen der Einflussnahme vermittelt, desto eher werden andere davon lernen.

Kreativitätshemmnisse reduzieren – einige Fallstudien

Der gestalt-orientierte Praktiker ist gut gerüstet, Organisationen bei der Reduktion ihrer Kreativitätshemmnisse zu unterstützen. Unsere Betonung des Prozesses, unserer Werte, des Abholens unserer Klienten dort, wo sie stehen, und unser Bemühen, die Leute ihre Annahmen hinter ihrem Verhalten überprüfen zu lassen, statten uns mit der Fähigkeit aus, uns mit den Einwänden gegenüber neuem Verhalten auseinander zu setzen. Die Begründer der Gestalttherapie haben uns gelehrt, das, „was ist", im Moment zu verstärken und den Klienten dabei zu helfen, sich ganz und gar auf das einzulassen, was sie tun – sei es nun Gutes oder Schlechtes. Sie haben uns auch gelehrt, dass diese Taktik jeglichem Versuch, sie zu beeinflussen oder zu verändern, vorangehen sollte. Genau das verstehen wir unter der Steigerung des Gewahrseins gegenüber Einwänden. Das Erfragen „Was sind Ihre Einwände?" ist auf Organisationsebene so nützlich wie auf individueller. Die Herausforderung besteht in der Erarbeitung von Methoden, dies mit Leuten zu tun, die Sie nicht angeheuert haben, Therapie mit ihnen zu machen.

Das folgende Fallbeispiel zeigt, wie so etwas gehen könnte. Nach etlichen Jahren Beratertätigkeit bei einer hoch spezialisierten technischen Beratungsfirma mit 1000 Angestellten fand ich heraus, dass den höchsten Führungskräften deren Incentive- (bzw. Bonus-)Programm für besondere Leistungen alles andere als sympathisch war. Immer wenn sich der Zeitpunkt näherte, dass über die Auszeichnungen entschieden werden sollte, murrten die Führungskräfte und machten Witze darüber, dass sie alles lieber täten, als an diesem zweitägigen Treffen teilzunehmen, das zu dem Zweck anberaumt war. Als dies zum dritten Mal während meiner Tätigkeit dort aufs Tapet kam, entschied ich mich zur Intervention – obwohl mein Auftrag nichts mit Vergütungen zu tun hatte. Ich bat die 14 Führungsleute, sich bei mir einzufinden, und 11 leisteten meiner Aufforderung Folge. Ich sprach nur einige wenige Minuten darüber, dass sie sich einzeln alle über ihr Vergütungssystem bei mir beklagt hatten. Dann fragte ich: „Was ist Ihr gemeinsamer Einwand dagegen, das gegenwärtige System aufzugeben und ein neues ins Leben zu rufen?" Im Rahmen unserer sechs Hemmnisse gedacht, schienen sich die Bedenken rund um das *übertriebene Sicherheitsbedürfnis* – dem Beharren auf einem Verhalten, das nicht mehr funktionstüchtig war – zu drehen. Es gab auch eine Unlust, mit Neuem zu experimentieren – eine Variante des *Spielwiderstands.*

Der Raum, die Reaktionen dieser Führungsleute auf meine Intervention und des zwei Jahre beanspruchenden Folgeprozesses detailliert zu diskutieren, steht mir hier nicht zur Verfügung. Mithilfe eines Vergütungs-Spezialisten leitete ich die Entwicklung eines neuen Programms in die Wege. Es genügt festzustellen, dass etliche Zusammenkünfte mit kleineren Gruppen von Führungskräften nötig waren, um den Einwänden an die Oberfläche zu verhelfen, von denen einige während der Entwicklungsphase des neuen Systems wiederkehrten. Das neue Programm, zwar von Perfektion weit entfernt, ist von den leitenden Angestellten selbst erstellt und von den Direktoren der Firma mit Freuden angenommen worden, was zu höheren und faireren Belohnungen für Spitzenleistungen führte.

In einem anderen Fall bat mich der Besitzer, der zugleich Gründer und Präsident derselben, sehr erfolgreichen Firma war, um Hilfe beim Aufbau eines neuen Führungsteams. Seine aktuelle Aufgabe bestand darin, auf die Anforderungen eines rasant wachsenden Unternehmens, das in ernsthafte Schwierigkeiten geraten war, zu reagieren, und das zu einer Zeit, als er selbst weniger arbeiten wollte. Meine Aufgabe bestand darin, mir ein Bild von ihm selbst, seiner Familie, seinen Topmanagern und dem Wesen des Unternehmens zu machen, was als Auftakt zur Erstellung eines neuen Organisationsdesigns dienen sollte. Es kam sehr bald an den Tag, dass er gegenüber einer Veränderung der Firma und dem Teilen von Autorität mit jemand anderem eine gehörige Portion Ambivalenz hegte. Bei den vielen Gelegenheiten, bei denen er behauptete, dass er diese Veränderungen durchführen werde, antwortete ich, dass ich von seinem Wollen nicht wirklich überzeugt und dass ich nicht sicher sei, dass ich ihm helfen könne. Das führte zu einer eingehenden Überprüfung aller Gründe, warum die vorgeschlagenen Änderungen möglicherweise nicht praktikabel wären (die Einwände wurden ans Licht geholt). Das Ergebnis war, dass sich mein Klient für meinen Vorschlag, einen neuen Präsidenten zu rekrutieren, stark zu interessieren begann, was mittlerweile, da ich dies niederschreibe, bereits in die Tat umgesetzt worden ist. Ich bin zwar nicht vollkommen davon überzeugt, dass das funktionieren wird, aber wir haben das Problem zumindest in einen neuen Rahmen gestellt und eine Struktur geschaffen, die sich von der vergangenen unterscheidet. Die Lösung, die sich auftat, war anders als die, die der Klient zu Beginn des Prozesses ins Auge gefasst hatte.

Ein dritter Fall zeigt die Kraft, die in der Kombination von *Ressourcenblindheit, exzessivem Ordnungsbedürfnis* und *übertriebenem Sicherheitsbedürfnis* liegt. In diesem Beispiel hatte der Führungsstab einer Firma große Schwierigkeiten, Verantwortungsbereiche an die Managementebene darunter zu delegieren. Ganz besonders stark war der Widerstand, zwei weibliche Teilzeit-Führungskräfte in anspruchsvolle Management-Positionen einzusetzen, obwohl die beiden für diese Position am qualifiziertesten waren. Die wichtigsten Bedenken betrafen die Frage, ob man die betreffende Aufgabenstellung in Teilzeit bewältigen könne; die Koordinationsprobleme seien womöglich größer, wenn die Leute nicht die ganze Zeit zur Verfügung stünden, und überhaupt, so etwas sei in dieser Organisation noch nie vorgekommen. Es dauerte Monate, um die Führungsriege immer wieder zu ermutigen, ihre Bedenken vorzubringen. Es hatte den Anschein, als würden die Einwände Oberhand gewinnen, bis eine Frau ein Großprojekt verkaufte. Die Gruppe einigte sich zu guter Letzt darauf, sie auf Probebasis einzustellen. Zu ihrem Erstaunen brachte sie mehr zuwege als so manche voll angestellte Führungskraft und sie verkaufte ein weiteres Großprojekt. Heute gibt es in der erwähnten Organisation etliche Teilzeitkräfte in hohen Positionen.

VI. Conclusio

Erfolgreiche Organisationen sind in der Lage, kreative Problemlösungen zu finden. Diese Fähigkeit ist jedoch oft eingeschränkt, da Hemmnisse die Organisationsmitglieder am vollen Funktionieren hindern. Die Gestalttherapie stellt eine Perspektive und eine Methode zur Verfügung, mit diesen Hemmnissen, welche von unbewussten, nicht ins Gewahrsein gedrungenen Einwänden getragen sind, kreativ umzugehen. Indem wir unsere Arbeit auf das Artikulieren, Überprüfen und Akzeptieren dieser Einwände richten, können wir Organisationen helfen, schöpferische Energie und Vorstellungskraft freizusetzen. Die Arbeit daran ist alles andere als leicht; sie setzt Vertrauen in den Prozess voraus und daran, dass es sich lohnt an den Einwänden dranzubleiben, trotz des Drucks nach Ergebnissen und schnellen Lösungen.

Literatur

Merry U, Brown G (1987, 2001) The neurotic behavior of organizations. GestaltPress, Cambridge, Mass

Nevis, EC (1987, 2001) Organizational consulting: A Gestalt approach. GestaltPress, Cambridge, Mass

Nevis E, DiBella A, Gould J (1993) Organizations as learning systems: Research report 93–01. International Consortium for Executive Development Research, Lexington

Nevis E, DiBella A, Gould J (1995) Understanding organizations as learning systems. Sloan Management Review 36(2) pp 73–85

Nevis E, Lancourt J, Vassallo H (1996) Intentional revolutions: A seven-point strategy for transforming organizations. Jossey-Bass Pfeiffer, San Francisco

Nevis E, Nevis S, Danzig E (1970) Blocks to creativity. Danzig Nevis, Intl., Cleveland

Biografischer Anhang

Nancy Amendt-Lyon, Dr. phil. und M.A.[1], geboren in New York, studierte Psychologie in New York, Genf und Graz. Psychotherapeutin und Supervisorin in freier Praxis in Wien, Lehrtherapeutin in den Fachsektionen Integrative Gestalttherapie, Gruppenanalyse und Supervision (im ÖAGG). Publikationen über Gestalttherapie (Kreativität, Supervision, Diagnostik, psychotherapeutische Wirksamkeit). Vorsitzende des erweiterten Vorstands der EAGT, Mitglied des Redaktionsteams von *Gestalt Review;* assoziiertes Mitglied der Redaktion von *Gestalttherapie. Forum für Gestaltperspektiven.* Konzentriert ihre schöpferische Energie auf das Schreiben und auf kabarettistische Einlagen zur Gestalttherapie.

Daniel J. Bloom ist Psychotherapeut in privater Praxis, Supervisor und Lehrbeauftragter für Gestalttherapie in New York City. Er hat ein Masterdiplom als Sozialarbeiter und promovierte zum Doktor der Rechtswissenschaft an der Universität von New York. Zu seinen Lehrern gehörten Laura Perls, Isadore From, Richard Kitzler und Patrick Kelley. Er ist Vollmitglied des NYIGT (New Yorker Instituts für Gestalttherapie) und gegenwärtig sein Präsident.

Todd Burley, Ph.D., durch das ABPP (American Board for Professional Psychologists) zertifizierter Psychologe, derzeit Professor für Psychologie an der Loma Linda Universität, wo er Kurse in Gestalttherapie, kortikaler Funktion, neuropsychologischer Beurteilung und in Erforschung und Behandlung von Schizophrenie gibt. Mitglied des Kernteams des GATLA (Gestalt Associates Training L. A.), einer Postgraduierteneinrichtung in Los Angeles, welche seit 32 Jahren weltweit Gestalttherapeuten ausbildet. Neben seiner Tätigkeit in der Privatpraxis ist er im Redaktionsteam von *Gestalt Review* aktiv. Er ist wahrscheinlich der einzige zeitgenössische Psychologe, der die Lehrtätigkeit in Gestalttherapie mit wissenschaftlicher Forschung in kognitiver Neurowissenschaft verbindet.

Sandra Cardoso-Zinker, M.S., diplomierte Psychologin, lebte in Brasilien, wo sie 15 Jahre lang Gestalttherapie in der Arbeit mit Kindern und in einem kunsttherapeutischen Ausbildungsprogramm lehrte. Sie hat Artikel über die Verbindung

[1] Da sich die an amerikanischen Universitäten erworbenen akademischen Grade nicht ganz mit den europäischen decken, habe ich sie, wenn in den USA etc. erworben, im Original belassen: Ph.D. (~ Dr. phil.), M.D. (~ Dr. med.), M.A. (Master of Arts ~ Mag. phil.), M.S. (Master of Science ~ Mag. rer. nat.) (A. d. Ü.).

von Gestalttherapie, menschlicher Entwicklung und Bindungstheorie verfasst. Gegenwärtig lebt sie in Massachusetts und lehrt Gestalt-, Paar- und Kindertherapie in den USA sowie in Europa und Südamerika. Ihre jüngsten Veröffentlichungen sind ein Fachartikel über Paartherapie und *The Story of Daniel: Gestalt Therapy Principles and Value*. Mitglied des GISC (Gestalt International Study Center) und lehrendes Mitglied des Gestaltinstituts São Paulo.

Ludwig Frambach, Dr. theol., geboren 1954, evangelisch-lutherischer Pastor und Psychotherapeut, Leiter des *Projekts Spiritualität* in Nürnberg; Ausbildung am Symbolon-Institut und am FPI. Mehrjährige Praxis des Zen und der christlichen Kontemplation; etliche Veröffentlichungen auf dem Sektor Psychotherapie, Spiritualität und Ökologie.

Ruella Frank, Masterdiplom in Bewegungserziehung, Doktorat in somatischer Psychologie. Praktizierende Psychotherapeutin in New York City, wo sie das Zentrum für somatische Studien leitet, lehrbeauftragtes Mitglied am GAP (Gestalt Associates for Psychotherapy) und Vollmitglied des New Yorker Instituts für Gestalttherapie. Außerdem lehrt sie an Instituten und Universitäten in ganz US-Amerika und in Europa. Ruella ist die Autorin von *Body of Awareness: A Somatic and Developmental Approach to Psychotherapy* (Gestalt Press, 2001).

Carl Hodges erfreut sich eines dauerhaften Interesses an Gestaltpsychologie, an der Gestalt-Feldtheorie und an der Anwendung gestaltischer Feldtheoriekonzepte in einem breiten Spektrum sozialer Organisationen – dem Selbst, Gruppen, Vereinen und der Gemeinde. Er war am Hunter College in New York und am New Yorker Institut für Gestalttherapie lehrend tätig und ist nun Gasttrainer am Gestaltzentrum in London und am Istituto di Gestalt – H.C.C. (Human Communication Center) in Italien. Er war der zweite Präsident des New Yorker Instituts für Gestalttherapie und der dritte Präsident des AAGT (Association for the Advancement of Gestalt Therapy).

Richard Kitzler ist seit 1952 Mitglied des und Mitarbeiter am New Yorker Institut für Gestalttherapie. Er hat zahlreiche Artikel und Schriften verfasst und Konferenzprogramme ausgearbeitet. Er lehrt, supervidiert und unterhält eine psychotherapeutische Privatpraxis in New York City. Sein Interesse galt stets der Neuformulierung der aktuellen gestalttherapeutischen Theorie, und er arbeitet auch in diesem Feld. Er interessiert sich außerdem für Großgruppenprozesse und für deren Wirkung auf die Polis.

Edward J. Lynch ist a.o. Professor an der Abteilung für Ehe- und Familientherapie an der Southern Connecticut State Universität und hat sich auf die Gestalttherapie-Ausbildung spezialisiert. Sein Hintergrund umfasst Ausbildung und Supervision bei Isadore From, Erv und Miriam Polster, Joseph Zinker und Michael Vincent Miller. Er ist Mitglied des New Yorker Instituts für Gestalttherapie und leitet Workshops in ganz Europa und in den USA. Bei Salvador Minuchin (Philadelphia Child-Guidance-Klinik) hat er sich in Familientherapie ausbilden lassen.

Barbara Lynch ist Professorin an der Abteilung für Ehe- und Familientherapie an der Southern Connecticut State Universität. Ihre Ausbildung bei Jay Haley und Salvador Minuchin bildet den Hintergrund ihrer Spezialisierung auf die Systemische Paar- und Familientherapie. Sie ist Mitglied im klinischen Bereich der AAMFT (American Association for Marriage and Family Therapy), anerkannte Supervisorin und rege Vortragende und Seminarleiterin an Tagungen zum Thema Paare, Jugendliche und Familien in den gesamten USA.

Joseph Melnick, Ph.D., ist klinischer Psychologe und Organisationspsychologe. Er ist Mitglied des Expertenteams des Gestaltinstituts Cleveland und des GISC (Gestalt International Study Center) und lehrt am CSIS (Center for the Study of Intimate Systems, das dem GISC angeschlossenen ist). Er ist Chefredakteur von *Gestalt Review,* der internationalen Zeitschrift, die sich mit modernen Formen der Gestalttherapie auseinandersetzt. Verfasser zahlreicher Artikel über Gestalttherapie, international tätiger Lehrtrainer.

Michael Vincent Miller, Ph.D., klinischer Psychologe, praktiziert Gestalttherapie in New York City und Cambridge, Massachusetts. Er lehrte an der Stanford Universität und am MIT (Massachusetts Institute of Technology) und leitete bis vor kurzem das Gestaltinstitut Boston (beginnend mit 1972). Als beratender Herausgeber des *International Gestalt Journals* verfasste er zahlreiche Rezensionen für das Kritikfeuilleton der *New York Times.* Sein Buch *Intimate Terrorism: The Crisis of Love in an Age of Desillusion* ist in sieben Sprachen übersetzt, und eine Sammlung seiner Schriften ist unter dem Titel *La Poetique de la Gestalttherapie* 2002 in Frankreich erschienen.

Bertram Müller, Dipl.-Psych., klinischer Gestalttherapeut, Trainer, Supervisor, Präsident der DORG (Deutsche Otto-Rank-Gesellschaft), Gründungsdirektor des internationalen Kulturzentrums Tanzhaus nrw/Düsseldorf, geschäftsführender Direktor der World Dance Alliance, Europa, Kulturexperte bei der Europäischen Kommission (1994/95). Vom französischen Kultusministerium ist ihm die Auszeichnung *Chevalier des Arts et des Lettres* zuerkannt worden. Publikationen über Otto Rank, Diagnostik in der Gestalttherapie, Tanzkunst und Kulturmanagement.

Sonia March Nevis, Ph.D., leitet das CSIS (Center for the Study of Intimate Systems) am GISC von Cape Cod, Massachusetts. Sie arbeitet in freier Praxis mit Einzelklienten, Paaren und Familien und gibt auch Supervision.

Edwin C. Nevis ist ein Pionier der praktischen Umsetzung des gestalttherapeutischen Modells auf dem Gebiet der Organisationsberatung. Gegenwärtig ist er Präsident des GISC, das er zusammen mit Sonia M. Nevis gegründet hat. Er gehört zu den Gründern des Gestaltinstituts Cleveland und hat den Verlag *Gestalt Press* ins Leben gerufen. Darüber hinaus war er 17 Jahre lang a.o. Professor, Forscher und Verwalter am Slogan-Institut für Unternehmenswirtschaft des MIT (Massachusetts Institute of Technology). Autor etlicher Bücher und zahlreicher Artikel; gegenwärtig sieht er seine Mission darin, eine weltweite Lerngemeinschaft für Gestaltpraktiker aufzubauen.

Malcolm Parlett, Ph.D., kommt aus der akademischen Psychologie und Erziehungsforschung. Als zugelassener Psychologe und im *UK Council for Psychotherapy* eingetragener Gestaltpsychotherapeut ist er Gastprofessor für Gestaltpsychotherapie an der Universität von Derby, führt eine eigene Organisationsberatungsfirma. In den späten Siebzigerjahren ließ er sich am Gestaltinstitut Cleveland, Ohio, ausbilden und war in der Folge Mitbegründer des GPTI (Gestalt Psychotherapy and Training Institute) in Großbritannien. Er ist der Herausgeber des *British Gestalt Journals,* Mitglied der *Human Strengths Research Group* und hat ein umfangreiches Gesamtoeuvre zu gestalttherapeutischen Themen publiziert.

Antonio Sichera wurde in Modica, Sizilien, geboren. Er hat ein Doktorat in Lexikografie und Semantik und ist Professor für moderne und zeitgenössische italienische Literatur an der Universität von Catania, Sizilien. Seine Forschungstätigkeit zur Hermeneutik aus literarischer und philosophischer Position ist in Bücher über U. Foscolo, L. Pirandello, C. Pavese, P. Pasolini und E. Montale eingeflossen. Nach Absolvieren seiner Ausbildung in Gestalttherapie bei Spagnuolo Lobb und Salonia am Istituto di Gestalt, wo er derzeit gestalttherapeutische Erkenntnistheorie lehrt, hat er Essays über die Beziehung zwischen Hermeneutik und Gestalttherapie verfasst.

Giuseppe Sampognaro, Dr. psych., wurde in Catania auf Sizilien geboren. Seine gestalttherapeutische Ausbildung absolvierte er bei Salonia und Spagnuolo Lobb. Als Psychotherapeut in einer staatlich geführten psychiatrischen Einrichtung fördert er die Kunsttherapie mit psychiatrischen Patienten. Als Journalist schreibt er zu psychologischen Themen für diverse Zeitschriften und gibt eine fachbezogene Teletextseite für das R.A.I. (Radio Televisione Italiana) heraus. Nach der Veröffentlichung seines Romans *Mille mondi. Un romanzo terapeutico* (2000) konzentrierte er sich auf die Anwendung kreativer Techniken in der Psychotherapie, vor allem auf die Verwendung von Bildern und dem Schreiben.

Margherita Spagnuolo Lobb, Dr. psych., Leiterin des Istituto di Gestalt (Venedig, Rom, Palermo, Ragusa, Sirakus), international tätige Trainerin und Gastprofessorin an verschiedenen Universtitäten in Italien und im Ausland. Vollmitglied des NYIGT. Präsidentin der Italienischen Föderation italienischer Psychotherapieverbände, Ex-Präsidentin der EAGT (Europäische Vereinigung für Gestalttherapie [1996–2002]). Herausgeberin der Zeitschriften *Quaderni di Gestalt* und *Studies in Gestalt Therapy.* Sie hat zahlreiche Artikel, Aufsätze und Bücher verfasst, von denen etliche in andere Sprachen übersetzt sind. Sie hat einige bedeutende Tagungen über Gestalttherapie organisiert.

Luna Gertrud Steiner, Mag. phil., Jg. 1954, geboren und aufgewachsen im ländlichen Niederösterreich. Studium der Anglistik, der klassischen Philologie und der Psychologie an der Universität Wien. Frei praktizierende Psychotherapeutin (IG, SFT) sowie Fach- und Literaturübersetzerin aus dem Englischen und aus dem Neugriechischen (mehrfache Auszeichnungen). Lebt und arbeitet in Baden, Wien und unterwegs. Schreibt Rezensionen, Fachtexte, Essays sowie literarische

Fragmente. Jüngste literarische Publikation in: Habringer R/Mautner JP (2006) Der Kobold der Träume. Spuren des Unbewussten. Picus, Wien.

Daniel N. Stern, M.D., Ehrenprofessor der Faculté de Psychologie der Universität Genf; a.o. Prof. an der psychiatrischen Abteilung der medizinischen Fakultät an der Cornell Universität, New York; Lektor am psychoanalytischen Zentrum der Columbia Universität; Ehrendoktor an der Universität von Kopenhagen und der Universität von Mons Hinault, Belgien. Arbeitet seit über dreißig Jahren an der Nahtstelle zwischen Entwicklungspsychologie und psychodynamischer Psychotherapie. Verfasser von einigen hundert Artikeln, Aufsätzen und sechs Büchern, von denen die meisten in mehr als zehn Sprachen übersetzt sind. Sein jüngstes Buch trägt den Titel: *The Present Moment in Psychotherapy and Everyday Life.*

Gordon Wheeler, Ph.D., lehrt Gestalttherapie innerhalb verschiedener Ausbildungscurricula auf der ganzen Welt. Ausgebildet ist er als klinischer Psychologe und als Entwicklungspsychologe; er verfasste eine Vielzahl von Büchern und Artikeln über Selbst-Theorie, Beziehung und Intimität, Kindertherapie, Entwicklungspsychologie, Gender-Themen und die Arbeit mit Scham. Er konzentriert sich auf die Verwendung des gestalttherapeutischen Modells zur Entwicklung eines intersubjektiven Ansatzes in Psychotherapie und Beziehung. Als lehrbeauftragtes Mitglied des Gestaltinstituts Cleveland ist er Herausgeber und Ko-Direktor der *Gestalt Press.* Er hat mit seiner Frau 8 Kinder, und sie teilen sich ihre Zeit zwischen Cambridge, Massachusetts, und Big Sur, Kalifornien auf.

Joseph C. Zinker, Ph.D., Mitbegründer des Gestaltinstituts Cleveland; hat persönlich bei F. Perls in den Sechzigern gelernt und in den vergangenen drei Jahrzehnten großen Einfluss auf die Weiterentwicklung des gestalttherapeutischen Ansatzes ausgeübt. Verfasser zahlreicher Artikel und Bücher (zuletzt *Sketches: An Anthology of Essays, Art and Poetry,* 2001), Redaktionsmitglied diverser Zeitschriftenverlage *(Voices, The Gestalt Journal, Gestalt Review* und *The Journal of Couples Therapy).* Mitglied des GISC und lehrbeauftragtes Mitglied des CSIS und vieler Gestaltinstitute in der ganzen Welt.

Stichwortindex

Adjektiv 110, 253
Aha-Erlebnis 10, 253
Angst 50–52, 104, 111–113, 121, 124, 138, 152, 156, 164, 167, 174, 177, 182, 218, 219, 221–224, 226, 231, 237, 238, 262, 267, 291, 294, 296, 298, 300–302, 307, 309–312, 314, 320, 321, 334–336, 340
Arbeit 2, 9, 12–16, 19, 20–23, 29, 50, 65–67, 69, 72, 74, 77, 81, 85, 86, 98, 102–105, 115, 119, 125, 126, 129, 130, 132, 138, 145, 159, 178, 182, 201, 228, 230–233, 238, 241–244, 248, 252, 255, 260, 263, 266, 269, 283, 290, 291, 297, 313, 317, 324, 332–234, 236, 340, 343, 345, 349
Arbeitsspeicher 102
Assimilation 35, 53, 54, 95, 208, 229, 261, 290, 325, 326
Ästhetik 78, 80, 82, 83, 86, 87, 90, 109, 115, 122, 125, 128, 145, 173, 175, 182, 269
Ästhetische Qualitäten 77, 87
Ästhetische Werte 77, 82
Ästhetisches Kriterium 86
Auftauchende Eigenschaft 34
Ausbildung 10, 62–64, 68, 70, 185, 267, 283, 312, 346, 347–349
Autonomes Kriterium 290
Awareness 14, 38, 52, 75, 149, 346

Bedeutung 14, 16, 17, 19, 27, 28, 39, 49, 50, 63, 67, 68, 78, 82–84, 96, 98, 103, 110, 111, 113, 118, 129, 132, 138, 141, 150, 159, 163, 173, 174, 177, 232, 235, 238, 244–246, 251, 268, 291, 306, 313, 314, 317
Bekräftigung 232
Bestätigung 113, 119, 154, 197, 200, 201, 209, 238, 276
Beurteilung 63, 65, 83, 85, 87, 88, 91, 96, 194, 217, 273, 278, 297, 345
Bewegung 8, 13, 31, 41, 45, 49, 67, 70, 95–97, 101, 116, 119, 120, 124, 128, 160, 167–169, 178, 186, 205–207, 223, 230–232, 237, 261, 269, 276, 290, 324
bewusst 18, 20, 28, 36, 38, 39, 53, 54, 56, 73, 74, 84, 90, 104, 112, 127, 134, 138, 147, 151, 165, 181, 208, 217, 219–221, 223–225, 238, 242, 260, 274, 277, 305, 333
Bewusstheit 38, 41, 58, 95, 139, 323
Bewusstsein 28, 37–39, 51, 52, 75, 79, 121, 142, 147–152, 155, 224, 333
Beziehung 7–11, 13–20, 23, 27, 29, 32, 34, 39–47, 50–52, 54–57, 66–68, 71, 78, 80, 84, 86, 89, 98, 102, 109–115, 123, 129, 144, 148, 151, 160, 168, 169, 175, 178, 181, 195, 205–208, 214, 222, 226, 230, 241, 243–244, 246–249, 252–254, 259–266, 268–270, 286, 288, 292, 294, 298–306, 308, 321, 323–324, 348, 349
Beziehungsfeld 205, 221, 241, 247, 252, 268

Choreographie 32, 119
Collage 166, 324
Commitment 2, 173, 175, 176, 293

Dahingleiten (s. Moving along) 33
Darstellung 11, 20, 58, 64, 67, 69, 102, 112–116, 129, 154, 169, 186, 187, 251, 325, 326
Dazwischen, das 67
Depression 90, 121, 175, 176, 182, 222, 223, 225, 244, 289, 326
Destabilisierung 260, 267, 268
Dialog 16, 30, 167, 194, 229, 238, 239, 245, 247–249, 269, 270, 276, 301, 305
Differenzierung 2, 130, 132, 134, 137–142, 206, 220, 293, 300, 307, 308, 310, 312
Diffusion 139, 140
Disziplin 102, 175–177, 179, 180, 260, 266, 267, 269, 270
Dranbleiben 173, 174, 176, 214
Dysfunktion 21, 273, 281

Egotismus 70, 89, 290
eídos 114
Einfluss 11, 23, 48, 70, 86, 129, 130, 145, 150, 159, 178, 211, 329, 334, 340, 349
Einschätzung 22, 55, 88
Einsicht 10, 16, 22, 128, 137, 142, 190, 195, 230, 242, 290, 333, 335

Einzigartigkeit 7, 12, 56
Emergente Eigenschaft 34
Emotionale Resonanz 100
Energie 53, 65, 72, 113, 114, 148, 160, 162, 163, 190, 197, 199, 211, 224, 230, 232, 235, 236, 238, 239, 261, 262, 264, 267, 269, 270, 289, 290, 292, 325, 332–334, 337, 339, 343, 345
Entscheidungsfindung 95
Enttäuschung 177, 260, 263, 268, 270, 294
Entwicklung 1, 2, 8, 11, 13, 15, 16, 28, 45, 49, 50, 58, 61, 64, 66, 68, 70, 74, 78–80, 89, 95, 98, 99, 114, 120, 124, 125, 135, 142, 145–150, 171, 174, 189, 197–200, 205, 219, 253, 262, 264, 270, 297, 298, 318, 320, 322, 324, 331, 333, 337, 340, 341, 346, 349
Erfahrungscode 305
Erfahrungsfeld 199, 201, 231
Erfahrungszyklus 45, 186
Erkenntnis 28, 39, 52, 69, 77, 79, 110, 114, 149, 255
Ernsthaft gestörter Patient 297, 299, 300–303, 313, 316
Erzählen 21, 248, 324
Erziehung 64, 66
Evaluierung 83, 84, 88, 118
Evolution 2, 89, 185, 197
Evozierend 237, 239,
Experiment 12, 73, 83, 89, 91, 159, 164, 166, 167, 186, 192–196, 199, 208, 213–223, 225, 231, 237, 238, 243, 265, 273, 277, 278, 282, 287, 288, 311, 335
Experimentelle Zone 195, 197
Experimentieren 72, 73, 83, 104, 199, 206, 207, 213, 231, 237, 267, 291, 293
Experimentierfreudige Haltung 73, 74, 265, 268
Experten 28, 102, 103, 260, 277
– Expertensysteme 102

Fähigkeiten 12, 61, 62, 64, 70, 72–75, 98, 99, 101, 102, 146, 185, 216, 334
Fantasie 65, 166–168, 173, 190, 201, 243, 248, 253, 289, 319, 320, 336
Farbpsychologie 326
Feld 1, 2, 5, 11, 17, 40, 47, 65, 66, 73, 80, 81, 84, 92, 95, 101, 109–112, 150, 167, 169, 186–191, 196, 201, 206, 207, 209–212, 216, 221, 229, 230, 232, 257, 259, 262, 273, 286–288, 290, 292, 293, 300, 302, 310, 312, 313, 346
– Feldphänomen 95, 105
– Figur/Grund 39, 51, 287, 288
Fixierung 139–141, 174, 332, 337
Flexibel 83, 136, 309, 331
Form 8, 10, 15–18, 21, 29, 32, 34, 36, 43, 57, 61, 64, 66, 79, 82, 89, 90, 100, 102, 104, 110, 112–117, 125, 127, 147, 149–151, 153, 161, 166, 167, 170, 177, 180–182, 187,189, 191, 193, 196, 198, 201, 206, 215, 218, 226, 249, 252, 253, 260, 262, 263, 267, 268, 272, 275, 277, 282, 286, 291, 300, 308, 319, 320, 322, 324, 326, 332
Frontallappen 96, 97, 101
Fruchtbare Leere 126, 138, 139
Fürsorgliche Präsenz 210

Ganze, das und seine Teile 286
Gedächtnis 13, 36, 37, 95–97, 103, 126, 127, 275, 333
Gedankenwelten 30, 193
Gegenkultur 124
Gegenteil 12, 47, 112, 196, 301, 309
Gegenwille 152
Geist 42, 78, 79, 85, 131, 134, 136, 138, 283
Genie 46, 188, 331
Geschichtenerzählen 169, 192, 235
Gestalt 12, 15, 17, 18, 36, 37, 83, 85, 88, 90, 98, 109, 113, 114, 120, 122, 125, 138, 139, 176, 178, 200, 205, 209, 231, 255, 260, 265, 273, 285, 293, 296, 297, 309, 310, 312
– Bildung 287, 296
– Diagnose 83, 216, 244, 247, 253, 305
– Feldtheorie 285, 287
– Gruppe 287, 289, 291, 202, 293
– Gruppentheorie 285
– Psychologie 30, 38, 77, 100, 118, 120, 129, 132, 141, 146, 147, 205, 285, 345, 346, 348, 349
– Theorie 292
– Therapie 303
– Zerstörung 289, 292
Gestaltzyklus 185
Gestik 30, 97, 110, 160, 168, 215, 216, 237
Gewahrsein 23, 38, 41, 52, 54, 62, 69, 90, 95, 97, 103, 105, 110, 125, 128, 169, 176, 186, 187, 206, 209, 210, 213–216, 220, 222, 226, 230, 231, 238, 252, 262, 270, 274, 279, 285, 286, 314, 321–323, 333, 335, 338, 343
Graphisch-ikonische Sprache 321
Grenze 69, 78, 80, 99, 110, 113, 121, 122, 162, 176, 189, 191, 192, 195, 198, 201, 215, 223, 261, 262, 280, 300–302, 307, 333
Grübeln 131
Grund 27, 32–34, 37, 39, 41, 42, 51–53, 80, 88, 89, 91, 94, 119, 123, 125, 133, 136, 138–142, 149, 165, 174, 189, 208, 219, 223, 266, 285–288, 290, 293, 296, 299, 301, 302, 304, 305, 308, 320, 325
– erworbener Kontakte 299
– an Sicherheit 304, 308

Hauptwort 109, 110
Hemmnisse 287, 290, 335, 341, 342
Hermeneutischer Code 45
Hier und Jetzt 19, 35, 37, 137, 206, 207, 214, 219, 245, 248, 251, 291–293, 303, 306
Hierarchie 278, 279, 282
Hindernisse (s. „Stolpersteine") 52, 65, 81, 84, 87, 111, 168, 189, 261, 333, 334
Hirnsstamm, Stammhirn 96
Humor 19, 20, 164, 166, 217, 247, 260, 269, 270, 283, 336
Hürden 333

Ich-Du 254, 312, 321
Ideale 71
Illusionen 146, 322
Implizites Wissen 28, 38
Improvisation 27, 33, 40, 45, 46, 48, 61, 165, 167, 168, 180, 236, 237
Improvisiert 29, 73, 168
Indifferenz 2, 86, 129, 130, 132, 134–142
Instinkte 146, 148
Integration 17, 19, 20, 22, 37, 83, 110, 111, 116, 119, 120, 137, 140, 161, 191, 193, 197, 199, 205, 208, 210, 226, 260, 285, 296, 323
Intention 30
Intentionalität 53, 55, 242, 298
Interaktion 7, 11, 20, 21, 48, 78, 79, 87, 98, 101, 103, 161, 166, 167, 198, 205, 232, 241, 290, 319, 325, 339
Intersubjektivität 29, 31, 32, 41, 42, 46, 104, 187
Intime Beziehung 262
Intrapsychischer Kontakt 318, 325
Intrinsisch 84
Intrinsische Evaluierung 84 f
Intrinsische Wertung 84

Jetzt-Moment 29, 34, 53, 56, 57
Joining 274, 278

Kairós 48, 53, 54
Kind 22, 28, 30, 31, 33, 43, 99, 133, 154, 156, 177, 196, 197, 199, 207–213, 229–235, 237, 238, 242–245, 261, 274–279, 282, 289, 299
Klinische Werte 82 f
Koanpassung 264
Kokreation 1, 45–49, 53, 54, 58, 119, 161, 239, 305
Kokreieren 253
Kokreierte Aufgabe 211, 213
Kommunistenhatz 122, 123
Kommunizieren 67, 212, 323
Konflikt 84, 85, 110, 127, 148, 151, 170, 268, 270, 277, 319
Kontakt 1, 2, 8, 29, 33, 34, 43, 45, 46, 49, 50–53, 74, 77, 78–81, 83, 87, 88, 91, 92, 95, 109–111, 115, 119, 124, 164, 168, 170, 185–187, 199, 218, 229, 237–239, 247, 258, 261, 263, 264, 269, 270, 285, 290–292, 299, 303, 305, 307, 309, 313, 314, 317–323, 325, 326, 328
Kontaktnahme 47, 53–55, 79, 80, 82, 83, 87, 90, 92, 109, 110, 200, 207, 284, 290, 292, 299, 301, 305, 307, 320
Kontaktgrenze 1, 45, 51, 52, 54, 58, 78, 79, 81, 89, 92, 174
Kontakt-Modell 185 ff
Kontakt-Rückzug 2, 49, 307, 320, 325, 326
Kontext/kontextualisieren 2, 9, 19, 27, 33, 50, 56, 66, 67, 80, 90, 95, 110, 115, 122, 129, 138, 148, 152, 159, 167, 185, 187–189, 190, 210, 229, 233, 238, 244, 251, 270, 277, 281, 291, 293–298, 300, 301, 303, 304, 309, 317, 320, 324
– Kontaktkompetenz 320
– Kontaktzyklus 325 f
Kräfte und Hemmkräfte 285
Kreativität 1, 2, 7, 9, 19, 22, 23, 33, 45, 62, 77, 78, 80, 81, 84, 90, 95, 97–105, 109–112, 117, 118, 120–122, 124, 125, 128, 129, 134, 135, 141, 145, 156, 159, 160, 169–171, 182, 185, 186, 188, 193, 195–201, 205, 206, 213, 215, 216, 222, 230, 231, 241, 253, 259, 261, 262, 266, 273, 276, 278, 280–284, 286, 287, 289, 291, 294, 297, 298, 301, 302, 317–319, 321, 331–333, 335, 336, 338, 339, 345
– Definition der 109, 185, 291
Kreativitätshemmnisse 331 ff
Kultur 10, 39, 40, 45, 68, 88, 104, 124, 125, 131, 135, 141, 147, 151, 153, 154, 160, 161, 164, 169, 171, 180, 187, 197, 232, 259, 260, 293, 304, 332, 335
Kunsttherapie 14, 317, 318, 321–324, 327, 348

Lebenskontext 10, 11, 18, 19, 108, 252
Leugnung 147, 182, 194, 295
léxis 116
Liebe 57, 58, 68, 82, 101, 103, 104, 160–163, 175–177, 179, 181, 182, 205, 239, 262, 267, 302, 320
Limbisches System 96
Living Theater 122
Lügen 301

Management 65, 342
Materialien 22
Metaphern 8, 10, 19, 20, 61, 97, 166, 234, 237, 290, 293

Mise en abîme 112
Mittlerer Modus 22, 110, 200, 291
Moment der Begegnung 35, 54, 56
Moving-Along (‚Dahingleiten') 33
Multikontextuell/Multikontextualität 166, 167
Mystisch 188, 200

Nationalsozialismus 249, 250
Nervensystem 18, 30, 98, 99, 105, 212, 213, 220, 225
Neuheit 51, 53, 54, 81, 103, 104, 111, 185, 196, 215, 216, 226, 231, 234, 253, 264–268, 312, 321, 337
Neuronen 99
Neurowissenschaft 95, 105, 345
– kognitive Neurowissenschaft 95
Nichts, das 134 ff
Normalisierung 297
Normalität 47
Novum 104, 301

Offener Raum 35
Ordnung 46, 62, 70, 72, 83, 87, 122, 147, 185, 197, 234, 323, 337
– Ordnungsbedürfnis, übertriebenes 334, 336 f
Organisationsinnovation 331, 332 f
Organisationslernen 332
Orientierungsvermögen 213, 216
Originell/Originalität 72, 127, 197, 267, 297

Paradigma 47, 289, 331
Phänomenologisch-relational 298
Poesie 12, 112, 114–116, 118, 179, 292
Poíesis 109, 113, 115
Polar/Polarität 131, 133, 138, 140, 141, 247, 263
Politik/politisch 47, 120–123, 163, 197
Pragmatismus 1, 77, 86
Prägnanz, prägnant 333 f
Präsenz/präsent 51, 52, 104, 210, 211, 213, 215, 216, 221, 226, 230, 233, 234, 340
Produktives Denken 16
Propriozeption 206, 212, 219, 220, 224, 226
Propriozeptives 208, 220, 226
Provozierend 237
Prozess 1, 7–9, 11, 12, 15, 16, 18–20, 32–34, 39, 40, 42, 46–51, 55, 62, 65, 69, 71, 79, 80, 83, 90, 92, 99, 100, 103, 115, 125, 140, 148, 159, 160, 170, 171, 174, 186, 189, 190, 194, 195, 196, 201, 205, 207, 208, 213, 220, 222, 230, 231, 233–236, 238, 242, 247, 253, 259, 261, 264, 266–268, 270, 273, 274, 277–279, 281, 282, 286, 287, 289–292, 294, 305, 321, 333–335, 339, 343
Prozessorientierte Diagnostik 12, 20
Psyche 139–141, 148, 322
Psychiatrische Einrichtungen 298, 303 f
Psychoporträt 2, 317, 324–328, 333
Psychotherapeutische Veränderung 46

Reagibilität 66
Reframing 278
Relational(e) 45, 104
Relationales Feld 11
Resonanz 65, 66, 74, 82, 100, 198–200, 211, 224, 273, 275, 288
Resonanzfähigkeit 65, 100, 199
Ressource 295
Reziprozität, s. Wechselbezüglichkeit
Risiko 16, 20, 23, 47, 52, 56, 57, 72, 195, 221, 235, 241, 245, 253, 282, 334, 335, 339
Rollenspiel 273, 279, 282

Schaffensdrang, künstlerischer 153 ff
Scham 70, 126, 196–199, 201, 222, 246, 295, 296, 335, 349
Schöpferische Anpassung 260, 263
Schöpferischer Drang, s. schöpferischer Wille
Schöpferische Persönlichkeit 146, 147, 153
Schöpferischer Wille 145, 151, 152
Schuld 42, 151, 152, 243, 251
– Schuldgefühl 151
Schuldbewusstsein 151–153
Sehnen 160, 287
Selbst 1, 17, 37, 49–52, 55, 58, 78–81, 89, 92, 98, 110–112, 114, 116, 127, 135, 138, 139, 150, 153, 156, 174, 191, 197, 200, 201, 205–208, 213, 217, 222, 223, 226, 239, 261, 262, 296, 308, 311, 312, 318–323, 325, 338
Selbsterkenntnis 64, 68–70, 74, 152, 264, 323
Selbstgewahrsein 103
Selbstorganisation 40, 65, 66
Selbstreferenzialität 116
Sensorisch 85
– sensorisches Gedächtnis 13
Sicherheitsbedürfnis 263, 334, 338–342
Sinn 7–10, 12, 16–18, 20, 29, 34, 37, 47, 50, 57, 61–63, 71, 72, 77, 98, 100, 101, 114–116, 118, 119, 123, 131, 136, 149, 154, 155, 162, 182, 190, 197, 198, 206, 214, 226, 230, 235, 237, 244, 247, 252, 253, 260, 264, 269, 289, 291, 298, 306, 308, 310, 312–314, 317–319, 321, 324, 336
Spezifischer Support, s. Stützung
Spiel 7, 8, 22, 32, 45, 49, 75, 88, 96, 110, 122, 164, 169, 178, 190, 192–194, 196, 218, 219, 224, 235, 237, 238, 260, 294, 300, 321, 336
Spontaneität 22, 46, 47, 51, 53, 55, 58, 62, 70, 148, 176, 215, 221, 224, 263, 307, 317
Sprache 37, 54, 61, 71, 74, 95, 112–116, 148,

153, 160, 178, 234, 275, 292, 293, 297, 298, 303, 305, 306, 308, 317, 321, 325
statisch-strukturelles Diagramm 280
Status des Nervensystems 212
Stichwortindex 351
Stil 10, 14, 20, 23, 43, 51, 62, 72, 231, 252, 275, 278, 291, 292, 319, 340
Strategie 253, 281, 307, 308, 320
Stützung 12, 90, 191, 195, 196–198, 210, 212, 220, 221, 270, 301
Subgruppenbildung 291
Subjektivität 15, 173, 178, 180
Support 12, 66, 111, 196, 197–200, 211, 214, 216, 221, 233, 239, 305, 307, 309, 311, 323
Szenische Umsetzung 278

Tanz 47, 49, 51, 55, 61–63, 65, 67, 70, 96, 117, 119, 160, 163, 168, 169, 208, 235, 236, 292
Team 104
Theorie-Praxis-Verbindung 242
Therapeutische 308
Therapeutische Beziehung 19, 246, 302
Therapeutische Gemeinschaft 324
Tonus 208, 212, 213, 224, 253
– ausgeglichener 212
– erhöhter 162
– Muskeltonus 16, 211, 212, 215, 216, 219, 226
– Nervöser Tonus 219, 224
– niedriger 212, 224
Tragende Unterlage 212, 220
Training 269, 345, 348
Traum 15, 47, 53, 112–116, 120, 249, 250, 251, 318
Trauma 171, 193, 199
Traumatisierung 193, 199, 295

Übergangsobjekt 195
Übergangszone 191, 192, 201
Überraschung 56, 164, 250, 263, 307
Umdeuten 278
Unterscheidung 28, 79, 101, 195, 200, 291, 307, 335

Vakuum 65, 139, 140
Validieren 214
Verbalisierung 57, 115 f
Vergleichende Evaluierung 84
Verkörperung 64, 70, 236, 250, 264
Versagen 232, 311
Verstrickung 179, 280
Vorsätzlichkeit 49, 51, 54, 81

Wachstum 12, 51, 54, 55, 57, 88, 128, 161, 170, 185, 199, 200, 205, 206, 229, 230, 231, 290, 294, 297, 318
Wechselbezüglichkeit 15, 68
Werte 1, 61, 74, 77, 78, 82, 88, 92, 122, 149, 160, 265, 341, 344
Widerstand 159, 196–198, 275–277, 294, 334, 339, 340, 342
Wille 72, 134, 145, 147–153, 180, 269, 279
– Willenstherapie 14–149, 152, 153

Zeit 21, 28, 31, 36, 42, 46, 48–50, 54, 56, 67, 85, 89, 97, 99, 102, 103, 122, 123, 128, 129, 131, 154, 161, 165, 174, 181, 195, 200, 208, 209, 211, 212, 218, 222, 223, 226, 233, 239, 241–243, 248, 249, 252, 253, 259, 261–265, 267, 268, 274–278, 286, 287, 289, 292, 293, 306, 308, 311, 312, 314, 316, 322, 325, 336, 342, 349
Zeit und Raum 286, 308, 311
Zeitlosigkeit 322
Zone der Kreativität 193
Zone des sicheren Notfalls 201
Zwischen-Raum 190, 201

GPSR Compliance

The European Union's (EU) General Product Safety Regulation (GPSR) is a set of rules that requires consumer products to be safe and our obligations to ensure this.

If you have any concerns about our products, you can contact us on ProductSafety@springernature.com

In case Publisher is established outside the EU, the EU authorized representative is:

Springer Nature Customer Service Center GmbH
Europaplatz 3
69115 Heidelberg, Germany

Batch number: 10809610

Printed by Printforce, the Netherlands